全净通疏经罐疗学

——关于经络健康的理论与技术

主　　编　王　静　李　略
副 主 编　彭官章　司德轩
特别顾问　古今明　肖　峰

中医古籍出版社

图书在版编目（CIP）数据

全净通疏经罐疗学/王静，李略主编．－北京：中医古籍出版社，2010.10

ISBN 978－7－80174－892－8

Ⅰ．①全…　Ⅱ．①王…②李…　Ⅲ．①拔罐疗法
Ⅳ．①R244.3

中国版本图书馆CIP数据核字（2010）第174678号

全净通疏经罐疗学

王　静　李　略　主编

责任编辑　吴炳银
封面设计　天水工作室
出版发行　中医古籍出版社
社　　址　北京东直门内南小街16号（100700）
印　　刷　北京金信诺印刷有限公司
开　　本　850mm×1168mm　1/32
印　　张　16.25　彩色插页6
字　　数　438千字
版　　次　2010年10月第1版　2010年10月第1次印刷
印　　数　0001～5500册
书　　号　978－7－80174－892－8
定　　价　32.00元

發揚傳統

醫學寶庫

為《全淨通疏經鑵療學》題

庚寅年夏韓啓德

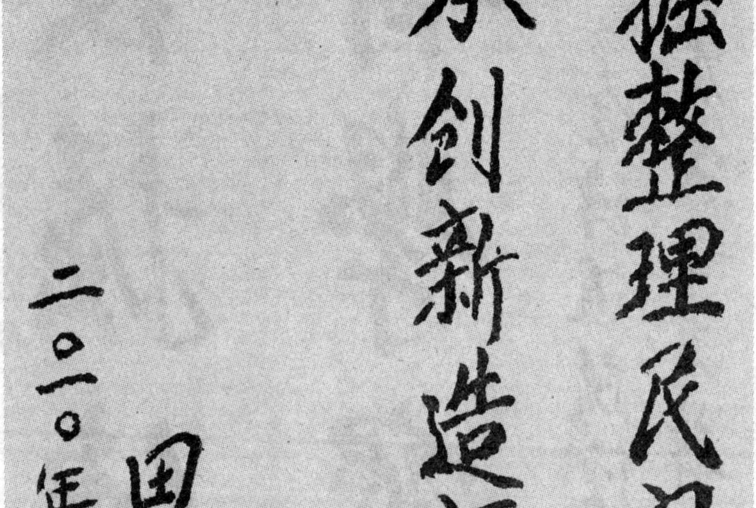
挖掘整理民间疗法
继承创新造福人民
田景福
二〇一〇年九月四日
田景福印

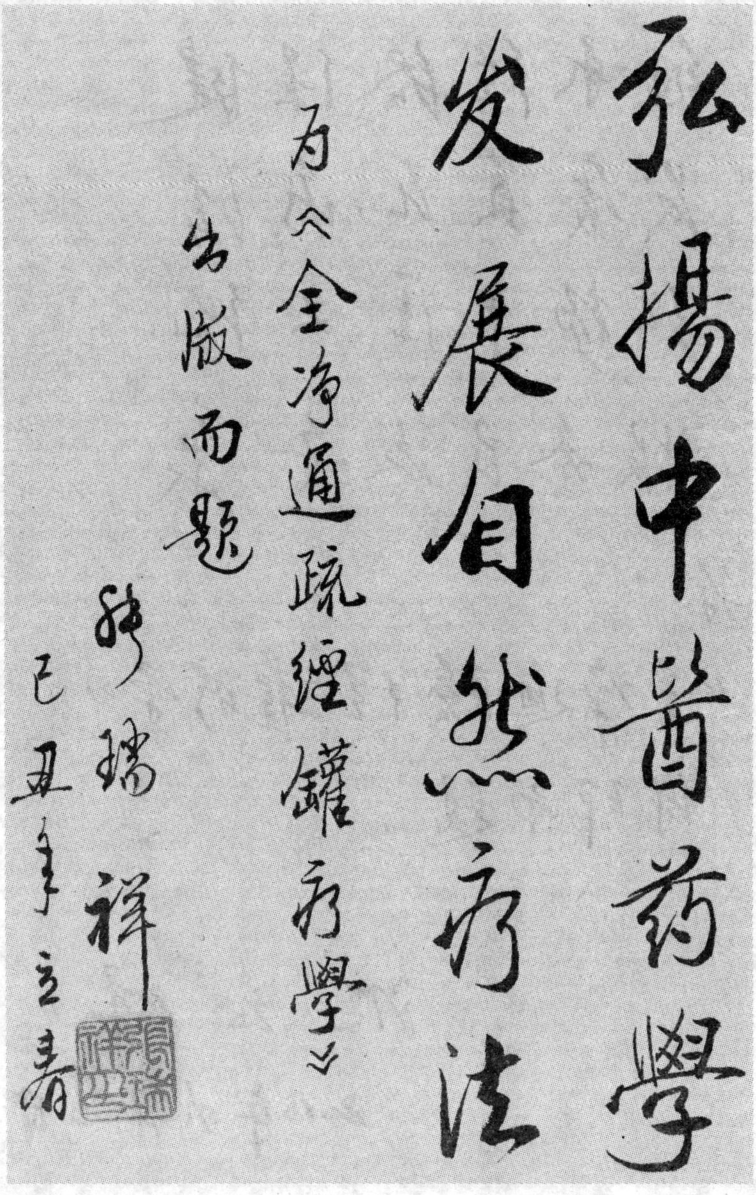
弘扬中医药学
发展自然疗法
为《全净通疏经罐疗学》
出版而题
张瑞祥
己丑年立春

继承经络保健
发展负压疗法
弘扬中医文化
服务民众安康

为
《全净通隧经罐疗学》
付印而题。

沈志祥
2010年九月二日

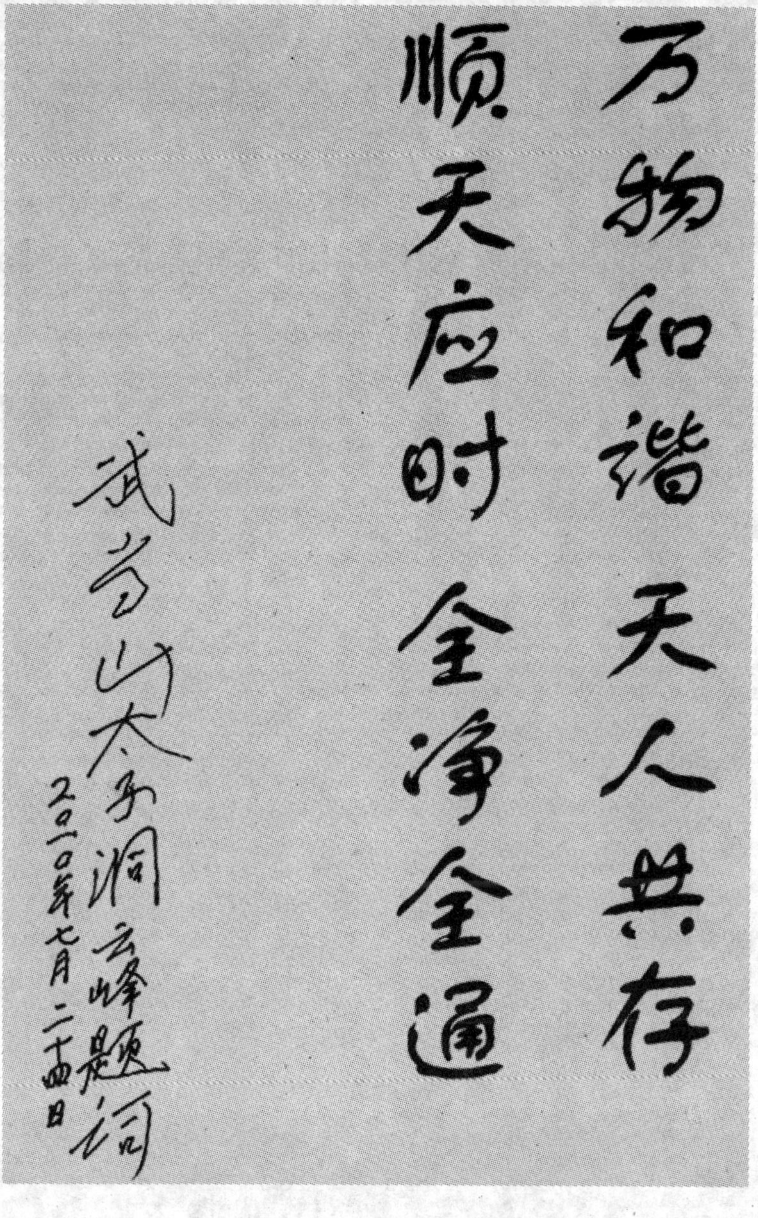

万物和谐 天人共存

顺天应时 全净全通

武当山太子洞云峰题词

二〇一〇年七月二十四日

人类健康最终只能靠自然医学（代序）

2009年10月，我有幸与联合国世界自然医学组织的执行主席程先生在一起，共同讨论了诸如健康、环保、中医、西医、医学前景和人类未来等众多话题。其中，他关于环境问题和健康问题的见解，让我感慨良多，在此愿意分享给大家。

在环境问题上，他认为，按目前地球上自然生态环境的破坏速度，再过三百年，自然界的氧气含量将降至生命底线，人类将难以生存。因为污染太厉害，气候太恶劣，温室效应太严重，资源消耗太多太快。关于健康问题，他说西医不能根本解决人类健康问题，作为一种医学模式总体上已经走到尽头，主要是无法永续发展。一是毒副作用太大，遗患无穷。二是经济成本太高，政府担负不起。三是科技至上的偏狭，使人类日益背离自然的生命伦理和文化价值，加速了人类的自我毁灭。要根本解决人类健康问题，只能靠自然医学，只能靠传统医学。传统医学是自然医学的主体形式。中医药学数千年的成功历史已经证明了这一点。自然医学、传统医学完全能够解决人类健康的大部分问题。这一点在国际医疗卫生的高层人士圈里已经越来越成为共识。因此联合国世界自然医学组织决定投资400亿美元，以期抢救和保护自然医学、传统医学。

我非常赞同程先生的基本观念。他的这些见解是有代表性的，有远见的，是为人类未来着想的，也是超越许多医学私利和医学狭隘性的。

中医药学是整个人类的旷世珍宝，是中华文化和中华自然医学的伟大结晶。近代以来，世界范围内的传统自然医学大都被西医取代了，唯有我国的中医药学，不仅没有被取代反而受到中国民众和世界各国越来越多的青睐。实践已经证明并将继续证明，中医药学是传统的也是现代的，是中国的也是世界的，拥有无限未来。人类健康最终要依靠自然医学，而中医药学则是人类自然医学的根基和指路灯。

我2005年退休查体时，几乎全身都是现代病：如肥胖、高血糖、高血脂、高血压、重度脂肪肝等等，对后半生的生活质量深感忧虑。但我是中医大夫，坚信中医学能够化解我的健康危机，于是开始自我调理。借助一些简单的中医自然疗法，如食疗、长走等，半年时间，没有服用任何药物，没有报销一分钱的医药费，上述各种指标都正常了，食欲、睡眠良好，精力旺盛。不仅完全恢复了健康，甚至还有返老还童之感。虽然已经年过花甲，协会的工作又很繁杂，时常需要出差，要坚持门诊，还要经常接待慕名而来的朋友，但体力精力上的总体感觉却远远胜过以前。身体好、精神好，发自内心地希望为中医的传承与振兴多做些工作。

在养生和健身方面，有几点心得分享给大家。

第一，要相信自然的力量。中医主张天人合一，“人以天地之气生，四时之法成。”食疗、运动、气功、武术、修行、养生等等都属于强健身心的自然力量。人体就是自然的一部分，是宇宙的全息体。生活和生命都不能违背自然的规律。“顺天应时”是最根本的生命之道、人性之道、人本之道、健康之道。看似简单，却是最高的生命智慧。我们背离自然之道越远，生命和健康的危难就越深重。有脚不走路，有手不干活，冬天不穿棉，夏天不出汗等等，这些无一不是对自然之道的背离。我们可能有一万个理由为自己辩护，但生命在退化、健康在丧失，却是一个不争的事实。

第二，要相信本能的力量。古希腊医学家希波克拉底说过一句名言：“人的本能就是医生，而医生是帮助本能的。”中医认为“邪之所凑，其气必虚；正气存内，邪不可干。”人类在进化过程中，已经具足适应大自然的各种本能，原本就具有自我康复的能力。人体疾病大都是可以自治自愈的。努力提高这种自愈能力，促进这个能力，乃是医学的真正价值所在。离开这条主线，也就离开了医学的内在合理性。

第三，要依靠自己。世界卫生组织（WHO）指出，人的健康长寿“15%取决于遗传，10%取决于社会因素，8%取决于医疗，7%取决于气候影响，60%取决于自己。”可见，健康长寿首先是自己的事而不是别人的事，更不是医院的事；必须对它有足够的投入，包括心智、情感、意志、时间和金钱等等。健康或疾病，长寿或短命，都是自己主动选择的结果。

第四，要谨慎用药。人类的一些疾病必须求助医药。疾病的早期发现、早期治疗是十分必要的。但我们主张把吃药、打针、手术降至最低，不要滥用药物，不要过度治疗，否则必然导致医源性、药源性疾病的大量出现，导致疾病的深层化、复杂化和整体化。“用药如用兵，不得已而为之”。药物滥用、过度治疗就如同乱用兵，甚至是穷兵黩武。如此这般，人体自然生态将被持续破坏、深层破坏和系统破坏，人体还怎么能生息运化？哪里还有秩序、和谐与发展？国内外许多人大声疾呼要警惕“医药公害”，也不是完全没有道理的。

给大家三个层面的建议。

第一是养生层面，叫“养生三疗”，即“心疗”、“食疗”和“动疗”，也就是精神疗法、饮食疗法和运动疗法。但我说的食疗是传统食疗。自然食物具有更多的自然全息性，而非某种单纯营养素的补充。注意了这三疗，身体就基本不会有什么大问题了。第二个层面是亚健康和疾病初起。建议多用自然疗法特别是中医自然疗法。尽量少吃药。不要刚有点不舒服就马上用药顶回去。第三个层面是已病用药。不得不用药的时候，建议多用自然药物、天然药物，而非化学药物。

《全净通疏经罐疗学》的作者请我在本书出版时，透露一些“老中医之养生心法”并以之为序。中医的养生理论是内在一致的，方法却是多种多样，因人因时因地因情而异的，有如佛说万法，万法归一。我的个人心得，仅供参考。但我同时发现，本书中有许多相同或相似的见解，有许多基本的共识，实在是深感欣慰。

传统拔罐疗法是个极有特色的中医自然疗法，一直都有“扎针拔罐，病去大半”的民间说法。但长期以来，很少有人能够像本书作者那样深入研究、潜心揣摩并常年坚持罐疗临床实践。更难能可贵的是，作者对拔罐疗法的研究和论述具有一定的超越性，把这项传统疗法作为“经络健康”的基本技术手段来考察和叙述，不仅富于新意，更开辟了传统疗法的新视野。我相信，本书将帮助大家从新的层面和新的高度，对传统罐疗获得新认识和新感受。传统罐疗也会因此而初步形成一个较为系统的认知体系和技术体系。正如作者所希望的那样，拔罐疗法将很可能不再仅仅是一种简单的中医疗法，而是成为一个较为完整专业的中医外治学科——罐疗学，成为祛除“经络疾病”的有力医学手段。本书表达的许多认知、理解及对罐疗技术的深层把握，或许将对传统拔罐疗法的习惯性理解产生某种颠覆作用。当然，其中的许多探讨性见解，肯定会见仁见智，然而作者深沉的中医文化情怀是值得特别称赞的，其勇于探索、大胆思考、长期实践的精神是值得推崇的。因为，只有不断探索、不断创新，不断拓展中医新思维，根植于传统又超越传统，中医才能在新世纪获得真正的传承和发展。

2010 年 3 月

（周立孝教授，原国家中医药管理局中医师资格认证中心主任，现任中国民间中医医药研究开发协会常务副会长，北京安定门中医院首席妇科专家）

前　言

一、本书是以经络健康为中心的罐疗专著

本书分为上中下三篇。上篇为理论认知篇，主要是关于罐疗学的基本理论与认识。中篇为技术方法篇，主要介绍罐疗的实际操作技术。下篇为临证应用篇，主要介绍罐疗临证的具体解决方案。总体上本书的主要特点有几个方面：

第一，在整体结构方面，三篇的内容安排，突出了理、法、方的中医思想框架。意在表明：中医外治法与整个中医一样，具有普遍通用的理性逻辑，而决不像许多人误解的那样：中医外治法都是些零星散乱的个别招术，属于雕虫小技，既无理论，也无体系，根本登不了大雅之堂。我们希望彰显一个思想：中医外治法，是中医的重要组成部分；从“治未病”以及安全性、生态性、方便性、大众性角度看，它甚至应当成为中医技术体系中的主体体现形式，至少应当成为与中药同等重要的医学手段。针灸技术和罐疗技术就是其中最具代表性的中医样式。

第二，本书以罐疗学为基本内容但又力争超越罐疗学，对与罐疗学相关的某些问题的理论思考，尽管会见仁见智，但思路和方向应当是大体正确的。中医及其技术样式，在任何时候都是“道”与“术”的有机统一体。它始终遵循的原则是：以理为先、以道为归。

第三，本书初步建立了一套较为系统的罐疗理念体系和技术操作体系，使流传两千多年的拔罐疗法，从一种民间疗法有可能跃升为一个独立的中医外治学科——罐疗学，为人们重新认识“拔罐”

提供了新视野。对诸如罐疗学的基本原理、核心功用、医学定位、主要病因、祛病思路等一系列问题，本书进行了新探索；同时，还提出了诸如“非常规性致病因素”、“非常规性疾病”、“隐形疾病”、“经络疾病”等一系列新概念。这些新探索、新见解、新概念将帮助我们开阔思路，加深对传统罐疗以及对人体、疾病和健康的进一步认识。这对挖掘和提升罐疗学的医学价值，深化对传统医学的现代认识，都是很有意义的。

第四，本书披露了许多作者罐疗技术的“私房菜”。它们不是一两个具体技术招式，而是一个个小型技术体系。正是这些罐疗技术体系使罐疗这种民间疗法，能够从初级技术层次跃升到较为成熟的医学技术形态。其中，作者将传统中医学与道医学的思想和技术有机结合，形成了许多道家罐法罐术。应当说，这是提升传统拔罐疗法的重要方面，例如图符罐法、八门罐法等等。同时，作者将民间的一些常用罐法做了许多去粗取精的吸收、改造、嫁接与整合，实现诊治结合、调治结合、医道结合、医气结合、经筋结合，使“全净通疏经罐疗”成为操作系统、功能匹配、互相支撑、自身完整的较为完备的技术体系，使罐疗学更有能力应对人体的各种状态，特别是疾病状态。

第五，本书着重体现和倡导三大基本理念。第一大理念是“健康全净通”。全，即整体观，要全面解决问题；净，即清净观，要系统祛邪清毒；通，即通达观，要整体畅通无碍。其中，全是基础，净是途径，通是结果。健康全净通，如果按层次和内容来区分的话，一要气血全净通，二要经络全净通，三要脏腑器官全净通，四要心性情志全净通，五要天人物我全净通。总体上，“全、净、通”是一种健康目标和健康理想，也是一种生命的高阶境界。第二大理念是“疏经为本”。经络保健与疏通经络的思路，是解决健康问题的根本途径。第三大理念是“负压强生”。罐疗学的三大原理、六大功能、七大效用，以及罐疗过程所产生的皮肤微痛等等表明：系统罐疗技术在保健身心、祛除疾病、强健生命方面，作用强劲而独特，是实现健康全净通及疏通经络的基本技术手段。同时，负压强生，还蕴含着更具深意的社会意义与文化价值。上述三大理念从三个层面具体表现为本书的书名："全净通"乃健康之理，"疏经"乃健康之法，"罐疗学"乃健康之方，揭示了保健祛病的内在逻辑体系。

第六，本书还希望向读者传达两个基本认知信息。

首先，许多优秀民间疗法其实都是我们的传统医学宝藏，具有巨大医学潜力和文化价值。虽然它们看上去可能不太成熟、不太常规、不太标准、不太系统，常常比较土气，甚至还有明显缺陷，因而常常倍受打压、历尽磨难，"高贵医学"对它们通常不屑一顾。然而，它们却在石缝中、在干枯的土地上，顽强地挣扎着、生存着、生长着，虔诚于祖先的血脉，效忠于祖先的道统，执着于祖先的遗训，坚守着它们实践的真理并服务于草根民众。这是上天赐予中国人的宝藏，是我们伟大祖先留给后世子孙的无价遗产。今天我们应当做的，就是要以虔敬之心传承和保护这些医学遗产，并积极研发、培育和弘扬这些医学遗产。在知识经济时代，还要以世界眼光和全球市场战略变现这些医学遗产，使之为我们的民族振兴与国家强盛服务。

其次，成熟的中医技术，不仅依赖大量的临床实践，还要特别依赖探索者本人的亲身感受、亲身运用、亲身验证。远离临证实践和亲身验证，几乎没有可能产生成熟的中医技术和真正的中医人才，也不可能在中医之路上修成正果。本书的技术作者曾患严重的风湿病，后来花了两年多的时间，主要靠拔罐疗法逐步恢复了健康。于是发愿研究罐疗的理论和技术，并坚持了20年的临床实践，特别是常年坚持自体验证。本书中对罐疗学的理论认知、技术运用和方法整合，无不源于或基于作者长时期的自身感受与临证经验。

二、发现罐疗价值

中医罐疗在中国传承了两千多年，但一百多年来被我们遗忘了。尽管它还在艰难地生存着，但我们却没有发现它的医学价值。长期的罐疗临床实践给我们一个深切的感会，那就是必须重新发现传统罐疗！由此推展开：必须重新发现我们的传统医学、必须重新发现我们的传统文化，必须重新发现我们的传统价值，必须重新发现我们这个“神州”民族赖以生存和发展的根。“重新发现传统价值”是新世纪的中国人必须尽快完成的历史课题，也是中华振兴的基本文化前提。当然，这些不是本书要讨论的主题。我们只是希望，人们应当在更高的层次上把握传统罐疗的医学价值，应当充分解读罐疗学所蕴含的中医文化意义。

我们对罐疗、经络、中医、国学等中华千年国粹，常常视而不见，听而不闻，许多人甚至视之为草芥、包袱、迷信、垃圾而嗤之以鼻。我们曾把传承千年的诸多镇国之宝当破烂扔掉，而许多外人却把它们收藏起来、保护起来、供奉起来，为他所用。当我们开始看懂其价值的时候，我们已经失去得太多太多了。这其中蕴含的巨大差别，例如远见、胸怀、战略、格局以及对人性的把握等等，让今天的我们无限汗颜！我们是否能够拥有健康的未来，在很大程度上决定于我们能否“重新发现”健康的根基和真谛。这种再发现是医学的、生命的、健康的、文化的，更是价值的。就中医罐疗学而言，我们需要重新发现的，至少包括以下几个层面。

关于经络系统

经络系统及其功能是中国古代圣贤对人体生命科学及人类医学最伟大的贡献之一，也是现代医学最严重的盲区之一。

根据天人合一哲学，人体是宇宙的全息体。宇宙由实体世界和虚体世界有机构成，人体也必然存在显形系统和隐形系统两部分。

解剖学九系统（神经、感觉、呼吸、循环、消化、泌尿、生殖、内分泌和运动系统），是人体的显形系统。经络—精气神系统则是人体的非解剖学系统——隐形系统。非解剖学系统用西医解剖学检测仪器是无法检出的。经络系统，是人体隐形系统的载体。在与解剖学各系统的关系上，经络系统承担着更为重要的特殊功能。正如《黄帝内经》所说，经络“深而不见”，“决生死，处百病”。经络的特殊功能我们概括为：经络是各解剖学系统的网络沟通系统、功能整合系统和生命调控系统，是解剖学各系统发挥潜能的生理平台。人体许多超常能力之所以能够发生，人体自愈功能之所以正常发挥并存在较大个体差异，仅靠解剖学各系统是难以支持的。合理的解释只能是：人体存在一个整合与调控解剖学各系统的生理平台。由于在这个平台上实现了复杂的沟通、整合、调控和激发，人体解剖学各系统才能正常运行并产生 1 + 1 > 2 的功能增值效应。人体的超常能力和各种潜能，才能成为现实。经络系统犹如人体之树的根系，虽然潜隐地下，但其作用却是决定性的。我们的结论是：经络健康乃是人体健康的根本。

关于致病原因

实际上人体的多数疾病，在多数情况下都是由“非常规性致病因素”引发的。非常规性致病因素有三个方面，一是内因，二是外因，三是本因（这里暂不涉及）。这些非常规性致病因素导致非常规性疾病，非常规性疾病又进一步导致各种各样的常规性疾病。这就是说，常规性疾病有两类病因，一类是常规性病因，二是非常规性病因，而后者是导致多数常规性疾病最普遍和最经常的原发病因，其主要特征就是经络气血瘀滞不通。因此我们的结论是：瘀滞不通乃万病之源。

关于疏通经络

“通则不痛，痛则不通”是最重要和最普及的中医理念之一。关于“通”的思想，关于疏通经络气血的理念，早已渗透于大众的日常生命意识之中了。这绝不是宣传的结果，更不是中医宣传的结果，而是源于大众对生活日用的亲身感受、体验和领悟，并将这种体验投射于人体和健康。这正是中医之永恒合理性的基础。把握这一点，也就把握了中医在近代以来的重重磨难中，所以能万劫不灭的根本。尽管疏经活络、活血化瘀，是中医的基本思路之一，但“疏通经络”的重要性及其医学价值还远没有被提升到一个应有的高度，相应的临证技术手段也还远没有被充分地认识和开发。

我们的健康格言是“经络疏理百病不起，内外净通健康长生”。

关于疾病、疏经和康复的关系，我们提出四个基本判断：第一，常规性疾病大多源于经络疾病；第二，经络疾病的本质是经络不通；第三，疏通经络为祛病康复之本。第四，罐疗疏经乃经络通畅之道。这四个基本判断，源于作者的大量临证经验。

“疏通经络”的中医理念可以扩展为：不通则痛、不通则病、不通则衰、不通则死；通则不痛、通则无病、通则强健、通则长生。

我们把疏通经络理解为生命健康的根本。这意味着：养生保健必须从疏通经络开始，治病康复必须从疏通经络开始，延寿长生也必须从疏通经络开始，增智开慧还要从疏通经络开始，提高生命层次的身心修炼更要从疏通经络开始。疏经理论始终都是中国人体修炼实践的理论基础，也是中医临证实践的理论基础。对此，应当开展更深入的研究和实践。

倡导和推行经络健康的理念和技术，将是中国人对人类21世纪健康事业的深层次推动和卓越贡献之一。

关于罐疗学

拔罐疗法几乎遍及民间，但始终处于初级状态。无论在理论认知上还在罐疗技术上，专业的中医临床科室与民间小诊所，与美容、洗浴机构总体上处于同一水平，没有质的区别。但实际上，传统罐疗的技术和功效是存在层次差别的。系统、规范和高层次的整体罐疗技术，本质上已经可以初步成为一种负压医学技术体系。

罐疗之负压作用具有巨大医学价值。其三大作用原理和六大基本功能，使之在清除经络垃圾，排除局部毒邪，进而疏通经络、祛除经络疾病方面，具有得天独厚、几乎无可比拟的巨大医学优势。迄今，还没有发现哪一种中医外治法在清毒疏经方面，具有如此强大的力量和如此宽广的技术空间。“阿是罐疗”的核心功能是祛症，“功能罐疗”的核心功能是祛病，“整体罐疗”的核心功能则是疏通经络。尽管罐疗技术的层次不同，但“祛邪”和“疏经”却是它们的普遍共性。罐疗学虽说并不是唯一的经络疏通手段，但却是目前最好的经络疏通手段；虽然不是唯一的中医疏经技术，但却是目前最有效的中医疏经技术。正如同：城市的地下管道（经络）发生淤堵，最简单、最直接和最有效的办法就是，打开某些特定井盖（穴区），把淤堵的淤泥和垃圾挖出来（透皮拔除）一样。

关于中医文化

罐疗学决不仅仅是一种单纯的中医技术手段，其中蕴含着丰富的中医文化。当我们将罐疗学同时看作是一种中医文化的时候，罐疗学才真正是中医的，才能在具体技术的运用中，体现罐疗中医的精神气质和中医罐疗的临证效果。罐疗临证过程中所体现的最具普遍性的文化内容有五个方面。

第一，天人合一。全净通疏经罐疗的许多技术手段和实际操作理念，本质上是对自然法则的积极模仿和理性运用，是对人与自然之间全面对应关系的医学把握。人体如自然天地，调治人体有如治理山川大地。天人一体、天人一理。看人体如看自然，看自然亦如看人体。中医、中医罐疗学很大程度上就是一种大地农耕仿生医学或地球自然仿生医学。

第二，扶正祛邪。生命和健康是一个能够持续且充分地自我扶正祛邪的过程。既不能扶正亦不能祛邪，就意味着疾病，意味着衰败，意味着死亡。医学的本质就是扶正祛邪。因而，扶正祛邪不仅是治病的法则，更是健康的法则和生存的法则。我们需要对扶正祛邪的生命意义和文化价值，具备足够的自觉和把握。

第三，内外和谐。这主要是指气血和谐、脏腑和谐、心身和谐、心物和谐、人境和谐以及人神和谐。气血和谐与脏腑和谐是健康的生理根基。健康是多因之果。应从整体、系统的角度考察处理健康问题和疾病问题。

第四，自立自强。这似乎更像一个政治与品德理念，然而，它却首先是一个生命现象和生命法则。即使它具有政治与品德的强烈色彩，实际上也是健康生命的社会引申与文化提炼。如果人体的五脏六腑不能自立，经络气血不能自强，如果人体生命的各种生理元素、结构和功能都不能自立自强，健康就是一句空话。因此，自立自强其实是生命本身的内在要求，是生命力量的本质体现，是生命健康的外在表征。表现在保健康复过程中，就是人体自治自愈能力的提升。罐疗师的责任，就是唤起和提升人体的这种内在本能。

第五，济世助人。世界上没有哪一种医学像中医一样，自始至终地强调医学的济世作用，强调医者的救人、助人职能，强调医学本身的道德意义与道义价值。因此中医从来就不是一个单纯的职业，也不是一种单纯的技术，更不是一类单纯的商业活动。中医就是中医。中医不仅承载着对宇宙、人体和生命的认知，承载着维护人体生命的健康技术，更承载着源于天道的人道诉求。

关于人类健康之道

罐疗学无法回避医学模式问题。我们提出21世纪的人类健康模式：4030+2091。其中的几个关键词是：自我保健、自然疗法、经络疏理、有限治疗和绿色健康。我们主张一种更合乎生命逻辑的医学框架，或者说，我们倡导一种更符合生命本性的医疗路线：能用药物的就不用手术，能用植物药的就不用化学药，能用外用药的就不用内服药，能用自然疗法的就不用药物，能用调理的就不用治疗，能自己解决的就不依赖他人。因此，我们必须重新认识医学及其功能。其中最重要的是，必须重新认识西医，重新认识中医，重新认识人类医学的原本目的和终极价值。在此过程中，在日常保健祛病的问题上，应当改变以西医为基础的刻板机械的医学思维，改变医学的单一模式；应当根据生命过程的不同阶段和不同状态，建立层次递进、功能递进、诉求递进的多元化绿色医学体系，为生命服务，为健康服务，为人类幸福服务；而追求身心的完整和谐与全净全通，乃是达成这一目标的根本途径。这既可以是个很基本的健康标准，也可以是个很高层次的生命追求。

关于中西医结合之道

罐疗学作为中医外治法之一，更加无法回避中西医的关系问题，而且也只有从这个大格局上，才能看清罐疗学的意义与价值。中西医结合，建设现代化中医，是中医发展的基本方向。我们提出中西医结合的基本模式为：中医为体、西医为用。其基本含义至少应当包括：以中医为道，以西医为术；把西医技术嫁接到中医和中国文化的本体上。其基本功能在于：用中医为西医注入生命的灵魂和智慧，用西医的工具和方法扩展中医的生命之道。这意味着中医学的核心理念与核心技术、中医自然疗法（如罐疗学）、中医的文化精神，起码应当在中国人的生命健康体系中恢复其主体地位，在中医与西医的相互关系中回归其本体价值。

三、呼唤新中医时代

中国人在十九世纪末因引入西医而进行了第一次医学革命。一百多年以后的今天，中国人需要进行第二次医学革命。新医学革命的旗帜是“绿色健康”，口号是“生态疗法”，标志是“经络健康”，主要途径是中医的独立自主以及与现代科技的紧密结合，总体特征是对西医的辩证扬弃，是对中华传统医学的高层次回归。

21 世纪的人类医学正在进入“后西医时代”。这个时代的别名叫“新中医时代”或“科技中医时代”。

中医学是中华民族的旷世瑰宝。罐疗学是中医百花苑中的一支千年奇葩。它为中医振兴提供了一种技术切入点，为中国的新医学革命提供了一种大众手段和市场力量，必将成为推动新世纪中国人健康事业蓬勃发展的生力军。我们相信，凡是依然保有自然思维和生活悟性的中国人，凡是依然亲近自然气息而与机器逻辑保持某种距离的中国人，凡是已到不惑之年或已知天命的中国人，大都是中医学的天然拥护者和爱好者。中医的文化和精神，早已成为中国人国民气质和生命体验的一部分。我们希望，每个中国人都能将保护、传承和弘扬中医，看作是自己作为中国人的天职和本分，把享用中医看作是自己作为炎黄子孙的天赐权益。中医和中医文化，是中华传统文化遗产与生命科技遗产的最高精华之一，其价值与四大发明同样伟大甚至更为伟大。中医也是中国人最具世界意义的文化标志，是中国人在新世纪最具国际市场价值的国家品牌。这本《全净通疏经罐疗学》，虽然只是关于中医罐疗的专业探讨，但希望它内含的中医文化和精神，能够超过罐疗学本身；希望中医及其所蕴含的伟大智慧，以及由此生发的民族骄傲与文化自尊，成为我们个人以及我们全体民族不竭的生命动力。

四、关于本书的编撰

本书2006年年初开始动笔，2007年10月完成初稿。原计划北京奥运会前后出版，也作为2009年国庆60周年的一个小小礼物，但总感觉书中的一些观点、概念、想法、提法和思考还很不成熟。在繁杂琐碎的日常事务中，修改工作只能断断续续，出版计划一拖再拖。在朋友们的一再热心催促下，2010年实在不好再拖延了。有些内容原准备再修改一下，现在也只好作罢，交由读者去评判吧。希望热爱中医、注重养生、追求智慧、尊重传统、虔敬祖先、崇尚中华圣贤之教的各阶层人士，不吝赐教。

本书以北京全净通拔罐医疗技术研究院王静院长多年积累起来的部分罐疗笔记为基础，根据王静院长的教学讲义、培训录音、专题口述、临床指导等活的技术形态精心梳理编撰而成。中国民间中医药研究开发协会中医罐疗与自然疗法专业委会李略秘书长做了全面文字整理工作；对所涉及的罐疗临床医案、经验要点、技术思路、操作规范、心得体会、道医技法以及有关的医学通用知识，进行了系统编辑，对罐疗学所涉及的一些中医文化问题做了初步挖掘和探讨。

我们感到特别荣幸的是，人大常委会副委员长韩启德同志专为本书题词，对我们发展传统医学特别是优秀民间传统疗法，是一个巨大的精神鼓舞。许多中医界的老前辈、老专家，许多中医的热爱者、受益者、企业家和专业人员，也都为本书的编辑出版提供了大力支持。例如，原国家中医药管理局田景福老局长，原中国中医科学院张瑞祥副院长，原国家中医药管理局国际合作司沈志祥司长，听说本书即将出版，欣然题词以明心志。王静院长的道家师叔武当山90岁的云峰老道长，也专门赠言以释心愿。原国家中医药管理局中医师资格认证中心主任周立孝教授特地为本书撰写了精辟的养生序文。原空军机关老干部王惠书先生提供了许多宝贵资料和建议。王云平女士、彭官章先生、司德轩先生、肖峰先生、全德礼先生、杨福军先生，从不同角度提供了多种宝贵支持。中医古籍出版社社长刘从明先生更为本书的顺利出版付出了巨大心力。

王云平女士、丁晓明先生、张文木先生为本书的编辑出版提供了资金支持，希望借此表达他们对王静院长20年罐疗实践的真挚敬意，对其罐疗医术的心悦诚服，以及对全净通罐疗疏经健康事业的衷心祝愿。

对以上所有这些真诚的理解和支持，以及大家对传统医学和传统文化的深切情怀，作者深感钦敬并深怀感恩之心，值本书付梓之际，一并深致谢意。

中医是全体中国人的事，其振兴需要社会各阶层的向心努力联手共襄。本书仅为个人经验和心得的初步整理，虽然满怀真诚但中医罐学博大精深，作者学识能力有限，加之实在没有更多的时间缜密思考推敲，细细品读修改，疏漏、偏颇、错误、不当之处在所难免，恳请各位读者包容见谅。

作者　于2010年8月8日全民健康日

目　录

上篇　罐疗学之理论认知

中篇 罐疗学之技术方法

下篇　罐疗学之临证应用

附 录

上篇 罐疗学之理论认知

拔罐疗法是中国传统医学贡献给全人类的最好医疗方法之一，是足以与针灸学相媲美的负压医学，其医学价值远远超过人们的一般理解。它是一个独立学科——罐疗学。我们给它的定义是：以传统中医理论为依据，借鉴现代人体生命科学的相关研究成果，总结拔罐疗法的实践经验和实用技术，阐述罐疗过程的原则和目标，说明罐疗技术的原理、对象、功能、特性，具有独立学术价值和医学价值的中医外治学科。在此基础上，《全净通疏经罐疗学》特别强调了罐疗学疏通经络气血的核心作用，以及全、净、通的技术原则与健康目标。本篇主要是对《全净通疏经罐疗学》的理论说明。

第一章　罐疗学的历史与现状

一、罐疗的历史发展

拔罐疗法，古称“角法”，在我国有非常悠久的历史。原始社会，人们面对各种伤病，经过不断探索总结，逐步学会了利用自然手段进行治疗的医学方法。角法即是其中之一。例如利用牲畜的角（如牛角、羊角等）治疗痈肿。先把牲畜的角磨成有孔的桶状，刺激痈疽后，以角吸出脓血，达到治疗的目的。这是拔罐疗法的最早起源。其文字记载首见于我国战国时期的医籍《五十二病方》。

《五十二病方》是我国现存最早的医书，大约成书于春秋战国时期，这表明我国医家至少在距今2200至2600年前已经开始采用拔罐这一治疗方法了。在一九七三年湖南长沙马王堆汉墓出土的帛书《五十二病方》中，就有关于角法治病的记述：“牡痔居窍旁，大者如枣，小者如核者，方以小角角之，如孰（熟）二斗米顷，而张角”。其中“以小角角之”，即指用小兽角吸拔。

东晋人葛洪，在其所撰的《肘后备急方》中提到用角法治疗脱肿，当时他所用的角为牛角。但是鉴于当时此法盛行，担心应用不当造成事故，所以葛洪特别告诫，要慎重地选择适应证候，切忌滥用。他在书中重点强调：“痈疽、瘤、石痈、结筋、瘰疬、皆不可就针角。针角者，少有不及祸者也”（《肘后备急方·卷中》）。这显然是有道理的，即使以今天的目光来看，该书中所列的多数病症，也确实不是拔罐的适应症。

到了隋唐时期，拔罐工具有了突破性改进，开始用经过削制加工的竹罐来代替兽角。竹罐取材广泛，价廉易得。因此竹罐的发明使罐疗的运用得到了很好的普及和推广。同时竹罐质地轻巧，吸拔力强，也在一定程度上，提高了治疗的效果。在隋唐的医籍中，记载这方面内容较多的是王焘的《外台秘要》。如《外台秘要·卷四十》中就有关于用竹罐吸拔的详细描述："遂依角法，以意用竹做作小角，留一节长三四寸，孔经四五分。若指上，可取细竹作之。才冷搭得螯处，指用大角角之，气漏不嗍，故角不厌大，大即朔急差。速作五、四枚，铛内熟煮，取之角螯处，冷即换。"指出应据不同的部位，取用不同大小的竹罐。而当时所用的吸拔方法，即为当今还在沿用的煮罐法，或称煮拔筒法。值得指出的是，《外台秘要》对这一方法在多处加以具体的介绍，在第十三卷中提到，先在拔罐的部位上，"以墨点上记之。取三指大青竹筒，长寸半，一头留节，无节头削令薄似剑。煮此筒数沸，及热出筒，笼墨点处按之"。吸拔工具和吸拔方法的改进，对后世产生了重要的影响。

隋唐时代，拔罐器具是兽角与竹罐交替使用的，但到了宋金元时代，竹罐就完全代替了兽角。在这一时期，竹罐得到了广泛应用，拔罐疗法的名称也由"吸筒法"替代了"角法"。在操作上，则进一步由单纯用水煮的煮拔筒法发展为药筒法。亦即先将竹罐在按一定处方配制的药物中煮过备用，需要时，再将此罐置于沸水中煮后，趁热拔在穴位上，以发挥吸拔和药物外治的双重作用。元代医家萨谦斋所撰的《瑞竹堂经验方》中曾明确地加以记述："吸筒，以慈竹为之削去青。五倍子（多用），白矾（少用），二味和筒煮了收起。用时，再于沸汤煮令热，以筋箕（箝）筒，乘热安于患处。"

到了明代，拔罐法已经成为中医外科中重要的外治法之一。当时一些主要外科著作几乎都列有此法，主要用于吸拔脓血，治疗痈肿。在吸拔方法上，较之前代，又有所改进。用得较多的方法是将竹罐直接放在多味中药煎熬后的汁液中蒸煮，而后趁热直接吸拔。所以，竹罐又被称之为药筒。明代外科大家陈实功，对此曾作过详尽的记载："煮拔筒方：羌活、独活、紫苏、艾叶、鲜菖蒲、甘草、白芷各五钱，连须葱二两。预用径一寸二三分新鲜嫩竹一段，长七寸，一头留节，用力划去外青，留内白一半，约厚一分许，靠节钻一小孔，以栅木条塞紧。将前药放入筒内，筒口用葱塞之。将筒横放锅内以物压，勿得浮起。用清水十大碗筒煮数滚，约内药浓熟为度候用。再用披针于疮顶上一寸内品字放开三孔，深入浅寸，约筒圈内，将药筒连汤用大磁钵盛贮患者榻前，将筒药倒出，急用筒口乘热对疮合上，以手捺紧其筒，自然吸住。约待片时，药筒已温，拔去塞孔木条，其筒自脱。”（《外科正宗·痈疽门》）。这种煮拔药筒的方法，在明清的一些重要外科著作如《外科大成》、《医宗金鉴》等书中，都有详略不等的载述，表明此法当时十分流行。除了煮拔筒法，也应用一些更为简便的拔罐法，如明代的《外科启玄》就载有竹筒拔脓法：“疮脓已溃已破，因脓塞阻之不通……如此当用竹筒吸法，自吸其脓，乃泄其毒也”。

清代，拔罐法获得了更大的发展。首先是拔罐工具的又一次革新。竹罐尽管价廉易得，但吸力较差，且久置干燥后，易产生燥裂漏气。为了补此不足，清代出现了陶土烧制成的陶罐，提出“火罐”一词并沿用至今。清代医家赵学敏在《本草纲目拾遗》一书中的叙述是：“火罐：江右及闽中皆有之，系窑户烧售，小如人大指，腹大两头微狭，使促口以受火气，凡患一切风寒，皆用此罐。”表明陶罐已作为商品买卖，广为流行了。

不仅是罐具，拔罐方法也有了较大进步。“以小纸烧见焰，投入罐中，即将罐合于患处。如头痛则合在太阳、脑户或颠顶，腹痛合在脐上。罐得火气舍于内，即卒不可脱，须得其自落，肉上起红晕，罐中有气水出。”此类拔罐法即目前仍颇为常用的投火法。以往以病灶区作为拔罐部位，改为采用吸拔穴位来提高治疗效果。

同时，拔罐疗法的治疗范围也有了很大突破。不再仅仅以吸拔脓血疮毒为主，而是开始用于多种疾病的治疗。诚如《本草纲目拾遗》所说：“拔罐可治风寒头痛及眩晕、风痹、腹痛等症”，可使“风寒尽出，不必服药”。

清代《医宗金鉴·刺灸心法要诀》还记录了一个非常有意思

的病例，即用拔罐方法治疗疯狗咬伤。方法是：在咬伤处，“急用大嘴砂酒壶一个，内盛于热酒，烫极热，去酒以酒壶嘴向咬处，如拔火罐样，吸尽恶血为度，击破自落”。

虽然拔罐疗法在我国已经至少有二千四百余年的历史了，但在这漫长的历史中，罐疗技术的成长和进步却是十分缓慢的。在临床运用上，主要是用来治疗痈肿疮毒。清代有所发展，但总体上仍局限于疮疡外科的较小范围。拔罐疗法的记录，在我国古代大量医学著作中，特别是针灸著作中是非常少见的，当然在理论上就更缺少基本的研究了。清末民初，随着针灸学本身的衰落，拔罐疗法便更加彻底地散落于民间，罐疗的发展基本处于停滞状态。

二、罐疗的现状与困境

新中国成立以后，在毛主席“中医药是个伟大宝库”的思想指导下，中医曾一度得到了大力发展，拔罐疗法也得到了改进和提高。首先是制罐材料增加了许多，从角罐、竹罐、木罐、陶罐，发展到玻璃罐、金属罐、各类塑料罐，直至目前的高档树脂罐。罐具的样式也有了许多改变。尤其是近二十年来，出现了多种形式和多种功能的罐具。如各种微型罐，根据全息论的原理，可用于头面五官部；整体罐，据说能容纳整个人体，可用于人处于低压或高压状态下的临床实验研究；异型罐，适用于特殊部位，如指、趾、手、足、关节等部位。此外，还有耳道罐、鼻道罐、肛罐以及用于生殖器的特型罐等新近研制的异型罐具。与传统罐具相比，新型罐具更加方便实用，增加了针对性，便于操作，提高了疗效。此外，在操作技术方面更是取得了显著进步。由传统的煮罐法、点火法、蒸汽吸引法、按压吸引法，发展到目前的抽气真空吸引法。从单纯罐法发展为与其他疗法配合应用的复合罐法，比如把针灸、药物、刺络、放血、推拿、刮痧等方法与拔罐相结合；罐疗手法从简单的留罐法发展出闪罐法、走罐法、响罐法、旋罐法、提罐法、摇罐法等。在罐疗的应用范围上，也从治疗少数疾病发展为治疗几十种疾病，理论上更是能够治疗百种以上甚至更多的各科疾病。

在民间，拔罐疗法有着广泛的认知度。尤其是在广大农村，拔罐疗法是相当实用和普及的。民间长期流行着这么一句谚语：“扎针拔罐，病好大半”，并有“一针二罐三用药”的说法，足见拔罐疗法在民间广泛深刻的影响力和生命力。对一些急性的、疼痛性的疾病（如风寒感冒、发烧、腹痛等），罐疗的疗效是非常明显独到的。由于拔罐疗法具有入门容易、廉价、方便、效优等优点，且应用范围广泛，深受广大群众的喜爱。

拔罐疗法不仅在我国深受欢迎，因各种机缘而传至国外以后，也同样受到了相当的认可和应用，如一些非洲国家至今还有很多民间医生沿用“角法”的称谓，日本有“真空净血疗法”，原苏联有“郁血疗法”，法国有“杯术”等等。这些方法都是我国“拔罐疗法”的不同变种。

但从总体上看，拔罐疗法在我国的发展还是不容乐观的。首先，在“废医存药”的思想影响下，被医院认可的中医外治法就那么可怜巴巴的几种，如针灸、按摩、正骨、拔罐、刮痧等。尽管拔罐疗法在民间被认可和被使用的程度，不仅不亚于针灸甚至还远高于针灸，但拔罐疗法始终都是辅助疗法，远没有进入中医疗法的主流层次。其次，上世纪九十年代，由于制造工艺的简单和塑料材料的廉价，以及保健用品种类和样式的相对稀缺，各类抽气真空拔罐的销售曾红火一时，一般商场都有销售。但进入新世纪以后，那种情形完全消失了。除了在药店偶有一二种摆放，以及少数厂家还在坚持罐具生产之外，拔罐疗法及其罐具已经整体上退出了大众视野。第三，市面上关于拔罐疗法的书，多数都是泛泛之谈。很少有自己的特色，更缺少对拔罐疗法的理论探索以及对技法手法的具体研究。

我国中医罐疗的衰落是有其必然性的。就市场而言，三十年来，人们在消费心态上一味求新求异。表现在保健用品的消费上，如保健食品、健身器具、健身样式等，不管实际效果如何，也不管是否真的适合自己，只要是新的，只要是宣称具有新功能和新内容，人们就会追捧，然后又很快放弃。所以像拔罐这种比较传统的健康器具，不再被人们青睐也是很自然的事。此外，在急功近利的社会大环境中，罐疗市场的经营群体，大多也只是关注罐具的市场销售，而忽视罐疗技术问题和中医价值问题。也就是说，人们把“拔罐疗法”等同于“罐具”，认为罐疗只是一个普通的商品和商业工具，而没有认识到罐疗技术的根本性，更没有注意到中医罐疗的传统文化价值及其超商业意义。

除了市场因素之外，罐疗不景气以及罐疗没能发展为一个综合性中医技术行业，还有更为深层次的原因。

第一，大众对健康的认识，大多还停留在“没病就是健康”的层面上。虽说现在有越来越多的人开始关注防病，开始注意保健，但大众在整体上还远没有进入中医保健及中医的健康层次。人们对中医、对中医自然疗法的医学价值还缺少足够的认识，对拔罐疗法的养生保健功用，还缺少进一步了解，甚至存在许多认知误区。

第二，罐疗在医疗体制中缺乏足够的应用，临床效果上缺乏真正的广泛性，理论认知上缺乏明确的医学定位，表明传统罐疗无论在技术上、理论上都还缺乏有深度的系统研究和突破。显然，临床应用问题，临床效果问题，定位问题，技术开发问题，理论创新问题，这几点都是制约罐疗发展的基本面。

第三，缺少罐疗技术的学科带头人和领军人物。从专业技术人才的角度看，千百年来始终没有能出现一位罐疗大师或罐疗大家，缺少一位足以带动这项中医外治技术发展与升级的技术带头人或领军人物。这一点具有特别的重要意义。一项中医技术，如同一个地方剧种的兴衰，因为有名角的存在而兴旺，也因为没有大师的存在而自生自灭。这种情形在整个中医理论和中医技术的发展史上，表现得非常明显。在现行的医疗制度框架内，几乎不可能产生罐疗大师。有可能成为罐疗大师的人只能在民间，因为只有在民间，在各种因缘际会的条件下，少数人才有可能长期从事罐疗临床实践。然而，即使在民间产生这样的罐疗大师也是不容易的。一方面他们过着备受冷遇的日子，甚至经常处于“非法行医”的尴尬和磨难之中；另一方面，也很少有人能够长期潜心于罐疗的理论探索和技术研发。因为，很少有人能够真正抗拒急功近利的环境诱惑，坦然面对实实在在的生存压力。如果在现行医疗体制的内部和外部都难以长期坚持罐疗技术研发，那么要提高中医罐疗的认知水平和技术水平，以及产生罐疗大师，就是异常困难的事了。

第四，从学科角度来说，拔罐疗法还普遍处于肤浅和散乱的初级阶段，或者说基本上还处于一种不系统、不深入、不规范、无理论的初级状态，因而还不足以成为一个独立的中医学科。在这样的学科背景下，罐疗作为一种传统的中医外治法，处于民间状态，处于一种无足轻重、若有若无的状态，也是很正常的事。由于缺乏理论、临床和技术的有力支撑，即使在某个阶段，某个拔罐产品被一时炒作起来，也只能是无源之水、无本之木，必定成为过眼烟云，不可能持久，更不可能真正兴旺。

中医永远都是个特殊行业。它的特殊性在于，无论我们是否承认，无论我们是否愿意，也无论我们是否意识到，每个与中医相关的市场环节，特别是中医的特定技术、产品和服务，都承载着中国传统医学和文化遗产的现代价值，其生存和发展时刻需要传统文化的精神阳光与价值土壤。离开这种社会文化环境的支撑，中医的生存和发展是不可能的。另一方面，中医的具体产品、技术和服务，也时刻影响着人们对中医的总体认知、态度和价值评判。这其中当然也包括中医罐疗。显然，中医罐疗要获得真正的发展，需要基本的社会文化环境，也需要技术实践者和经营管理者具有特殊的责任意识和使命意识。三十年来，许多文人讨厌并猛烈批判“文以载道”的社会责任意识，但最终他们并没有能够摆脱文以载道的命运。不同的仅仅在于，他们的自我之“文”所载自我之“道”，在内容上空前的低俗、空前的恶俗、空前的非理性罢了，几乎彻底颠覆了中华文明和中国人格中差不多所有的美好之物，让中国人空前绝后地“斯文”扫地，甚至不知斯文为何物！与此相同，如果缺少中医文化方面的责任意识和使命意识，单纯的或过度的商业追求，不足以发展中医罐疗，当然更不可能振兴中医。

我们希望能够逐步建立一个综合性的中医罐疗调理服务产业体系。在现行医疗卫生管理体制下，它原则上属于中医养生、中医保健、中医调理。然而中医罐疗服务产业体系又不应当是纯粹的产业化体系。就是说，市场原则和商业原则不应当是它唯一和最高的原则，它还应当包含更丰富的文化内容。就大众的健康需求以及中医健康文化的发展而言，对罐疗临床技术的研发与应用，对罐疗理论的创新与发展，以及对中医文化与中医科学的倡导、提炼和弘扬，应当具有更基本的价值意义。只有在这个基础上，才能逐步培育出广阔的中医罐疗市场并且真正为大众带来实在的健康利益。

三、罐疗发展的历史机遇

在对人体生命的科学认识上，以及对人体疾病的有效干预上，中医学正在经历着一种“否定之否定”式的堪称伟大的历史轮回——由数千年的历史辉煌到一百多年的自弃与沉沦，再到浴火重生后的逐步振兴与辉煌。今天的世界已经形成了几种大背景，如地球生态危机的大背景，现代医学局限性与替代疗法勃兴的大背景，人类健康危机的大背景，科学深化与升级的大背景，回归人类传统价值的大背景，西方生活方式的普世性受到多层次、多角度挑战的大背景等等。面对这些大背景，中医的复兴将是必然的，是生命科学和人体科学发展的内在大趋势。中医所内含的整体理念、功能理念、自然理念、生态理念、和谐理念、自立理念、人文理念，以及经络、精气神等隐形生理形态的理论与技术等等，代表了人体生命科学、人类医学科学发展的更高层次和未来方向。这意味着，以商业主义和物质利益机制为生存方式的现代医学科技主义，将必然被中医学的基本理念和主体内容所超越、所“扬弃”。

2006年关于“取消中医”的网上签名闹剧，以及由此引发的国内不同文化族群的激烈冲突，日韩对东方传统文化（包括中医文化与技术）之“文化宗主权”和“技术原创权”的国际争夺，都极大地刺激了国内的各个社会阶层。在此背景下，当时的国务院副总理吴仪发表了关于振兴中医的讲话，要求开展中医“六名工程”和推进中医治未病工作，从而给中医的存废之争画上了一个肯定的句号。2007年国家在全国开展了“中医中药中国行”大型中医宣传活动，启动了“治未病”健康工程，倡导中医三进——“进社区、进农村、进家庭”。2009年1月，北京市政府率先召开中医药发展大会，以政府名义推动中医。中央财政和地方财政都为推进中医发展，扩大中医影响，做了专项拨款。5月，国务院发布《国务院关于扶持和促进中医药事业发展的若干意见》，成为建国后中央政府对中医药发展支持力度最大、层次最高的政府文件。国家中医药管理局随即出台《关于积极发展中医预防保健服务的实施意见》。同时，中医类通俗读物和电视媒体上关于中医保健的讲座，遥相呼应，铺天盖地。肯定中医的浓烈氛围，为中国一百多年来所未见，从中我们可以感受到振兴中医的春之气息。

二十世纪末，自然疗法健身运动在西方国家蓬勃兴起。关于替代疗法的理念，关于无药疗法的理念、关于绿色健康的理念、关于自我保健的理念、关于学习中医养生、道医养生的理念等等，被越来越多的人所推崇。这些理念除了源于西方对其医学模式的不断反思之外，同时还源于传统中医学和道医学在思想、技术上的巨大魅力，源于中国传统文化在国际上越来越广大的传播和影响。在这种思潮和风尚的影响下，中医自然疗法，如针灸、按摩、足疗、刮痧、拔罐等方法，也受到越来越多的关注和喜爱。西方人不仅仅是学习中国的传统医术，同时还是在争夺中医药资源，抢占国际中医药市场。我们完全有理由相信，在不久的将来，中医自然疗法的自身价值也会在中医的故乡被更为广泛地认可和提升，并逐步流行起来。特别是那些简、便、验、廉、安的传统中医民间疗法，一定会在这场国际自然疗法运动和全方位的中医商战中，找到自己的生长空间并大展风彩，获得前所未有的普及、丰富和发展。

近年来，关于健康检查的理念和手段，因为其疾病筛查的功能和巨大的市场利益而被强力推动。现在的问题是，人们不仅要知道自己已经生了什么病，还要知道自己有可能生什么病？除了常规性治疗途径以外，怎样进行更安全有效的早期干预？寻找安全有效而又方便易行的健康干预手段，是今日健康事业的主要目标和公众愿望。除了专业的饮食疗法（食疗）、运动疗法（动疗）、精神疗法（心疗）之外，罐疗就其自身功能与操作特点而言，也完全有资格成为大众健康的有效干预手段。因为罐疗不仅仅是安全的，其原理的独特性、功能的强势性，及其技术发展的巨大潜力，都使之在常见的几种中医外治法中，以及在营养疗法、运动疗法、药物控制等方法中，具有无可替代的先天优势。

中医罐疗及其所体现的中医自然疗法的理念与技术，在未来国民健康与医疗卫生保障体制中所占的比重将越来越大，中国人的健康保障格局将发生相应改变。药物疗法、手术疗法将相对减少，生命的健康自主性将得到有益的提高和增强。这预示着中国人防病治病的理念与方式，将逐步向天人合一的自然本真复归。

四、罐疗学的技术层次

传统的拔罐疗法在技术上，大体可以分为三个层次。

1. 阿是罐法

目前大家常见的大多属于传统拔罐疗法，在技术层次上基本都属于阿是罐法，或阿是罐疗，特点是以痛点、病点为中心扣罐，“哪疼拔哪”。在操作技术上，阿是罐法可以使用任何具体罐法手段，无论是单纯罐法还是复合罐法。阿是罐法始终是运用最为广泛的罐法，是传统罐法、传统罐疗的主体方法和主体样式。从专业的中医科室到民间家庭拔罐，技术上基本都属于这种罐法。这种罐法，功能上见效快，技术操作相对简单。即使不经专门训练，经实际操作，多数人都可以掌握和运用。正因如此，人们误以为拔罐疗法与阿是罐法是等同的，以为目前常见的拔罐技术水平和样式，就是罐疗的技术水平，所以认为它太过简单，难登大雅之堂。其实，这都是误解。常见的拔罐疗法大多属于阿是罐法，是罐疗技术的初级阶段和初级层次。但同时，即使阿是罐法本身也还存在很大的未开发空间。如果经过深入研发，阿是罐法的临证效果也会大大超过目前水平。

2. 功能罐法

阿是罐法之外还有另一种以病为中心的功能罐法。在罐疗的对象上，它考虑痛点但又超越痛点，主要是以病为对象，以祛症祛病为目标。突出特点在于，功能罐法采用类似针灸取穴那样的方法，超越阿是痛点、痛区的局限性，在相对较大的范围内确定扣罐穴区，以负压作用替代针刺的传导刺激。在罐疗技术上，一般采用复合手法，如留罐法、药罐法、发泡法、三棱针法等多种方法的复合使用。由于这种方法比阿是罐法更多地体现了拔罐疗法的医学功能，并且具有更大的调治范围，具有明确的祛病针对性，所以我们称之为功能罐法。这种罐疗方法更适合于专业罐疗或罐疗专科。然而功能罐法总体上还有待进一步形成完整系统的临床技术体系和相应的理论体系。功能罐法的临证运用远不如阿是罐法那样广泛普遍，而且仍旧主要在民间。它的主要特点是专门调治某种疾病或某几种疾病，例如有的专门调治风湿，有的专门调治中医痹症，有的专门调治痛风等。然而目前尚未形成有关功能罐法的临证操作规范，常规医院的中医科室甚至至今也还没有专门的罐疗专科或专门的罐疗技术人员。可见，功能罐法的技术研发与应用还有很长的路要走。

3. 整体罐法

阿是罐法和功能罐法基本都是局部调治，属于局部罐疗技术。此外还有一种整体罐疗技术，我们称之为整体罐法、整体罐疗，也可以称之为系统罐法或系统罐疗。这种罐疗技术从整体的角度考察、把握和处理人的保健问题和康复问题，是功能罐法的进一步提升。全净通疏经罐疗技术就是这种整体罐法的典型代表。它以经络系统为临证对象，强调经络疾病对人体健康的根本危害性及其对形成常规性疾病的主体根源性，强调疏经治本——即铲除“病根”的极端重要性，主张运用整体系统的罐疗技术，从祛除经络疾病、恢复经络机能、保持经络健康的角度解决大多数健康问题和康复问题。同时，它还特别强调调治一体的医学价值，强调要借助疏通经络来提高人体自愈能力，进而实现防未病、治欲病、控已病、健康长寿的目的。整体罐法超越了单纯对症治病的局限性，体现了中医学的根本特质。它基于阿是罐法和功能罐法，同时又超越阿是罐法和功能罐法，是罐疗技术发展的高级阶段和高级层次。

就罐疗对象而言，阿是罐法对症，功能罐法对病，整体罐法对经络；就罐疗功能而言，阿是罐法治症，功能罐法治病，整体罐法则调治疾病背后的疾病。它们都可以解决疾病问题，都可以解决养生保健问题，但它们解决问题的角度不同、范围不同、层次不同，最终达成的效果也不相同。

总之，罐疗在民间应用的长期性、广泛性和多层次性，奠定了传统罐疗技术向专业化提升的临床基础。全净通疏经罐疗是一个基于 20 年的经验积累和超大量临床实践而提出的罐疗理论体系与技术体系，从公开的相关文献来看，这个理论体系和技术体系，应当代表了迄今为止中国当代罐疗技术和罐疗理论的一流水平，是中医罐疗发展进程中的重要成果。推广这一成果，将有力促进传统罐疗在理论、技术两方面，提升到专业化高度，也将使中医罐疗在中医文化层面上获得新生和发展。

第二章 罐疗学与经络疾病

一、人体隐形系统

罐疗学与人体经络气血密不可分，是中医经络气血学说的直接体现者与应用者。

像宇宙有物质和暗物质、能量和暗能量一样，人体也由显形系统和隐形系统构成。解剖学发现的是显形系统——解剖学系统——神经、感觉、循环、呼吸、消化、泌尿、内分泌、生殖、运动九大系统。人体显形系统的物质能量是七大营养素，网路系统则是神经、血管、淋巴。非解剖学系统是人体的另一个重要系统——隐形系统，主要是“经络－精气神系统”。这个人体隐形系统，对生命和健康具有极为特殊的功能和意义。经络－精气神系统构成人体的第十大系统。它与解剖学九系统共同构成人体显隐合一的完整生命体与生命活动过程。为了说明的方便以及将问题简约化，本书主要涉及经络。

经络系统对人体的作用是多方面的，其重要性远远超出人们的一般理解。这些作用主要体现在四个方面。

1. 联络脏腑，连接内外

经络系统在人体中纵横交错、沟通内外、联络上下，以自己特殊的网络形式，多层次地立体覆盖人体的每个组织、官窍、脏腑、肢体，使人体成为一个有机整体。

2. 行气通道，运通周身

人体生命活动的深层物质基础是隐形的“精气神”，即微观和超微观层次上的物质、能量和信息，其中的核心物质形式是“气（气、氣、炁）”。气的基本作用是濡养和支撑全身脏腑组织器官，使人体完成各种正常的生理功能。经络系统是气的运行通道。在气的层次上，那些超微观的物质、能量和信息借助经络网路，输送周身、循行内外完成其职能。同时，隐形的气，与经络系统是相生相伴无法分离的，是一个整体的两个方面。所以当我们说经络系统的作用时，也一定是在某个意义上同时说“气”的作用。

3. 抵御外邪，保卫机体

经络系统的作用是“行气血而营阴阳”。除了气推血行之外，营卫之气密布周身。营卫之气是具有保卫作用的精微物质。它们以经络为依托并与经络共同构成抵御外邪、保卫机体的屏障系统。

4. 调节控制、统摄身心

人体的物质、能量、信息的传递、传导、积聚、爆发、传变、疏散，人体五脏六腑、气血阴阳的互动与平衡，人体气机的升降出入等等，主要是由经络系统与神经、循环等解剖学系统协作完成的，其中起核心作用的是经络系统。

经络系统的基本性质与核心功能可以简单地概括为：经络系统是人体的非解剖学系统，是隐形系统，是解剖学九系统之外的第十大系统；这个隐形系统是人体解剖学九系统的功能支撑与整合平台，是人体的“生理互联网”。

经络系统对人体健康和疾病的特殊职能在于：

1. 经络是生命的安保系统

其作用在于：第一，经络是人体第一生理防御系统。第二，经络会在第一时间向人体发出预警。第三，经络对生命的保护遍及人体的每一角落。第四，当经络无力继续工作的时候，也就是生命结束的时候。

2. 经络是人体的应急反应系统

当人们遇到某些特殊情况时，如意外的紧张、愤怒、激动、恐惧等情形时，当人体产生强烈的渴望、坚定的信念时，人体会发生应急反应，经络系统会对解剖学系统产生强大整合作用，产生超乎寻常的反应和能量。

3. 经络是生命的潜能系统

人有巨大潜能。具有强烈求生欲望的人，即使得了癌症也常常能够延长生命、长期存活，甚至治愈疾病。人体潜能赖以激发的生理基础正是人的隐形系统，主要是经络－精气神系统的神奇作用。在经络系统的基础上，人的意念，引导着精气神所负载的物质、能量和信息的运动，并把这些物质、能量和信息集中于某个方向，从而动员、激发、组织、整合了解剖学系统的全部能量，进而保持了最大的生命活力，创造出惊世骇俗的奇迹。

经络系统是生命的根系，潜隐地下。其它解剖学系统则是生命的树干、枝叶。树的根系虽然潜隐地下，无法直接看到其表象，但在很大程度上却比树干和枝叶更为重要。正如俗话所说，树枯根先竭，人老脚先衰。这个类比，或许能够帮助我们更好的理解经络系统对人体生命的极端重要性。

二、经络疾病与常规疾病

有资料显示，人体疾病约有七千种之多。绝大多数疾病，从本质层面上看，都是人体经络系统功能受损、功能失调的具体表现，或者说都是由隐形系统的疾病引起的。除了遗传性疾病、传染性疾病、创伤性疾病以外，多数常见疾病，包括医源性疾病、药源性疾病大都源于“经络疾病”。总体上可以说，经络疾病乃是万病之源。

我们把用现代医学手段可以检测得到的疾病，或者有解剖学意义的疾病，称为常规性疾病；检测不到的疾病，称为非常规性疾病。经络疾病就是非常规性疾病。常规性疾病是显形疾病，非常规性疾病是隐形疾病。同理，现代医学意义上的致病因素可以称为常规性致病因素，反之称为非常规性致病因素；现代医学意义上的病因称为常规性病因，反之称为非常规性病因。

经络疾病指经络气血的瘀、滞、堵、闭等非常规性病理状态。导致经络疾病的原因主要有三个方面。

1. 体质病因

体质的第一个基本含义，即正气的盛衰。正气衰则疾病生，正气盛则病邪祛。正气衰弱是生病的总根据，是疾病赖以生成的人体生理土壤，是各种致病因素最终成病的基础。体质还有第二个基本含义，即由先天禀赋和后天调养共同形成的“形神合一”的不同个体体质类型，对人体的发病倾向和养生治病方向，有重要指导意义。这里的体质病因，主要指正气衰弱。

2. 内邪和外邪

内邪和外邪都属于非常规性致病因素。内邪指内风、内寒、内湿、内火、内毒等等，主要由不良生活方式及七情内伤所致。现代人长时期的思虑、焦虑、紧张和心理压力，长期的饮食结构不合理，食物、水、居室、服装、环境、空气的各类污染，起居无常，不良嗜好，体力活动过少，性能透支消耗，滥用药物等等多种因素均在体内产生内邪。外邪主要指人体受风、寒、湿、火等六淫的侵袭。

在不同体质的基础上，内邪和外邪会在体内形成疾病的种子。这些疾病种子在体内蓄积、孕育，潜伏的时间越长，就越易于在体内发芽和生根。

3. 非常规性病理物质

内邪和外邪都是非常规性致病因素。它们会在人体内形成许多非常规性病理物质，如滞气、瘀血、痰饮、毒邪等。它们存在于经络的不同层次和不同巡行部位，是人体的一种“经络垃圾”。当这种非常规性病理物质不断积聚，就会形成不同部位、不同层次的瘀、滞、堵、痹等非常规性病理状态，即形成经络疾病。

由于非常规性疾病与常规性疾病的检测手段是不对称的，因而非常规性疾病用常规性检测手段无法检出。这就是许多人为什么确实有病但又确实检不出，许多疑难杂病找不到病因的根本原因。

经络疾病是多数常规性疾病的原发疾病。大多数常规疾病都是非常规性疾病的继发性疾病。这个过程可以具体描述为：体质

（邪盛正衰）→非常规性致病因素（内外诸邪）→非常规性病理产物（经络垃圾）→非常规性病理状态（经络疾病）→各类常规性疾病。可以概括为：非常规性疾病→常规性疾病；还可以概括为：隐形疾病→显形疾病。

经络疾病形成于各类常规性疾病之前，与常规性疾病相伴相生，恶性互动。

经络疾病不仅是常规性疾病的原发疾病，也是大多数常规疾病的根。

经络疾病是疾病背后的疾病，是人体第一疾病。

经络疾病是显形疾病的黄色警报。

经络疾病，用常规检查手段无法检出，但用传统的中医学方法、道医学方法，不仅可以准确发现，而且还可以有效祛除。例如，中医可以及时发现和调治人体的多种病邪、瘀滞、失衡等病理变化。技术上，中药方面有各类化解内邪、祛除瘀滞、平衡阴阳的方剂，外治法方面则有针疗、罐疗、按摩、刮痧、灸疗、敷贴等多种疗法和手段。应当说，中医技术是祛除经络疾病的最好途径。

中医主张三治：治未病、治欲病、治已病。其中治未病、治欲病主要的就是祛除经络疾病。不仅如此，只要祛除经络疾病，就可以从“根”的层面上整体实现中医三治的目标。一方面缓解和消除大部分功能性疾病，同时有效缓解和控制器质性疾病的继续发展，其中包括控制和治疗许多疑难病。从经络疾病入手，从经络疾病这个普遍性的原发疾病入手，综合实现养生、保健、康复、治疗的目标，应当说是中医学等传统医学的真正高明之处。

三、康复始于经络

在这个追求健康的时代，面对各种各样的医学理论和治疗技术，面对越来越昂贵的保健费用和医疗费用，人们会问，什么才是健康的根本，什么才是最根本的康复之道？——我们倡导经络健康。就人体生命而言，经络乃生命之根。人的健康首先是经络健康，经络健康是人体健康的根本。因而，经络保健是保健的根本，祛病经络疾病是祛病康复的根本。这意味着，养生首先是经络养生，保健首先是经络保健，调理首先是经络调理，康复首先是经络康复，治疗也应当首先是基于祛除经络疾病的治疗。经络健康对人体健康的深层次作用，无论在养生保健的过程中，还是在治疗康复的过程中，都是首要的和无可替代的。从中医学的角度来看，所谓祛病和养生，就是“扶正”和“祛邪”并举，使身体的正气盛、邪气衰，实现体内脏腑之间阴阳有统的积极的动态平衡，进而实现“阴平阳秘”的健康状态。而实现这一点的基础，是经络功能的保健、康复及效能的提升。无论是中医内治法还是外治法，也无论是中医学的哪种技术手段，如草药方剂、针疗、罐疗、按摩、刮痧、灸疗等等，都是直接或间接地通过经络气血系统之调控机制的恢复、促进和提升，来实现人体官窍、脏腑、肢体及整体阴阳之动态平衡的，都是在经络健康的生理平台上，实现各项医学目标的。在这一点上，中医外治法、中医自然疗法应该更具特色和优势。理解这一点，也就抓住了健康干预及人体康复的基本途径。

四、通则为治

经络系统是经常生病的，甚至大部分情况下都是带病工作。因为它最敏感，反应最迅速，同时也最先受到伤害。经络疾病尚属现代医学的盲区，也是现代人的健康意识盲区。经络疾病会损害人体的生理功能，一方面给人体带来各种不适和痛苦，另一方面降低经络系统对于人体的安保、调控能力，降低人体自治自愈的能力，致使各种疾病滋生、成长、成熟、传变、恶变。经络疾病如果不及时祛除，就会在体内逐步扎根，形成不良小环境，并进一步衍生、转化为各类显形疾病。人体将在经络疾病与常规性疾病的恶性互动与恶性循环中，逐步走向病弱和衰亡。

祛除经络疾病是解决大部分常规性疾病的基础、前提和关键。

经络疾病的基本临床特征是各类酸麻胀痛，本质是经络气血瘀滞不通。不通则痛，不通则病，不通则死。就经络疾病与常规性疾病的基本关系而言，经络气血“不通”乃万病之源。

解决经络气血不通的问题，是祛除经络疾病的主要途径和基本思路。因为只有经络气血通畅了，经络系统才能恢复其功能，并且只有在这个基础和平台上，显形系统、解剖学系统的各种功能才会相应地改善和提高。于是，人体局部的或整体的恶性循环链条才会被打断，保健和康复的新局面和新秩序才有可能逐步建立起来。在此意义上，解决经络气血不通的问题，是保健和康复的根本入手之处。因此我们可以更深入更具体地说，疏通经络气血是保健的根本，是康复的根本，也是治疗的根本。这一点，适于治未病、治欲病，也适于治已病。

古代医家认为“通则为治”。我们的理解是，疏通乃治疗之本。通畅是健康的基础。通畅，才会健康。通畅，才能健康。通畅，是中医学实现其各种职能的基础。这意味着，只有在经络气血通畅的基础上，才能真正实现调脏腑、和气血、平阴阳的中医学目的。因此，从经络气血的角度看，祛除瘀滞、疏通经络，乃是一切疾病调治和养生保健的根本。

疏通经络有四层含义。

第一，及时清除引发经络疾病的风、寒、湿、火等非常规性致病因素。

第二，及时清除引发经络疾病的滞气、瘀血、痰饮、毒邪等非常规性病理物质。

第三，及时改变瘀、滞、堵、痹等非常规性病理状态。

第四，及时调理气机，改变其或逆、或乱、或滞、或闭的病理状态，使之循经而行、阴阳有统、和顺有序。

中医学等传统医学的各种技术方法，都不同程度地内含着关于疏通经络气血的医学理念。但究竟哪种技术手段，在祛除瘀滞、疏通经络方面具有更直接、更有效、更安全的医学功能呢？我们的结论是——罐疗学，是负压医学，主要是系统化、整体化、规范化的罐疗技术体系。其实，在罐疗学范围内，无论哪种罐疗技术，无论什么罐法层次，也无论是阿是罐法、功能罐法还是整体罐法，只要是中医罐疗，这种技术本身对于祛除瘀滞、疏通经络而言，即具有程度不同的天然优势。完全可以说，罐疗学以及对罐疗学的科学运用、系统运用、规范运用，堪称经络疏通的根本之道。

不过，人们目前对这种中医手段的价值，还缺少足够的认识和把握。在应用技术方面，传统罐疗还停留在比较初级的层次和比较简单的水平，致使罐疗始终仅仅是中国民间的一种草根型保健医疗手段。在主流中医的范围内，它也仅仅是一只丑小鸭。然而丑小鸭终将变成白天鹅。不是因为魔幻，而是由于她原本就是一只美丽的白天鹅。

第三章 罐疗学的效能机制

一、三大作用原理

罐疗的各种临床技术，包括全净通疏经罐疗技术，都是下述三大罐疗原理在不同层次上的体现；罐疗的各种临床效果，都是对这三大原理的合理运用。

1. 真空负压原理

第一，内压与外压的平衡

人体及其特定结构形态是地球特定物质元素、引力、气压与环境的产物。压力是人类生命存在的必要条件。人体压力有两部分，一是外压，二是内压。大气压给人体的外部压力，与人体的内部压力是彼此对应与平衡的。同时，人体每个组织、器官和系统都存在着对应与平衡的内压与外压。正是内压与外压之间的对应与平衡，在很大程度上规范了人体各个组成部分的形状和位置，保障了各组织、器官和系统的有序平衡与正常功能。

内外压力的对应平衡，意味着内外压强的对应与平衡。局部压强的改变，意味着内外压力的失衡，意味着生命条件的改变；超过一定限度的压强失衡，意味着局部生命状态的异常，直至生命的终结。因此内外压的对应、平衡与整体和谐，乃是健康的基本条件。人体具备自动调节与平衡内外压的能力。体外环境的变化，体内特定部位的异常与病变等等，都可能引起局部内外压的失衡、失调。一定限度之内的失衡、失调，人体是能够自我调节的；超过一定限度，人体就会处于疾病状态，甚至威胁生命。

第二，负压原理与负压疗法

内外压的对应平衡状态，内外压强的相对恒定状态，是通过交互运动和能量传递来实现的，并且是在动态中实现的。适当的运动、营养，正确的念力活动，专门的精气神修炼，以及各种中医外治法，如针疗、灸疗、推拿等等，都可以从不同角度、不同程度地调节人体的内外压力，使之恢复并保持对应、平衡、和谐状态。拔罐疗法就是以拔罐产生负压的方式将这种生物物理学规律应用于医疗的技术和过程。

罐疗体现的负压原理是：抽去罐内空气，形成一定程度的真空状态，减小了扣罐穴区的局部压强；由于人体内外压处于相对平衡状态，减小罐内压强之后，压强相对较大的体内压就会将局部组织向压强较小的罐内挤压，于是形成吸拔力量。我们把抽去罐内空气，减小罐内压强而在罐内形成的吸拔力量称作负压或真空负压。

通过控制罐内压强减小的程度，就可以控制和调节罐内负压的大小。

拔罐疗法本质上就是将“负压”变成对人体施加可控影响和积极扰动的医学工具。例如，在人体的什么部位使用负压，使用多大的负压，使用多长时间的负压，怎样组合使用负压等，将会对人体的不同病点、病区、病位，对相应的组织、经络、脏腑、肢体及其功能，产生不同的作用和影响，进而对人体局部和整体产生不同的调整作用等等。因此，我们给拔罐疗法的一般性定义是：根据中医理论和一定的调治原则，将罐具扣在皮肤的特定穴区，抽去罐内空气，对特定穴区形成负压，再根据一定的技术方法，使负压对特定穴区的穴位、经络、气血、脏腑等产生不同作用，最终达到保健祛病目的的中医外治法。因而，我们把借助罐具的真空负压力量改变人体特定部位的内外压强，从而达到养生保健和祛病康复目的的能力和过程，称为真空负压原理。

就罐疗的负压原理而言，拔罐疗法可以同时称为负压疗法。拔罐疗法的高级形态——整体拔罐疗法，就是将真空负压作为医疗手段加以系统运用和科学运用，进而实现多种医学目标的高级拔罐疗法。因此，整体拔罐疗法本质上不再仅仅是一种负压疗法，而同时是一种“负压医学”。负压疗法和负压医学，可以看作是拔罐疗法第一层面的本质界定。

2. 透皮拔除原理

真空负压会形成一种从体内向体外的吸拔力量。这种向外的吸拔力量非常独特，也非常强大。我们有规律地、系统地、有针对性地将这种吸拔力量作用于皮肤特定部位、穴位和经络，局部毛孔会被强力吸开，透过表皮，体内的多种有害物质——风、寒、湿、火、毒，滞气、瘀血、痰饮等多种致病因素和病理物质，被直接透皮拔出体外；瘀、滞、堵、痹等病理状态，也会被强力疏理和改变。我们把借助负压生成的吸拔力量，直接从人体皮部拔除多种致病因素和病理物质，改变经络气血的病理状态，从而达到养生保健和祛病康复目的的能力和过程，称为透皮拔除原理。

这是罐疗的第二个基本原理，同时也是真空负压原理的第一衍生原理，其本质是透过皮部和穴位对特定部位及脏腑肢体进行疏理、清洁和排毒。因此，尽管拔除原理是衍生原理，但却体现着拔罐疗法的本质特性。透皮拔除原理与真空负压原理以及下面将要讲到的深度引动原理一样，都是拔罐疗法所特有的，是罐疗的本质规定，在各种中医外治法中独一无二。它们共同构成罐疗独特医学价值的内在依据。

就罐疗的拔除原理而言，拔罐疗法就是“拔除疗法”。

透皮拔除的作用过程具有充分的安全性。抽气真空罐，拔除的力度可以自主控制，如拔除力度的大小，可以根据病情需要以及顾客和患者的承受力而随时改变。因此，第一，只要能够随时自主掌控负压大小，随时调节，负压的拔除作用，就会始终处于一种安全状态。第二，只要遵循哪疼拔哪的“阿是原理”，透皮拔除的作用过程，总体上就是安全的。第三，只要依据科学的调理理念和方法，对人体的各种状态尤其是各种不良症状进行系统化地辨病、辨经、辨位、辨法，以及进行合理的临床操作与卫生处置，透皮拔除对人体的祛邪排毒等作用，不仅是无可替代的，更是安全可靠的。

第四，从理论和可能性上讲，罐疗负压的拔除力度，始终处于标准大气压的限度之内，不会超出人体生物特性所能承受的正常压力范围。而且拔罐的口径面积是有限的，产生的负压力度也是有限的。这些都决定了罐疗负压的安全性。第五，负压拔除物中会带有少量正常的人体组织液、体液和血液，但机体的自我保护机制，使人体健康的组织液、体液、血液即使在罐疗负压下也不会被大量拔出。罐疗的临床经验反复证明，即使用最大负压，没病的部位也不会出现拔出物！因此，从各个角度看，罐疗的安全性是可以完全信赖的。

有必要再次强调，从特定皮部穴区（如穴位、病点、反射点、全息点等），借助强力负压透皮拔除组织内毒素，是拔罐疗法的独有特质，是无可替代且医学优势巨大的中医学外治技术原理。

3. 深度引动原理

由于真空负压作用和负压拔除作用，拔罐过程会对人体的气血运行与气血状态产生引动作用。这种负压引动在力度上是很强大的，可以形成深度引动作用——深层次的积极引导和强力拉动。这意味着，强力引动、由表及里的引动、深层次的引动会对人体气血运行、气机升降、阴阳平衡状态等生理过程，产生特殊的积极的深层次的良性扰动。这是罐疗所以能够治疗疾病和调理人体健康状态的又一内在依据。我们把真空负压透过人体皮部，对人体内层特定穴位、经络、脏腑、肢体及其气血运行、气机状态等生理过程，形成深层发动、拉动、推动、变动、调动的能力和过程，称为深度引动原理。

深度引动原理是真空负压原理的第二个衍生原理。它揭示拔罐负压对人体生理过程形成的强力催动现象。所谓“深度”，一是指负压在特定皮部形成的引力强度较大，二是强大引力对特定皮部穴区、穴区深部和穴区周边区域形成的综合联动。“引动”，则强调了拔罐形成积极扰动和良性刺激的方向性，突出了罐具操作者在经络气血、脏腑组织之“动”的过程中的主导性。同时，引动还内含了关联引发或系统引发的医学意义。这意味着，罐疗医师可以根据一定的原则和方法对人体的生理组织和生理状态，主要是气血气机、经络脏腑的状态，进行主动、自觉和有规律的调整；还意味着，深度引动一定是多层面的、系统的，对人体的干预具有整体性。

罐疗过程，是用罐具主动地制造局部内环境及内外环境相对失衡的过程。在特定穴区施以系统罐疗，意味着积极主动的气血扰动和气血调整：唤起与发动、引动与推动、联动与调度，促进代谢与减少惰性等等，意味着对特定穴区、气血气机、经络脏腑、肢体组织的原有状态，进行积极地引导和改变。换句话说，在人体特定穴区施加负压，特别是对人体施以系统罐疗，本质上就是一个主动带动气血循行、引动气机变化、推动能量输送、催动信息传递的过程。这个过程是强有力的，由表及里引动脏腑的，但同时也是局部的、可控的、安全的和有规律的。因此，在正确理念指导和运用系统技术的基础上，罐疗的基本结果是：提高了人体经络、气血、脏腑、肢体及其机能的自我运行能力。在此意义上，罐疗负压对人体的深度引动，就是提升人体整体机能的过程。这一过程，既是对人体的积极调治和有效干预，也是罐疗医学价值的具体体现。

负压形成的深层引动具有多种特性：第一，深层引动是多方面的，引动、拉动、带动、发动、催动、推动、联动、调动等等。第二，深层引动是由外而内又由内而外的，是从皮部发力，向体外吸引、向体外催发的。第三，深层引动是疏通性、沟通性、联通性、通透性的。第四，深层引动在局部是大力度的。第五，深层引动是大区域、大空间，乃至全身性的。第六，深层引动是可以做到有出有进、整体平衡的。第七，深层引动是完全可控的。第八，真空负压、透皮拔除与深层引动是有机结合的。因此，系统、科学、规范的罐疗技术，可以对人体的各个方面，如经络联通、气血运行、气机变化、阴阳平衡以及脏腑肢体的生理机能和功能状态等等，从整体上实施全面的唤起与发动，进行主动地带动与推动，实现有规则地调整与改变。罐疗的这种特殊作用原理，在中医外治法中是极为独特的。

总之，真空负压、透皮拔除和深度引动三大罐疗原理，适用于一切罐法，无论对初级罐法如阿是罐法，中级罐法如功能罐法，还是对高级罐法如整体罐法，都是同样适用的。民间的拔罐疗法与中医院的拔罐疗法，同样有效。因为只要是拔罐疗法，无论技术如何，层次高低，都会依循并体现这三个基本原理，因而都会表现出拔罐的基础功效。当然，越是初级的拔罐疗法对上述原理的运用越趋于简单化，越是高级的拔罐疗法对上述原理的运用越趋于系统化。总体上可以这样区分：阿是罐法和功能罐法更多地体现真空负压原理和透皮拔除原理，整体罐法以上述两大原理为基础，更多地体现了深度引动原理。因而，作为整体罐法，作为拔罐疗法的高级形态，全净通疏经罐疗是对传统罐疗的技术超越和理念超越，是对罐疗三大原理的系统运用、科学运用和规范运用，也是对罐疗三大原理之医学价值较为全面的体现。

二、六项基本功能

全净通疏经罐疗技术是一种整体罐疗技术，也是一种以理为先的罐疗技术。它综合运用罐疗的各种手法、技法、罐法，依据更具合理性的临证理念，充分辨证论治，以罐“排兵布阵”，讲究用罐的“兵法”、“阵法”，因而比较充分地体现了罐疗的下述六项基本功能。当然，即使不是整体罐疗技术，即使相对简单的罐疗技术，也会在基础层面上体现这些功能。不同的是，罐疗的理念和技术越完整、越系统，罐疗的基本功能也就体现得越充分。

1. 催动功能

人体的内邪和外邪，会在体内生成非常规性病理物质和病理状态。它们共同造成经络气血巡行的惰性状态，致使经络功能下降甚至局部功能丧失，并进而导致其它一系列常规性疾病。提高经络气血的活性和活力，是恢复经络气血正常功能的直接入手之处，所以中医学总是强调活血化瘀、祛风散寒、舒经活络。动则变、动则生、动则活。在舒活经络气血、改变惰性状态方面，罐疗技术是最为有力有效的强势中医手段。罐疗极富特色的负压、拔除、引动三大作用原理，可以有力催动经络气血动起来、活起来，改善和提高其工作效能。这意味着，罐疗通过对皮肤、毛孔、穴位、经络、脏腑的负压作用，活跃了经络气血，促进了周身循行，消解和改变了瘀滞等病理状态，舒缓和疏通了经络，引导营卫之气输布周身，温煦皮毛，濡养脏腑，调整了机体的整体阴阳平衡。

以负压、拔除、引动三大原理为基础，罐疗过程对人体经络气血产生发动、带动、拉动、引动、推动等作用，提高人体经络气血活跃程度的能力和过程，就是罐疗的催动功能。

罐疗三大原理的作用过程，其基本层面都体现为“增活减惰”，本质上就是唤起和提升人体自我调节、自我康复、自我保健的能力。因此经常性的罐疗调理，可以及时消除和改变经络气血的惰性状态，使之保持正常而活跃的工作状态。当人体处于经络气血的良好护卫之下的时候，人是不会轻易生病的，至少不会生大病，更不会生深层次的病。万一生病，也会很快痊愈。

2. 排毒功能

人体的清净状态，就是人体的天然健康状态。因为，净则静、净则舒、净则顺、净则通、净则刚，于是净则无痛，净则无病，净则康宁长寿。中医以及中国的各种传统生命修炼方法，始终都在争取实现和保持人的身心清净状态。清净的情志状态、清净的人体内环境，清净的经络系统，清净的脏腑系统。清净是安享天年的基本前提。

简要回顾一下人体疾病的生成过程。风、寒、湿、火等外邪是人体的原发病因之一。这些致病因素侵入的基本程序是：由皮肤而络脉，由络脉而经脉，由经脉而腑，由腑而脏，逐层传变、逐层滞留。七情内伤及不良生活习性等因素，会同时产生内邪，直接滞留于人体的内里深处。内外诸邪共同在体内不同经络、官窍、脏腑、肢体部位，形成瘀血、滞气、痰饮、毒邪等经络垃圾。经络垃圾不断积聚，形成瘀、滞、堵、痹等非常规性病理状态，表现为多种类型的酸、麻、胀、痛等症状。这时病未入里，病在浅层。经络疾病进一步累积，就会在里层生根，甚至在脏腑生根，逐步形成多种常规性疾病。因此从根本上讲经络之血内毒和瘀滞乃百病之源。及时清除体内有毒物质，首先是非常规性体内毒素，防止它们继续向深层传变，防止它们在脏腑生根，防止它们演变为常规性疾病，乃是疾病防治的根本。

清除体内毒素，对人体具有特殊健康意义。近年来流行人体排毒，这个观念是正确的。常规性体内毒素，可以借助素食、运动、饮水、熏洗、清肠，甚至灌肠等手段来实现。但对于非常规性人体毒素，对那些隐形内毒又该如何清除呢？中医始终在设法解决这个问题。中医外治法的很多手段，如针灸、按摩、刮痧等，都是给经络气血以良性刺激，促使内毒逐步地、局部地化解和疏散，都能够产生很好的效果。但许多时候，对已经凝结为经络疾病的内毒，又常常显得力道不够，主要是祛邪排毒的直接性不够。然而罐疗的强力真空负压、直接透皮拔除和良性深度引动三大作用过程，使罐疗技术手段在排毒问题上，显示出不同凡响的强势功能。至于整体罐疗技术，在体现这种强势功能方面，就更具优势了。它依据由表及里、由皮部到脏腑的顺序，逐层清除经络垃圾，强力排除人体各类非常规性病理毒素，改变隐形病理状态。应当说，整体罐疗技术，是净化人体隐形系统的特别有效的中医途径。

以负压、拔除、引动三大原理为基础，罐疗技术排毒祛邪，恢复和保持人体清净内环境的能力和过程，就是罐疗的排毒功能。

3. 疏通功能

健康的生命必是通达的、通畅的、无碍的。保持和恢复人体的通畅无碍，首先是保持和恢复经络系统的通畅无碍，这是保健和康复的必要条件。经络垃圾使经络系统、特别是络脉系统经常性地处于瘀、滞、堵、痹等“不通”的病理状态。经络不通的后果是很严重的，对人的身心健康是个根本性威胁。不通则痛，不通则病，不通则衰，不通则死；反之，通则不痛，通则无病，通则强健，通则长生。亚健康、亚疾病、疾病、死亡，很大程度上都是由经络气血“不通”造成的。大量罐疗临床经验反复显示：第一，人体的绝大部分不适、疼痛最初都是由经络气血不通造成的。第二，绝大部分常规性疾病都是因经络气血不通而生成的继发性疾病，包括癌症。第三，经络气血不通与各种常规性疾病始终相生相伴并恶性循环。尽管未必绝对如此，但大多如此。

由于不通，经络系统的局部功能就会降低甚至部分丧失。经络作为沟通系统、安保系统、预警系统、调控系统和潜能系统，逐步丧失了应有的完整功能，不再能够进行正常工作。人体各解剖学系统也因之陷入无法进行有效沟通、设防、抗御、整合和调控的病理状态。因此，一旦特定机缘出现，就会形成病点、病灶、病区，疾病会快速生长发育，由表入里，在内里生根，殃及脏腑，最后成为“枝繁叶茂”的成熟疾病，甚至成为顽疾，直至威胁生命。在这个过程中，经络气血的不通与疾病的生长是恶性互动、恶性循环的。

罐疗强力真空负压、直接透皮拔除和良性深度引动三大作用，结合系统、科学、完整的罐法、手法、技法，直接清除了经络垃圾，改变了瘀、滞、堵、痹等病理状态，从而使局部的或整体的经络系统得到疏理和疏通，使经络不通的问题得到较好地解决。经络一通，一通百通。不仅经络系统功能得到恢复，各解剖学系统也会得到相应的调节、恢复和整合。我们把在罐疗三原理的作用下，运用相应罐疗技术改变经络瘀滞等病理状态，恢复和保持经络通畅的能力和过程，称为罐疗的疏通功能。

以罐疗之法疏通经络，特点是直接、简便、高效、全面和前置。如果疾病尚未在体内生根，及时疏通经络，可以未病先防、欲病早治。如果疾病已经在体内生根，疏通经络可以减少和清除疾病生存的根基，逐步修复经络系统受损的功能，从根本上抑制常规性疾病的进一步发育和扩展，做到既病防变。这意味着，疏通经络可以从断根、刨根的意义上，从釜底抽薪的意义上控制和治疗已病。

这个道理正在被越来越多的中国民众所理解和接受。人们一旦充分认识和把握了疏通经络及经络健康对生命的深远意义与巨大价值，经常性地进行经络保健，祛除经络疾病，努力将经络不通的问题消灭在初起阶段，那么中国人的健康品质将发生一次革命性改变，对常规疾病的防与治也将发生一次革命性变革。本质上，倡导“经络健康”将是一次深刻的健康革命或人体生命医学革命，是包括养生、保健、调理、治疗、康复、长寿等各方面、各层次、各阶段的健康革命。宣传和推进经络健康，实施切实的全民经络健康计划，将是中国人在新世纪给自己的一个天大福祉，也是中国人对人类健康事业的巨大贡献。

4. 再生功能

罐疗的负压、拔除、引动作用，使经络垃圾等体内毒素被清除，在局部造成暂时的“缺失状态”和“空位状态”。同时，局部气血被激发被催动，惰性状态被改变，经络气血的现有状态和原有阴阳秩序都受到一定程度的破坏。经络系统处于兴奋状态，气血加快循行，一方面能量消耗增大，另一方面人体进入一定程度的失序状态、不稳定状态。这时，人们会产生暂时的“空虚感”和“不适感”，人体状态进入暂时的“非稳定期”。有人自感疲乏困倦、情绪低落，有人病情反复、症状加重等。越是整体性罐疗，越是系统运用罐疗技术，对人体的作用越全面、越深刻，上述情形也相对越严重。同时，人体越虚弱，疾病种类越多，病情越复杂、越严重，病程越长，调治过程中的人体不稳定期也就相对越长。但这种暂时的失序状态是人体建立新秩序之前的必经过程和必然状态。只有旧秩序、旧平衡被打破，更高层次的新秩序、新平衡才有可能被建立起来。

人体暂时的局部缺失状态，推动和加速了经络气血的全身运动，因而全面激发了人体的再生、再造机制，加强了人体的代谢更新能力。这意味着，由罐疗造成的暂时“缺失”、“失序”、“不稳定”状态，将由新生的物质、能量来补足和填充。机体在这个过程中本能地、自动地完成了自我更生、自我再生、自我重建、自我修复、自我满足、自我盈旺等一系列复杂的再生再造过程。在经历阶段性的不稳定以后，人体在新的层面上重建新秩序、再建新平衡。最终实现经络畅通、气血充盈、气机和顺、正气旺盛、阴阳平衡的健康状态。于是人们重新感受到周身有力、精力充沛、情绪乐观的健康身心。我们把罐疗清除经络垃圾，激发人体气血自我补充、自我旺盛的能力和过程，称为罐疗的再生功能。

有人担心：拔罐会不会把人“拔虚”？其实，正确而系统的罐疗操作，不但不会把人拔虚，而且还会让人更有精神、更有精力、更有体力，各种功能全面改善，整个体质全面增强。其中，精力的改善与提高，与疾病的祛除过程是大体同步的，两个方面共同完成了罐疗对人体的再生再造过程。这是一个正进邪退、健增病减的过程。

5. 调和功能

经络与气血是分不开的。对经络的调理过程也同时是对气血的调理过程，主要是对气机的调理过程。“气机”是个重要的生命概念和健康概念，在中医里占有重要地位，对血液循环、对整个生命活动发生着巨大的作用和影响。气机的逆乱无序是人体致病的根本因素之一。气的升降出入是要遵循一定规律的，是有秩序的，是在经络脏腑的基础上具体实现的。由于很多原因，如六淫侵入、七情内伤、内生诸邪等，人体气机正常的升降出入会发生混乱与失序，即气机失调，导致人体发病，因而调经络必须同时调气机。经络调理与气机调理的过程是相辅相成的。只要遵循经络气血运行的规律，在很大程度上，调理经络的过程与调理气机的过程，具有伴生性和同步性。

借助罐疗强力真空负压、直接透皮拔除、良性深度引动三大原理的作用，不仅可以催动气血、排除内毒、疏通经络、促进再生，而且还可以补气、提气、调气，理顺气机。运用系统的整体罐疗技术，可以整体地调动、引动、带动、拉动、推动气机的运行，改变气陷、气滞、气乱、气逆、气闭等关于气虚和气机失调的病理状态，恢复和保持气足、气和、气平、气顺的气机秩序与健康状态。这种改变气机失和、失调、失序，恢复和保持气机正常秩序的能力和过程，就是罐疗的调和功能。

“气病”（在此特指因气而病，以及因气机失调而发生的病理状态）是人体的基本原发疾病之一，在某种意义上，也是一种更为根本的经络疾病。人体上的很多疾病都是气病，至少最初是气病。换句话说，人体的很多疾病都是由气机失调引起的。俗话说，万病气上起。这是先人的经验总结，体现了疾病和疾病生成的某种普遍特征。“气病”是更为典型的隐形疾病。那些生活压抑、工作压抑的人们，那些在工作中、家庭中和特殊人际关系中经常“受气”的人们，那些由于各种原因而经常“生气”的人们，是生成内毒、损害健康、形成疾病、甚至导致死亡的高危人群。虽然“气病”是隐形的，生成常规性疾病的过程也是缓慢的，但确是实实在在的，对健康和生命的影响是深入骨髓的。不仅仅在生理方面有巨大危害，在心理、性情、行为方面，甚至在人生观、价值观方面，其危害性实际上更为深刻巨大。这种危害完全可以改变一个人的人生轨迹，甚至毁掉人的一生。当然，在某些特定条件下，对一部分人来说，生气也会产生积极的激发作用、鼓励作用，但那并非常态。

让自己生气是个人问题、涵养问题、私德问题，但让别人生气就是公德问题、公共秩序问题和社会管理问题了。超出常理的无理取闹，不顾他人感受的任性发泄，把别人当出气筒的肆无忌惮，将他人的宽容忍让视为软弱无能而大施淫威，以滥施“语言暴力”、“语言侵害”为能事，等等。这些恶行不仅仅属于品德低下、人格低劣的层面，更属于社会公德、公共秩序、社会良俗教化、社会管理层面，而且本质上还是一个社会法律问题。因为这种恶行不仅会深刻地伤害他人，甚至残害他人，更会危及家庭、团队、集体和社会。这种“语言暴力”极易引发人际之间和社会群体内部的失序与冲突，引起公序良俗的败坏，激化矛盾、培育怨恨、破坏和谐、摧毁善良。对语言暴力熟视无睹，仅对由语言暴力引发的“肢体暴力”施以惩罚，显然是极不公平、极不合理的，会进一步助长语言暴力的泛滥，深刻地危及整个社会和公众的向善意愿，严重地损害全社会的身心健康。这种情形表明，我们的社会在人文公德、理性法制和生活体制等方面还存在深层次缺陷。语言暴力的泛滥和气病的普遍存在还表明，现实生活存在深层次的冲突和危机，如道德教化的危机、人际失序的危机、扬恶抑善的危机和非理性的危机。所有这些都使我们的社会处于气病全面高发、高危的状态。

罐疗三原理使罐疗在理气、调气、和气、平气、顺气等方面，功能强大、作用奇特、效果显著，对各类气病具有特殊医学价值，可以发挥很大作用。但要从根本上调理气病，解决因气而病的问题，解决疾病与气机失调恶性循环的问题，对个人而言，必须从修心修行开始，树立正信正念，从事正业正道。对社会而言，必须从普遍抑制语言暴力开始，更确切地说，社会和谐与减少气病，必须首先从抑制家庭语言暴力开始。因为，这是孕育各种健康危机、道德危机与社会危机的巢房。

6. 整健功能

罐疗的负压、拔除和引动作用，在很大程度上打破了机体正与邪、阴与阳、虚与实、寒与热、表与里的原有秩序和原有平衡，机体处于暂时的“空虚和失序”状态。也正因为如此，人体正邪、阴阳、虚实、寒热的自我调节与秩序重构机制被激发，并进入活跃状态，开始提速运转，加速工作。也就是说，罐疗技术手段的系统运用，发动了人体自我整顿、重建新秩序、重建新平衡、恢复健康的生命自动修复程序。罐疗促进人体自我调整、自我梳理、重建新秩序、恢复和保持新平衡的能力与过程，就是罐疗的整健功能。

整健功能与再生功能的基本区别在于：前者体现了罐疗促进机体自我调整、全面整顿、重建秩序、重建平衡、恢复健康的机制和过程，是从自我调整到自我康复的全过程。后者则强调机体对气血暂时缺失状态的自动补充、自动更新，是气血的再生机制和过程，是秩序重建全过程中的一部分。

前面曾指出，许多人在罐疗过程中会发生一些特殊反应，比如疲乏、贪睡、原病情加重，甚至早年疾病再次复发等等。有中医观念的人，认为这是一种好转反应或祛病反应。这是正确的。这些反应和现象，实际上是人体在自我调整、自我复健过程中的正常状态和典型状态，是健康恢复过程中的自然现象与正常反应。我们也可以称之为“整健反应”，即人体自我整顿复健的自然反应过程。这个反应表明：人体正处于打乱旧秩序，重建新秩序的“失序”与“动荡”之中，处于失去旧平衡、重建新平衡的自我适应和自我调整过程之中。新的平衡与秩序在经过一个或长或短的不稳定期以后，就会自动重新建立起来，从而完成整健过程。不同的是，理论认知不同、罐法不同、技术水平不同，新平衡与新秩序的重建速度、层次和广度都是不同的。每一个更高层次上的新秩序和新平衡的建立，都意味着人体整体健康水平的提高和整个生命质量的改善。

三、八类临证效用

罐疗过程中，调与治是一体的，因而临证效用也必然是综合性和整体性的。但总体上，罐疗技术越完善、越系统，罐疗的临证效用也就体现得越完整、越全面。我们以全净通疏经罐疗技术为基础，对罐疗的临证效用做一个简单归纳。

1. 罐诊

在人体背腧穴上扣 18 个罐，对应人体的所有脏腑和主要肢体部位。根据罐象判断人体健康状况或疾病状况，主要有六辨，即辨颜色、辨软硬、辨温度、辨毛孔、辨特象、辨拔出物。由于背腧穴与五脏六腑直接对应，距离很近，是最直接的全息反射点区，所以罐诊不仅准确率高，而且还能对潜伏中的疾病作出预警，对未病早防、欲病早治，意义重大。

2. 减压

许多人因各种情志因素而产生精神倦怠、记忆减退、情绪低落，以及焦虑、失眠、便秘、疲劳综合征等症状。这些症状是亚健康和亚疾病的基本征候。它们不仅会严重损害健康，也会严重影响正常的工作和生活。借助整体罐疗技术，清除经络垃圾、祛除经络疾病，经络的自我调节功能得以改善和恢复，因而可以显著地消除疲劳、松弛神经、舒缓身心、改善睡眠、恢复精力。

3. 减痛

经络疾病通常表现为各类酸麻胀痛，如头痛、肩颈痛、背痛、腹痛、腰腿痛、肌肉痛、关节痛、神经痛等等。酸麻胀痛是亚健康和亚疾病的典型症状。借助整体罐疗技术，清除经络垃圾、祛除经络疾病，上述症状将得到很好地调治。不仅提高了工作和生活质量，也铲断了其他疾病得以生成的根源。

4. 靓肤

借助整体罐疗技术，清除气血瘀滞，排除痰饮、内邪等毒素，活跃气血、舒经通络、促进代谢，滋养皮肤。在提高健康素质的基础上，明显改善面部气色，清除面部斑点，从而起到美颜靓肤的作用。

5. 塑身

超重和肥胖问题日益严重。主要原因是能量的摄入与耗散失衡，饮食不当、饮食过量和运动太少。在体质上表现为气血瘀滞、内分泌失调、代谢惰性化。借助整体罐疗技术，推动气血、消除瘀滞、疏通经络、激发和平衡内分泌、提升机体双向调节能力，因而对轻身减重、缩水瘦形、保持合理形体，有相当大的帮助。如能同时注意节制饮食、坚持适度运动，养成良好生活习惯，塑身效果会更为显著和稳定。

6. 保健

运用整体罐疗技术，祛除经络疾病，疏通经络、激发气血，深度调整人体脏腑和谐，促进机能自新整健，重建阴阳新秩序、新平衡，全面提高人体抗病能力和自我康复能力，因而可以很好地保健身心、预防疾病，实现未病早防、欲病早治。

7. 祛病

对整体罐疗技术的充分运用，经络功能将得到全面改善和恢复。借助经络系统的自我调控功能，病已入里的各类慢性病被釜底抽薪，因而可以从根本上得到有效缓解和控制，并从基础层面上取得"控已病"的广谱效果。同时，许多疑难杂病，也可以从疏通经络这个根本出发，得到意想不到的有效控制和治疗效果。

8. 缓衰

新的科研成果表明，人体衰老的原因是体内沉积的毒素和垃圾过多。根据我们的研究，隐形的非常规性致病因素和病理产物，是人体的根本内毒；经络疾病对人体健康的危害是一种整体性的深层次危害。整体罐疗的有效实施，帮助人们逐层清除体内瘀滞、祛除经络疾病，疏经通络、旺盛气血、自力自新、调整阴阳、正本清源、固本强基，因而可以从"根"上增强机体活力、减缓衰老、延年益寿，全面提高生命质量。

四、现代医学机理

可以从现代医学的多个角度说明罐疗对人体的积极作用与医学价值。例如内分泌学、神经学、细胞学等等。下面以微循环代谢物的清除为例，做一个简要分析。

血液循环中的新陈代谢，会产生许多废物和有害物质。这些垃圾物质通过静脉及淋巴系统被排出体外。在人的机体内，既有收集深层代谢物的深层静脉，又有收集皮下浅层代谢物的浅静脉。受凉、情绪、饮食、生活方式等多种原因，都会影响血液循环。相当细微的皮下微循环最易受到影响，造成阻塞和废物沉积，并渐渐地向深部发展。一方面引起相关部位疼痛，同时还会由浅入深地引起相关脏腑疾病。显然，从静脉微循环排除代谢物的角度看，如果静脉系统能够把滞留、堵塞的代谢物及时清理掉，生病的概率就会降低。然而，静脉口大而柔软，微循环系统的微小静脉一旦堵塞，即使在深层肌体组织的压力下，仅靠右心房的舒张压也很难把这些堵塞的小静脉打通。服药对打通深层堵塞效果很差。对因微循环堵塞而造成的脏腑疾患，用打针方法也不可能有满意效果。只要微循环的代谢物继续滞留，局部微循环继续受阻，脏腑疾患日趋严重的情形就难以改变。

罐疗的负压、拔除和引动作用，使皮下微循环的微动脉和微静脉得到沟通，堵塞在皮下浅层毛细血管中的代谢物会自动进入浅静脉，从而排出体外。例如，当深层肌体中毛细血管网中的微动脉、微静脉堵塞后，深层微静脉网是很难自行排除滞留代谢物的。而罐疗的强力作用，却可以把深层代谢物逐层吸入肌体的皮下浅层，然后再由浅静脉把这些代谢物带入人体循环，借助尿、便、痰、汗、泪等形式排出体外。同时，无论浅层还是深层的代谢物，都可以在上述过程的基础上，逐层从皮肤表面直接透皮拔出体外。这正是罐疗作为一种中医疗法的效能独特之处。

罐疗学的现代医学机理，根据现有的研究成果，可以概括为以下几个主要方面。

1. 拔出体内毒素

罐疗的负压吸拔力量能使汗毛孔充分张开，汗腺和皮脂腺功能受到刺激而加强，皮肤表层衰老细胞脱落，从而使体内的毒素、代谢物得以随汗腺加速排出。另外还能加速血液及淋巴液循环，促进胃肠蠕动，改善消化功能，促进和加快肌肉与脏器对代谢产物的清除排泄。因而一方面全面提高了皮肤清除代谢垃圾的功能，同时也清理了体内毒素，为防病祛病创造了基本条件。

2. 提高机体活力

罐疗会对局部皮肤造成浅层皮肤良性充血，局部血管扩张，血液循环和新陈代谢加快，组织营养改善等情况，全面提升了机体组织的活动能量。有文献报告说，拔罐的地方，血红蛋白和白细胞都有显著增加，其中血红蛋白增加20%；红细胞增加一百万以上；白细胞增加8000左右。这表明，通过拔罐，机体的局部生理环境发生积极改变，机体活力及免疫力显著增加。

3. 提高免疫力

罐疗的负压作用使局部毛细血管破裂，红细胞被良性破坏，形成充血、瘀血，发生自家溶血现象。随即释放组织胺和5－羟色胺等类组织胺物质，随体液周流全身，刺激各个器官，能够调节神经系统和内分泌系统。罐疗的负压刺激，能够通过神经系统对组织器官的功能进行双向调节。同时，罐疗还促进了白细胞的吞噬作用。关于这一点有试验表明，拔罐刺激对吞噬细胞有激发作用。拔罐前后比较，拔罐后白细胞总数增加。白细胞对细菌的吞噬能力及血清补体效价都有明显提高。其数目增加虽不太显著，而吞噬细胞的功能却明显地提高了。这些表明，罐疗对机体产生了较深刻的刺激，提高了机体的感受性和反应力，提高了人体的免疫力和抗病能力。

4. 促进血液循环

罐疗过程牵拉了神经、肌肉、血管以及皮下腺体，使局部血管扩张，产生温热之感，加上罐疗过程的轻微皮肤痛疼，引发一系列神经和内分泌反应，从而调节血管舒缩功能，提高了血管的通透性。这些大大促进了局部血液循环尤其是末梢系统和皮肤的微循环，改善供血状态，加强新陈代谢，提高局部组织营养状况，从而全面增强了机体的体能和体质。

5. 提高消炎止痛能力

罐疗对皮肤和浅层肌肉牵拉、挤压，导致血液重新分配，加强神经调节，从而改善局部内环境，加速血液循环，促进病变部位组织细胞的恢复和再生。罐疗引起的血液循环改善，可迅速带走炎性渗出物及致痛因子，减少或消除其对神经末梢的刺激，消除肿胀，缓解疼痛。同时，局部白细胞的相对增多和吞噬功能的增强，也能够缓解和消除炎症。此外，拔罐的上述作用，可软化骨质增生，使之易于吸收，有利于痛症的缓解和治疗。

6. 提高双向调节和自我修复能力

自家溶血现象给机体一系列的良性刺激，由神经系统的末梢感受器，经向心传导，达到大脑皮层；罐疗对局部皮肤产生的其它良性刺激，也都传送到中枢神经系统，再由大脑皮层发生反射作用。一方面对大脑皮层兴奋与抑制进行了调节，另一方面又通过这种兴奋性反射作用，加强了大脑皮层对机体功能的调节作用。在这个过程中，兴奋与抑制得到双向调节与平衡。而这个双向调节的过程，就是提高人体自我修复能力的过程，也是使疾病逐渐痊愈的过程。

第四章　罐疗学的医学价值

一、常见中医外治法比较

罐疗技术是中医的一种外治法，属于中医自然疗法。中医有许多外治法，常见的有针疗、灸疗、按摩、点穴、刮痧、罐疗、敷贴、药浴等等。它们存在许多共性，例如它们都遵循中医学基础理论，从不同的侧重点体现中医外治法的普遍特点——温、通、补、泻、汗、和、散、清。它们在调治疾病方面都具有某种广谱性。与多种外治法相比，罐疗是极具独特性的。正是这些独特性，使罐疗足以成为独立的、不可替代的中医外治法。这里我们主要考察罐疗与若干常见中医外治法的不同点。

1. 与针疗的不同点

我们所谓针疗指传统针灸疗法中的针法治疗。针疗主要是通过穴位刺激传感原理，运用提、插、捻、转等手法，刺激经络穴位，激发经络气感，促进气血循行，改善经络自身功能，促进经络病理状态的改变，从而达到调治疾病的目的。罐疗的作用原理是真空负压，透皮拔除和深度引动，是借助这三大原理的强大作用催动气血、拔除内毒、疏通经络、理顺气机、直接改变经络病理状态，最终达到调治疾病的目的。除了作用原理不同之外，罐疗与针法的不同还表现在以下几个方面。

罐疗作用于以穴位为中心的穴区。这个穴区可能是穴位，可能是奇经奇穴，也可能是一个痛点、反射点、全息点等；针疗则必须作用于精确的穴位。罐疗直接作用于人体的皮部；针疗则作用于机体的深部穴道。罐疗作用一个区域，是由许多穴位点区构成的较大的面；针疗作用的则是一个点及由点连成的线。罐疗以穴位为中心，以负压实现立体性地引动、拉动、推动穴位、经络、脏腑，具有更多的物理力量；针疗则刺激传感于特定穴位和经络，几乎不体现常规物理力量。罐疗直接排除体内毒素，直接引动和疏理经络气血；针疗则主要是刺激和传导，借此间接发挥祛邪疏经作用。罐疗操作几乎没有风险；针疗操作则存在一定的安全风险，如针错穴位，可能会发生危险。罐疗在“阿是疗法”的情况下对专业技术要求相对不高，几乎任何人都可以做，用任何罐具都可以做，同样有效；而针疗对操作人员的专业技术要求较高，对针具的专业要求也比较高。罐疗虽然与针疗具有几乎相同的悠久历史，但在技术和理论上还普遍处于初级状态；针疗则早已是一个成熟的中医专业技术体系了，在国外甚至成为中医的象征。

针疗与罐疗是可以相互结合的，如“针罐法”就是将不同针法与罐法的有机结合与运用，可以取得比单纯针疗和单纯罐疗更好的临证效果。

2. 与灸疗的不同点

灸疗即灸法，是把燃烧着的艾绒按一定穴位熏灼皮肤，利用温热渗透刺激来防治疾病的中医外治方法。这种方法借助熏灼渗透温热特定穴位，将病气从穴位中引导出来，将温热和一定的药物能量从特定穴位传感给相应的经络和脏腑，促进气血循行，通经活络、化瘀散寒，调整阴阳平衡，进而达到调治疾病的目的。

与灸疗相比，罐疗与灸疗虽然都是作用于人体皮部穴位，但灸疗用温热刺激引出病气，激发经络、祛湿散寒，罐疗则是用强力负压引动气血、排除内毒、疏通经络。从力度上看，罐疗对经络气血的良性深度扰动和积极刺激力度要大得多。本书所论罐疗都是以抽气真空罐为基础的，虽然没有火罐的温热作用，也没有灸疗那样强烈的熏灼温热作用，但可以运用不同手法如旋罐、走罐等，激发人体特定穴位和特定经络的内在热能。这不仅不同程度地弥补和替代了灸疗温热作用所发挥的驱风散寒、气血引动等作用，而且还从更深层次上对气血经络进行了发动和唤起。

具体操作上，罐疗没有皮肤的烧灼感，没有灸药燃烧的烟雾与气味，操作方便。

3. 与推拿的不同点

严格意义上的推拿，是指以中医的脏腑、经络学说为理论基础，并结合解剖学知识，运用手法作用于人体体表的特定部位以调节机体状况，达到调治目的的中医外治方法。按摩与推拿本质上是同一的，但习惯理解中，“按摩”更具大众性和保健性，“推拿”更具专业性和治疗性。这里我们主要讲推拿。推拿能调节瘀滞，舒经活血，畅通大小循环，加速人体各器官组织的新陈代谢，消除疲劳，解除病痛，调整脏腑，增强人体抗病能力。

推拿能够对皮部、穴位、经络、肌肉进行较大面积的物理性刺激。推拿需要较大的体力支出，效果的好坏不但与技术直接相关，也与体力以及体力的持续性和平稳性直接相关。推拿是主要功能是舒经活血、刺激穴位、促进气血循行。相对推拿，罐疗的特点有以下几个方面：一是罐疗用罐具操作，对体力要求不大，因而可以持续保证相同的操作力度与效果。二是罐疗的负压作用，在局部作用上，力度更大，作用时间更长。三是罐疗可以产生特殊按摩效果。罐疗的按摩是“负压按摩”，比“正压按摩”具有不同的效能。四是罐疗的引动作用和拔除作用，不仅可以活血化瘀、舒经理气，更可以直接拔除经络垃圾，疏通经络，直接改变经络的病理状态。五是罐疗在实际操作中更具安全性，基本没有操作风险之虞。

4. 与刮痧的不同点

刮痧，是传统的自然疗法之一。它以中医经络腧穴及皮部理论为基础，用器具（牛角、玉石、刮痧板）等在皮肤相关部位刮拭，借助这种良性刺激，使被刮拭的经络穴位局部充血，改善该部位的微循环状况，同时调理营卫之气的作用，起到祛除邪气、舒经活络、驱风散寒、清热除湿、活血化瘀、消肿止痛、增强抗病能力和免疫机能，从而达到扶正祛邪，防病治病的目的。

刮痧已经被广泛应用，成为大众性的保健调理手段。比较起来，罐疗与刮痧存在许多不同之处。首先在作用原理上，罐疗是真空负压，对穴位和经络形成较大的吸拔作用和引动作用；刮痧是有一定按压力的刮拭，对穴位和经络形成赶压作用。其次在作用方式上，虽然都作用于皮部，都对皮下深部有一定作用，但罐疗借助于负压可以力度更大、力量更集中、层次更深入、持续时间更长、作用过程更平稳。第三，罐疗能够以负压的形式形成“负压刮痧”，更易于拔出“痧毒”，这与“正压刮痧”具有不同的效能。第四，刮痧通过刮出痧毒，借助开张的毛孔，排毒治病，具有很好的促进血行、解毒祛邪、清热解表、行气止痛等功能。罐疗在上述功能上与刮痧相同，但力度更大，作用更直接，见效更迅速。第五，刮痧的按压、赶压力量会让皮下脂肪较少的部位产生较大的疼痛。同样是皮下脂肪较少的部位，罐疗基于负压作用，痛感相对较轻。第六，刮痧和拔罐都可以对人体进行阴阳、虚实、寒热、表里的调整，但罐疗的作用原理和工具特点，使之可以遵循一定理论，更方便地辨证布罐，纵横开阖，实现较大和较全面的人体调治目的。

5. 与足疗的不同点

人之有脚，犹如树之有根。树枯根先竭，人老脚先衰。脚对人体起着重要的养生保健作用。足是人体的“第二心脏”。连接人体脏腑的 12 条经脉，有 6 条起于足部，双脚分布有 60 多个穴位。中医历来就非常重视足部的保健与治疗，强调寒头而暖足。足疗是按摩的一个分支，对足部的按摩能刺激足部穴位，间接促进气血运行、调节内脏功能、舒畅全身经络，达到祛除病邪、活血化瘀、增强机体免疫力和抵抗力的目的，长期坚持具有强身健体、延年益寿的功效。

罐疗与足疗的区别，主要有以下几点。第一，足疗是足反射原理、全息原理。罐疗是负压、拔除、引动原理。但罐疗不仅应用中医基础理论也同时应用生物全息理论、反射理论，而且应用得更全面、更深入。第二，足疗主要刺激和按摩足部，罐疗则可以直接作用于全身。第三，足疗对人体经络气血的作用是借助足部反射间接实现的，罐疗则是直接实现的。第四，足疗对人体经络系统的良性刺激，在力度上是相对微弱的，罐疗则是直接的和强力的。第五，在一定程度上，足疗和罐疗都有调治一体的特点，但足疗更具保健养生的特性，罐疗则更具治疗康复的特性，调治一体的特点更为鲜明。

此外，罐疗与敷贴、药浴等多种中医外治法在原理和功能上都存在不小的差异。但总体上，罐疗与上述各种中医外治法一样，都是很好的中医外治法，都有自己的特色，都是调治一体的中医自然疗法。不仅值得中国人传承和发扬，更值得成为“后西医时代”替代疗法、整体疗法、自然疗法等的主流手段。这不仅是为了让我们的身体享受更多自然属性的医疗呵护，更是为了让我们的生命护卫过程，变得更简便、更安全、更广谱、更根本、更长效、更经济、更人道、更绿色。

二、治本之道

无论中医外治法还是内治法，只要是较为完整的中医学科和中医临证技术体系，从深层次上来说都要体现“治病求本”的中医学基本原则。罐疗学作为一种较为完整的中医外治法技术体系，当然也要体现这个原则。

“治病求本”就是要治“病后之病”，治病患之根本。那么究竟什么是病患之本呢？可以从三个层次理解这个问题。第一，在身心整体层面上，正衰邪盛乃是疾病之大本。所以中医的核心医学理念是“扶正祛邪”，即扶助正气、培元固本，祛除内外诸邪，如风邪、湿邪、寒邪、火邪、毒邪等等。第二，在生理功能层面上，疾病之本为气血失调、脏腑失和、阴阳失衡，即气血不能顺畅运行，脏腑不能有序相生，阴阳不能和谐平衡。我们将中医调治疾病的医术方向，概括为“三调”——调气血、调脏腑、调阴阳。“中医三调”代表了中医要解决的三个层次的生理疾患问题。第三，在病位病源层面上，疾病之本常常不在特定的病灶、病位本身，而在此病灶、病位赖以生成的上位病源。如眼疾的病灶病位在眼目，但上位病源却在肝胆经系统，后者才是眼疾之本。

以上三个方面，都是疾病之本。如果不能抓住这些根本，治病就不可避免地带有巨大盲目性。许多药物和医疗手段的运用，无论其形式上多么科学和量化，整体上也只能是试错性的。这意味着，患者将不得不为这种试错性医学治疗，付出惨痛代价。

深入研究我们会发现，要真正抓住这些疾病之本，就必需一个公共生理平台做支撑，只有借助这个平台，才能真正把握那些疾病之本，并实现对各类疾病的有效调治。这个生理平台就是经络系统。经络系统沟通内外、联络脏腑、运行气血，负责传递生命的精微物质、能量和信息。如果经络系统瘀滞不通，难以完好地实现其职能，那么我们又怎么能实现扶正祛邪，完成中医三调？又怎么能从上位病源上解决疾病问题呢？因此，就生理平台的意义而言，祛除经络疾病，保持经络健康，让经络平台维持正常的甚至高效的工作性能和状态，乃是从各个层次上调治疾病的前提，因而也更具有根本意义。

经络在调治疾病过程中的根本性意义，主要有两个方面。一是异病同治。人体的气血、肢体、官窍、脏腑，无一不与经络相联属，无一不与经络为平台。人体所有的疾病都与经络有关。疏理经络，祛除经络疾病，它对人体所发挥的调治作用，本质上是整体性的，可以对人体产生全面影响和全面干预。因而，疏理经络可以以简御繁、以一制多，理论上讲是可以调治所有疾病的。二是釜底抽薪。疾病就像一口大锅里的沸水。怎样让锅里的水冷却下来呢？根本办法就是釜底抽薪。只要把釜下的薪火抽掉，大锅里的沸水迟早会冷却下来，这是必然的。抽薪就仿佛是祛除经络疾病。只要率先祛除作为原发疾病的经络疾病，那么其它继发性疾病就会逐步自愈。如果再配合其它调治手段，疾病被有效缓解、控制，直至被最终治愈的概率就会更高，速度会更快，因为人体原本就具有自治自愈的先天潜能。

三、医学价值

人们常常习惯于用罐疗的适用范围或适应症来表示其医学价值。然而，像全净通疏经罐疗这样系统化的整体罐疗技术来说，并不能简单地用若干症状或若干疾病来说明它的医学价值。科学系统的罐疗技术主要是用来疏理经络的。它针对的并不是某些特定症状和疾病，而是局部及整个经络系统的经络疾病。因而其医学价值并不仅仅局限于某些特定疾病，而是具有医学价值的整体性。中医讲三治，即治未病、治欲病、治已病。只要是较全面地体现中医基本理论的较为完整的中医技术体系，均具有“中医三治”的普遍医学价值特性。罐疗学作为较为完整的中医外治法技术体系，当然也是如此。这一点虽然超越了常规性医学思维习惯，但在中医的思维世界里，这是再正常不过的事了。

1. 防未病、治欲病

处于健康状态的人，经常做罐疗，会提高人体气血的活性度，使机体保持必要的兴奋状态，提高人体正气，扶正祛邪，健康质量会因此得到保持和提高。正如我们在前面曾指出的，当人体受到风、寒、湿、火、毒等外感病邪侵袭的时候，当负面情志作用和不良生活习性使机体内生诸邪的时候（如内风、内寒、内湿、内火、内毒等），疾病的种子就形成了。当这些内外致病因素又进一步生成了许多瘀血、滞气、痰饮、毒邪等病理产物的时候，当这些致病因素和病理产物使经络系统处于不通的病理状态的时候，经络功能就会下降或局部丧失，疾病的种子就开始萌芽了。于是，人体表现为亚健康状态和亚疾病状态，如疲乏无力、精神萎靡、情绪低落、心神不宁、腰背酸痛、头痛头晕、失眠健忘、泄泻便秘、疲劳综合征、神经衰弱、体重超重等等。此时如能及时实施罐疗，各种致病因素，各种经络垃圾和经络疾病，就会在它们生成的最初阶段被祛除，真正做到未病早防、欲病早治。如能定期接受系统化的罐疗调理，人体脏腑、官窍、肢体及其功能，就会始终处于完全健康的正常运行状态。

科学系统的罐疗技术对解决亚健康问题和亚疾病问题，是最为有力有效的中医干预手段。

2. 缓解和控制已病

疾病状态是病邪入里的状态，也是病邪在脏腑生根的状态。用整体罐疗技术来调理疾病，在临床效果上也是因人因病而异的。但整体罐疗的六大医学功能，特别是其中的排毒祛邪和疏经通络功能，对机体起码可以起到三个方面的积极作用。一是活跃气血，提高机体活力，改善经络和解剖学系统的工作效能。二是清除经络垃圾和经络疾病，对疾病实施“釜底抽薪”，断绝疾病继续生长的根基。三是改善人体内环境，以“通畅”为基础，助阳扶正，全面提高人体自愈力，有利于疾病的尽快祛除和机体的尽快恢复。所以总体上讲，整体罐疗技术对一般亚健康、亚疾病可以有效治疗，对慢性疾病可以积极干预、有效控制、既病防变。广大中年、老年人群，特别是身患多种疾病的人，如果能够充分认识罐疗调理的积极作用，坚持系统罐疗的话，多数慢性病都会得到积极改善、有效控制直至逐步痊愈。配合其它治疗方法，其中的许多人甚至会取得意想不到的满意效果。

系统化的整体罐疗技术，对人体的调治作用具有广谱性。原因在于罐疗是在调理和整健人体的根系——经络系统。当人体的根系逐步恢复强健功能以后，受益的当然不仅是人体的某个局部，而一定是整个人体。换句话说，只要是与经络气血有关的疾病，都会因经络功能的康复而得到抑制、控制、缓解和祛除。我们特别强调：疏通经络、祛除经络疾病，并不能包治百病，但一定能够干预百病。这也是中医和西医在理念和功能方面的先天区别，当然更是中医在理论和临证上的先天优势。

3. 化解疑难病

有许多疑难杂症，许多慢性病，单纯从祛症、祛病的角度看，从常规治疗的思路和方法上看，可以说是无计可施、无法可用，只能用各种药物阶段性地免强维持。在这个过程中，人体在各种药物的毒副作用下，不但无法突破恶性循环的怪圈，而且还会在这个怪圈中越陷越深，到再也没有新药可以维持的时候，人就只能死亡了。然而，如果从中医的角度看，从经络疏理的角度看，那些所谓疑难病，其中有许多其实并不是真正的疑难病，也远没有那样严重可怕，仅仅是经络疾病问题没有解决而已。之所以久治不愈，甚至疾病越治越重、越治越多，主要是人们常常执迷于表象，思路不对，病因错判，再加上药物滥用、治疗过度致使疾病趋于复杂化、综合化、整体化和深刻化。其实，只要紧紧抓住经络，疏通经络、祛除经络疾病，只要逐步恢复经络功能，所谓疑难病就会逐步缓解甚至逐步痊愈。根据罐疗作用原理我们可以知道，科学系统的罐疗技术最主要的功用就是祛邪排毒、疏通经络，就是祛除经络疾病。因而对许多疑难病来说，罐疗疏经或负压疏经，应当是更好的选择和更积极的尝试。在这方面，全净通疏经罐疗技术可以发挥很大作用。

总之，罐疗学是一种很有效的经络健康技术和机体干预手段，适用于人体疾病从落种、萌芽、发育、成长到成熟的各个阶段。它不能包治百病，但能干预百病，即在祛除经络疾病及恢复经络功能的基础上，对生命各阶段的身体状态进行积极干预。如套用西医的逻辑，罐疗的这种作用是根本不可思议的，甚至是荒谬的。但如果理解和把握了中医的思路，理解和把握了经络在人体中的关键性作用，这种情形就成为再自然不过、再合理不过、再正当不过、再优越不过的事了。站在不同的角度和高度，运用不同的理论和方法，人们看到的人体可能是完全不同的，人们看到的疾病也可能是完全不同的，于是人们得到的结论和结果，也常常是完全不同的，甚至是完全相反的。关键在于，我们必须有勇气超越工业社会的思维框架。面对奥妙无穷的人体生命，任何以科学名义实施的医学霸权和医学专制，都是反生命、反人道、反科学、反理性的。在人类健康问题上，如果我们对那些成功运用几千年的理论和方法能够给予起码的尊敬和充分的运用，那么面对浮躁迷乱、充满健康陷阱的生存环境，以及越来越脆弱的生命体质，今天的人们必将受益无穷。

第五章 罐疗学的基本界定

一、学科特性

对拔罐疗法这种优秀的民间中医疗法，我们应当在临证实践的基础上，尝试以一种独立学科式的整体观进行审视和思考。随着认识的深化和技术的丰富，人们会发现，拔罐疗法其实本质上是一个独立的中医学科——罐疗学。从阿是罐疗技术到功能罐疗技术再到整体罐疗技术，罐疗技术在层次上是依次提升的，体现了罐疗学科自身发展的内在必然性，也表明了传统罐疗技术成长为较为独立的中医罐疗学的自然合理性。

1. 作用原理的独特性

在中医理论的范围内，深入观察一下罐疗学三大原理就可以发现，罐疗是一种非常独特的中医外治技术——负压技术。罐疗体现的“负压疗法”是一种极为独特有效的医学手段和医学工具。负压产生的是向外的力、引动的力、吸拔的力，是强大的力，也是可调控的力。由这种力可以形成极具特点的负压激活、负压发动、负压引导、负压清除、负压疏通、负压再生、负压调和、负压整健等作用，并表现为功能强大的负压按摩、负压刮痧、负压点穴、负压针刺、负压导引等特殊作用样式。当我们根据中医理论系统运用负压手段，对人体进行有效干预，达成一定医学目的的时候，罐疗的负压手段就成为一种医学，即负压医学或罐疗医学。它是具有独特医学价值的医学工具和医学手段，在各种中医外治法中独树一帜、无可替代。

2. 排毒力度的超强性

许多中医外治法都不同程度地具有排毒功能，如刮痧、敷贴、药浴等。但没有哪种外治法能像罐疗技术一样，在透皮排毒、直接清毒方面，在清除非常规性致病因素、拔除经络垃圾、祛除经络疾病方面，尤其是在疏通经络方面，具有如此之强的功能以及如此之直接的功效。可以说，在常见的各种中医外治法中，还没有哪种疗法可以与之相比。因此作为一个极具特色的中医疗法，系统、规范的罐疗技术，完全具有独立自存的学科特色与临证优势。人老先老腿。许多中老年人腿部、脚部干裂、浮肿、发黑、疼痛，生活不便并且久治不愈。我们用罐疗的方法强力排毒、疏通气血，一般都会拔出许多黑血和黄水。二、三个疗程以后，干裂、浮肿、疼痛的现象就会消失，小腿和脚的颜色会逐步恢复正常。较为严重的，三、五个疗程以后，也会发生显著好转。其中的根本原因之一，就是罐疗的强力排毒功能，大大疏解了局部瘀滞，促进了局部气血循环，改善了相关经络功能，从而取得了较好的调整效果。

3. 秩序整健的深刻性与整体性

在罐疗三原理的基础上，借助对负压手段系统化、规范化的科学运用，人体的现时内稳态，会受到强有力的积极扰动和良性刺激。皮肤、官窍、脏腑、肢体；经络、气血、阴阳、正邪等“物质层面”和“状态层面”，会因此而发生相应的改变，气机的升降出入与充廓状态会发生积极变动，机体的阴阳平衡状态、正邪交争状态会进入秩序重构过程，直至建立新的体内秩序，形成新的和更高层次的内平衡或内稳态。这个过程是由人体的自组织功能自动完成的，但却是在罐疗负压的强力作用和罐疗医师的积极引导之下完成的。体现了罐疗医师对人体体质状态的认识和把握，也体现了罐疗医师对疾病状态的主动干预。

4. 民间认可的广泛性

两千多年来，特别是唐代以后，罐疗技术一直被中国人广泛应用，直到现在也是中国民间应用最为广泛的传统疗法。尽管我们常见的罐疗技术总体上处于初级状态，基本上属于简单拔罐疗法，但作为独立的有特色的中医外治疗法，拔罐疗法始终拥有广泛的民众基础，以及与针灸、方剂同样长久的历史验证。现在我们需要做的就是不断总结其技术，提炼其理论，改良其形式，扩大其应用，规范其标准，重点从理论和临床两个方面提高罐疗学的学科影响力。

5. 系统运用的现实性

民间已经形成一些较为系统的罐疗技术，构成罐疗学的现实技术基础。如全净通疏经罐疗技术，经过多年临床研究、理论总结和技术规范，对罐疗技术的具体运用已经可以初步做到有理论、有指导、有规范、有体系，在临证实践中已经可以发挥特殊的医学功能。因而，罐疗学作为一种中医传统疗法，已经具备理论的、技术的和实践的现实基础，已经可以初步成为一个有特色的独立的基本成熟的中医外治技术体系。

二、医学性质

“负压调治学”应当能够比较准确地表达罐疗学的医学性质：以负压为医学手段实施调治合一的中医外治法学科。

在医学样式上，“负压”作为一种特殊治疗手段，具有巨大医学价值，值得深入研究、深度开发和多元扩展。罐疗是目前负压疗法的主要表现形式。在开发出其它负压疗法的适宜形式之前，应当更多地完善传统罐疗技术体系，并在此基础上研发和推广新的罐疗技术。就临证功能而言，罐疗技术作为一种医学工具，同时具有“调理”和“治疗”的双重性质。既调又治，既治又调；在调的基础上治，在治的过程中调；既不是单纯的养生保健医学，也不是单纯的临床治疗医学；但同时既是养生保健医学，又是临床治疗医学。用一句老套的话来说，就是有病祛病、无病防病。从技术角度来看，罐疗学不是单纯地养生保健技术，也不是单纯的祛症治病技术，而是一种中医外治的“全科技术”。从应用角度来看，罐疗学既可以应用于家庭养生、家庭保健、家庭治疗，也可以应用于专业养生、专业保健和专业治疗。因此，单纯的“保健调理”和单纯的“祛病治疗”，都不足以反映罐疗学的医学特质，只有两方面的有机结合，才是真实恰当的。

因此“调治学”应当是对包括罐疗学在内的所有具有完整功能形态的中医学科之医学性质的适当表达。调治结合，调治一体。应当说大多数中医学科都在不同程度上具备这种学科特质。这是中医与西医的一个重大区别。西医在功能上的特质是很明确的，医学就是治疗学，是专门针对病人及其特定病症的。近几十年获得较大发展的预防医学，与治疗医学之间也是截然分开的。非病人、健康人无需医学。中医则基本不是这样。它是诊治一体、防治一体、调治一体的。当然这种情形也并非体现于中医的所有疗法中，而只是更多地体现在具有完整功能形态和全科性质的中医学科中，如方剂学、针灸学、气功学、推拿学、刮痧学、灸疗学等学科。罐疗学就是一个具有完整功能形态的中医外治学科。

作为一种综合性中医外治技术，作为一种调治医学，罐疗学在施治过程和实际功能上，涵盖病与非病、调理与治疗、保健与祛病两大领域，具有两界多重性。这使它在实际应用中具有最广泛的大众性和专业针对性。一方面对许多疾病可以实施有效的治疗和控制，另一方面对亚疾病、亚健康和健康人群也可以发挥积极有效的养生保健作用。这种情形与现行主流医学思路存在很大差异，表明我们有必要在理论观念、学科分类、医学功能、医药卫生管理体制等多方面，进行认知创新、观念创新、学科创新、体制创新、管理创新，勇敢地走中国人自己的健康医学之路，而不是跟在西方医学思维的后面，亦步亦趋。

三、基本医学对象

每个学科都有自己的特定对象。

人体第十大系统——经络系统，是中医学得以成立的理论基础之一，也是人体解剖学九系统的功能整合平台。参照西医的思路，既然每个解剖学系统都有相应地学科和学科系列与之对应，那么中医的经络系统，也应当有相应的学科和学科系列与之对应。针疗学、罐疗学、气功学、推拿学、刮痧学、灸疗学等中医学科与中医疗法，可以看作是与经络系统直接对应的中医经络学科。经络系统及其功能即是它们的基本学科对象。在治疗功能上，这些中医经络学科的共同特点都是以经络为平台，从经络入手、以经络为途径、借助对某些经络病理状态不同程度的改善，进而解决许多常规性疾病问题。

罐疗学属于经络学科，也是以经络系统为自己的学科对象的，但具有自己的独特性。对针疗学、气功学、推拿学、刮痧学、灸疗学等经络学科而言，经络系统更多地属于治疗常规性疾病的平台、途径和手段，但对罐疗学来说，经络系统不仅仅是平台和中间环节，更是调治对象本身。罐疗学的直接目标，就是改善经络系统的功能状态。换句话说，罐疗学将经络系统由养生、保健、治病的生理依据、调治途径和中间环节，理解为、提升为依据、途径和目的的三位一体，并且更多地强调经络本身的目的性。以经络系统为学科对象表明：中医罐疗学不仅注重人体显形系统的健康，同时也注重人体隐形系统的健康；不仅能够调治显形系统的疾病，同时也能够调治隐形系统的疾病。完全可以说，同时注重显隐两大系统，特别注重对隐形系统疾病的积极调治，不仅是罐疗学的本质特点，也是整个经络学科的本质特点，而且更是它们的一个巨大医学优势。以经络系统为学科对象还表明：经络系统本身需要先行养生、先行保健、先行祛病和先行康复。经络系统的保健与康复，对于人的身心保健及其它各种常规性疾病的祛除而言，是根本、是基础，是前提，是起点。

四、主要医学职责

治疗医学通常都把祛症祛病看作自己的职责。罐疗学也有治疗医学的一面，也把祛症祛病看作自己的当然职责。但罐疗学首先要祛除的不是常规性疾病，而是非常规性疾病——经络疾病，是常规性疾病的病后之病。罐疗学将祛除经络疾病看作自己的学科立足点。因此罐疗学的主要职责是：祛除经络疾病，恢复和保持经络健康。不同的罐疗技术层次，具有不同的临证针对性，如阿是罐疗主要针对局部之症，功能罐疗主要针对具体之病，整体罐疗既针对症和病，更要针对经络疾病。不过，这些差异只是角度和程度的不同，罐疗学的基本作用原理，使不同层次的罐疗技术在不同的功能层面上，都可以对经络疾病发挥排毒祛邪、疏经通络的普遍性作用。不同罐疗技术层次的差别在于，对罐疗学基本作用原理的高层次运用，足以使罐疗学成为调治经络疾病的高效手段。

罐疗学以祛除经络疾病为主要职能，并借助祛除经络疾病进而祛除常规性疾病，这一点具有多方面的医学价值。

第一，清除了常规性疾病赖以产生和发育的根基。

第二，从根的角度、治本的角度，从“上医至简”的角度，实现了“异病同治”，实现了用罐疗技术同时调治多种疾病的高效率。改变了“一病一法、一病一药”的常规医学思维。

第三，从根本上和整体上提升了人体的自愈能力。

第四，全面体现了罐疗学的医学性质：调与治的一体化。养生保健与祛病康复实现了功能兼容与形式统一。

第五，在很大程度上实现了“中医三治”（治未病、治欲病、治已病）和“治病三早”（未病早防、欲病早治、已病早控）的综合医学目标。

五、核心医学功能

罐疗学有六大基础功能，即催动功能、清除功能、疏通功能、再造功能、调和功能、整健功能。这六大基础功能的核心功能是什么？答案是：疏通经络。

我们知道，各种非常规性致病因素会在人体生成各类经络垃圾，经络垃圾又造成经络的瘀、滞、堵、痹等病理状态，从而导致经络疾病，经络疾病又进一步引发各类常规性疾病。在这个递进系列中，经络疾病是最危险的关键环节。经络疾病的本质特征和主要症候是“瘀滞不通”。祛除经络疾病的中心任务就是要解决经络不通的问题。罐疗学作为祛除经络疾病的强势技术体系，其核心作用也恰恰在于比较有效地解决了经络不通的问题。

罐疗学三大原理的系统运用，具体体现为催动、清除、疏通、再造、调和、整健的调治过程，从而实现了对经络系统的有效疏理和疏通。通则不痛、通则无病、通则强健、通则长生。负压疏经的针对性、直接性、高效性、稳定性、前置性，应当是罐疗学在经络养生、经络保健、经络祛病、经络康复方面最值得骄傲的功能特性。即使是简单的罐疗技术也会在一定程度上体现罐疗学排毒祛邪、疏经通络的核心功能。譬如阿是罐疗，可以拔除局部瘀滞，减轻局部疼痛，提高局部气血活跃程度，增强局部免疫能力。如能坚持调理，也可以控制、缓解甚至祛除局部疾病并改善和提高人的整体体质。当然，真正能够完整体现罐疗学核心功用的，只能是理论和技术相对系统化的整体罐疗技术。因为只有贯彻正确的罐疗理念，执行正确的临证准则，运用系统的调治技术，将技术的规范化与临证的辨证性有机结合，才能较为完整系统地实现罐疗学的各种功能，使疏通经络的核心功能得以充分体现。

六、临证特征

我们特别强调罐疗学之“调治”的临证意义，亦即将罐疗过程理解为一个广义调理的过程。换言之，调治不仅反映了罐疗学的实施过程，而且还反映了罐疗结果的生成特性，即罐疗的临床效果是调与治的共同结果，而不是常规意义上的单纯治疗结果。把罐疗过程理解为广义调理，绝非简单的文字游戏，而是意味着对人体的整体保健、综合疏理和辨证治疗，无论内容上还是形式上，与西医的对抗性治疗相比，都存在着实质性差别。

首先，罐疗调理在医学意义上，是养生、保健、祛病、康复的有机统一整体，不是单独的某一个环节。

其次，罐疗调理要求广泛的参与性和互动性，是个人、家庭、专业罐疗师，以及生活方式、生活习性、情感情绪、人际互动、名誉影响、道德评价、价值信念等多元因素共同参与、共同改善、共同调整的过程。罐疗专业调理意味着专业罐疗师与调理对象之间、专业调理服务与自我生活调理之间的协调互动。在罐疗调理的形式上，有自我调理、家庭调理、专业调理。在调理性质上，有养生调理、保健调理、治疗调理。在调理内容上，除了经络气血的调理之外，还需要多种内容的全面配合，如饮食调理、作息调理、习性调理、情志调理、精气神调理，等等。

第三，调理只能是个过程。除了特殊情况需要紧急处置之外，一般情况下，经过落种、发芽、生根、成长、成熟等漫长发育过程而最终长成的疾病，也必须花费足够的时间去化解和祛除。“速效止痛”式的主观诉求及治疗思路，虽然合情但却不合理、不合“法”，因为这种诉求和治疗思路本质上与疾病的发生规律和祛除规律，与生命的自然法则是彼此相悖的。祛除病痛，决非越快越好。极端地一味追求速效祛症，存在四个方面的危害：一是掩盖了疾病的本相与真相，忽略疾病的生成根源。二是终止了机体自我调整的自然过程，降低了人体自组织能力，降低了人体的自愈力。三是人体必须为人为的“速效”付出沉重代价。四是给人体造成长远损害。调理不是速效，但与追求速效假相的上述种种危害相比，调理又是真正意义上的速效，是深层次的本质层面上的速效。因此，以罐疗调理的方式祛除疾病，是一种“绿色医学”，具有最大的医学合理性与生命合理性。

第四，调理意味着发动和依靠人的内在自力，实现健康自立和生命自立。所以罐疗过程注重人体的休养生息，推动人体的自我康复。在大多数情况下，并不主张盲目“祛症”，更不主张“替代”。其实，“不良症状”大多都是生命的自然反应和自我调整，盲目祛除、一味抑制、非理性打压，只会引发更深层、更严重和危害性更大的疾病。最终的结果只能是“不在沉默中死亡，就在沉默中爆发。”一味地片面追求速效和祛症，就是强迫人体长期处于被迫

“沉默”、“失声”的“无症假象”之中。这是一种健康假象和康复假象。在这种假象中，要么机体在无症中退化，要么疾病向复杂化、深层化、综合化、疑难化方向转化，要么生命之花在某个时刻突然凋谢。中医学及罐疗医学的主要责任，多数情况下就是帮助人体恢复自身功能，实现人体的自愈自立，而不是用各种外在手段替代人体功能，或者强行把人体自我调节的自然反应及反应过程，改变为一种完全无症无痛的生命假象，致使人体在自欺欺人的健康假象中走向衰败和死亡。

第五，调理不是装配线式的服务，更不是人体维修车间，而是个性化、差异化、精致化的高级人本健康服务。中医、中医罐疗以及中医的各类疗法，本质上都是个性化健康服务，是一对一的，是辨证施治的，是针对特定个体在特定时空所发生的特定疾病状态的特定调治。因而，中医提供的差异化服务最具人本精神，最适合人的需要，也最能体现人的生命尊严。中医学是高级医学，是高级医疗服务，是凝结了中医师经年累月、长年苦修而积累起来的大量医学、文化、社会等综合知识与特殊技能的高级人本服务。这种高级健康服务的价值，与流水线式的、装配线式的、维修车间式的医疗模式相比，具有巨大的医学优越性和人本价值。

然而匪夷所思的是，长期以来，尽管中医提供的是差异化、个性化的高级人本服务，但中医得到的经济回报与社会回报，却少得可怜。中医一直处于生存困境之中：理论贬值、知识贬值、技术贬值、技能贬值、世代相传的治病绝学贬值，口传心授的医学遗产贬值等等。面对世界知识经济和信息社会的迅猛大潮，面对西方国家深谋远虑的全面商战，如医学商战、文化商战、知本商战、低碳商战，以及早已展开的中医商战，我们必须翻然猛醒：近代以来，中医的贬值、中医的遗弃、中医的濒危、中医的贫困，以及中医的被任意诽谤，既是现代中国的医学耻辱、文化耻辱和民族耻辱，更是现代中国在国际化生存过程中的重大战略失误。深刻地理解这一点，乃是我们民族文化振兴的基石之一。

第六章　六大临证准则

罐疗学，在整个调治过程中要遵循六个基本临证准则。这六个准则是一种临证调理方向、临证技术原则，是一种综合健康诉求，因而也是一种临证调理目标。当然，简单的罐疗技术很难完整体现这六大准则。要达成这些健康诉求和目标，落实这些临证准则，只有借助系统、专业的整体罐疗技术才有可能。然而，无论罐疗技术水准高低，明确这些临证准则和目标，对有效实施罐疗调治，不断完善健康干预，都会提供很大帮助。

一、调全

“调全”即对身体的调理要从整体出发，全面动手，整体解决问题。在罐疗学中这应当是个重要临证原则。一切个别症状都与整体相联系，一切个别症状本质上都是整体问题的某种具体表现，因而一切疾病本质上都是整体性疾病。但通常的医学思维方式都是“阿是思维”，即只针对具体部位，只面对具体症候，只研究具体手段，只解决局部问题。这种思维方法有具体、方便和立竿见影的一面，但也存在严重缺陷，如缺少全局观念，缺少整体思路，缺少系统方法，不能解决根本问题，也很难解决安全问题和长效问题。因为，它只重“术”而忽略“道”。不仅西医具有这种重大缺陷，西化中医也具有这种缺陷。就罐疗而言，这种阿是思维的局限性，使罐疗技术无法提高层次，无法上升到专业医学层次，更无法全面地体现经典中医的认知体系和理论体系。因此，我们主张用“调全”的临证准则统括和规范罐疗的技术与过程。

所谓“调全”，主要体现在以下几个方面。

第一，全息罐诊，全息诊断。这种诊断具有很大优势。对此我们将在后面的章节做较为详尽的说明。

第二，在身体的不同全息反应点区，做全息对应罐疗调理。人体存在大量全息对应点区，它们可能是穴位，也可能不是穴位，但都对特定脏腑和肢体部位发生着独特作用。在尽可能多的全息对应点区进行负压调治，相对阿是疗法，在效果上是很显著的。

第三，综合考虑人体的气机变化，做系统罐疗调理。

第四，综合考虑脏腑、官窍、肢体与经络之间的关系，做全经罐疗调理。

第五，综合使用或全面运用罐疗的各种手法、技法。虽然阿是罐法的通行手法大都是常用的基础手法，但仅有这些手法是远远不够的，不足以对众多疾病进行有效调治，因而要综合吸收运用各种有价值的手法和技法。

第六，整合吸收罐疗方法以外的其他中医方法，如按摩、点穴、导引、刮痧等，从而使罐疗技术更丰满更实用，对某些具体环节的处理更精确、更有效。

第七，整合吸收中医以外的传统医学思想和方法，如道医学思想、易医学思想等。这些医学理论和方法都是中华医学的杰出成果，是经过数千年实践检验的，具有巨大恒久的普遍价值，应当充分吸收和传承。

二、调净

"调净"就是要利用各种罐疗手法和技法，祛邪排毒，清除经络垃圾和体内有毒病理物质，恢复和保持良好的内环境。

现代社会，几乎每个人都被内外诸邪所困，几乎每个人都浸泡在各类有毒物质的海洋中。衣食住行、由内而外、从外到内，各种毒素时刻都在损害着我们的健康。必须把体内的各类有害物质排除体外，否则人体是不会真正健康的。

罐疗学要善于运用不同的技术手段，努力祛除五个层面的体内垃圾。一是皮肤的祛邪排毒，增强人体十二皮部的活力，打通人体经络系统的排毒通道。二是肠道的祛邪排毒，保持人体最大垃圾场的顺畅整洁。三是气血的祛邪排毒，排除病气和瘀血，推动气血巡行以及人体的全面代谢。四是经络的祛邪排毒，祛除经络瘀阻，使之有效沟通内外。五是脏腑的祛邪排毒，借助经络的疏通，疏理脏腑官窍肢体，促进脏腑相生相辅，调节脏腑阴阳平衡。五个层面中的基础是经络系统的祛邪排毒。

生活中我们经常遇到患有各种头疼病的人，他们头沉、头晕、疼痛、睡眠质量差，经常失眠。如果再遇到较强的精神压力和刺激，症状就会进一步加重。西医认为是神经系统问题，除了吃点安定止痛的药物，没有更好的办法。头疼的毛病通常都是久治不愈的。但从中医角度看，许多头疼病是由痰湿肾亏、血瘀阳亢、局部气滞引起的。痰浊、瘀血、滞气等就是患者体内的经络垃圾。不清除这些垃圾，头疼病是难以治愈的。我们运用罐疗技术，一方面清除特定部位的经络垃圾，同时又进行一定的整体调理，以总体改善经络功能。一般来说，效果大都是满意的，头痛症状基本都会消失，或者有显著缓解，并且能够较长时间地保持疗效。

经络垃圾问题实际上是个很重要、很根本的问题。在未来很长的时间里，中医的认识、思路和方法都将是解决经络垃圾问题的最有效方法。其中，罐疗学具有特别重要的价值。它的独特作用原理一旦被合理运用和科学运用，便能够对清除体内经络垃圾发挥直接而高效的积极作用。

三、调通

我国普及率最高的一个中医理念，就是“通则不痛，痛则不通”。疏通经络是罐疗学临证准则的核心。全净通疏经罐疗的所有技术系统性与理念合理性，最终的落脚点都是对经络系统的疏理和疏通。疏通经络就是祛除经络疾病，就是改变经络不通的病理状态。

我们已经知道，经络疾病的最大特点和主要症候，就是“瘀滞不通”。经络不通会进一步形成新疾病及各类常规性疾病。罐疗学的基本临证目的，就是利用各种手法、技法，依据一定的中医理念，清除经络垃圾，对经络进行疏理，祛除经络疾病，使经络系统尤其是经络系统的交汇通路恢复和保持畅通。直接结果就是对酸、麻、胀、痛等病理症状的消除，于是“通则不痛”；间接结果就是对经络系统自身功能的恢复和保持，人体因为“通”而得到自愈与康复，于是“通则无病”；最终结果就是帮助人体从根基层面上获得健康长生的生理依据，于是“通则强健”，“通则长生”。

“调通”的目的应从五个方面得到体现：皮肤通、气血通、经络通、脏腑通、全身通。“净”与“通”各有不同，但又彼此相联、内在一体。净主要是解决经络垃圾问题，通则主要是解决经络疾病问题。净是原因，通是结果。净则通，通则健。净通无痛、净通无病，净通康宁、净通天寿。

四、调和

如果说调全、调净、调通，主要是人体经络系统的临证调理原则，那么调和、调平、调顺，则主要是人体气机的调理原则。人体气机由于多种原因常常会处于逆乱失调的病理状态。正如我们在前面所指出的，气机的逆乱失调也是一种经络疾病，而且还是一种更深层面的经络疾病。

对生命之“气”的认识和把握，是中国传统医学迄今尚未被超越的一个伟大成就。气是生命活动的基础物质，是至精至微的生命基质。气对人体具有多种极为重要的生理功能，如推动作用、温热作用、防御作用、固摄作用、气化作用等等。气是遵从经络脏腑和谐平衡的生理活动而运动变化的，有规律地升降出入并充廓弥漫周身。但人体如果受到内外因素的强烈影响和干扰，如因过分焦虑、压力、愤怒等而情志内伤，因饮食过量、放纵情欲、劳累过度等而内生诸邪，因养生无知而外感六淫，这时气机就会因受损而失调，因失调而失和，因失和而逆乱，发生病理现象如气陷、气滞、气逆、气乱、气闭等。这种气机失调的病理状态，会造成气滞血瘀等经络疾病，并进一步引起各种显形病理变化，如内分泌失调、免疫功能下降、脏腑功能障碍等等，因而严重影响人体健康。

必须及时并经常地进行气机疏理，主动避免由于气机失调而生成气血瘀滞等经络疾病，进而防止其他疾病的生成。

需要调理和改变的第一种气机病理状态是气机郁滞失和，主要特征是气结、气滞、气堵、气乱以及因气机郁结阻滞而产生的疼痛。“调和”就是运用罐疗学的技术手段，祛除郁结阻滞，疏导失和气机，使气的生理状态重新回复到正常升降出入的“和”的自然流转状态。这是恢复和保持气机健康的基础。同时，这也是罐疗学气机调理应实现的第一个临证准则和目标。

五、调平

需要调理和改变的第二种气机失调的病理状态为气虚、气陷、气衰、气闭。如果对气机滞乱失和的调理属于解决“气滞”问题的话，那么这里的“调平”就是解决“气虚”问题，就是填虚补正之“补”，扶助正气之“平”，所以我们特别注意补益阳气，扶住正气。同时这还意味着，调平乃是向上提升性的，补益增强性的，而不是机械调平，机械平衡。

调平是罐疗学气机疏理中应予实现的第二个临证原则和目标。

由于各种原因，人体脏腑在很多情况下，都会处于气虚失平的状态。主要是邪盛正衰，元气不足、阳气不足、正气不足，引发脏腑之气失调，脏腑机能衰退，抗病能力下降，生命能力衰微。导致或体弱多病，或久病不愈。人体五脏六腑之气并非先天齐整，更不可能始终处于平衡状态。有的脏腑先天气虚，有的则后天气弱。我们可以借用一下“木桶原理”。木桶盛水的多少取决于最短的那块木板。但人体健康，在一定意义上，既不取决于最长的木板，也不取决于最短的木板，而是取决于“所有木板”的平衡协调。因此，在罐疗技术操作中，既要特别注意“补”法的合理运用，又要特别注意“泻”法的合理运用。但核心环节是要注意脏腑间相生相辅关系的激发，一方面努力使气虚脏腑尽快得到滋养和充实，使阳气、正气得到提升；另一方面有针对性地清降脏腑虚火，使脏腑气机得到疏泻和调整。

在很大程度上，这是从根本层面上对人体整体气机进行的疏理和调整。例如经常有人从臀部到足跟部酸胀疼痛，平时伴有胸闷、疲乏，容易腹泻等症状。罐诊可以发现，病因在于“脾气虚”，因此导致血运乏力、经脉不通。罐疗应以补脾经、调任脉为主，再加上局部处理，由此达到通调全身、补虚益阳、平衡气机的目的。一旦患者气机活跃，元气生发能力增强，经脉畅通，前述各种不良症状也会自然消除。

补虚调平的同时，在整体上还应注意，人体脏腑气机的平衡水平是需要提升的。现代中国社会处于一个大变革时代，人体精气、阳气消耗过大，正气不足、元气虚亏成为社会普遍的人群生理状态，尤其是那些敬业人群、研发人群、创业人群，以及那些虚荣慵懒、执迷于性放纵的人群。这是亚健康、亚疾病、各种慢性病、疑难杂症普遍流行的深层社会生理基础与文化情志基础。我们主张系统运用罐疗学原理疏理人体气机，消悍补弱、填虚补正，实现人体气机整体上的平衡与和谐，并促进平衡层次的提升，提高人体自愈、自控能力。这是标本兼治、以本为主的健康方法，也是从根本上预防和祛除各类疾病的基础。

调平，补益阳气，让人体阳气充盈、正气旺盛，同时又“以平为期”——在补益阳气、扶助正气的基础上实现气机高层次的动态平衡。这不仅仅是一种临证原则和目标，更是中医学目标与生命健康的价值取向。

六、调顺

气机的逆乱失序即“气乱”是第三种需要调理和改变的气机病理状态，因而我们将“调顺”看作是气机疏理应予遵循的第三个临证标准和目标。

气机的“顺逆”问题，始终是中医关注的一个大问题，也是个根本问题。气机的顺逆对生命健康来说至关重要。“逆则乱”、“逆则死”，“从则活”、“从则治”。这里的“从”就是“顺”。顺就是顺序、合序、有序，逆就是逆序、失序、无序。“顺”是人体气机和谐平衡、有序循行的健康生理状态，是气机运行过程中自然合理的天然状态。在“顺”的状态下，气机顺畅，饮食入胃经过五脏的气化作用而生成气血津液，输布全身，营养五脏六腑、四肢百骸；糟粕也通过五脏的气化作用，通过汗、尿、便，排出体外，使痰、瘀、湿、火、毒等诸邪无从化生。而“逆”则导致五脏气化功能失调，津液化为水湿、痰浊；血滞、血溢成为瘀血；气行不畅而成气滞；血瘀、气滞、痰浊又因气机逆乱而互结互生，生寒生热、化火化毒。因此，痰浊、水湿、瘀血、滞气、火毒，以及其它病邪、毒邪都既是气机逆乱的产物（经络垃圾），同时又进一步加重了气机逆乱（经络疾病），形成恶性循环。经过罐疗学的系统调理，特别是化解气的郁结滞乱，改变气的虚弱不足，气被调和、调平了。但还不够，还必须使气机整体地回归人体气机的原有自然状态，即回归“顺”的有序状态。让气自然循行，让气在脏腑形体中按照它自身的规律升降出入，平衡自然地充漫全身。这样，气的原本功能才能得以恢复，机体才能得以康复，健康才能得以保持。

顺是人体气机整体上的平衡和谐状态，是一种良好的、健康的生命状态，是气和与气平的综合体现。

气机之顺，意味着阴阳的和谐，虚实的和谐，寒热的和谐，表里的和谐，气血的和谐，脏腑的和谐，内外的和谐。这种和谐，不是单纯的平衡、对等，而是阴阳有统、阳为主导的和谐。这种和谐意味着：人体阳气充盈、正气充足，气机巡经而行。这是高层次的阴阳平衡，是真正健康的平衡。

我们常见的头疼病，许多都是由于气机逆乱、经络不通、阴阳失调、上实下虚造成的。因此，运用系统罐疗技术，使气机恢复自然循行状态，头痛现象就会大大好转甚至自然消失。从气机的角度看，调治非器质性头疼病，就像调治其他许多疾病一样，实际上远没有想象的那么困难，甚至本质上还是比较简单的，因为那些疾病原本就没那么严重。关键在于，要从更接近疾病真实的医学认知体系入手，从更接近疾病真实的层面寻找病因。在中医学看来，人体气机一旦调顺，人体便因气机顺而得“活”，疾病也因气机顺而得

“治”。

总之，经络与气机是一体两面、相辅相成的。经络系统的“全、净、通”，与气机升降出入的“和、平、顺”，互根互动，是个整体问题，必须系统解决、协调解决。对经络的疏理与对气机的疏理，具有内在一致性，同时又是有区别的，在技术和操作上各有侧重。

第七章　罐疗学的应用与意义

一、应用优势

临证中，罐疗学具有多方面的医学优势和应用优势，我们以全净通疏经罐疗的实践为例，简要说明这些优势。

1. 简便性

上医至简。这应当是医学，特别是养生保健医学的最高境界。

第一，工具的简便性。抽气罐具使用起来很简便。同时我们一直坚持罐具设计的单纯性，优点是：能够最大限度地适合各类体质特点的人群，普适性高；有利和方便临床技术手法、技法的充分运用和发挥；凸显罐疗的自然属性和绿色属性。

第二，疾病归类的简便性。我们把各种疾病归经分类，于是成百上千种疾病实际上就变成了十几类，而后再进一步整体归结为经络疾病。于是看似复杂无比的大量病症，变得相当简单明了，便于从根本上把握。

第三，康复过程的简便性。罐疗调治始终以疏通经络气血，提升人体自愈力为中心，因而也就抓住了最为简单根本的人体康复之道。

第四，调治方法的简便性。坚持异病同治的原则，紧紧抓住祛邪排毒、疏通经络。临证经验表明，多数人和多数疾病，都会取得显著效果。

第五，操作与应用过程的简便性。一般常用的和基础性的拔罐方法易学好用，家庭保健和专业调理都可以使用，适用性很强。

2. 综合性

全净通疏经罐疗与常规治疗医学的重大区别之一，就是对人体调治的综合性与整体性。

第一，对人体健康状况和疾病的诊断是整体性的，不局限于某个单独病症。如中医讲的虚实寒热等，就不是一般意义上常规病症。

第二，从经络疏理和提高自愈力角度出发对人体进行调治，一定会涉及和干预人的整体生理状况。

第三，调理效果不是单症单病的，而是多症多病的，是人体健康状况的整体改善和全面提高。

3. 安全性

全净通疏经罐疗是一种综合调治，依靠的主要是手法技法，是对皮部、穴位和经络的负压操作，是完全的绿色疗法、纯自然疗法，具有最大的安全性。

第一，作为非药物疗法，罐疗避免了常规药物给人体带来的多种毒、副作用。

第二，单纯的罐体设计，保证了罐疗工具的纯天然性。

第三，罐疗是在皮部操作，作用点是一个穴区，抽气罐具可以自由掌控负压力度，因而在操作上极具安全性。

第四，全净通疏经罐疗以疏通经络为中心，避免了单纯对症或单项指标所导致的顾此失彼。也就是说避免了常规医疗及其思维定势下的“专业局限性”，当然更具安全性。

第五，即使是以祛痛治病为直接目的的专项和专业罐疗，只要经过适当培训，整个调理过程也始终是安全可靠的。

4. 专业性

总体上讲，全净通疏经罐疗具有很高的专业性，并且主要用于专业化的罐疗调理服务。

第一，较为充分地理解和把握了罐疗学独特的作用原理及其效能机制。

第二，初步建立了一套理论认知体系和技术操作体系。

第三，形成了相对完整的临证规范体系。

第四，罐疗技术正在形成专业化的市场服务体系，并将成为保健和医疗领域稳步增长的技术与服务样式。

5. 医本性

中医是治本为主的。经络疾病是导致其它常规性疾病的根源。祛除经络疾病，恢复经络功能，其它疾病就将逐步自然消解，健康因此而得以恢复。全净通疏经罐疗以疏通经络为中心任务，就是从根本上解决人体健康问题，就是治本。这是一个逐层次、逐阶段完成的过程。罐疗学之医本性的最大特点，就是在疏通经络的基础上帮助和促进许多疾病自治自愈、“不治而愈”。

6. 前置性

中医罐疗讲“防未病”、“治欲病”、“控已病”。途径就是从经络疏理入手，从消除经络疾病入手。经络疾病是各种常规疾病的原发病因。紧紧抓住经络疾病，用系统罐疗的技术手段在第一时间祛除经络疾病，常规性疾病就将被消灭和化解在初起阶段，萌芽阶段，甚至种子阶段。这意味着，危害我们健康和生命的疾病炸弹，刚刚向我们袭来，防未病、治欲病的罐疗导弹，就会在第一时间以充分的前置量发射出去，命中目标，防患于未然。只要经络疾病解决了，防未病、治欲病的目的就可以自然实现。

罐疗疏经对“控已病”同样具有前置性。主要表现为：一是“已病止变”，控制已病向更深层次传变和发展；二是缓解已病，减轻已病的程度；三是逐步祛除已病，将疾病态回复为健康态。这三种情况都属于对已病的有效控制和积极转化。所以如此，原因仍在于经络疏理在祛病康复过程中的根本性。经络功能一旦得到逐步恢复和改善，将有效促进人体的全面自我调控，动员潜在的自我康复能量，遏止已病的继续发展，并逐步向康复方向转化。对四十岁以上的人来说，充分运用罐疗疏经在防未病、治欲病、遏制已病方面的前置性，具有特别的实用价值和现实意义。

7. 显效性

全净通疏经罐疗具有良好的应用效果。

首先是它的广效性或普效性。从经络入手，祛除经络疾病，养护生命的根，由此生成的积极作用和调治效果，一定不是单项、单症、单病、单效的，一定是综合的、整体的、系统的和广泛的。这意味着，罐疗学可以在不同层次上同时实现中医三治，即“治未病、治欲病、治已病”。这也是具有完整意义的中医学科和常规治疗医学的一个重大区别。这种区别不仅是表象上的，更是医学本质上的，当然也是思维方式和认知方式上的。

其次是它的长效性。罐疗学的独特作用原理，使之在清毒排毒、疏通疏导方面具有巨大功能优势和医学优势。同时，从疏通经络的根本层次上，实现养生保健和祛病康复，其临床效果必定是稳定的，可以保持较长的时间。我们主张集中调治。集中调治的时间越充分，对经络疏理也就越彻底，效果越好，因而效果维持的时间也越长。比如许多慢性疾病，集中调治一二个月，会有显著效果，然后坚持保健性、维护性调理，其疗效是可以常年保持的。

第三是它的速效性。单纯追求“速效”是一个严重的医学误区和健康误区，必然付出巨大代价。我们主张合理速效，主张不违背生命规律的速效。罐疗调治是一种合理速效，主要表现在三方面，一是对诸如头疼、胃痛、腰腿疼、肌肉疼等疼痛类疾病的调治，可以一二次就见效。二是对许多中老年一人多病的情况来说，异病同治、多病同治，是一种安全的速效和高效。三是许多疾病需要长期服药、终生服药。与之相比，罐疗调治能够帮助人们减少用药的数量、种类，甚至逐步停药。在此意义上，罐疗的速度非但不慢，反而更加快捷、更加有效。这种速效是根本层面上的速效，是真正的速效。

8. 经济性

全净通疏经罐疗，无论是养生保健，还是祛病康复，由于是综合调治、整体收益，因而综合成本低，可以节省大量医疗费用。常规医疗把每个症或病都独立分科，单独检查、单独治疗、单独收费。许多中老年人通常都患有三、五种以上的疾病，要分别检查、分别治疗、分别吃药、分别付费。疾病的症状越多，疾病的种类越多，治疗的项目越多，支付的费用也越多。对于一般民众来说，要同时治疗几种疾病，吃多种药物，不仅经济负担沉重，在生理和心理上也是件很痛苦的事。虽然有医疗保障，但对公共医药资源是一种不当消耗和浪费，加大了社会生活总成本。

全净通疏经罐疗对改变上述情形，会有很多帮助。无论保健还是治疗，从疏理经络入手，对人体的康复作用是整体、综合和全面的。所以治疗某种特定疾病通常都会同时带动多种疾病症状的缓解和消除。花一项调治费用，可以改善多种症状，甚至治疗多种疾病。因此，从综合成本与综合收益的角度看，这种综合性调治具有最高的性价比。如能大规模推广，社会将可以大量节约医药资源，国家也可以减少常规医药的庞大支出。长远来说，这种庞大医药支出，对我们这样的人口大国而言将是难以承受之重。

二、应用特点

1. 诊治结合

常规医疗，通常是诊治分离。能诊的不能治，能治的不能诊。医疗机构更愿意帮助患者诊病，特别是利用现代科技仪器。因为那样既操作方便，又可以带来巨大经济利益。告诉别人有什么病比帮助别人治好病，要容易得多。治疗疾病不仅是件很困难的事，而且还是利益少、管束多、风险大的事。如果没有相应的政策支持和保护，重诊断、轻治疗，只诊断、不治疗的问题，还将长期存在下去。这是一种“医学浮躁”，是一种医疗管理体制的偏差，也是医学过度商业化的表现。同时，还是我们喜欢坐而论道、知而不行、乐于空谈的某种士人传统在当今医学界的具体体现。

诊治一体是许多中医技术样式的重要特点，也是中医学的重大优势。全净通疏经罐疗的诊断过程与调治过程是一体的，既能预报身体状况，又能进行有效干预。其全息背腧罐诊，能够准确诊断患者的已病情况，还能在一定程度上对未病、欲病作出预报；其整体罐疗技术体系，对人体进行综合调治，能够做到“调本为主、标本兼治”。诊与治的一体性，体现了罐疗学本身的医学完整性与技术整体性，也是具体中医技术样式是否具有完整性的一个基本标志。

2. 调治结合

正如我们所指出的，调理与治疗的一体性，是罐疗学的基本特质，也是中医学的本质特色之一。这给我们很多启示。从标本关系的角度看，调治一体或调治结合可以从两方面去解读：一是“调本治标”，即“本的问题”要用“调”的思路和办法去解决，“标的问题”要用“治”的思路和方法去解决。这是个很重要的思想。二是根据罐疗技术层次的不同，调治主次有别。整体罐疗技术，“调本为主、标本兼治”；非整体罐疗技术，“治标为主、调本为辅”。虽然这些表述未必准确，但都表明了罐疗学调治一体的学科应用特点。

3. 医道结合

道医学是中国传统医学领域的重要组成部分，是中华传统文化的基本源泉，而且一向都有“歧黄源于道”的说法。道医学与中医学同源共脉，都源于自然之道。道医学，在病因机理的认知方面，与中医学、西医学存在着明显差异。

道家的病因理论，主要是“三源学说”和“三因学说”。三源学说，是从物源、质源、玄源三个方面整体性地说明病因机理。三因学说则是以本因、内因、外因三大因素为基础，整体认识病因的本源机理。在上述病因理论的基础上，道医学发展出各种养生祛病的技术与方法。同时，道医学还把医学分为三个层次：“知精者可为常医，识炁者可为良医，达神者则为神医。”（中医亦分上、中、下三个层次：“治未病、治欲病、治已病”；西医：最好的医生是临床治疗专家）。总之，我们从“虚实相通，一体掌握”的高度，就能比较真切地掌握道医学的基本精华。

道医学具有非常深刻的医学认知和高层次的医学价值。今天的中医学要重获新生，在更高的层次上实现振兴与发展，就必须充分吸收和融汇道医学的理论精华和技术成就。

全净通疏经罐疗是中医学与道医学的有机结合。主要体现在两方面：一是在中医理论的基础上，强调“精、气、神”的重要性，特别是强调阳气的重要性，强调用一定的罐疗手法“圆阳和阴”，目的在于增益精气神，扶持和增强人体正气。二是在拔罐疗法传统操作技术的基础上，直接嫁接或变通道医学的某些技术方法，以增强调气血、和阴阳的临证效能。例如全净通疏经罐疗对提气罐法、补气罐法和图符罐法等特色技法的大量临证运用，都是中医学和道医学相结合的具体体现。三是吸收了道医学关于病因病源的思想，借助特定道医罐法进行深层次干预和导引。如对同时存在虚病的人，采用某些图符罐法以祛邪气、调脏腑、和阴阳，提高实病的调治效果。

4. 医易结合

“易学”即易经之学。《易经》中记录了很多上古的历史事件，是完全本于自然、生活和实践的。

易学讲易理——阴阳消长、互补转化的规律。可分为：变易，事物都是运动变化的；简易，执简驭繁，多样性中求统一；不易，多样变化之中守常制恒的规律。易学还讲易象，是易理的符号化，由阴爻、阳爻构成。按天、地、人的关系，组成乾、坤、震、巽、坎、离、艮、兑八卦，象征天、地、雷、风、水、火、山、泽。后来的奇门遁甲、九宫八卦不仅涵盖了天、地、人，还包括了时间空间、万事万物。

易学所揭示的本质上是万事万物存在与变化的基本模式或普遍模式。这个模式以阴阳变化为基础但又超越阴阳。人体疾病是世界万事万物中的一种个别模式。个别寓于一般。人体是小宇宙，是自然大宇宙的全息和浓缩。因此可以通过易理分析弄清人体疾病的变化规律，从而预测疾病、预防疾病和治疗疾病。

易医学对疾病的判断和治疗，包含了更为复杂、系统和深层次的因素，如宇宙的信息与能量，人体信息能量场与宇宙信息能量场的对应等等。易经中说：“易穷则变，变则通，通则久。”它告诉我们的基本思想是：大道一统，凡事皆变；因变而通，因变而久。疾病是因人、因时、因地、因环境、因条件而变的，只有在认识中辨证，在技术上变通，才能使疾病得到康复。

全净通疏经罐疗对易医学思想的吸收与融合，主要有以下几个方面。第一，以简驭繁，异病同治，寻求并使用通用模式。第二，建立八卦罐法，用最简约的人体八卦点阵，呼应宇宙八卦场能与信息。求得人与天的共振相通，人体内外的呼应和谐。这个过程本质上是对人体疾病进行借能调治、借势调治的人天感应过程（这一点听起来似乎有点玄，但只要读懂今天“手机”所内含的种种启示，超越可怜的经验时空和机械思维，就能够很好地理解易医学包括道医学、中医学的许多理论精髓和技术实质）。第三，比类取象。从自然现象、生命现象、自然规律中，学习和仿效治疗思路与治疗手法。这在我们的罐疗实践中是非常重要的一点。由此，我们深刻体会到，中医本质上就是一种宏观意义上的自然仿生学。

在一些疑难杂症中，全净通疏经罐疗成功应用了易医学的某些具体技术，取得了良好效果，但更多地是吸取了易医学的思维智慧。易医学的理论和技术在具体罐疗中的应用，需要必要的易学知识和基础，以及纯熟的罐疗运用技巧，需要专门的培训和足够的临床实践。

5. 医气结合

以气功为现代象征的传统导引、吐纳等“经络－精气神”修炼技术，是中华传统养生文化中一个具有重要价值的理念体系和技术体系，是中华养生文化中的重要法门。这种锻炼方法的特点是：通过对精气神的自我锻炼，特别是通过调身、调心、调息的锻炼，与外界交换能量和信息，使自身气机变得协调，全面促进脏腑功能，最终达到强健身心甚至获得超能的目的。中国气功流派很多，一般分为医学、儒学、道学、释学、武学五大分支，每个分支又分为众多小流派。医家气功以及多数气功分支和流派都以防病治病、健身延年、开发潜能为基本目的。调身、调心、调息是基本修炼原则。调身即调形，是调控身体的姿势和动作，调心是调控心理意念活动，调息是调控呼吸运动。这“三调”是一切气功锻炼的基本方法，是气功学的三大要素。

气功之所以能够防病治病，从西医的角度来看，主要是因为它能够对大脑皮层和皮层下植物神经中枢及心血管系统，起到有益的调节作用，对机体的异常反应有纠正作用，对腹腔器官有按摩作用，对自身生理机能有自我控制作用等。当然这仅仅是对气功功效机理的比较表层的解释，更深刻的机理还远不止这些，同时也还有待继续深入研究。

修炼气功对人体的影响是多方面的。气功三调可缓解人体各个系统的应急反应准备，让机体得到深度休息、自我修复和自我调整。它可以清除“七情六欲”对机体的不良干扰，降低机体对外部不良刺激的敏感程度和接收程度，同时提高人体对宇宙良性能量的接收能力。经过自主调整，使整体耗能减少，全面提升人体的自愈能力、抗病能力，全面唤醒和提高人体的各种潜在能力，让人体处于整体最佳状态。应当说，气功修炼是最为根本的健身途径，是身心修炼的高层次技术。

传统中医大多是医气合一的。丢掉气功修炼，甚至否定气功与医学的深刻关系，是我国现代中医学最致命的文化自残之一。全净通疏经罐疗努力避免这个缺陷，积极吸收气功的理念和方法，让罐疗与气功相结合，争取一种单纯罐疗或气功都很难具备的综合效果。为此，我们要求每位临证人员都要修习气功，以便营造一个特别的“罐疗气场”或“罐疗能量场”。一方面将道家功法传授给罐疗师，人人练功、天天练功，提高他们自身的气场能量和体能素质，使罐疗调治过程同时成为一个调动和调整顾客、患者气场的过程。另一方面要求顾客和患者，尽量做相应的配合，让他们进入相对放松、平和、安静的自我调整、自我祛病状态。罐疗与气功的结合，会使罐疗取得意想不到的好效果。我们认为这一点具有普遍意义。

6. 筋经结合

筋，中医有很明确的解释。《说文》中有“筋，肉之力也”，《素问·五藏生成论》中有“诸筋者，皆属于节”。可见，筋在人体中是非常重要的。肢体的各种正常活动，时时刻刻都需要筋的正常生理功能。保持身体各部位“筋”的顺畅强健，是人体健康的基本条件。

我们知道，经络是人体的隐形网络。经络疾病对人体各类常规性疾病的发生、发展，起着关键性作用。因此，保健祛病要着重从经络疾病下手。然而有些经络疾病症状实际上不是经络本身的问题，而是“筋体错位”问题。这种情形会对经络畅通和保持经络的正常功能，形成刚性阻障。所以，在疏理经络时，全净通疏经罐疗还特别注意同时调治和解决筋体错位问题。只有将调经与调筋结合起来，才能真正保证经络通畅、功能正常，正所谓“筋骨利则经络通”。

7. 调养结合

医学本质上应当具有两大功能，一是防病，二是治病。

健康本质上应由两种力量决定：一是养生，二是调治。

前者是帮助身心保持正确方向，后者是帮助身心纠正偏差、校正错误。

中医学从《黄帝内经》开始就把养生防病作为自己的主导思想，主张“上医治未病”。“养生学”是中国传统医学和健康文化对人类的巨大贡献。养生一词最早见于《庄子·内篇》。所谓“养”，即保养、调养、补养、护养，所谓“生”，即生命、生存、生长。“养生”的内涵，一是如何提高生命的质量，二是如何延长生命的长度。

人类的自然寿命应在120岁以上。我国老龄委曾经在全国做过调查，男性的最高年龄是131岁，女性是122岁。因此，60、70

岁应当还处于中年阶段。多数人不能安享天年的主要原因在于，我们缺乏足够的养生意识和养生习惯，即使有一些这方面的意识和习惯也远远不能到位。应当说，这是一个基本而重大的人生缺陷。

全净通疏经罐疗特别强调调治与养生的结合。没有自我养生做基础，没有日常养生相配合，调治效果是难以长期保持的。许多人平时拼命地消耗生命能量，甚至不断超支消耗。一旦生病就要求马上治愈，然后再去拼命透支。另一种情形是，病魔在他身上生长了几十年，盘根错节，他却希望马上治好。这是两种生命误区。既不符合生命的存在规律，也不符合疾病的生成规律和祛除规律。应当明确两点，第一，必须首先集中调治。这样才有足够的能量和力度扭转人体的病势，帮助人体转归健康轨道。没有足够的时间支撑，身体态势的转形、转势、转轨，是不可能的。非理性的"速效"，违背生命规律的"速效"，必定隐含巨大危险。第二，必需日常养生的配合。集中调治在一定程度上改变了身体态势的运行轨道和发展方向，推动人体由疾病向健康变轨。没有这样一个以时间为基础的强大推力，人体病势的改变通常是很困难的。但从根本上讲，集中调治只是提供了一个强大推力，疾病态势能否真正完成彻底转轨，康复态势能否持续，健康态势能否稳定保持，最终决定于自我养生和日常养生，尤其是决定于顾客和患者能否具备"变轨"的决心、信心和耐心。全净通疏经罐疗主张向顾客和患者持续宣导自我养生、家庭养生、日常养生的意识和方法，特别是向他们宣传和谐健康的观念（人天和谐、人神和谐、人际和谐、阴阳和谐、内外和谐、知行和谐），从而获得尽可能充分的积极配合与自觉力量。

8 调治与养生的结合，体现了中医的基本立场和生命的自立精神。

三、应用价值

1. 简便高效的根本健康法

经络系统是人体生命的根系。对根系的调治是根本调治。负压疏经应当是目前调治经络疾病最有效的医学技术途径。罐疗技术则是目前唯一体现负压医学价值的中医技术手段。因而，运用中医罐疗手段来调理经络、疏通经络，祛除经络疾病，清除常规性疾病的根基，实现养生康复、强生增寿的目的，是一种根本调治、根本康复、根本养生。在此意义上，罐疗学为人们提供的实际上是一种根本调治法、根本祛病法、根本康复法、根本保健法。根上的问题解决了，其它问题就会随之解决。这种方法在功能上也一定是综合的、系统的、整体的。

“罐疗疏经”是一个特别值得倡导的中医自然疗法理念，也是一种特别值得推广的经络调治技术。今天，人类疾病的种类越来越多，常规治疗越来越无奈，多种多样的保健方法几乎无从选择。我们需要一个简单而根本的调治思路和调治技术。这个简单而根本的解决之道，就是罐疗疏经——以罐疗负压的方法，疏通人体经络；借助经络疾病的祛除和经络功能的恢复，从根本上大面积地预防性地整体解决问题。这个思路和方法，无论对防病还是治病，都具有重要意义。

2. 大众性健康干预手段

所谓健康干预，就是依据疾病发生发育的规律，采取一些积极有效的手段，使疾病的发育过程发生逆转，使人体恢复到健康状态的过程。其中的各种措施，就是健康干预手段。比如各种中医外治法、道医学的服食疗法、传统的饮食疗法、气功疗法，以及西式思维框架之下的营养疗法、健康评估、心理疗法等等，都属于健康干预的范畴。它们的目的都在于，借助非常规治疗的方式、非药物的方式恢复健康和保持健康。

拔罐疗法在我国被广泛使用，其认知度可能比针灸还高，特别是在大众中间，简、便、验、廉、安的传统疗法特点极为突出。整体罐疗技术，调治合一，应当成为而且完全可以成为一种大众型的健康干预手段，广泛应用于各类医疗服务机构、养生保健机构和大众家庭。应用这种方法对亚健康人群、亚疾病人群进行疾病的早期防治，对有病人群特别是各类慢性病人群、中老年人群实施已病控制，具有广阔的发展空间。

3. 新型医学功能样式

罐疗学具有双重特性，既有治疗学特性，又具有保健学特性。既可以用于常规医疗机构，也可以用于养生保健机构。当罐疗学用于前者的时候，它是“负压治疗学”。当它应用于后者的时候，它是“负压调理学”。但无论其应用于那个领域，罐疗学疏经祛邪的本质功用是共同的。罐疗学的调与治互含互融，不能截然分割。这意味着罐疗学或者罐疗学所代表的其实是一个区别于非此即彼的二维思维逻辑的新医学功能样式：调治学或调理治疗学——它是介于常规保健与常规治疗之间的第三类医学样式。既有保健功能，也有治疗功能；既不纯粹属于传统保健，也不完全属于传统治疗。同时，调理与治疗两个层面的特性并非等量齐观：治疗源于调理、根于调理、基于调理（保健是调理，但调理并不等于保健。“调理”的内涵和外延都大于“保健”）。换言之，罐疗学的调理学意义更具普遍医学价值，是其治疗学意义的内在依据。也只有在这个层面上，罐疗学的大众医学价值和预防医学功能，才能得到更充分的体现。因此，我们更多地强调罐疗的调理学意义，同时有必要区分罐疗调理与常规医疗的诸多不同之处。

第一，人群不同。罐疗调理针对的主要是亚健康、亚疾病人群，解决的是“未病”、“欲病”问题。常规医疗针对的是病人，解决的是“已病”问题。

第二，对象不同。罐疗调理的对象是经络和非常规性的经络疾病，常规医疗针对的则是各类常规性疾病。

第三，理论基础不同。罐疗调理以传统中医学说为理论基础。常规医疗，则以近代以来生物学、解剖学、物理学、化学等一系列自然科学成果为理论基础。

第四，目标设定不同。罐疗调理的目标是恢复人体的自立与健康。常规医疗的目标是消除当下的不适症状和具体病灶。

第五，操作过程不同。罐疗调理注重健康观念的调整，扶正祛邪，提升人体自愈能力，进而最终达成恢复健康的目的。常规医疗则是利用各种仪器、药品、手术，外在地改变和替代人体的特定功能。

第六，最终效果不同。罐疗调理的健康成效是稳定的长期的。常规医疗追求快速消除症状、快速解除痛苦，但人体对外在医疗因素产生依赖，人体正常状态难以长期稳定地自行保持，人体系统的综合自我调节能力被弱化，甚至受到直接损害。

四、社会意义

1. 罐疗学是一个实用中医技术载体，内涵丰富。虽说在形式上它只是一种中医外治技术，但它却是一个传统医学知识密集、传统中医技能密集、传统中医文化密集的传统医学门类。掌握其基本操作技能是不难的，但要真正学懂学会，成为专家、产生功力，则需要花费长时间的刻苦钻研与临证实践。因而一个成熟的罐疗学临床实践家，其临证效果和经验本质上是对罐疗学的理念、知识、技术的长期凝聚，具有丰富的文化内涵、理论内涵和技术内涵。对它的推广有利于促进中医理念、中医技术和中医文化的深入传承。

2. 罐疗学从经络健康的角度，关注未病、欲病的早期调治，关注已病的早期控制，而且从疏经祛邪这个基础层面入手，具有普遍性医学价值，具有大众性健康效益，能够从根本上提高大众防病、治病、控病的能力和水平，有利于切实提高国民健康水平。

3. 罐疗学执着于人体自愈力的提高，执着于从根本上实施未病、欲病的早期调治和已病的早期控制，因而可以从基础层面上为社会带来防病治病的巨大社会经济效益。在提供大众医疗保障的前提下，节约社会医药资源，降低国民医药费用的综合成本。

4. 从职业特性来看，罐疗调理服务不仅知识密集、技能密集、文化密集，而且还劳动密集，是个“四密集职业”。对我们这样一个人口大国来说，发展罐疗调理服务，有利于大量开发健康服务就业岗位。帮助中医学子在中医岗位上就业，不仅有利于减少因所学非所用而造成的中医教育资源和中医人力资源的巨大浪费，而且还可以为中医国粹的传承发展创造足够的职业人群基础。

5. 发展罐疗调理服务，有利于逐步形成一个新医学门类“调理学”，并逐步建立一个新行业“调理康复”。对于常规医疗而言，它属于“初级医学”；对常规保健行业而言，它属于“高级保健”。换言之，对传统保健来说，“调理康复”属于医学，对常规医学来说，它又属于保健。“调理康复”是从典型的医疗行业和典型的保健行业中分离出来的，既有别于常规医疗行业，也有别于一般保健行业，同时又兼具医疗和保健双重特性，是一种新型的中医健康服务行业。这个新医学门类和新行业的逐步形成，符合科学和行业在自身发展过程中不断分化、细化的自然规律。“医学”、“医疗”也将不断分化，不断细化，不断衍生出新的层次。常规医学样式将根据人类健康的不同需要而不断被改变。这些，无论对中华民族的健康事业，对中医的传承发展，还是对中医健康产业的发展，都具有十分重要的全局性意义。

中篇　罐疗学之技术方法

全净通疏经罐疗的技术体系，主要由基本概念、诊断、手法、技法组成，其中有罐疗学的普遍性基础技术方法和知识，同时也包含了全净通疏经罐疗大量临床经验的归纳和总结。除了具体阐释罐疗的许多具体技术方法之外，我们还向读者提供了一些罐疗技术的重要思路。对一般罐疗爱好者、应用者和学习者来说，这些技术方法已经足够用了，对专业罐疗临床技术人员来说，本篇表达的罐疗学技术思路，可以提供许多有益的启发和帮助。

第一章　罐疗学的操作基础

一、抽气罐具的使用

1. 抽气罐具的名称

抽气拔罐器，也叫真空拔罐器，常常简称为抽气罐或真空罐。但与“真空”相比，“抽气”一词更能体现这类由抽气枪抽去空气而产生负压的拔罐器的本质特征。“真空”与“负压”是所有拔罐器的共同现象和共同特征，包括火罐。用“真空”命名以抽气为主要形式的拔罐器，是不恰当的。因此，我们用“抽气拔罐器”专指使用抽气枪形成负压的拔罐器。

抽气拔罐器有很多种类，主要以罐体内是否设置某些辅助治疗因素来区分，如有的内置磁性物质，有的内置施药设计等等。我们这里所说的抽气拔罐器，特指罐体内不增加任何辅助治疗因素的单纯抽气拔罐器。因为这种单纯抽气拔罐器，更充分地体现了中医罐疗的技术性、安全性和普适性。

2. 抽气拔罐器的构造与规格

（1）构造

抽气拔罐器包括罐体、抽气枪和附件。因拔罐器的品牌不同，因而附加的配件也不同，全净通罐具的附件有自拔软管、刮痧板、润肤油、消毒液、排气口配件、说明书等。罐体构造包括罐口、罐底、排气口、排气阀门杆、胶塞等。抽气枪构造包括抽气柄、抽气枪枪嘴套、抽气内胶环等。

（2）整体规格

罐具的规格通常是多样的。根据不同需要和特点，各种罐具有不同的规格。全净通罐具共分四个型号。1 号罐罐口外径 75 毫米，内径65毫米；2号罐罐口外径65毫米，内径55毫米；3号罐罐口外径50毫米，内径40毫米；4号罐罐口外径40毫米，内径30毫米。

（3）抽气枪主要性能指标

抽气枪主要性能指标为：①有效抽气距离40毫米。②产品在使用中最大负压值为35～85千帕。③在最大负压下保持30分钟，其负压值不低于25千帕。

3. 抽气拔罐器的使用

（1）先用手指将罐体底部排气阀门杆提起松动，保证通气。

（2）把抽气枪枪嘴套在罐体底部排气口上。

（3）将罐体按在所选穴区的皮肤上，罐口边缘与皮肤充分贴紧，不留空隙。提拉抽气枪的抽气柄，即可将罐扣吸在皮肤上。提拉次数越多，罐内负压越大。提起罐底排气阀门杆，即可放气减压。

（4）一手按紧罐体，另一手稍微旋转抽气枪，使之与罐体分离。

（5）对颈部、背部、臀部等部位自行拔罐时，可使用自拔软管，可以自如操作，无需求助他人。

二、罐疗基本手法

我们将抽气真空罐疗的基本手法归纳为十个。它们虽然叫“罐法”，但其含义仅指罐疗手法。这些罐疗手法是构成阿是罐法、功能罐法、整体罐法等不同罐疗层次的技术基础。抽气真空罐以外的拔罐形式，如火罐、水罐、药罐、“物理罐”（指附加了若干物理功能的罐具，如磁性罐）等，在手法运用上虽各有特点，但基本上都是以这些手法为基础的。

下面简述的罐疗手法及其应用，都是以抽气真空罐的具体应用为前提的。

1. 留罐法（坐罐法）

留罐法是应用最多的一种基本罐疗手法，也是“拔罐”一词最典型、最通用的形象样式和操作方式。这种方法具体指的是，将罐具吸拔在选定的穴区，如穴位、反应点、全息点、病点、病区等位置，留置一段时间，并根据罐内印痕情况进行诊治疾病的罐疗手法。

（1）适用范围：一般罐疗调治都可以使用这种手法，如日常保健、亚健康、亚疾病、常见慢性病等。用留罐法对气血瘀滞、痹证、肢体麻木、消化不良、神经衰弱、高血压等病证，都会有较好的调理效果。

（2）操作要点：根据所用罐具数量的不同，分为单罐留罐和多罐留罐两种形式。留罐时间一般为 5～25 分钟。小儿和年老弱者，留罐时间要相对短一些。

单罐留罐最适合用于病区明确、范围小而固定的部位、特定病点（如压痛点）和特定穴位。如为疮毒，所用罐具的口径应稍大于病位范围，这样才能保证病邪被有效拔除。

多罐留罐多用于病区范围广泛的情形，可使用多个乃至数十个罐具。如坐骨神经痛，可以在坐骨神经循行的穴位上，如环跳、承扶、殷门、委中、承山等穴区扣罐；当某一肌束劳损时，沿肌束的解剖位置排列扣罐。

多罐留罐又叫“排罐法”，分为“密排法”和“疏排法”。密排法要求两个罐口间隔距离约 2～5 厘米之间。不能太窄，否则两罐互相牵拉会引起局部疼痛。这种方法常用于病区范围较大或反应点区较广泛，症状反应较剧烈的情形。同时，这种方法还要求人体对负压有较强的耐受力。疏排法要求两个罐口之间的距离约 5～7 厘米以上。这种方法常用于症状反应轻微者，以及儿童、体弱、年老等对负压耐受力较差的人群。

补泻方面应注意，实证多用泻法：如为单罐，则选大罐、用较大负压；如为多罐，则选中小罐、用较小负压。虚证多用补法：如为单罐，则用中小罐，用较小负压；如为多罐，则用中小罐，用疏排法。

留罐法常与多种罐法结合使用。

2. 闪罐法（响罐法）

闪罐法也是一种运用最多的基本罐疗手法之一。它的特点是：先使罐具扣紧皮肤，而后立即提拉罐具，使之脱离皮肤，同时罐具会自然发出响声。如此反复、次数不限，直至皮肤潮红发热为止。这种手法有很强的兴奋作用。

适用范围：肌肤麻木、疼痛、病点病区游走不定，肌肉痿弱、皮肤麻木或机能减退的虚弱病症、中风后遗症等，均可以选用这种手法。

3. 走罐法

这种手法有多种名称，如拉罐法、推罐法等等。走罐法的特点是，将罐具扣拔住皮肤后，根据一定规则反复推拉、移动罐具，以扩大吸拔面积。这种手法也是最为常用的罐疗手法之一。其特点在于：一是对气血的驱动作用力度较大、面积较广。二是具有特殊的按摩功能和刮痧功能，可以成为一种“负压按摩”和“负压刮痧”。它将按摩的功能、刮痧的功能与拔罐负压的功能结合为一，效用是相当独特的。

（1）适用范围

本手法最适合于面积宽大、肌肉丰厚的部位，如胸背、腰腹、四肢等部位。凡外感积聚、沉寒痼冷、气血瘀滞、筋脉失养、脏腑功能失调、经络不通等病态都可以采用这种手法。适应症有高血压、胃肠功能紊乱、心悸、失眠、寒湿久痢、肩背疼痛、肌肉萎缩等。

（2）操作要点

走罐法的操作方法是：在特定部位的皮肤上涂抹适量的罐疗油或润滑油，然后再以常规方法在相应部位扣罐。手握罐的下半部，即后半边着力，前半边不着力，慢慢向前推动；或后半边不着力，前半边略着力向后拉动。这样在皮肤表面上下或左右来回推拉移动数次，直至皮肤呈潮红、深红或起丹痧点为止。

走罐的方向要与病区的解剖特点一致。腰背部走罐，一般沿脊柱上下推拉；胸肋部走罐，一般沿肋骨走向推拉；肩部走罐，一般沿斜方肌和肩胛骨方向推拉；腹部走罐，宜于旋转移动；四肢走罐，一般沿长轴方向来回推拉。

需要加大力度时，加大罐内负压即可。同时在推拉过程中，配合向下按压罐具。走罐法的刺激力度较大，疼痛感较强，应注意力度的控制，以人体可以接受的程度为限，随时调整。

走罐法的常用手法有以下三种。

第一，轻拔快速：负压力度较轻，使皮肤隆起约5mm，以每秒钟约40cm的速度推拉，以皮肤微微潮红为度。这种方法刺激力度较小，一般适用于症状较轻者，如外感风寒等。一天可做1～2次。每次3～5分钟。

第二，中度中速：负压力度大小适中，使罐内皮肤隆起约6～10mm，以每秒钟约20cm的速度推拉。每日1次，每次3～5分钟。适用于一般慢性病。

第三，重拔慢速：负压力度较大，以人体能够承受为准，使罐内皮肤隆起约10mm以上，以每秒钟约10cm的速度推拉。每日1次，每次3～5分钟。这种走罐方法的刺激力度是最大的，可自皮部拔除沉滞于脏腑、经脉深部的痼疾。常用于沉寒痼冷、陈年瘀滞、脏腑痼疾等病情较重、病位较深的病症。

具体运用这种手法时，要随时观察人体反应，随时放气减压。同时，应特别注意，负压力度越大，走罐速度也应越慢。因为，负压力度越大对体内气血的引动就越大。走罐速度不当会引起一些不适反应，如心慌心跳、头晕恶心等。如发生这种情形，应改用较轻较慢的手法走罐，或马上停止走罐，请顾客和患者休息。虽然不适症状会很快消失，但仍应尽力避免这种情形的发生。

4. 旋罐法（转罐法）

这种手法的特点，是将罐具扣拔在特定穴区以后，使其在原处向一个方向旋转。旋罐法总体上讲是个辅助性手法，但作用很大。临床上，它多用于症状较轻或病位较浅的病，同时也常用于对局部气血状况的调整。例如在找到局部病点病区之后，先用旋罐法对局部病态气血进行活化和聚集，然后再用其它手法做进一步处理，目的在于提高调治的效果。

5. 提罐法

罐具吸拔在特定部位，将负压加到所需要的和人体所能承受的程度，而后用罐体带动局部的皮肤、组织和器官，上下、左右反复提拉。这种方法根据负压力度不同，而有不同功用。力度较小时，可以活化局部气血，化解瘀滞；力度较大时，不仅可以活化气血、化解瘀滞，还可以加速局部代谢，并对深层脏腑经络形成强刺激。提罐法通常用于腹部，配合其它手法技法，还可以取得较好的减肥效果。

6. 摇罐法

这种手法是留罐法的变形，样态上与“提罐法”相似。与后者不同的是，将提罐法较大幅度的上下提拉，改为幅度较小的左右摇晃，所以这种方法叫“摇罐法”。这种手法对局部皮肤的负压力度和局部组织的刺激力度通常小于“提罐法”，但大于留罐法。运用这种手法的目的在于，对留罐局部做进一步刺激，以加强和提高单纯留罐法的功效。由于摇罐法刺激力度不大，一般病症都可以运用。

7. 浅刺法

全称是皮肤针浅刺罐法，可以是一种独立的罐疗手法，也可以看作拔罐疗法的辅助手段。这种罐疗手法的特点，是将皮肤针浅刺与拔罐相结合，先用皮肤针浅刺皮肤，然后再在浅刺过的部位拔罐。我们将皮肤针浅刺作为一种基本罐疗手法来学习和运用，主要是因为这种方法可以大大提高罐疗的效果。

操作要点：先对病点病区的皮肤及皮肤针进行常规消毒。用拇指、食指和中指轻捏皮肤针柄的下三分之一处，让针头在手里有上下弹跳自如的感觉。而后根据病症的程度及病位的深浅，选用不同的刺法。可以分为轻刺、中刺、重刺三种。轻刺即浅刺，以病点病区的皮肤红晕为度，适用于病情较轻、病位较浅者；中刺以微微出现针点为度，适用于病情较重、病位较深者；重刺以点状出血为度，适用于病情很重、病位很深者。浅刺以后在针刺处留罐。留罐时间5~15分钟，瘀血排出量在3~10毫升左右。起罐后，用消毒棉球或高质消毒纸擦干渗血。罐具要严格规范消毒，最好使用专用罐具。

皮肤针浅刺法适用广泛。那些症状较重、病位较深，或者表现亢奋，具有红、热、痒、酸、麻、胀、痛等表现的，都可以使用，如腰腿痛、风湿痛、肌肉劳损、皮炎、皮肤瘙痒、感染性发热、高血压（实证型）等。对虚寒体质、病情为寒症、年老体衰、神经过敏等患者，一般不用这种方法。

8. 发泡法

这是在留罐、旋罐、走罐等罐疗手法的基础上，使穴区产生水泡并对水泡进行积极处理的一种罐疗手法。这种方法既可以养生保健，又可以调治疾病。如何主动选择发泡区域，如何正确地使穴区发泡，如何有意识有目的的引导发泡，如何避免某些区域发泡，发泡后如何正确处置等等，有许多具体内容和要求。发泡法可以看作是提高拔罐疗法的一种辅助方法，也可以看作是一种单独的罐疗手法。

就发泡而言，发泡法与灸法中的发泡灸是相似的，是中医调治疾病的重要手段之一。与发泡灸不同的是，罐疗中的发泡局限在表皮，人体无痛苦，痊愈后不留任何疤痕。而且还可以根据病情需要进行发泡位置、区域、数量的引导与控制，因而可以充分发挥发泡的治病健身作用。

一般地说，只要是在病区，或者只要特定穴区存在致病因素，留罐时间较长，负压力度较大，即可发泡。通常认为，出现水泡不要将其挑破，令其自动吸收消退。但实际上，所发之泡有多种，无色、白色、黄色、红色、暗紫色的；有水样的，有血样的、汤样的、胶冻样的等等。这些拔出物基本都是人体内的有毒之物，必须清除。就调治疾病而言，发泡是积极的祛病现象，是有效的治疗手段，其目的在于借发泡来清毒排毒。因此，发泡后一定要及时挑破，放水排毒，而不应令身体再次吸收。

挑泡操作时应注意先给皮肤针消毒。针刺角度要倾斜而不能与泡垂直。泡挑破后用消毒棉球或高质消毒纸轻按，尽量排尽泡水。

临床观察发现，某个局部是否发泡，与罐内负压大小及留罐时间长短有关，但更与人体的健康程度以及疾病性质有关。一般地说，在没病的穴区是不会发泡的；病好以后的同一穴区也是不会发泡的。只要局部或相关经络系统有病，只要有致病因素存在，负压有一定力度并维持一定时间，就会发泡。因此，是否发泡甚至完全可以成为特定穴区及其相关经络脏腑是否健康的基本标志之一。临证中，这一点应事先充分说明，以免造成不必要的误解。如果顾客和患者坚持反对出泡，也应充分尊重对方意见，特别注意留罐的力度和时间，避免发泡。但要特别说明的是，有泡不发，相当于有毒不排，疾病调治的速度将是缓慢的，在很大程度上，也不太可能实现治病求本的目的。

9. 面垫法

即用和好的面做成面圈，垫在罐具下面，防止漏气，以便罐疗施术的操作方法。这也是一种辅助性基本罐疗手法，应用广泛，应当熟练掌握。面垫法适用于：拔罐部位皮下脂肪少，皮肤干燥，凹凸不平，有毛发，或罐具难以拔住的部位如手掌心、脚掌心、关节部位等。

操作要点：将和好的面搓成直径适度的小条，沿罐具边缘将其均匀贴在罐缘口上，再以常规拔罐手法将罐扣拔在特定部位即可。

做面垫的面不能太湿，也不能太干。同时，这种方法只适用于留罐法。

做面垫有些麻烦和不便，但这是天然的、绿色的。如偶尔拔罐，或家庭拔罐，也是可以使用某些化学合成物做罐口的垫圈（如硅胶）。但专业罐疗和长期罐疗，就应当尽量避免使用那些化学物质了。

10. 复合法

这是应用最为广泛的基本罐疗手法之一。但它并不是一种具体手法而只是一种思路，即将两种或两种以上的手法组合运用的罐疗手法，如走罐+留罐，提罐+留罐，旋罐+留罐，旋罐+浅刺+留罐等等。具体选择哪些手法组合，应根据具体部位和具体病情，灵活选择、辨证运用。

三、罐疗的操作程序

1. 操作前的准备

（1）根据顾客和患者的病情、虚实、胖瘦等情况，以及拔罐穴区面积的大小，选用适宜的罐具型号。原则上，一般背、腰、臀、胸腹、大腿部和体格强壮丰满、实证的人，应选大号罐；颈、肩、上肢、小腿和体形瘦小、老弱幼童的背腰、胸腹可选用中号罐；头面、上肢手腕部、下肢膝关节、足部和体弱病久者，可选用较小号的罐。

（2）保持适宜温度。在低温季节拔罐时，为避免顾客和患者在脱衣以后有寒冷的感觉，应设法保持较高的室温。

（3）拔罐前应检查抽气枪是否工作正常，罐体底部排气阀门杆与胶塞间是否漏气。

（4）准备辅助罐疗用品：医用酒精棉球、医用消毒液、润肤油、皮肤针、高质消毒纸等。

（5）如果顾客和患者使用个人专用罐具，则应将专用罐具提前准备好。

2. 选择体位

选择体位的原则是：顾客和患者舒适持久，罐疗师便于操作。

（1）卧位。这种体位操作起来最为方便、舒适、安全，适于各类人群。只要条件允许，建议采用这种体位。全净通罐疗大多采用卧位。有三种卧位形式，仰卧位、俯卧位、侧卧位。

（2）坐位。一般地讲，凡在上半身扣罐取穴的，都可以采用这种体位。

3. 暴露罐疗部位

请顾客和患者将准备罐疗的部位充分暴露。例如，如果准备在背部罐疗，就请其暴露背部皮肤；如果准备在腰部罐疗，就请其暴露腰部皮肤。

4. 皮肤的处理

应拔部位皮下脂肪少，皮肤干燥的，罐疗前最好用消毒后的温湿毛巾擦拭，以减少漏气；应拔部位凹凸不平，或有头痛、溃疡等证的，应使用面垫；应拔部位如因疮疡等原因而皮肤干硬的，最好先用消毒的温湿毛巾反复浸软，既可以避免或减少拔罐时的疼痛，也可以吸拔得比较紧密彻底。小儿拔罐时，应先在皮肤上涂润肤油。

5. 毛发的处理

在有毛发的部位或毛发附近处拔罐时，原则上应预先剃去毛发，然后在应拔部位涂适量的润肤油；也可以用热肥皂水将毛发、皮肤洗刷干净之后，再涂适量润肤油；但最简便的方法是使用面垫。

6. 一般罐疗程序：罐诊→留罐→（浅刺或发泡）→留罐→起罐。

7. 起罐方法。一手按罐体，另一手向上拉动排气阀门杆，放入空气，罐内负压自然消失；同时用手按一下罐口一侧的皮肤，罐具即可与皮肤分离。运用浅刺或发泡疗法时，会有污血、毒水排出，起罐时应特别注意用消毒纸巾堵拭，防止污染衣物床单等。

四、临证注意事项

1. 一般技术条件下，下列情况不宜拔罐

（1）醉酒者、过饥、过饱、过渴、过劳者。

（2）皮肤局部破溃、高度过敏、接触性皮肤病未愈者及骨折部位。

（3）有皮下不明肿物者及皮肤恶性肿瘤患者。

（4）有凝血机能障碍者，如血友病、血小板减少、紫癜、白血病等患者，以及毛细血管脆性试验阳性者。

（5）妊娠妇女的下腹部、腰骶部及其合谷、三阴交、昆仑等穴位。

（6）高度神经质、狂躁不安、痉挛抽搐以及因各种原因而不能与罐疗师配合者。

（7）体质过于虚弱，形体过于消瘦，皮肤过度松弛者，以及术后未恢复者。

（8）严重心脏病、高血压患者。

（9）重度水肿、病情严重、心衰、呼衰、肾衰者。

（10）体表大血管处、严重的静脉曲张、瘢痕处以及外伤处。

（11）眼、耳、鼻、口、乳头、睾丸、前阴、肛门、浅显动脉搏动处，如腹股沟动脉、足背动脉等处。

2. 操作中应注意的若干问题

（1）罐疗时必须保持足够的室温，应避开风口，以免受风感冒。

（2）罐疗时建议采取俯卧位，既舒适又方便于操作。尽量不要移动体位，以免罐体脱落。

（3）应特别重视罐具卫生。罐具最好能够专人专用。公用罐具每次用完以后，都应该进行严格消毒。

（4）凡使用“浅刺法”和“发泡法”的顾客和患者，必须使用个人专用皮肤针，并固定存放。

（5）罐疗会有一定的疼痛，人体完全可以承受。适度的疼痛，有多方面的健身价值。

（6）罐疗时间的长短，应有所区别。病情重、病位深及疼痛性疾病，罐疗时间可以长一些；病情轻、病位浅及麻痹性疾患，罐疗时间可以短一些；肌肉丰厚，如背部、臀部、大腿部，罐疗时间长一些；肌肉浅薄，如头部、胸部等，罐疗时间短一些。气候寒冷时罐疗时间可适当延长；天热时可相应缩短。具体时间应控制在20~60分钟之间。

（7）病区发泡属于正常现象。处理方法是刺破排毒。经喷洒消炎药水或用医用酒精轻拭后，通常不会发炎感染，不要自行包扎或涂抹其它药物；可以淋浴但不要泡浴，也不要抓搓局部。瘀血毒物排净后会自然封口，结痂愈合。毒物尚未排净时，封口会比较慢，不要中途停止调治。罐痕罐斑大多会很快消退，个别人可能消退较慢。

（8）病情反复，属人体正常自我修复过程，是正常祛病现象；坚持调治，这些反应就会好转和消失。

（9）罐疗调治期间，建议暂时停用各类电、热、磁、红外、频谱类理疗器。因为临床发现，它们的功能与罐疗的功能很难协调。

（10）每10天为一个疗程。休息3~5天后，再做第二疗程。

（11）每次做完调治之后，应喝一杯水，促进体内排毒。

（12）两点建议

第一，如果条件允许，最好集中调治二至五个疗程。让身体和疾病在一个集中的时间段里，受到大力度和高强度的良性扰动、冲击和疏理，争取比较理想的疗效。

第二，病情显著缓解后，坚持日常调治与阶段性集中调治相结合。比如每半年或一年做一次集中调治，平时则每个月做一二次保健性调理。这样，在合理生活方式下，人体通常不会生病，尤其不会生大病，可以保持相当好的健康状态。

（13）罐疗的频度与力度

如果做全净通式的整体性专业罐疗，每天最好只做一次。体质特别强壮的，也可以做两次。应遵循的原则是，务必使人体有充分的自我修复时间。家庭罐疗，因为大多是阿是罐疗，对身体的刺激力度较小，在时间和次数上可以灵活掌握，不必顾忌过多。在力度上，以能够承受为限。一般而言，力度较大，见效较快，疗效较好、也较为彻底。但反应过于敏感，有心脑血管病的人，要用轻手法、小力度。

3. 异常情况的预防与处理

（1）疼罐

罐疗中很少发生异常反应。真正算得上是病态异常反应的就更少见了。我们通常所说的异常反应，大多属于心理性反应，或生理上暂时不适应而产生的不适反应，只需采取一些简单的缓解措施就可以消除。无论顾客、患者还是罐疗师，对此都不必过于敏感。不过，了解那些基本的异常反应，以及预防和处理的常用方法，还是十分必要的。

所谓局部异常反应，主要指“疼罐”，即扣罐以后，人体马上就感到局部非常紧张、疼痛难忍；或于扣罐的远端有难以忍受的酸麻胀痛等感觉。

引起所谓疼罐的原因主要有以下几个方面：

第一，顾客和患者心理反应过度，神经过于紧张。

第二，罐具型号选择不当，负压过大。

第三，罐具罐口过薄，例如用瓶子代替罐具；罐口不平滑，有砂粒凸起或有凹缝；局部皮肤过于干枯松弛，扣罐后皮肤过于褶皱。

第四，拔罐时间过长，局部形成过多瘀血。

第五，局部有较大的浅层动脉分布（如腹股沟动脉，足背动脉搏动处等），负压较大，局部软组织过度紧张，动脉受压影响血行，造成远端组织缺血，出现发麻、发凉、胀痛等反应。

（2）晕罐

理论上，这属于一种最为严重的异常反应，但实际上这种情形更为罕见。如果在罐疗过程中，顾客和患者出现头晕、心慌、恶心、呕吐、冒冷汗、面色苍白、呼吸急促、脉搏微弱，甚至出现昏厥现象，这种情形就叫晕罐。

引起晕罐的原因主要是：顾客和患者过于虚弱，或过于饥饿、疲劳，或精神处于过度紧张状态，或在禁忌部位扣罐并且负压较大。

（3）异常反应的预防与处理

第一，预防。

要使用质量好的拔罐器。要严格遵守操作规程。对心脏病、高血压的顾客和患者，一定要用轻手法。在饥饿、疲劳、精神紧张、醉酒的情况下不要罐疗。室内温度要合适，脱衣后不要有寒冷的感觉。扣罐后，要随时询问顾客和患者的感觉。罐内负压要适度，不要太大，需要加压时应逐步增加。多观察罐内皮肤的变化情况，以及顾客和患者的表情。特别提醒那些忍耐力较强的人，有异常反应时，不要一味忍耐，以便及时调整负压。

第二，处理措施。

如出现异常反应，应立即放气减压，不良感觉会很快消失。对过度敏感的人，应及时做心理疏导，使之放松身心。

如果出现晕罐，不要惊慌。先把罐具全部起掉，盖好衣被，平躺休息，给予热饮。通常，稍事休息就会恢复正常。

如顾客和患者已经昏厥，应使之头低脚高平躺，用拇指切按其人中穴或十宣穴，或揉按合谷、内关、足三里等穴。对出冷汗或冷汗不止者，可用艾条温灸涌泉穴或百会穴。经上述方法处理之后，晕罐者一般都会清醒，很快恢复正常。可建议晕罐者次日或隔日再做罐疗。

太过敏感者，也可以建议暂时放弃罐疗，选择其它调治方法。

经过上述处置仍不能恢复正常者，应送医院救治。但发生这种情况的概率微乎其微。只要提高预防意识，罐疗是极为安全的。

第二章　几个临证问题

一、基本临证概念

1. 穴位与穴区

穴位是一个准确的点，但穴区则不限于一个精确的穴位，它的范围要大大超过穴位，凡扣罐的区域都称之为穴区。我们将罐疗必须施术的点区，即看作一个穴区。它可能是经络上的穴位，可能是一个以上的穴位，也可能不是穴位，而是一个痛点、痛点的外围点区、反应点区、关联点区，或是一个全息点区、反射点区、对应点区等。因此，在罐疗临证中，使用穴区的概念，而不是穴位的概念，应当说是更为准确的。

穴区的概念比穴位的概念宽泛得多，更符合罐疗的特性。但这并不意味着，罐疗中可以随意取穴。罐疗所取之穴，必须是穴区，涉及穴位的必须以穴位为中心。换句话说，如果涉及特定穴，那么特定穴必须处于穴区的中心，在操作位置受限的情况下，特定穴至少应处于有效负压范围之内。

2. 负压点、负压面、负压体

罐疗的负压作用以点、面、体的形式存在。

负压点：在某个穴区扣一个罐就形成一个负压作用点区，表示负压的位置和深度。

负压面：运用留罐、旋罐、走罐等手法会形成一个负压作用面，表示负压作用的范围。

负压体：多罐留罐以及施用各种罐疗手法技法，会在人体局部形成一个负压作用的立体空间，对局部经络气血形成多种立体作用。每个负压点、负压面，实际上都是立体的，都是由点面和深度构成的负压体。这种负压体对人体经络气血的作用是很独特的。

区分这几种罐疗作用形式，可以帮助罐疗师对施术过程中负压作用样态，有一个形象清晰的理解、感觉和把握，从而更好地运用和发挥罐疗作用原理，更准确地实现负压作用的医学价值。

3. 病点、病区、病位、病根

对疾病位置的诊断，始终是各类医学手段要解决的基本问题。无论罐诊，还是具体的罐疗过程，都应始终关注对疾病位置的寻找和确定。这与调治效果是息息相关的。

病点：指痛点，阿是点。

病区：指痛区、不适区域，或阿是区。

病位：病灶，具体的病变位置。

病根（病源）：疾病赖以生存的根源。病区和病位常常不是病根病源，病根病源也并不一定直接表现为病位病区。治病求本，即是设法找到和祛除疾病根源。病根病源可能是一个病点，也可能是一个病区，但也可能是一个系统。

对病点、病区、病位可以运用阿是罐疗技术，对病根病源则更多地配合使用整体罐疗技术。对病点、病区的调治更多地属于祛症，对病位的调治更多地属于祛病，对病根病源的调治则更多地属于治本，属于整体调治，属于扶正祛邪，属于培元固本。

4. 扣罐与布罐

人们通常把扣罐与布罐看作一回事，把手法与技法看作是一回事，把罐法、罐疗看作一回事。在初级罐疗的层面上，这是可以的，但在专业罐疗或高级罐疗的层面上，就完全有必要将它们区分开了。这样才能深化我们的罐疗认识，正确区分和把握罐疗的各个技术层面和操作层面。

一般情况下，把罐具吸拔在皮肤上，从而达到一定保健治疗作用的操作过程，称为扣罐，也可以称为上罐、打罐。但如果作为专门与“布罐”相对的概念，扣罐则特指单独用罐和简单用罐。主要有两种情况，一是在阿是部位周围扣罐，不讲究辨经、选穴。二是针对某种症状，在某几个关键穴位上扣罐。它们的共同特点是用罐数量较少，用罐方法简单。这两种情况我们都可以称之为扣罐。同时，这个过程和方法也就是通常意义上的“拔罐”。

如果是按一定的理念、思路、方法和步骤用罐，强调辨经、选穴，而且用罐的数量较多，我们称之为“布罐”。如同两军对阵，我们要用罐疗医学或负压医学疏理经络气血，调整脏腑阴阳，扶正祛邪克敌致胜，就要讲究“罐疗兵法”，讲究排兵布阵，讲究战略、策略和战术。在很大程度上，布罐就是布罐阵，就是具体体现罐疗医学意图的技术方法，就是对罐疗技术的综合运用与科学运用。

可见，扣罐与布罐存在明显的区别。扣罐以阿是点区为中心，更多地体现单罐技术，属于较为简单的罐疗技术。布罐以人体的整体状态为中心，以经络状态为中心，以辨病、辨经、辨点、辨法为依据，强调遵循一定调治理念和规则用罐，代表的是一种根据一定方法实施的多罐排布的罐疗技术，体现了罐疗技术的系统化和整体化。扣罐，属于单兵作战或散兵作战，布罐则属于集团作战或整体作战。因此总体上，扣罐更多地运用于阿是罐疗和功能罐疗，布罐则更多地运用于整体罐疗。

5. 手法与技法

所谓“手法”是指罐疗师在皮肤上操作罐具的方法与规则，是各种罐疗操作技术的技术单元。各种罐疗方法和技术都是建立在罐疗手法的基础之上的，我们前面介绍的留罐法、走罐法、闪罐法等具体方法，都属于罐疗手法。罐疗手法是整个罐疗技术体系的基石。

“技法”则是对罐疗手法的组合运用，同时也是以罐疗手法为基础的具有特定功能的罐法，这种罐法常常属于一种调治策略，如提气法、补气法、顺气法、阻截法、平衡法等等。

手法和技法都能祛病，但手法在调治功能上相对比较简单，而技法的调治功能就要丰富得多，层次也高得多。手法可以运用于任何技法之中，技法有特定功能，是相对稳定的，只能有针对性地选用。如当人体发生气机逆乱的时候，要用顺气法；当人体气血两虚的时候，要用补气法；当人体上下失衡的时候，要用提气法或平衡法；当做局部处理的时候，要用阻截法等。但任何时候，罐疗手法都是罐疗技术的操作基础。只有手法和技法的综合运用，才能有系统地实现罐疗的调治目标。换句话说，只有系统地、合理地、科学地、综合地运用罐疗手法和技法，罐疗才能成为祛除疾病的有效医学手段，最终实现养生保健和祛病康复的临证目的。这意味着，要进行系统罐疗调治，必须在基本手法的基础上，充分发展有针对性的祛病思路和技术策略，必须发展针对不同体质和不同健康状况的罐疗调治方案。

6. 罐法与罐疗

“罐法”是个很含混的说法，又是个很通用的概念。罐法更多地强调操作技术和操作方法。前面我们把罐法在技术上分为三类，一是阿是罐法，以罐疗手法为主要技术内容，以阿是部位和阿是症状为调治对象。二是功能罐法，以罐疗手法为主要技术内容，也包括一些罐疗技法，以特定疾病类型为对象。如浅刺罐法、发泡罐法、药物罐法等。三是整体罐法或系统罐法，以系统罐疗手法、系统罐疗技法为主要技术内容，以罐疗手法、技法的综合运用和系统运用为主要特点，以人体经络和人体的整体状况为主要对象，以祛除经络疾病为核心目标，如全净通疏经罐法等。

罐法在含义上与“拔罐疗法”是等同的。例如浅刺罐法，也可以叫浅刺拔罐疗法。它的含义是：包含浅刺方法的拔罐疗法。

“罐疗”是个综合概念。它与罐法的区别在于：罐疗更多地强调拔罐的认知、功能和过程。因此，罐疗的概念具有整体性、系统性和过程性。它包含三个意思：第一，拔罐疗法，这一点与罐法是相同的。第二，拔罐医学，即运用拔罐疗法调治疾病的理念与方法体系。第三，拔罐调治的功能和过程，即罐法的实际运用过程及其医学功能的体现过程。可见，不论内涵还是外延，罐疗的概念都大于罐法的概念。在实际应用中，如果更多地强调方法和操作，就用罐法概念，如果更多地强调功能和过程，就用罐疗概念。罐法分为阿是罐法、功能罐法、整体罐法三类，罐疗也可以相应地分为三类，即阿是罐疗、功能罐疗、整体罐疗。前者表达的是技术层面，后者表达的则是不同罐疗类型的功能与过程。

7. 本经、上位经、下位经

任何疾病，无论大小，无论表里，无论速缓，无论轻重，都可以归属于不同的经脉。经脉之间又是彼此关联互为表里的。经络沟通内外，是脏腑与皮部及外部环境的无形通道。人体脏腑之间依循五行规律，存在相生相克的系统关系。所以，任何疾病在经络表现上，都可以区分为内在互根互动的三个部分，即本经、上位经、下位经。区分这三个部分的目的在于，对健康和疾病，准确理解、系统把握，整体处理，最终提高罐疗临证效果。

本经：疾病和症状直接归属的经脉，这是狭义的本经。广义的本经还应包括同名经及奇经八脉，特别是任督二脉。广义地理解本经，对罐疗穴区的选择，对非脏腑疾病和症状的调治以及提高调治效果，都有重要意义。

上位经：处于本经上位，对本经发生生克作用，存在表里关系的经脉。

下位经：处于本经下位，本经对其发生生克作用、存在表里关系的经脉。

建立和运用这三个概念是内含深意的。第一，养生保健、调理祛病都是系统性的，不是一个点，而是一条经，并且是上下相关的几条经。第二，问题的根本常常不在本经，而在上位经，要寻根溯源。第三，本经疾病将影响下位经，要做预防性调治。第四，本经、上位经、下位经之间的生克关系，是互动互根的两条线。治疗必须与防治相结合，调治并行，甚至合为一体。第五，本经与上位经、下位经的概念，在内涵和外延上涵盖了表里经的概念。

8. 五种罐态

临证中，根据负压力度大小的不同，罐具吸拔在人体上有五种状态，我们称之为“罐态”。这五种罐态对临证效果有很大影响，应当仔细体会和把握。

重罐：即负压力度偏大，处于人体承受力的边缘，有较强的皮肤痛感。

中罐：负压力度适中，没有强烈的皮肤痛感，或者虽有一定的皮肤微痛感但完全可以承受。

轻罐：负压力度较小，感觉较为舒适。

浮罐：稍稍有一点负压作用，罐浮吸在皮肤上，人体几乎感受不到罐的负压。

脱罐：罐具完全失去负压，经常性地脱落、落罐。

人的身体状况不同，体质不同，病情不同，有人喜欢大力度的重罐，有人喜欢力度小的轻罐，有人喜欢力度不大不小的中罐，应当根据具体情况，随时调整。但总的说来，如果不讲究技法而仅靠罐具负压发挥调治作用的话，力度稍大些会更有效果。但如果有系统手法、技法做基础，建议运用适中的力度。这样人体感觉好，功效也好。拔罐力度并非越重越好，也并非越轻越好。力度大小要根据人体的体质情况、接受程度、具体穴位和特定症状来决定。

浮罐、脱罐基本属于无效的罐态，必须尽力避免，但完全避免是不可能的。年龄不同，皮肤润泽程度不同，皮下脂肪薄厚程度不同，都可能会造成浮罐和脱罐。应随时注意，及时检查，及时增加负压，保持良好罐态。同时，请顾客和患者积极配合，以便保持较好的罐疗效果。

二、临证四辨

以下罐疗基本程序，主要应用于专业罐疗，也是全净通疏经罐疗的基本临床实践，读者可以参考。

1. 辨病

借助顾客和患者的自述以及临证罐诊，对其疾病的种类、性质和目前状态，做出基本判断。这个过程要使用排除法，根据中医理论及罐疗师对疾病的认识，锁定疾病类型，或锁定疾病范围。辨病是个基本功，需要必要的医疗专业训练和临床经验。

2. 辨经

根据这个疾病类型或疾病范围，确定其本经和表里经。以这个病的本经为中心，依据表里经的关系，进一步确定导致这个疾病的“上位经”，以及这个病向下传变和发生影响的“下位经”。换句话说，辨经就是使疾病归经。但这个归经，不仅仅是归本经而应是“归三经”——除本经之外，还要确定病的“上位之源”和“下位之流”，以便系统调治。以归三经为基础的调治，体现了系统调治和整体调治的思想，临床上也是最为有效的。

3. 辨区

疾病归经以后，要在“三经”上确定病点病区，并同时确定其对应点区。因此这里的所谓“辨区”指的是确定病点病区。辨区有两方面含义，一是要寻找并确定病区，包括痛点、病点、病区和病位。二是要寻找和确定该病区在身体不同部位的对应点区，包括反应点区、反射点区、全息点区等，以便综合施治。

4. 辨法

确定病区和相应的对应点区以后，就要有针对性地制定调治方案，确定应当具体运用的手法、技法。

上述四辨主要是整体罐疗中应予遵循的临证步骤。只有受过专业医学训练或具有足够丰富的临床经验的专业罐疗师，才能准确完整地实现上述环节和步骤，并取得较好的临证效果。应当说明的是，并非所有罐疗都需要这些复杂的环节，比如阿是罐疗就基本不需要，功能罐疗也只是部分地需要。也正因为如此，基于操作和调治的简便性，民间的、传统的和基础层次的罐疗才能广泛存在、长期存在。当然，传统的罐疗技术是必须要被超越的。

三、临证的补泻原则

罐疗的补泻问题，是一个应当特别关注和值得深入研究的重要问题。人们对这个问题一直很关注，也存在一些很严重的认识误区。譬如许多人把补与泻对立起来，并给予机械评价，错误地认为，凡补均善、凡泻皆恶。对拔罐疗法的看法更是谬误盛行，认为拔罐即泻，越拔越虚。这些认知都是错误的。

补与泻存在非常奇妙的对应关系，彼此互根、相互转化。人体总体上要补中有泻，泻中有补，补泻最终是平衡的。具体地讲，因为体质不同、病情不同，有人要以补为主，有人要以泻为主。就罐疗而言，一般地说，适当地泻，对现代人应当更有意义。祛除身体上的风、寒、湿、火，清除身体上的瘀、滞、痰、毒，都可以理解为广义的"泻"。良性的泻，会产生巨大活力。从促进代谢的角度看，只有适当地泻，造成局部暂时的良性缺失，才能激发人体自我修复能力，促进代谢，并全面提高人体自身活力。从提高自愈力的角度看，只有适当地泻，造成局部的良性损伤和积极扰动，才能唤起人体的再生与免疫能力，从而全面增强人体的自愈力。促进代谢，提高自愈力相当于提高人体造血能力，而单纯地"补"仅相当于输血。通常情况下，单纯输血绝非生命健康之道，所输之血常常难以被人体接纳，结果适得其反，贻害无穷。造血还是输血？哪种情形对健康更有利？结论应当是不证自明的。

这里，泻转化为补。良性的局部之泻，在整体意义上就是补，而且是最根本的补。补需要以适度的泻为前提，不泻则不补。补与泻的关系在很大程度上同扶正与祛邪的关系是相同的。扶正必须祛邪，祛邪才能扶正；祛邪必须扶正，扶正才能祛邪。虽然两方面因人而异，因病而异，不能等量齐观，但两方面一定是互根的彼此转化的。

罐疗的补和泻，与临床过程中的理念认知与技术把握密不可分。主要有两种情形，首先，在不同的穴区布罐，按不同的原则布罐，运用不同的技法，就会体现补与泻的不同特性。譬如有专事补的罐疗技法，有专事泻的罐疗技法，还有专事平补平泻的罐疗技法。又如，遵循平衡原则的布罐为补，否则为泻；遵循对称原则的布罐为补，否则为泻等等。其次，手法的不同运用也会体现罐疗的补泻倾向。与手法相关的因素有：走罐与留罐、走罐的方向，留罐时间的长短、负压的大小、扣罐的疏密等。举例来说：

第一，顺向（顺时、顺经）走罐倾向于泻，逆向（逆时、逆经）走罐倾向于补。

第二，留罐时间较长（15分钟以上），倾向于泻；留罐时间较短（15分钟以内），倾向于补。

第三，罐口大、负压大的，倾向于泻；罐口小、负压小的，倾向于补。

第四，多罐密排（罐距小于3cm），倾向于泻；多罐疏排（罐距大于7cm），倾向于补。

应当特别说明的是，罐疗的补泻具有强烈的相对性，补与泻在具体运罐过程中彼此转化，就如同阴阳互根、阴阳转化、阴阳互含一样。究竟什么是补，什么是泻，什么是平补平泻，什么是非补非泻，要看罐法的具体运用以及操作火候的把握。同时，影响补泻的因素也很多，比如病者的体质因素、病情的发展阶段等等。临证中要根据具体病情进行辨证，采取适当的取穴布罐方法和补泻操作手法。例如，适度的刺激为补，过度刺激为泻。与身体恢复能力匹配者为补，不匹配者为泻。再生能力强，泻即是补，再生能力差，微泻为补。小泻、短泻换取的是大补和长补。补与泻是对立统一的，无泻不补，即补必泻。

四、扣罐与起罐的顺序

扣罐和起罐的顺序会影响临床效果。阿是罐疗和功能罐疗由于用罐较少，作用于局部，方法也较为简单，对全身影响不太大，所以一般不必过于强调扣罐和起罐的顺序。但整体罐疗就不同了。它强调疾病的整体性，强调祛病的整体性，强调对人体经络气血、五脏六腑的整体调治。因而用罐数量较多，强调在身上以罐布阵，整体照应、相互匹配，而非简单扣罐，所以特别注意扣罐和起罐的顺序。否则，不仅会影响罐疗的临证效果，许多情况下，甚至还会影响人体的气血运行状况。

1. 扣罐的顺序

整体罐疗，通常采取先上后下的布罐顺序。

扣罐顺序为：头部、颈部、背部（胸椎部、腰椎部、骶椎部）、胸部、腹部、上肢部、下肢部。

2. 起罐的顺序

（1）留罐结束后，需先将罐具按顺序放气，然后起罐。罐内有血或有水泡的，要最后再起。起罐时切忌提拔罐具顶端的排气阀。起罐时动作要稳（委中尤甚），不要把罐内的血水流到气阀内，更不能让血水流到顾客和患者的身上、床上。背部大椎、腹部关元要最后起罐。

（2）根据病人的虚实来确定起罐顺序。虚者从下向上起罐。实者要从中间向上下两端起罐。若机体火旺，应当从上向下起罐。

五、皮肤微痛的健身价值

在罐疗调治过程中常常会产生一定的痛感。这主要是由经络不通造成的，当经络疏通以后痛感就会基本消失。此外，从未经受系统疏理的人体经络系统和皮部组织，一旦受到罐疗刺激，因不适应而有痛感，也是很正常的现象。但是如果一味地排斥微痛，就会陷入一种极大的认知误区和健康误区。现代人生活环境越来越优裕，身体受到痛感刺激的机会已经普遍不存在了。于是生理上、心理上以及整个生命系统的抗“挫折”、抗“打击”能力，越来越低，人的生命力在近似温室般的娇嫩环境中，变得越来越脆弱。当人们的感觉越来越舒适的时候，人类的生命力却越来越衰弱。这里面蕴含巨大的生命奥秘。因为无痛既非正常的生存环境，亦非正常的生命过程。如果我们一味追求无痛，生命就只能在安乐中快速退化并走向衰亡。微痛抑或是衰亡？我们的认知是：微痛是一剂难得的良药，微痛是一种医学价值巨大的保健疗法。我们的信念是：微痛有利健康，微痛强健生命，微痛帮助我们生活更美好。

1. 疼痛的生理功能

在生理学上，痛包含两种成份：痛觉和痛反应。痛觉是一种内在的感受和体验。痛反应则是致痛刺激引起的躯体和内脏活动变化，以及逃避、反抗等一系列的行为表现。从生物学的角度看，痛是一种保护性、防御性的机能。它警告机体正在遭受某种伤害性刺激，并促使机体做出应激反应，努力摆脱这种刺激的继续伤害。因此，当机体经常性地受到良性痛觉刺激时，人体生命系统就会经常性地处于警戒状态并不断提高和保持足够的防御能力。相反，当人体长久地失去痛感刺激时，人体的自我预警功能就会弱化，刺激反应性的自我防御机能逐步丧失。结果是人体自我免疫、自我抗病、自我修复、自我再生能力的全面退化，人们生出的疾病也越来越多，越来越怪，越来越突发、越来越难治，越来越晚期。所以，那些一味追求机体安逸、舒服、无痛的种种欲望、行为和文化，本质上是合情不合理的，其结果就是将我们的生命一步步地推向"安乐死"。以安全适度为前提的罐疗皮肤微痛，将从过度安适的危象中极大地唤醒、唤起和激发我们日趋麻木的身心，具有巨大而深刻的健身价值。

2. 皮肤微痛对神经系统的积极作用

当痛刺激作用于皮肤时，会出现性质不同的两种痛觉：先出现一种尖锐的、定位比较清楚的刺痛，又称快痛，刺激作用后立即发生，停止刺激后很快消失；接着是一种定位不甚清楚的灼痛，又称慢痛，通常是在施加刺激后 0.5～1 秒才感觉到，停止刺激后还能持续数秒钟，并伴有情绪、血压和呼吸活动的变化。在一定意义上，罐疗过程所形成的就是一种轻微的慢痛。这种慢痛会刺激满布神经末梢的皮肤，加速神经传导，激发痛感应器的灵敏度，提高整个神经系统的兴奋度和感应力，增强了神经系统与人体其他各系统之间的协调反应能力。罐疗微痛对人体神经系统以及人体各类防御与反应机制进行了全面动员，从而有效促进了人体显形系统和隐形系统的相应功能及其相互协调。

3. 皮肤微痛对代谢过程的积极作用

生理学认为，皮肤、粘膜和其他组织中的神经末梢是人体的疼痛感受器。当它们受到致痛刺激时，比如受到罐疗的强力负压作用时，就会释放出某些致痛物质，如钾离子、氢离子、血浆激肽、组织胺、5－HT、缓激肽、前列腺素等等。这些物质对人体正常生理机能发挥着重要作用。

例如，钾离子存在于细胞内液中（主要是肌肉、皮肤、红细胞、骨、脑、肝等组织和脏器），是细胞内主要的阳离子。它维持细胞的正常代谢；维持细胞内外渗透的相对平衡、细胞内外酸碱平衡以及电离子平衡；维持神经肌肉细胞膜的应激性；维持心肌功能。

罐疗过程产生的皮肤微痛，主要是在留罐、走罐、浅刺等具体罐疗技术的运用过程中发生的。如果气血瘀滞、经络不通，这种微痛可能还会增强；如果清除了瘀滞、疏通了经络，皮肤微痛就会大大降低直至消失。罐疗导致的皮肤微痛感，使身体自动产生了上述一系列特殊物质和多种生理反应，促进了代谢，例如心跳加快、血液循环加快、呼吸加速，轻微出汗、排尿增加等等。这些对机体产生的影响是积极的和正面的，从而增强了人体的生理功能，促进了身体的自我康复。

4. 皮肤微痛对免疫系统的积极作用

罐疗形成的皮肤微痛全面唤起和动员了人体的防御机制，促使人体进入全面抵抗状态，因而大大提升了人体抗病、防病和自愈的能力。

正如前面提及的，痛感反应会释放一些自体活性物质，从而促进人体免疫能力的积极提高。如痛感会释放5－HT即血清素，从细胞颗粒内释放、弥散到血液，并被血小板摄取和储存。5－HT作为神经递质，主要分布于松果体和下丘脑，参与痛觉、睡眠和体温等生理功能的调节。又譬如，痛感还会释放一种叫缓激肽的活性物质，对心肌梗死具有延迟性保护作用，还可以缩小心肌梗死的面积，从而有效保护心脏。

痛感会促进前列腺素的释放。前列腺素是具有多种生理作用的活性物质，广泛存在于许多组织中，除了来自于精囊，全身许多组织细胞都能产生前列腺素。不同类型的前列腺素具有不同的功能，对内分泌、生殖、消化、血液、呼吸、心血管、泌尿和神经系统均有积极作用，尤其是对调治哮喘、胃肠溃疡病、高血压及心血管疾病，更具积极疗效。

5. 皮肤微痛对心理健康的积极作用

每个人的痛阈是不同的，而且同一个人的痛阈也是有变化的。影响痛阈有很多因素，如体质、个性、情绪、年龄、环境、文化程度、社会背景、对疼痛意义的理解等。积极情绪和接受性认知，可以较大地减少痛感，而消极情绪则可以增加痛感。研究发现，情绪安静者比紧张者的痛阈平均高26%。

今天的人们经常处于心理高压、精神紧张和情绪焦虑状态，因而普遍对疼痛比较敏感。日益“无痛”的生活环境，又进一步降低了人的痛阈，形成恶性循环。罐疗产生的良性皮肤微痛，人为地造成短时内的高度紧张，而这种紧张之后则是高度的放松和舒缓。因此，罐疗微痛，因微痛而生成的积极紧张，是消除生活紧张、工作紧张、机体痛苦以及由此造成的心理焦虑、心理痛苦和心理疲倦的有效途径。它可以总体上缓解和控制焦虑、紧张、忧郁、无聊、疲乏、自卑等心理问题，逐步恢复正常、积极的心理状态，从而全面促进精神健康。

6. 皮肤微痛的综合健身价值

罐疗产生的皮肤微痛，全面刺激了人体的各个系统，如神经、感觉、循环、呼吸、消化、泌尿、内分泌、生殖、运动等显形系统，当然也刺激了隐形的经络和精气神系统，因而对人体的各个脏腑系统形成了全面的发动与唤起，提高了各个系统的工作活力，促进了它们的相互协调，最后全面增强了它们的工作效能。

正如生活中的挫折和磨难，会让人更坚韧、更智慧、更成熟、更具生存能力一样，罐疗中的皮肤微痛，对人体是一种轻微的“苦难”、“挑战”和“打击”，是一种良性挫折、良性刺激。经常经受这样的良性刺激，生命也会因此而变得更坚强、更健康、更具生存能力。

让生命经常感受到微痛，生命才会蓬勃茁壮。

可控的、有限的皮肤微痛应当是人类保持健康的一副良药，也是人类避免日常疾病、避免严重健康危机、快乐长寿的最好出路。以自主的小危机，换取长久的大康宁——这应当是智慧人类的理智选择。“生于忧患，死于安乐”的古训，不仅适合于社会发展和民族生存，也同样适合于人的生命存在，适合于人的身心健康。甚至可以这样说，这个真理原本就源于人的生命过程。

当然，尽管是皮肤的微痛，罐疗过程中还是应当尽量地去减小它、降低它，使之接近“无痛”，因为毕竟有太多的人是不愿为康宁的未来而承担当下之痛的，而且“趋利避害”乃是人的生物本能。为此，一方面，罐疗服务有义务为顾客和患者提供一个静雅舒适的环境。另一方面，罐疗师也应及时与顾客和患者进行适度的沟通、必要的暗示和真诚的倾听，积极改善其情绪。这些因素和努力都可以有效减轻皮肤微痛，有效提高顾客和患者的痛感阈值，增加其对痛感的承受能力。

六、罐疗与皮肤感染

浅刺罐法和发泡罐法是全净通疏经罐疗的基本技术内容，其主要功能是增强罐疗的透皮拔除作用，帮助把局部的经络垃圾和各类毒素排出体外。有人担心：皮肤会不会因此而感染？这种担心是非常必要、非常合理的。但根据我们的大量临证经验，只要采取了规范的消毒措施，只要遵守规范的卫生管理制度，罐疗中的皮肤针浅刺是不会造成皮肤感染的。同时我们还应当对皮肤感染问题，有一个更深层次的认识。

1. 浅刺不会发炎感染

人类生活在自然界中，无数的细菌和病毒充斥着每个角落，时刻围绕着我们，但感染并非随时发生，即使发生轻微的感染，也会很快自愈，而非必然引起疾病。原因在于，人体本身拥有一套完整的自我防御系统。进入体内的少量致病微生物，在益生菌及其代谢物的作用下，会被迅速消灭。同时，血液中的单核细胞、吞噬细胞、免疫细胞和它们产生的抗体，也会迅速消除各种致病因子，从而保障机体健康。只有当人体抗病能力下降的时候，如在过度疲劳、气滞血瘀、气机逆乱、精气耗损过度、精神压力过大的时候，或者在致病微生物毒力强大且数量过多的时候，人体才会感染发病。如果能及时预防上述情形的发生，人体是不会轻易感染的，也不会轻易生病。

炎症是临床常见的一个病理过程，可以发生于机体各部位的组织和器官。急性炎症通常具有红、肿、热、痛、机能障碍等变化，同时往往伴有发热、白细胞增多等全身反应。这些变化是机体与致炎因子进行抗争的客观反映。这种抗争贯串在炎症过程的始终。致炎因子作用于机体后，一方面引起局部组织细胞的损害，使之发生变性、坏死；另一方面，又激起机体抗病机能的增强，以利于消灭致炎因子，使受损害的组织得到修复。

皮肤针浅刺对于机体而言，是一个极为轻微的表皮刺激，与上述引起感染和炎症的各种情况完全不同。首先，罐疗过程中，罐具和皮肤是经过规范消毒的。其次，皮肤针是一人一针。第三，劝导顾客和患者罐具专用。第四，负压作用原理，使罐疗穴区成为一个具有高免疫性的特殊区域。因而，罐疗过程中运用皮肤针浅刺法，通常都不会发生炎症。皮肤浅刺实质上都是一种积极的、自主的、有限度的、可控的良性刺激。这种刺激可以唤起和发动人体的抗病机制，增强抗病机能，消灭致炎因子，整体提升生命能力，对人体健康是非常有益的。

2. 良性炎症有益健康

罐疗过程中，个别发泡穴区有时也会发生轻微炎症或疑似炎症现象，但除少数发泡处稍有痛感、发痒、色红之外，不会发生任何不适反应，更不会引起发烧或其它疾病。而且，毒素拔除干净之后，发泡排毒之处的轻微炎症就会自动消退并结痂愈合。整个过程始终都不会发生超出穴区范围的常规炎症。

炎症是机体的一种抗病反应，对机体是很有利的。例如炎性充血：能使局部组织得到较多的氧、营养物质和防御物质，局部组织的代谢与抵抗力增强；渗出液能够稀释毒素，其中所含的抗体能消灭细菌病毒；渗出的纤维蛋白凝结而成假膜，形成屏障，能够阻止病原菌向深部蔓延；渗出物中的白细胞和巨噬细胞能吞噬细菌，还能吞噬清除坏死崩解的细胞碎屑；炎区的浆细胞和淋巴细胞能产生抗体以中和毒素；组织增生能够修复炎区所造成的缺损。可见，即使是局部真的发生轻微炎症，也是自主的、可控的、良性的，是非常有益健康的。当然，罐疗穴区无论是否发泡通常都不会发生常规意义上的炎症。

3. 罐疗穴区是高免疫区

罐疗的强力负压、透皮拔除和深度引动作用，使局部迅速充血、瘀血、毛细血管破裂，红细胞破坏，发生溶血现象。红细胞中血红蛋白大量释放，对机体是一种良性刺激。它可以通过神经系统对组织器官的功能进行双向调节，促进白细胞的吞噬功能，大量吞噬局部的细菌病毒，提高皮肤和局部组织对外界变化的敏感性及耐受力，增强机体免疫能力。

从罐疗负压的临床功能上看，罐疗负压作用使以穴区为中心的局部组织和器官血液循环迅速改善，增强了代谢能力，快速带走炎性渗出物及致痛因子，减少或消除其对神经末梢的刺激，消除肿胀，缓解疼痛。同时，局部白细胞的激增和吞噬功能的增强，能够迅速缓解和消除炎症，增强抗病功能。另外，罐疗负压使汗毛孔充分张开，汗腺和皮脂腺功能受到刺激而加强，促使皮肤表层衰老的细胞脱落，从而使体内的病气、毒素、各种经络垃圾得以透皮清除和加速排出。

上述各种积极的生理变化，都是以罐疗的负压穴区为中心发生的。罐疗穴区形成了一个特殊的“岛”——凸显于皮肤表面的立体的岛，或者显露于经络气血之海面上的一角冰山。这个岛是个“生态岛”，是沟通“地下”的一个能够自动闭合的通道出口。这样一个生态旺盛的穴区，抗病能力更强大，生命活动更活跃，实际上是一个高免疫区，其免疫能力要远高于其它非拔罐区域。这个现象与国家安全是相似的。每个罐疗穴区实际上都是一个“局部冲突区”，甚至是一个“局部战争区”。但这个冲突区是主动设立的、有限度的和完全可控的，冲突主导方的整体防卫能力和作战能力，会因此而得到综合提高，国家将具有更高的安全能力。

除了罐疗穴区的高免疫能力之外，在临证中我们还发现，从这些罐疗穴区中拔除的有毒物质，其毒性极高，可以很快毒死多种昆虫。虽然罐疗的拔出物需要做进一步的科学研究，但我们也可以认为，作为高排毒区的罐疗穴区，罐疗期间一定是某种高毒性区，其毒性可能要远高于一般细菌病毒，因而罐疗穴区通常不会感染。此外，罐疗的核心原理是负压作用，罐疗一结束，罐疗穴区因负压而形成的特别通透开口就会自动闭合。但负压在罐疗穴区造成的“向外表”的力量，即使在起罐之后也将持续存在一段时间，形成某种抗拒外部力量进入的“高势能区”。这为罐疗穴区避免感染，阻抗有害物质侵入，提供了某种生物物理性的自动保护。

总之，这样的高免疫区、高毒性区和高势能区，常规感染是很难发生的。因此，对罐疗穴区，基本上不用担心感染。上面曾经提及，运用发泡疗法时，如毒水尚未出尽，发泡部位愈合缓慢，个别发泡部位会出现轻微的疑似炎症现象，如轻微发红、发痒等，但只要继续罐疗，轻微的疑似炎症现象就会完全消失，局部会自动结痂愈合。临症事实也反复证明：即使刚刚做完罐疗，也可以马上冲澡，正常穿衣、正常作息，都不会感染致病，而且迄今尚未发生过因罐疗而感染致病的个案。

通过罐疗穴区的种种特点分析，我们有理由相信，当我们身体上的重要穴位，经络的重要连接点，脏腑的重要反射点，器官的重要全息点等关键点区，都变成高免疫区的时候，不仅局部不会感染，而且那些高免疫区所产生的免疫能量还将惠及全身。我们身体的整体抗病能力、自愈能力将因此而大幅提升，我们的身心将更加健康，我们的生命将更具活力。

在关注罐疗穴区感染问题的同时，还要注意防止发生交叉感染。如果是家庭罐疗，只要实施正常消毒措施，比如用医用酒精消毒，一般不存在这个问题。主要是医疗机构和养生保健机构，对这个问题要特别注意，必须执行严格的消毒卫生制度。顾客和患者在接受相关健康服务时，也应特别注意选择那些卫生制度规范严格，卫生状况良好的医疗卫生机构或养生保健服务机构。

第三章　拔罐疗法的常见类型

以下是近年来在一些罐疗书籍上经常提及的具体拔罐方法，我们做了一些归纳和分类，汇总于此以供参考。要具体学习使用哪种方法，还需要更具体的资料和更专门的学习。

一、单纯罐法

单纯罐法，是指在拔罐穴区不使用其它辅助方法，单纯以罐具的负压以及对负压的技术运用来调治疾病的拔罐方法。临床上单纯罐法一般有两种，一是火罐法，二是抽气罐法。

1. 火罐法

即利用火焰，将罐内氧气燃尽达到排除空气的目的，使之吸附于皮肤后形成负压，从而达到治疗目的的拔罐治疗方法。这种方法运用最广泛，一般运用拔罐方法的中医单位都用这种方法。火罐法根据操作方法不同又分为投火法、滴酒法、闪火法、贴棉法和架火法。

（1）投火法是民间百姓常用的一种简易的拔罐方法，方法是将纸片或小薄棉花点燃后，投入罐内，然后迅速将火罐扣在欲拔部位。因为纸片或小薄棉花并没有固定，因此此法，仅适用于拔身体的侧面，以免纸片掉在皮肤上而引起烫伤。不宜上下垂直地扣于皮肤上。但如果确有需要，也可用稍长的小纸卷，点燃纸卷的一端并将燃火端放入罐具，随后将罐具扣在皮肤上。因为有小纸卷的尾端顶在皮肤上，既能使火罐吸拔于皮肤上，又不易烫伤皮肤。本法简便，不需要酒精，适合家庭使用。

（2）滴酒法是将酒精或白酒滴入罐内，通过燃烧产生负压。

方法是：罐口朝上，将酒精或白酒滴入罐内底部大约两、三滴，然后转动罐体，使酒精均匀地沾湿罐的底部内壁，以罐口朝下酒精不致流到罐口为度，点燃酒精后迅速将罐扣于皮肤。本法操作简单，不需要其他辅助用品，酒精、白酒均可用，适用于家庭使用。

（3）闪火法是中医师最常用的拔火罐方法之一。一只手持镊子，夹好一个棉球，另一只手握住罐体，使罐口朝下，将镊子蘸酒精点燃后，迅速伸入罐内至罐体底部并马上抽出，然后迅速将罐体扣在需要拔的部位，此时罐内因燃烧而形成真空负压，罐具被吸拔在皮肤上。罐内负压的大小一般根据临床经验和患者的体质，调整闪火及扣罐的速度。注意不要将酒精沾在罐口上，棉球上也不要蘸酒精过多，以免烫伤皮肤。

（4）架火法也是家庭常用的一种拔罐方法，具体操作方法是：先选好需要拔罐的部位，以胶木瓶盖、捏成的薄面饼、或小酒杯等作为隔物摆放于皮肤上，隔物不宜太大或太厚；再将小酒精棉球置于摆好的隔物上；点燃酒精棉球后，把罐体迅速扣在其隔物上即可。此种拔罐法取材方便，安全性强，不易烫伤，适于初学者和家庭保健拔罐，不足之处是只适用于拔固定罐，不适于使用其他手法，否则隔物容易脱落。采用此法也要注意棉球蘸酒精要适度，嘱患者不要移动身体，以防酒精和棉球烫伤身体。

2. 抽气罐法

将罐具扣在皮肤上，利用机械抽气方法，排除罐内空气，使罐具内形成真空负压的拔罐疗法。目前最具代表性的抽气罐法就是真空拔罐疗法，是在传统拔罐的基础上改进而成的，与传统拔罐方法相比有了很大更新和发展。首先它用塑料等材料制成，比玻璃罐轻便耐用。罐的顶端设有一个压力调节阀，可以随时调节，随时可以增加和减少负压大小。抽气罐的罐口尺寸有不同型号，适用于人体较多部位。罐口也有不同样式，平口罐，适于走罐、留罐等；波形口罐则适用于关节或其他非平坦部位的拔罐。同时，罐体透明也易于随时观察患者皮肤表面变化。罐内负压可以自由调节，因而可以保持较大和较持久的负压。起罐方便，不会发生各种传统火罐难于起罐的问题，具有很高的安全性，不用担心烫伤皮肤。总体上讲，抽气真空罐应当是目前最适合操作的罐具样式，无论是家庭保健还是专业治疗，都是非常实用的。

目前最好的抽气真空罐是用新型高级复合树脂材料制成的。通透、轻巧、有弹性、有硬度、不怕摔碰，经久耐用。只是由于成本高，不易损坏，重复消费率低，只有极少数单位才使用这种材料。例如以罐疗技术为核心产品的全净通罐疗研究院，五年来一直使用的自有品牌罐具，就是用新型高级复合树脂材料制成的，符合其长远发展规划及其根本诉求。

抽气真空罐适合家庭使用，也适合专业使用。

抽气真空罐可以说是继传统水煮罐、拔火罐以后，罐疗发展历史上的又一个里程碑。为罐疗方法在当代的普及和运用，奠定了工具基础。

二、复合罐法

复合罐法，即在拔罐的同时使用其它辅助方法，以提高疗效的拔罐方法。如先用针灸，再行拔罐的针罐法，就属于复合罐法。目前大多罐疗方法基本都是复合罐法。主要原因是，单纯罐法对罐疗技术的要求很高，这一点人们很难做到。另一方面，一般的“阿是罐疗”适应症范围较小，为了提高疗效，通常使用复合罐法。此外，罐具的生产厂家，也因某些复合罐法所需罐具的特殊性而增加了市场卖点，因而乐于生产，如注射药罐、磁罐、电罐等等。

目前常见的复合罐法有药罐法、针罐法、挑痧罐法、灸罐法、按摩罐法、温水罐法等等。

（一）药罐法

即在拔罐的同时再加上药物以增强疗效的拔罐方法。常用的药罐法有以下4种：

1. 煮药罐法

将根据具体病情配制的中草药袋（里面的药应为松散状态），放入清水内煎沸约15~30分钟。然后取出药袋，再把竹罐放入药液中续煮约15分钟，而后取出竹罐迅速扣在皮肤上。一般比例为：药物1份，水8份，药液能浸没竹罐即可。临床上要根据治疗所需竹罐的数量，调整加减药量和水量。每剂药水可反复使用6~7次。

煮药罐法常用于治疗痛症、麻痹症、瘀血症等。具体病症如风湿性或类风湿性关节炎、神经痛、痛经、肢体痿痹、感冒、疮毒等。采用的药物，多具有辛香走窜、祛风除湿、散寒通经、活血化瘀等功效。

2. 敷药罐法

即根据病情选取伤湿止痛膏等药贴，再选取一定的药膏，或将生姜、蒜头和有关草药捣烂，敷贴于拔罐穴区（面积要小于罐口内径）上，然后再进行拔罐的方法。

易于制作的敷料举例：

（1）止痛膏贴：即先贴用伤湿止痛膏、麝香追风膏等敷贴后再拔罐。可增强拔罐的效果，适用于跌打、风湿、痛症、咳嗽等症状。

（2）敷姜：将生姜捣烂，敷贴于患部，然后拔罐。生姜性温，具有散寒、除湿、疏风、通经络的作用，对皮肤有较强的刺激，能加强拔罐的效果。一般除早期跌打扭伤不宜使用外，其他疾病均可使用。

（3）敷蒜：将大蒜头捣烂，敷贴于患部，然后拔罐。大蒜头具有温经散寒，祛风除湿，活血化瘀，以及解毒、拔毒等功效，对皮肤有强烈的刺激性，可加强拔罐的效果。在临床上敷蒜罐常用于疖疮痈毒、肺炎、百日咳、肠炎等，也用于中医的风寒湿痹等病症。大蒜的刺激性强，敷贴时间不要过长。

3. 涂药罐法

即指先涂抹某些药液再拔罐的方法。常选用的药液有：云香精、正骨水、扭伤灵、肿痛灵、驱风油、风油精、清凉油、麝香风湿油、红花油、跌打风湿药酒、生姜汁、大蒜汁等。功效是：能够疏通经络气血，对抗及祛除致病因素，提高罐疗效果。具体病症如跌打闪挫、风寒湿痹痛（包括风湿性、类风湿性病变，神经痛、慢性筋骨劳损等）、内脏疼痛等症都可选用上述各种药液。但风油精、驱风油等药液刺激性较强，使用时应当加以稀释。对小孩、皮肤细嫩者、皮肤有损伤的，应小心使用。

（二）针罐法

即针刺与拔罐相结合的一种治疗方法。其优点是可使针、罐产生协同的治疗效果，从而提高疗效。操作方法是，先在皮肤上进行针刺，而后再在针上拔罐，留罐 10~20 分钟起罐后再拔针。根据针的类别不同，针罐法可分为以下五类：

1. 毫针罐法

对选定的部位，先用毫针针刺，再行拔罐的方法，亦即毫针与拔罐相结合的方法。临床实践证明，针刺具有增强拔罐之疏通经脉气血、祛除邪气、调理阴阳的效应，两者可以协同治疗、增强疗效，普遍适用于多种类型的疾病。毫针罐法根据针刺的方式不同又可分“出针罐法”和“留针罐法”。

（1）出针罐法：先在有关穴位上针刺，“得气”后再持续快速行针（强刺激）约 10~20 秒钟，然后出针。不按压针口，立即拔罐。

（2）留针罐法：在相应的穴位上针刺“得气”后，不需持续捻针即可拔罐，将针罩在罐体内，直到起罐后才出针。应特别注意的是：针刺宜浅不宜深，皮外所留针的长度宜短不宜长，防止扣罐后把针压弯，不易取出，更要防止针刺超过正常深度，扎伤身体内部组织，尤其是在胸腹部、背部、肾区以及有较大血管、神经分布的部位。

这种方法要求医者有较高的针灸技术水平。

2. 刺罐法

这种拔罐方法也可以称作“刺络罐法”，要点是：先用三棱针、缝衣针、粗毫针、小刀片等刺破穴位、病灶、表皮显露的小血管，使之出血、出脓，然后立刻扣罐，吸出瘀滞的血液、组织液、脓液、腐败组织，从而达到治疗疾病目的。在操作上，也可以先行拔罐（疮毒脓肿者除外），局部充血出现丹痧之后，再在淤斑最明显处刺破，使其出血。

本法适用于病程短，症状重，表现亢奋，具有红、热、痛、痒、游走不定等实证者。如感染性热病、内脏急性疾病（支气管炎、急性胃炎、胆囊炎、肠炎等）、肝胆亢盛型高血压、神经性皮炎、皮肤瘙痒、丹毒、疮痈、急性软组织损伤等。但这种方法通常会给患者带来一定痛苦。

3. 挑罐法

这种方法是：用三棱针、缝衣针挑断穴位上或病理反应点（如变色点、结节、怒张的小血管等）上的皮内、皮下纤维，然后再拔罐治疗。

本法的适应范围广范，无论体质虚实的各种类型急慢性病症均可采用，具体病症如慢性支气管炎、哮喘、冠心病、高血压、胃肠慢性炎症、风寒湿痹痛、皮肤病、痔疮等等。

具体操作可以参考如下方法：

先行皮肤敏感试验，然后局部常规消毒，用2%普鲁卡因注入皮内，呈小米粒大小隆起，然后医者以左手拇指和食指将受术部位撑开绷紧，右手拇指、食指、中指持针，针与皮肤呈60～70度角，迅速刺入皮内，以腕力使针尖挑断皮内纤维或怒张的小血管，如此反复挑刺10余下，使针口逐渐深入皮下。在针深入皮下挑断纤维组织时，要求将针口下四周的皮内、皮下纤维拉出挑断，如挑不断时可用刀剪断（要特别注意消毒）。

针挑术熟练者，挑破的皮口小如芝麻，只要注意卫生、维护得当，不使针口感染，一般不会留疤痕。挑毕立刻拔罐。留罐时间通常是 10～15 分钟，虚弱者时间略微缩短。起罐后用消毒棉、纱布沾酒精或生理盐水或冷开水清洗局部血污，针口涂碘酒加盖敷料。原则上凡是拔罐区均可进行挑罐法。经过挑刺的伤口可用艾条灸 10 分钟左右。

这种方法操作起来比较复杂，需要严格消毒和一定的医疗条件，更适宜医院的中医专业人员使用。

4. 皮肤针罐法

这种方法是通过使用皮肤针点刺拔罐区，使皮肤出现一定程度的反应，如潮红或轻微的出血点之后再行拔罐的方法。适用于各科急慢性疾病。

具体操作方法是：先局部常规消毒。右手握住皮肤针柄的后半部，不要过紧或过松。要用腕力点刺，落针要稳、准、快。针尖与皮肤呈垂直接触，不可倾斜。点刺要快，一般每秒点刺 2～4 次为宜。临床上，点刺力度对调治效果会有影响。

（1）轻度点刺：点刺力度较轻，以局部皮肤略有潮红为限。

（2）重度点刺：点刺力度较大，以刺至局部皮肤明显发红，有少许轻微出血点为度。

（3）中度点刺：介于轻、重之间，以刺至局部皮肤有潮红、有痛感，但不渗血为度。

临床上，根据患者病情、体质、部位，选择不同手法。对小孩、年老、体弱和初诊精神紧张者，宜用轻度点刺；对壮年、急性病、顽固性疾病等，一般用中、重度点刺；也可以根据病情及患者对针刺的耐受程度，由轻度开始逐渐加至中度、重度点刺。每次皮肤针点刺后留罐 7～15 分钟。点刺面积一定要小于罐口内径。

5. 火针罐法

具体方法是：用钨钢制作的火针于酒精灯上烧红后，迅速刺入特定穴位或病灶部位，然后立刻拔罐。

在临床施术时，要注意避开大血管、神经。为了使刺入准确，可在局部涂以碘酒或紫药水作标记。将需要挑刺的部位做常规消毒，而后将烧红的针尖快速刺入，到预定深度之后立即拔出，再留罐5~10分钟。如果没有火针，可用大号缝衣针或细三棱针替代。本法有温经散寒，软坚散结的作用，刺激力度大，适用于寒湿性痹痛、良性结节肿块、冷性脓疡等病症。这种方法在操作上有一定难度，患者有一定痛苦，比较适宜医院的中医专业人员使用。

（三）挑痧罐法

这是一种在拔罐之后，对明显的丹痧或瘀斑中心进行挑刺的治疗方法。多用于感染性热病、神经痛、风湿痹痛、痛经、咳嗽等。挑刺时要求简捷、浅在，于每个点上迅速挑刺2~3下，深达皮内、皮下均可，不强调挑出纤维组织，以破皮渗血、渗液为度。术后涂碘酒或75%酒精消毒，可不加敷料覆盖。此法刺激中等，不会遗留疤痕。

（四）灸罐法

以艾条或艾绒先在局部施灸，然后拔罐，以提高临床疗效的治疗方法。

艾灸除可以增强拔罐的物理刺激外，还可以通过药理作用，增强拔罐的疏通经脉、温行气血和拔除寒湿邪气的作用。这种方法的适应症很广泛。但局部软组织红肿、发热显著，以及不能准确表达温热感觉的人，如小儿、神经麻痹者等，不要运用这种方法。根据灸物的不同，灸罐法可分为下列三种。

1. 艾灸罐法

手持点燃的艾条，靠近穴位约1厘米灸之，使病人感觉温热为宜，连续灸5~10分钟，使局部皮肤潮红为止。这种灸法称“温和灸”。艾灸后随即留罐。

2. 姜艾灸罐法

将艾条内的艾绒取出适量，捻成上尖下大的圆锥艾炷。将生姜切成厚约2毫米的薄片，以针穿数孔，贴于穴位上。把圆锥艾炷放在上面。点燃后待病人觉得灼热难以忍受时便将艾和姜片取走，再换姜艾灸上。如此反复数次，直至皮肤潮红为止。每燃换一个炷艾称一壮，5～7 壮为一疗程。此法是姜艾结合，能加强温通效应，起协同治疗作用。刺激时间虽然比艾条温和灸稍短，但刺激作用集中，热力渗透较深入。

每次灸后即可留罐。

3. 蒜艾灸罐法

将生姜片换成大蒜头片，操作方法和要求与“姜”艾灸罐法相同。主要用于疖疮、痈毒、肺炎、支气管炎、肠炎等感染性疾病，也可用于风寒湿痹证者。

（五）按摩罐法

方法是：先在拔罐穴区做指压、捏拿等按摩，而后再行拔罐的治疗方法。目的也是为了加强物理刺激，提高治疗效应。本法刺激力较轻，一般病症皆可适用，对颈肩腰背等部位的酸痛麻木等症尤为适宜。

（六）温水（或药水）罐法

又称水气罐法。即将 45°C 左右的温水装入玻璃罐或竹罐内，在罐体内转一下，把水倒掉并快速把罐具扣拔在皮肤上。温水罐是用温暖水气来增强负压刺激的，温水不宜过少，过少则暖刺激的时间较短，效应较差。温水罐较适宜于局部寒冷不温、虚寒和实寒类病症，借助水温会促进经气畅行。对于老年人和皮肤干皱者，用温水罐可润柔皮肤，也可减轻疼痛。

第四章　全息罐诊及其应用

一、关于全息罐诊

中医诊断具有重大医学意义。其最大价值在于，“前置诊断”而非“后置诊断”。也就是说，它不但可以准确地发现已病，而且还能够准确地发现欲病和未病，从而为未病早防、欲病早治、已病早控提供前提条件。这要比那种等疾病已在体内生根长成之后，才能发现病灶的后置性诊断，更具意义和价值。中医诊断是中医学贡献给人类的伟大医学财富。只是由于近代国人缺少整体关照、纵横开阖的认知智慧，过分地痴迷于西方工业思维，过分地崇尚物质技术和工具理性，因而在主流医学的实践中基本抛弃了中医智慧，丧失了真正疾病预报的能力，仅仅留下了一些中医的皮毛和表象。这是中华医学智慧的悲哀。

中医诊断有多种形式。常见的有面诊（色诊）、舌诊、脉诊、手诊等等。“全息罐诊”是一种尚未被人们充分认知的中医诊断方法。

1. 什么是全息罐诊

（1）背腧穴

全息罐诊以背腧穴为基础，因而首先要对背腧穴有个基本认识。背腧穴是人体脏腑之气输注于腰背部的腧穴。每一脏腑均有各自所属的背腧穴。脏腑与所属背腧穴存在特殊联系，即存在直接对应关系。当某一脏腑发生病变时，其所属的背腧穴常会出现压痛等病理性反应。因此，如某一脏腑及其联属的组织器官发病时，即可选取所属背腧穴进行诊断和调治。反之，对特定背腧穴进行调理和良性刺激，即可以调治与之对应的脏腑器官。

背腧穴具体包括：肺俞、厥阴俞、心俞、肝俞、胆俞、脾俞、胃俞、肾俞、三焦俞、大肠俞、小肠俞、膀胱俞。

（2）全息罐诊

根据中医经络学和全息学理论，人体的经络穴位是各脏腑及其联属组织器官的体表全息反射点区。背腧穴是人体脏腑最直接的反射点区。全净通疏经罐疗的做法是：在背腧穴上扣拔十八个罐，根据罐印的不同特象，可以对人体脏腑健康状况做出准确诊断。这种诊断方法，我们称之为“全净通全息背腧十八罐诊”简称“全息罐诊”或“全净通十八罐诊”。具体方法是：主要在背腧穴上扣拔十八个罐，5~10 分钟后取下，根据每个罐印的不同颜色、温度、软硬、有无毛孔，以及皮肤的特殊变化，根据罐印有规律的特征表现，对所对应脏腑及联属组织器官的健康状态，以及病情的轻重、寒热虚实等属性，做出判读。这种罐诊法不仅对已经生成的疾病能够准确诊断，而且还可以早期发现体内脏器功能的异常变化，对于防未病、治欲病、止已病都有重要价值。

2. 全息罐诊的理论依据

理论依据一：经络学说中的皮部学说。

全息罐诊的施术部位是人体体表，属经络学中的皮部。体表皮肤按十二经脉的循行分布而划分为十二个区域，称十二皮部，为人体经络系统的重要组成部分。皮部是包裹人体的最外层，有分泌汗液、调节体温，适应四时变化，保护机体，抵御外邪侵袭的作用。皮部是十二经脉之气散布的部位，与体内脏腑构成紧密的整体联系。皮部之表与脏腑之里，存在着从表到里，从里到表的物质、能量和信息的传递关系，同样也存在疾病的“传变”关系。皮部实际上是脏腑及其联属器官的外部“显示屏”或“读取器”。所以皮部的色泽变化、温度变化、硬度变化、斑疹特点和敏感点等，一直是传统中医学望诊、触诊等诊断方法的重要内容，也是中医诊断的基本依据，如见青紫色多为痛证，见红色多为热证，见白色多为虚证或寒证等等。在背腧拔罐，根据背腧皮部的变化，可以非常准确地判断脏腑健康状况。

理论依据二：背腧穴与脏腑存在直接对应关系。

关于背腧穴，中医经典《黄帝内经》是这样阐述的："足太阳脉气所发者七十八穴，……五脏之腧各五，六腑之腧各六。"这就是说，背腧穴分布在足太阳膀胱经上，且对背腧穴直接以脏腑冠名，提示其与脏腑经脉有着直接紧密的关系。足太阳膀胱经在巅顶、风府等处与督脉直接交会，且与足少阴肾经相表里，决定了它"诸阳之属"这一特殊地位。背腧穴既是脏腑之气输注的穴位，直接联系各脏腑，又是位于"诸阳之属"的膀胱经背腰部，属阳中之阳，总领一身阳气。所以，任何脏腑发生病变，都会首先在所属的背腧穴上表现出来。如出现压痛、颜色、温度、硬度、毛孔、斑纹等方面的变化与反应。应当说，通过背腧穴诊断脏腑疾病，其准确程度是相当高的。

背腧穴是人体脏腑最大和最直接的对应点和全息点，背部是人体脏腑最大和最直接的全息区。以背腧穴和背部为基础的拔罐诊断，本质上是一种人体最直接的全息诊断。

3. 全息罐诊的临证优势

（1）简便明了、易于把握。人体背部面积大而平整坚实，背腧穴位排列整齐，与脏腑直接对应且距离最近，是反映脏腑病邪的最佳位置和最好窗口。因此在背部拔罐诊病，最易于读取脏腑信息，易于操作，易于观察，易于学习，是一种非常实用有效的诊病手段。

（2）提前预报疾病。人是一个有机整体。任何一个部位发生病变，都会影响经络系统，都会影响脏腑经气。更确切地说，任何疾病首先都会通过经络系统体现出来，特别是首先在相应的背腧穴上有所反映，即便是微小潜在的疾病信息也会有所反映。因为背腧穴是距脏腑最近的直接对应点。同时，在背腧穴拔罐诊病，可以进一步放大脏腑信号，便于清晰提取和判读。因而，罐诊能够对脏腑异常现象做出早期预报，为"防未病"、"治欲病"提供临证依据。

如背腧穴出现痛点或异常，表明相关脏腑功能失调，疾病正在形成。虽然常规检查通常没有异常指标显示，但实际上，这个时候已经非常有必要对人体进行预防性调治或进行早期干预了。与常规治疗医学相比，罐诊更多地显示了疾病预报的特性。

（3）发现和预报疾病具有很高的准确度。正如上面提到的：背腧穴为“诸阳之属”的阳中之阳，阳气浮越于外，病气也会最先显现于背腧穴；背腧穴是脏腑经气输注的通道和枢纽，能够敏感而准确地反应脏腑的疾病信息；拔罐负压放大了脏腑信号，更易于提取和判读。因而运用背腧拔罐诊断的方法来及时发现疾病和预报疾病，与身体上的其他许多反射点区、全息点区相比，具有更高的准确度。

（4）可以对人体健康状态做出整体判断。人体背部不仅有与脏腑直接对应的背腧穴，还有很多全身全息对应点区。用罐诊方法综合判读相关信息，既能够诊断和预报特定脏腑的功能状态，也能够诊断和预报脏腑以外的其它各组织器官、肢体的功能状态，还能够对人体气血、阴阳、虚实、寒热、表里等方面的状况，做出总体诊断。因此，罐诊对人体健康状况的判读，既可以反映人体的局部状况，也可以反映人体的整体状况。

4. 全息罐诊的技术特点

（1）反向对称。背腧穴及其它背部全息对应点区，在反映对象上具有综合性和反向对称性。首先是两极反向对称、左右反向对称。上端的穴位及反应点可以反映下部的疾病，下端的穴位及反应点可以反映上部的疾病；左边的可以反映右边的疾病，右边的可以反映左边的疾病。同时，处于中间部位的穴位和反应点区，其反映特点带有更多的综合性。

（2）腹背对应。人体经穴是腹背相关的。如《难经本义·六十七难》曰：“阴阳经络，气相交贯；脏腑腹背，气相通应。”这表明，背部的背腧穴及腹部的募穴，由于相互气贯气通，各自的病理反应具有直接的对应性和一致性。如胃脘部位疼痛，可以同时在胃腧发现痛点或特定反应。正是由于腹背经气相通，因此背腧与腹募对脏腑疾病的各自反映，可以相互参考彼此印证。

（3）整体全息。无论什么位置的穴位和反应点，都具有不同程度的整体全息性，因此每一个罐印实际上都可以反映全身的健康状况，都可以诊断全身疾病。不过，通过一个罐印、罐象捕捉全身信息，诊断全身疾病，需要较高的罐诊水平，一般罐疗师是难以做到的。

（4）诊疗一体。在背腧穴扣罐诊断，可以发现与这些穴位对应的脏腑及其联属组织器官的功能状态与发病情况。同时，扣罐产生的负压，会对相应脏腑及其经气发生良性激发、深度引动、疏理疏导作用，从而取得调治效果。因此，全息背腧罐诊的过程，在一定程度上就是实际调治的过程。当然，所谓“诊治一体”主要是指，罐疗的方法，既可以用来诊病，又可以用来调治，具有双重功能。相对于那些只诊不治，或者只能诊“已病”，不能诊“未病”，更不能“治未病”的昂贵医学手段而言，罐疗本身诊治一体的特点，是具有重大医学价值的。

二、全息罐诊的辨病方法

全息罐诊在一些比较专业的中医罐疗师那里已经得到经常性应用，但具体应用方法各有特色。下面介绍的，主要是“全净通十八罐诊”的临证经验，供大家参考。罐诊技术是一种实践技能，离开足够量的临证实践，单纯的理论认识，是难以真正掌握的。同时，罐诊过程中还要充分参考其他诊断方法，如望诊、问诊、触诊等，以便使罐诊更为准确。

1. 辨颜色

在全息罐诊中，可以根据拔罐后罐印的颜色来判断疾病的性质和程度。

首先，罐印呈鲜红色，提示疾病属阳证、热证、实证；罐印呈紫红色，提示疾病属阴证、寒证、血瘀证；罐印呈深红色、紫黑色或有丹痧，提示疾病属血毒证。如局部没有瘀血现象或虽有轻度的潮红现象，但起罐后很快消失，恢复皮肤原来的颜色，则提示病邪尚轻，病情不重，病已接近痊愈或取穴不够准确。在连续拔罐的过程中，如皮肤上的罐印颜色逐渐变浅或减少，说明病情逐渐减轻；如皮肤上的罐印颜色逐渐变深或增多，说明疾病的外在证候有所加重，但大多属于好转过程中的病情反复。这两种情形与顾客主诉的自感症状通常是一致的。

其次，局部吸拔出来的水泡的颜色，在一定程度上也可反映出疾病的性质。如拔出的水泡色清，则提示机体寒湿盛；水泡色黄，则提示机体湿热盛；水泡颜色血红或黑红，则提示机体久病，且夹湿夹瘀。

2. 辨软硬

拔罐局部的皮肤一般会发生软硬度的变化。我们可以据此判断病因，诊断病情。根据经验，一般拔罐局部皮肤发硬，且伴有白水泡，无毛孔，则提示对应脏器或部位有风湿；如拔罐局部皮肤发硬，且伴有红水泡、有毛孔，则提示对应脏器或部位有风寒。

3. 辨毛孔

根据拔罐后局部皮肤有无毛孔或毛孔开合大小，可以判断疾病证型。如罐内皮肤毛孔张大，则提示对应脏器属寒证；如罐内皮肤毛孔细小，或伴有皮肤潮红，则提示对应脏器属热证；如毛孔隐而不现，皮肤呈奶油色，没有弹性，则常提示对应脏器属虚证。

4. 辨温度

拔罐过程中，罐中皮肤会有温度变化，可以作为临床诊断疾病的依据。一般来说，如罐中气暖，提示对应脏器湿热重；如罐中无温热感但伴有水珠，则提示对应脏器寒湿重；如罐内皮肤发热且伴有疼痛，提示对应脏器属热证；如罐内皮肤不发热甚至发凉，提示疾病属瘀血证、寒证；若左右背腧穴的温度不一，则提示人体的阴阳失衡、气血不调。

有时罐内皮肤因位置不同而有温度差别，如半边凉半边热。半边凉，提示局部和对应脏器经络气血不通；如颜色发红，提示有风寒。半边热，如颜色发紫，则提示局部和对应脏器有炎症。

5. 辨特像

拔罐过程中会出现一些特殊现象，我们称之为特像。下面以罐内黄圈为例。如果拔罐后的局部皮肤上出现黄圈，那么罐内黄圈出现在不同部位，提示着不同病变。在血糖点和胰腺反射部位有罐内黄圈，提示血糖异常或机体已患糖尿病；在胃俞部位有罐内黄圈，则提示有胃寒；在腰椎部位有罐内黄圈，提示小腹气滞郁结；在尾椎部位有罐内黄圈，提示腰椎、尾椎出现增生性病变。

6. 辨拔出物

全净通疏经罐疗的浅刺法、发泡法，都会在调治过程中拔出许多经络垃圾，如瘀血、痰饮等，应特别注意对这些拔出物的观察和研究。这样不仅可以对疾病的现状准确判断，还可以对调治过程中疾病的传变做准确预测，以便制定和调整更合理的调治方案。

局部穴区浅刺后，如吸拔出少量鲜血，提示病情较轻；拔出黑血或瘀血块，提示瘀阻较重；拔出黄水，提示有湿热证；拔出清水，提示为寒湿证。

吸拔出来的病理物质，其颜色如呈深红色则提示对应脏器或疾病属热证，颜色色黑则提示对应脏器或疾病属瘀证，颜色青紫则提示对应脏器或疾病属里寒证，颜色淡黄或色红则提示对应脏器或疾病属风湿痹症。如拔出物清淡难凝，提示血虚证；如其沉凝易结，提示气虚血瘀证；如拔出物流动缓慢，提示气血两虚证；如其流动急促，提示热盛证；如血中含脓，提示有外伤感染或湿毒相搏；如先出透明液体而后缓慢恢复血色，提示有中风、胸痹、风湿等症，并且患病已久；如罐印局部出现皮纹或发痒，则提示体内有风邪。

在对浅刺法的运用中，根据拔出血水的过程变化，可以判断病情的轻重及疾病的好转程度。如拔出“血水”——血和水的混合物，提示调治过程刚开始不久，或疾病即将痊愈。

许多人开始调治时，即使浅刺也不出血，或很勉强地稍微出一点点，提示瘀血阻塞严重，正衰邪盛。随着调治次数的增加，开始拔出血水，继而拔出瘀血；随着瘀血逐渐被拔出，出血量会增多；随着病情好转，出血量又会逐渐变少，直至完全拔不出血。由不出血到出血，再到不出血，显示了疾病的调治过程和康复过程。

三、全息罐诊中的八纲辨证

1. 表证的罐诊表现

罐印表现较快，通常3~5分钟，即可形成典型罐象。

（1）颜色：鲜红色。

（2）软硬：较软。

（3）毛孔：毛孔细小。

（4）温度：皮肤发热。

（5）特象：无特殊表现。

（6）拔出物：水泡内为黄水；浅刺后拔出物：鲜血。

2. 里证的罐诊表现

罐印表现较慢，通常需要5~8分钟，甚至更长的时间才能形成罐象。

（1）颜色：热证为黄赤色，虚证或寒证为苍白色，痛证为青紫色，痹证为黯黑色。

（2）软硬：皮肤发硬。

（3）毛孔：风湿有毛孔，风寒无毛孔，寒证毛孔张大。

（4）温度：皮肤不发热，提示瘀血证、寒证。

（5）特象：有罐内黄圈按部位提示。

（6）拔出物：水泡为清水。

3. 寒证的罐诊表现

（1）颜色：紫红色。

（2）软硬度：发硬。

（3）毛孔：毛孔张大。

（4）温度：凉。

(5) 特象：有罐内黄圈，按罐诊部位辨病。

(6) 拔出物：水泡内清水。

4. 热证的罐诊表现

(1) 颜色：鲜红色。

(2) 软硬度：较软。

(3) 毛孔：毛孔细小。

(4) 温度：皮肤发热伴疼痛。

(5) 特象：无。

(6) 拔出物：泡内黄水，浅刺后拔出鲜血。

5. 虚证的罐诊表现

(1) 颜色：奶油色。

(2) 软硬度：无弹性。

(3) 毛孔：毛孔隐而不见。

(4) 温度：凉。

(5) 特象：罐内有黄圈，应按罐诊部位辨病。

(6) 拔出物：瘀血，痰饮。

6. 实证的罐诊表现

(1) 颜色：实寒证紫红，实热证鲜红。

(2) 软硬度：实寒证发硬，实热证发软。

(3) 毛孔：实寒证毛孔张大，实热证毛孔细小。

(4) 温度：实寒证凉，实热证发热疼痛。

(5) 特象：罐内有黄圈，应按罐诊部位辨病。

(6) 拔出物：实寒证出清水泡，实热证出黄水泡。

7. 阴阳病证与罐诊

阴阳是八纲的总纲，统领着内外、寒热、虚实。阳虚则生外寒导致阴盛；阳盛则生外热导致阴虚；阴虚则生内热导致阳盛；阴盛则生内寒导致阳虚。临床症候虽然复杂多变，但是总离不开阴阳辨证。阴阳病证的罐诊也是这样，阳证包含了表证、实证、热证，阴证包含了里证、虚证、寒证，各症候均可以在罐诊中得到不同体现。

四、全息罐诊举例

根据“全息罐诊”，我们将背部部分主要穴区的基本罐诊内容开列如下，便于读者和学习者参考运用。

1. 新设穴区

新设穴为经外奇穴，位于颈部风池穴直下。

（1）罐印若中间白，周围紫，并且毛孔张大，提示风寒。

（2）罐印如单侧发黑或暗红，提示脑动脉供血不足。

2. 大椎穴区

（1）罐印如偏红，皮肤发热，毛孔细小，提示有热证、实证、燥证。

（2）罐印如青白色或紫红色，甚至色黑，提示有咽炎。

3. 肺俞穴区

（1）罐印如两侧出现有紫红色斑点，提示有支气管炎。

（2）罐印如出现红色斑点，提示肺热、有口渴、胸痛等症状。

（3）罐印如有小片疹子，提示有咽炎、鼻炎。

（4）罐印如色白，提示肺虚。

（5）罐印如出现毛孔粗大，提示受了风寒，表现有脖颈僵硬、肩胛痛或肩周炎。

4. 心俞穴区

（1）罐印如出现淤斑，在右侧，反应左侧肢体病变；在左侧，反应右侧肢体病变。

（2）罐印如出现上下相连的紫红色，提示心经不通，可出现胸闷、气短等症状。

（3）罐印如出现有小面积斑片，提示有脑供血不足，如头晕、头有麻胀感。

（4）罐印如出现紫红色斑条，提示颈椎病。

（5）罐印如呈现白色，提示心肌缺血，气血亏损。

（6）罐印如呈现凹陷状，提示心血不足，气短。

(7) 罐印如呈现红色，提示心火大。

5. 肝俞胆俞穴区

两个俞穴紧连，故用二号罐扣罐诊病，一罐两穴；上半部分罐印表现是肝俞穴区病症，下半部分表现的是胆俞穴区病证，应注意区别。

(1) 罐印呈现潮红色疹状，提示肝经火旺，可出现头痛、易怒、面红耳赤、尿黄、便干等症。

(2) 罐印中央发青，提示肝炎。

(3) 罐印周围如出现深紫色圈圈，圈内呈白色状，提示气滞。

(4) 罐印周围出现紫圈，提示脂肪肝。

(5) 罐印呈现大面积潮红、局部肿硬，提示酒精肝。

(6) 罐印全部是紫色或紫红色，提示血液粘稠度高。

(7) 罐印有凹进去的小坑，提示胆结石。

(8) 罐印周围呈现紫红色斑点，提示胆汁排泄障碍，可出现口苦，两胁疼痛，黄疸等症。

(9) 罐印呈现白色，提示胆功能低下。

6. 脾俞胃俞穴区

脾俞胃俞均为足太阳膀胱经穴。因脾俞胃俞两穴紧连，故在两穴上扣拔一个2号罐，一罐两穴，共同诊断。

(1) 罐印呈现潮红疹状，提示食欲不振或食后两胁胀满、便稀、伴有眩晕、倦怠无力等症状。

(2) 罐印呈现红色或潮红色，毛孔粗大，提示脾脏湿热，有恶寒、出虚汗症状，食欲不振，积食。

(3) 脾区罐印呈现淡黄色或紫色圈圈，提示气滞、脾气不佳，多见于更年期；胃区周围出现紫色圈圈，提示胃炎。

(4) 罐印呈现紫色或紫红色，表明高血脂、血液粘稠度高，可伴有血压偏高症状。

(5) 罐印呈现中央白色，提示胃寒，经常胃痛，遇寒加重。

(6) 罐印呈现凹陷状、灰白色，提示胃蠕动慢，消化不良，脾失健运。

7. 肾俞穴区

肾俞穴为足太阳膀胱经穴。

(1) 罐印显示紫红色斑点，提示慢性肾炎，尿频、夜尿多、尿不尽，腰腿酸痛。

(2) 罐印显示白色时，提示肾虚水泛、全身浮肿，腰部以下严重，尿少、腹胀。

(3) 罐印呈现凹进去的坑，提示肾结石。

(4) 罐印呈现紫色斑片，提示有陈旧性腰部损伤。

(5) 罐印如显示双肾颜色反差较大，如左肾紫红，右肾灰白，提示阴阳失调，阳盛阴衰，反之为阴盛阳衰。

8. 命门穴区

命门穴为经外奇穴。“十八罐诊”一般不扣此穴，但临床上也可以加扣此穴，以加强复诊和提高准确率，或单独扣拔此穴，做局部罐诊。

(1) 罐印呈现黑色，有毛孔，提示尿路感染。

(2) 罐印呈现紫黑色，无毛孔，提示腰痛或经络淤阻。

(3) 罐印边缘均为黄色，有毛孔，提示血糖高。

(4) 罐印呈现紫红色瘀斑，提示月经不调、痛经等。

(5) 罐印呈现青紫色斑点，提示子宫肌瘤。

(6) 女性，如罐印出现暗紫色斑片，提示为妇科疾病。其中上部为子宫疾病，两侧斜上方为附件或卵巢疾病。

9. 长强穴区

长强穴为督脉经穴，位于尾骨端与肛门连线的中点处。但为操作方便，一般取距离最近的尾骨部位扣罐。

(1) 罐印中间发青，提示内痔；周围发青或整个罐诊区发黑，提示外痔；一半发青，提示混合痔。

(2) 罐印显示有紫红色瘀斑，提示月经不调。

(3) 罐印呈现紫黑色，无毛孔，提示腰骶部疼痛，为经络不通所致。

10. 秩边穴区

秩边穴为足太阳膀胱经穴。

（1）罐印呈现紫黑色，无毛孔，提示经络不通，下肢麻木。

（2）罐印部位毛孔张开，呈现红色，提示风寒，表现出坐骨神经痛。

（3）罐印部位浅刺后拔出物为血色，黑红，提示瘀证，瘫痪病人多有此种现象。

（4）罐印呈现紫色斑块，提示寒凝血瘀。

（5）罐印呈现白色，提示气血两亏，二便不利。

四、常见病、慢性病罐诊举例

全息罐诊方法用于常见病、慢性病诊断，结合八钢辨证和临床经验，诊断符合率可高达90%以上，为临床调治提供了必要依据。

1. 月经不调，痛经：膀胱经罐诊，罐印呈现红色瘀斑。

2. 脑供血不足：新设穴罐诊，罐印呈现单侧深暗红、发黑。

3. 咽炎：大椎穴罐诊，罐印青白或紫红色，色黑。

4. 脂肪肝：肝胆俞罐诊，罐印呈现黑红色或白紫斑。

5. 风湿性心脏病：心俞罐诊，无毛孔，罐印白色。

6. 心率过快：心俞罐诊，罐印半边紫黑色，半边红色。

7. 心率过缓：心俞罐诊，罐印白多红少。

8. 高血糖：大包穴罐诊，有毛孔，罐内黄色明显，并且罐内边缘均为黄色。

9. 高血脂：背部罐诊无毛孔，罐印边缘黄色。

10. 痔疮：长强穴罐诊，罐印中间发青为内痔；周边发青甚至整个长强区发黑为外痔；一半发青为混合痔。

11. 支气管炎：肺俞罐诊，罐印两侧出现紫红色斑点。

12. 咽炎、鼻炎：肺俞罐诊，罐印呈现小片红疹。

13. 扁桃腺炎：肺俞罐诊，罐印淡紫色或红色。

14. 胆囊炎：胆俞罐诊，罐印呈现片状红疹。

15. 肝炎：肝俞罐诊，罐印中央发青。

16. 酒精肝：肝俞罐诊，罐印大面积出现潮红色并伴有肿硬状。

17. 肝硬化：肝俞罐诊，罐印紫青色并且僵硬。

18. 胃病：胃俞罐诊，罐印潮红色斑片。

19. 浅表性胃炎：胃俞罐诊，罐印周围出现淡紫色圈圈。

20. 慢性胃炎：胃俞罐诊，罐印周围出现深紫色圈圈。

21. 萎缩性胃炎：胃俞罐诊，罐印呈现淡紫色凹陷状。

22. 慢性肠炎：大肠俞罐诊，罐印出现紫色斑点。

23. 肠炎：大肠俞罐诊，罐印出现红色斑点。

24. 肾结石：肾俞罐诊，罐印出现凹进去的小坑，如颗粒状或白沙粒状。

25. 陈旧性腰部损伤：肾俞罐诊，罐印呈现紫斑片。

26. 前列腺炎：膀胱俞罐诊，罐印表现为紫红色瘀斑。

27. 前列腺肥大：膀胱俞罐诊，罐印呈紫红色斑片。

28. 尿路感染：膀胱俞罐诊，罐印呈现紫红色瘀斑。

29. 宫颈糜烂：膀胱俞罐诊，罐印呈现紫红色斑片。

30. 子宫肌瘤：膀胱俞罐诊，罐印呈现青紫色斑点。

五、西医的相关认识

在日本、韩国、东南亚地区，以及法国、俄罗斯等国，对拔罐疗法也有一些具体运用。因而现代医学对拔罐后出现的皮肤特征与疾病之间的关系，也做了一些研究，形成了一些基础认识。这些认识与中医相比，由于基础理论不同而有一定差异，但在某些具体疾病的判断上还是相当一致的，我们可以参考。

西医认为：拔罐区若出现微细出血，可以成为发疹性疾病（如麻疹、风疹、猩红疹、斑疹伤寒等）的基本依据之一。若出现罐印黑紫，其中有出血之紫斑，且多相互重叠，则为斑疹伤寒的阳性反应。若出现很多大水疱，提示有水液潴留，有水肿征兆。若呈现粉红色斑或无色斑，提示患有神经痛或高血压症；若呈现深紫色斑，且在紫红色斑罐印中间出现黑褐色斑纹，提示患有肌肉风湿症和类风湿关节炎。罐印发硬、发黑、有毛孔，提示对应部位或脏器有炎症；罐印四周发黑、中间发白、无毛孔，提示对应部位或脏器有增生现象；罐印四周发黄、无毛孔，提示体内血脂偏高；罐印四周发黄、有毛孔，提示体内血糖偏高；罐内出现黄水泡，提示对应部位和脏器有特殊病毒素。在持续性的拔罐过程中，罐印斑痕会逐渐减少，提示病情在减轻、好转或痊愈。

第五章　临证取穴的基本方法

一、罐疗取穴与针灸取穴

1. 罐疗取穴的经络学基础

中医理论是罐疗学的基础理论。在技术层面上，罐疗学是以经络腧穴为基本依据的。面对复杂的病症，如何归经选穴，是罐疗学要解决的基本技术问题。能否正确选择穴位，在很大程度上决定着罐疗的临床疗效。罐疗学技术体系的选穴原则和方法，一方面立足于经络腧穴理论，另一方面又是对系统成熟的针灸学选穴原则与方法的具体运用、扩展和创新，体现了经络腧穴学在具体疗法和具体临床应用过程中的普遍性与特殊性。但是那种不了解罐疗学的特殊性，缺少足够的罐疗学临床实践，完全套用针灸学的做法是极不可取的。罐疗学作为独特的中医疗法技术体系，在归经选穴方面，必须遵循和体现自己的学科特性。

2. 罐疗取穴与针灸取穴的异同

就共同性而言，罐疗与针灸都以中医基础理论为基础，以经络腧穴理论为取穴依据，都属于治疗疾病的外治手段，都具有调治一体的特点，并遵循一定的补泻原则。同时，像中医方剂学治病讲究理、法、方、药一样，罐疗和针灸都有各自的理、法、方、术。

关于罐疗与针灸的差异性，前面已经有所涉及。这里我们主要从取穴特征的角度，再做简要比较。罐疗接触皮肤的面积比较大。罐疗所用的穴位是“穴区”，而不是纯粹的穴位。同时，强力负压作用还可以对相应脏腑、器官、组织和气血发生大面积的立体作用，因而罐疗是以特定穴位为中心而展开的“点面作用”和“立体作用”。相对而言，针灸主要是在特定穴位上准确进针，并沿着特定经络布针，直接作用和刺激皮下组织中的经络，因而针灸是一种“点线作用”。

罐疗的点面作用和立体作用与针灸的点线作用，显然存在较大差异。在穴位选择方面，特别是在对这些穴位的具体应用方面，也存在较大不同。双方不应相互机械套用。但罐疗终究是以经络腧穴学为基础的，需要遵循经络腧穴学的普遍共性。

二、一般取穴原则

罐疗学的取穴原则，要依循腧穴的主治功能，但又不能局限于腧穴功能。应在这个基础上充分考虑病点、病区、病位的具体情况，考虑经络之间的表里匹配关系，考虑脏腑之间的生克关系，考虑反应点、反射点、全息点的具体应用，考虑具体罐疗手法技法的综合运用，因而罐疗学的取穴方法，具有很大的独特性和整体性，同时也具有相当的灵活性。但腧穴的基本功能，仍然是选穴的基础因素。

1. 近端取穴

近端取穴具有“近治作用”，是一切腧穴主治作用的共同特点，是“腧穴所在，主治所在”规律的体现。这表明，腧穴既能调治与该穴直接对应的脏腑疾病，同时还能调治该穴邻近组织和器官的疾病。因此，近端取穴就是有针对性地在特定病点、病区的局部和邻近部位选取穴区。“阿是罐疗”主要运用的就是这种取穴原则。

2. 远端取穴

远端取穴具有“远治作用”，是十四经脉腧穴主治作用的基本规律，是“经脉所过，主治所及”规律的体现。在十四经穴中，尤其是十二经脉在四肢肘膝关节以下的腧穴，不仅能调治局部病症，还可调治本经循行所及的远隔部位的组织器官和脏腑的疾病，有的甚至还可以影响全身的功能。简单地说，远端取穴就是选取远离病点病区，但又与病点病区属于同一经脉的穴位。更简单地说，远端取穴就是选取四肢的穴位，调治脏腑和整体的疾病。

譬如“合谷穴”，不仅可治上肢的疾病，还可治颈部及头面部疾患，同时还可调治外感发热病；“足三里”不但可以调治下肢病，而且对调整消化系统功能，甚至在人体免疫能力等方面都有相应的作用。

3. 特定取穴

某些腧穴具有双重调整作用，可以根据需要而专门选取。如“天枢”可治泻泄，又可治便秘；“内关”在心动过速时可减慢心率；心动过缓时，又可提高心率。

4. 辨证取穴

也称对证取穴、随证取穴。先辨证分析，将病证归属于某一脏腑和经脉，再按照辨证原则选取适当的腧穴进行调治。

5. 原穴取穴

原穴可以调治各自所属脏腑的病变，也可以根据原穴的反应，推断脏腑功能的盛衰，诊断脏腑疾病。络穴具有主治表里两经有关病证的作用。原穴和络穴，既可以单独选用，也可以配合选用。

6. 俞募取穴

俞募穴与各自所属的脏腑有密切关系。脏病、虚证多取俞穴以补之，腑病、实证多取募穴以泻之。

7. 郄穴取穴

郄穴主治本经循行部位和所属脏腑的急性病证。阴经郄穴多治血证；阳经郄穴多治急性痛症。

8. 八脉交会穴取穴

八脉交会穴是指奇经八脉与十二经之气相交会的八个腧穴，主治奇经病证。临床可单独调治各自相通的奇经病症。按一定原则两穴配伍，则可以调治两脉相合部位的病证。

三、一般配穴方法

配穴是在选定主穴的基础上，续选几个或多个主治相同或相近，具有协同作用的腧穴加以配伍运用的方法。配穴的目的在于，加强腧穴的治病作用。配穴是否得当，直接影响调治效果。针灸配穴时要求配穴数量少而精，突出主要腧穴的作用。但罐疗就不一定了。在专业罐疗调治中，为了取得满意的整体效果，常常选用较多的穴区。

1. 本经配穴：如果只是特定脏腑、经脉发生病变，没有涉及其它脏腑，就可以只选取该脏腑经脉上的主要腧穴，同时配合若干配穴进行调治。

2. 表里经配穴：当特定脏腑经脉生病时，应根据脏腑和经脉的表里关系，在表里经腧穴中分别取穴，相互配合施治。

3. 同名经配穴：以同名经“同气相通”的理论为依据，各取手足同名经腧穴相配。如手足阳明经腧穴相配，手足太阳经腧穴相配等。

4. 上下配穴：如腰部以上腧穴与腰部以下腧穴相配；上肢腧穴与下肢腧穴相配。

5. 腹背配穴：胸腹取穴与背腰取穴相搭配。有人把这种方法称为“腹背阴阳配穴法”。事实上，只要调治脏腑类疾病，都可以采用这种配穴方法。

6. 左右配穴：在肢体左右两侧对称选穴，彼此配合、同时取用。

四、罐疗学常用穴区

正如我们在前面曾讲过的，罐疗学的临证选穴相对针灸学来说要灵活宽泛一些。主要是由于罐疗选取的是“穴区”而不是一个穴点。罐疗发生的是一种“点面作用”和“立体作用”，在很多情况下还是一种“带状作用”。虽然罐疗在取穴的微观定位上，并不要求像针灸那样精准，但作为特殊医疗技术形式，真空负压作用方式的特殊性，罐疗技术要完成系统的医学职能，就必须要求选穴配穴的合理性、恰当性、科学性、系统性。在人体上有规律、有系统地扣罐，有如排兵布阵。下面的常用取穴方法和常用穴位，并不是以罐摆阵的“阵法”，但却是布罐的基础，是各种罐疗阵法的基础。

1. 常用穴区类型

(1) 阿是穴区

“阿是穴区”指压痛点或其他病理反应点区，是传统罐疗术最为基本的调治穴位。表现形式就是哪疼拔哪，哪不舒服拔哪。这是疼痛类疾病最普遍的罐疗选穴原则。疼痛之所以出现，大多是因为局部经络功能失调，出现气血瘀滞，从而“不通则痛”。在疼痛区域拔罐，可以使气血通畅，有效调整经络功能，通则不痛，从而实现消除疼痛和调治疾病的目的。阿是穴区是罐疗选用穴区的基础。

(2) 本经穴区

我们在前面提到的辨证取穴、随证取穴或对证取穴，都要首先在本经取穴。先将疾病归经，然后选取本经上的主要穴位，再配合本经上的其它穴位，以及表里经上的其它相关穴位。选用本经穴区是罐疗选穴的基本立足点。

(3) 脊椎穴区

脊椎穴区主要包括督脉和背腧穴。在罐疗的专业调治中，对脊椎穴区的选取、运用，占有重要地位。因为每一段脊椎、每一个背部腧穴，都是非常重要的穴区。人体的所有疾病实际上都可以借助背部穴区得到调治。因此，应当特别重视这个穴区的选穴和具体运用。

①颈椎部，指颈椎到胸椎的部位。在这个部位做罐疗，可以调治头部、颈部、肩部、上肢及手部的功能异常或病变，如头晕、头痛、颈椎病、落枕、肩周炎、手臂肘腕疼痛麻木等。

②胸椎上部，指第一胸椎到第六胸椎的部位。在这个部位做罐疗，可以调治心肺、气管、胸廓方面的功能异常或病变，如心悸、胸闷、气短、咳喘、胸痛等。

③胸椎下部，指第七胸椎到第十二胸椎的部位。在这个部位做

罐疗，可以调治肝、胆、脾、肠等器官的功能异常或病变。如肝区胀痛、胆囊炎、消化不良、急慢性胃炎、肠炎、腹痛、便秘等。

④腰椎部，指腰椎至尾闾。在这一区域做罐疗，可以调治肾、膀胱、生殖系统、腰部、臀部及下肢各部位的功能异常或病变。如肾炎、膀胱炎、痛经、带下、阳痿、腰椎间盘增生、脱出、坐骨神经痛、下肢麻痹、瘫痪、疼痛等。

(4) 远端穴区

选择距离阿是穴区较远的有关穴区作罐疗穴区。借助罐疗负压，对远端穴区实施强力作用，可以有效推动和引动气血运行，促进经络畅通，减轻阿是部位的疼痛感，缓解和控制疾病。如牙痛罐疗合谷，胃腹疼痛罐疗足三里等。

(5) 专项穴区

其实每种疾病都有针对性强、治疗效果好的专项穴区。如专门的降压点区、降糖点区、失眠点区等等。因此，罐疗调治要根据具体病情选取专门专项的特定穴区，会取得满意效果。如：大椎、曲池、外关等有退热作用。调治发热，可以在上述穴区做罐疗；内关对心脏有双向调节作用，因此心跳过缓、过急都可以选择这个穴区。

(6) 全经穴区

对于久病入里，或患有严重慢性病、疑难杂症的人来说，对相关经络进行整体性或系统性的罐疗疏理是非常必要的。这时，进行罐疗疏理的整条经就全部变成了穴区，即“全经穴区”。对这个全经穴区合理的通经疏理，会以较强的刺激和较全面的作用，缓解症状、控制病情，促进失常功能的逐步恢复。

2. 调治系统疾病的关键穴区

(1) 全身疾病：大椎、身柱。

(2) 下半身疾病：命门。

(3) 呼吸系统疾病：风门、肺俞、脾俞、中府。

(4) 循环系统疾病：心俞、肾俞、肝俞、脾俞、神道。

（5）消化系统疾病：膈俞、肝俞、胆俞、脾俞、胃俞、中脘、上脘、三焦俞、大肠俞、天枢、关元、阿是穴。

（6）泌尿系统疾病：肝俞、脾俞、肾俞、膀胱俞、中极、关元。

（7）内分泌系统疾病：肺俞、心俞、肝俞、脾俞、肾俞、中脘、关元。

（8）神经系统疾病：心俞、厥阴俞、肝俞、脾俞、肾俞。

（9）脑血管疾病：心俞、厥阴俞、肝俞、脾俞。

（10）运动系统疾病：肩髃、肩贞、肩中俞、肩外俞、环跳、阿是穴。

（11）五官及皮肤系统疾病：风门、肺俞、肝俞、阿是穴。

第六章 积极开发罐疗技法

一、“八纲”技法

传统罐疗及一般拔罐疗法中常见常用的拔罐技术，主要都是罐疗手法。然而要取得更好的临床效果，罐疗学要成为一个独立的中医技术体系，仅有基本手法是远远不够的，必须在基本手法的基础上形成罐疗技法。只有手法和技法的有机结合，遵循正确的罐疗理论，才能形成完整的罐疗技术体系，进而更好地体现其应有的医学价值。

全净通疏经罐疗，根据自己的丰富临床实践，在各种传统基本手法的基础上，逐步形成了一套罐疗技法体系，从而在技术上和临证效果上，使传统罐疗上了一个更高的台阶。全净通疏经罐疗技法体系，可以概括为“八纲三十一法”。“八纲”即是罐疗技法的八个基本技术类别，也可以说是八种基本技法特色，还可以理解为各种罐疗技法的八个总纲。“三十一法”则是体现八纲的具体操作方法或操作技术组合。

全净通疏经罐疗八纲技法包括以下基本内容。

1. 辨病法

主旨：辨别和把握疾病，以便正确选择。主要有三个内容，一是根据中医专业知识对主诉症状做出“归经辨病”——对疾病的种类、性质和现状进行甄别和判断，而后对其所属经络做出判断。二是“罐诊辨病”，实施十八罐诊，可以对人体五脏六腑、四肢关节、寒热虚实、阴阳状态的基本状况做出判读。三是“循经辨病”，用手循经触查，或用走罐手法循经探查。找到病点、病区以后，而后进行罐疗处理。

2. 排毒法

主旨：排除相关经络系统的毒素。重点是病点、病区、病位，以及瘀滞点区。手法上主要运用旋罐法、浅刺法、发泡法、留罐法等；技法上主要用“阿是罐法”、“导泻罐法”、“刮痧罐法”等。目的在于清理相关经络的非常规性病理物质，如风、寒、湿、火、瘀、滞、痰、毒等。

3. 疏通法

主旨：祛除瘀堵，疏通经络。排除毒物为疏通经络清除了障碍。在此基础上，综合运用罐疗基本手法，结合使用“全经罐法”、“末梢罐法”和“精推罐法”等技法，实现对经络系统的疏通。

4. 助阳法

主旨：助益人体阳气的增长。阳气是健康和康复的根本。根据人体特定体质状况，大量使用多种补气、提气类的技法，主要是“图符罐法”，如“男士补气图”和“女士补气图”等，增益和扶助人体阳气，提升正气。气足了才能有力推动血行，全面提高人体自愈能力。

5. 全经法

主旨：综合考虑并系统处理经络疾病问题。以病点病区病位为中心，根据中医脏腑生克原理，选择疾病的本经以及本经的上位经、下位经，综合选择穴区，进行整体性调理。一是借助基本手法，如留罐法、走罐法、旋罐法、浅刺法、发泡法等，对局部病点病区做阿是罐疗和功能罐疗；二是借助基本技法，如“全经罐法”、“背腧罐法”等技法，对本经及相关经络进行疏理调治。

6. 平衡法

主旨：保持补与泻、阴与阳的整体平衡。人体是个系统能量平衡体。罐疗技术的具体运用，应始终体现补泻平衡、阴阳平衡。大量使用相应罐疗技法，如“补泻罐法”、“对穴罐法”等，使人体整体阴阳状态保持动态平衡。

7. 开阖法

主旨：掌握人体经络气血的开阖规律，提高罐疗效果。临证中主要应用两种技法：一是“开门罐法”。人体存在气门、血门、风门、火门、天门、地门、筋门、骨门共八道门，它们对人体生命活动起着重要作用。罐疗过程中，需要针对不同病情和不同的调治阶段，主动打开或关闭相应的门户，从而达到治病康复的目的。二是“时序罐法”。依据中医子午流注理论，人体经络在不同时辰存在不同的开阖循行状态。调治特定疾病时，最大限度地对应疾病本经及其上位经、下位经的开阖流注时辰，以求事半功倍的效果。

8. 同治法

主旨：在罐疗的全过程中贯穿异病同治的精神。因为辨证施治，不同疾病所运用的罐疗手法技法当然有所不同，所以全净通疏经罐疗在临证实践中运用了多种罐疗手法和技法。但另一方面，调治多种疾病应精选通用的基本手法和基本技法，充分体现简约性原则，避免那种总体上用无数方法对应无数疾病的机械思路。这样，罐疗才能更好地体现整体性、医本性、简便性等中医特色，才能事半功倍。

其实，罐疗技法有广义和狭义之分。广义的罐疗技法，其实就是一种罐法的功能类型，或者是为实现某类罐法功能而采用的一组罐疗技术手段。狭义的罐疗技法，专指内含某种特定功能的罐疗技术手段。总之，正像我们前面指出的，罐疗技法是为实现罐疗的某种医学功能而采用的组合技术手段。罐疗学必须充分地发展出这样的技法体系，才能在临床上体现其应有的价值。罐疗学本身也才能获得应有的发展。传统罐疗的各家各派，应在这方面多做努力，共同丰富罐疗的技术体系。

二、道医罐法

全净通疏经罐疗作为一个高层次罐疗技术体系，始终需要理论思维和理论指导。在传统中医学理论的基础上，由于一些特殊机缘，全净通疏经罐疗技术体系还传承了道医学的一些重要思想和技术。它们成为全净通疏经罐疗技术体系的重要内容和重要特色：将传统道医学的一些理论认识和医学技术与罐疗技术有机结合起来，创造了一系列罐疗技法，形成了一种“道医罐法”技术，这使传统罐疗的面貌和样式发生了很大改观，技术系统、内容丰富、效果显著，从而把传统罐疗方法提升到一个全新的高度。其中的部分内容，我们将在后面的技法介绍中做简要说明。

这里，我们试举几例，简述其思路，供大家参考。不过请特别注意，这些理论和方法，虽有相当的临床效果，但也是我们进一步研究的课题，未经指点和传授，机械模仿未必有益。

例一：外丹罐法

外丹祛病法是道家师传的一种治病方法，鲜为人知。将它的基本理论和方法变通之后施用于罐疗临床之中，可以取得了相当好的临证效果。

这里所谓外丹，并不是金石之丹，而是道家智者将天地人、五行、八卦、子午流注、经络、穴位、疾病等各种相关因素有机对应、联络组合在一起的信息与能量的立体阵图。这种信息与能量立体阵图，内含无形的自然能量，对人的身心发生着巨大影响和作用。道家的所谓“外丹”，我们可以近似地理解为某种体现天人感应之无形能量的“结点”。经计算得知这种无形能量作用于或体现于人体的特定点区和时间，罐疗师即在该时间、该点区施以罐疗，借力使力，促使顾客和患者体内产生良性反应，从而达到调治疾病的目的。这就是外丹罐法。

外丹图是典型的道家数术医学。将外丹图运用于罐疗，内容上主要是据外丹图寻找特定疾病的调治方案。其中包括计算某重要穴位的开合时间，或者某个特定时间内的开合穴位。在穴位、时间和疾病之间找到天人对应点，以求最佳调治效果。

例二：时序罐法

时序罐法是全净通疏经罐疗的一个重要罐法。这是一种根据了

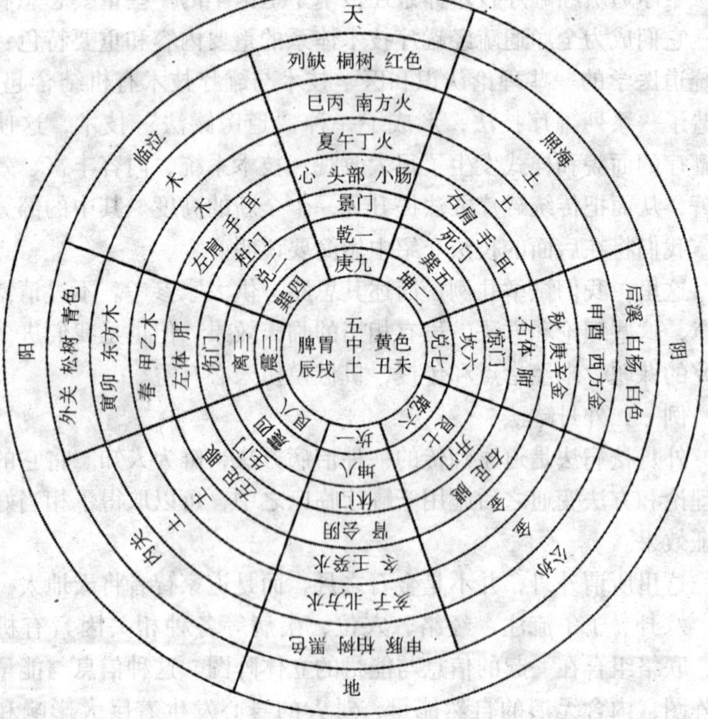

道家外丹图

午流注的理论，按照气血流注时间与疾病的对应关系进行选穴罐疗的方法，也可以称为“时间罐法”。

同类疾病，在不同的时间，选取的经络和穴区常常是不同的。例如有一位孙姓患者，右侧三叉神经疼，不能吃，不能坐，血压180mmHg，要求出诊。罐诊发现：患者气滞、血瘀、肝火上升，导致三叉神经疼。我们的调治方法，不是在三叉神经位置做阿是罐疗，而是首先疏导膀胱经、大肠经，而后罐疗曲池、手三里、合谷等穴位，最后在左手食指里侧刮痧、点刺，立见效果。又有一位88岁的老先生，膝盖内侧痛疼不已，求诊时不能行走。循经取穴，并据其发病表现和时间，在曲池部位扣罐浅刺，即刻站立行走。见者称奇，本人喜出望外。对以上两位患者的调治，都是依据疾病、时间、穴位的对应关系来选穴罐疗的。时序罐法是传统子午流注理论在罐疗临证中的具体应用。

例三：开门罐法

根据道家理论，人体上有八道门，气门、血门、风门、火门、天门、地门、筋门、骨门。这些“门”对人体健康至关重要。由于外感内伤等因素，人体内会产生许多毒素和经络垃圾，如风寒湿火、瘀滞痰毒等等。只有把这些毒素和经络垃圾排出体外，才能恢复健康。全净通疏经罐疗的做法是：根据顾客和患者的不同体质、具体患病情况以及人体八道门的开门规律，将罐疗与八门理论相结合，通穴开门，重点排毒。

开门之开，有发动、使通之意。凡因气血瘀滞而导致的各种疾病，都可以选择特定门户穴区，以罐疗负压开而导之，“开启闭塞之门户而愈诸疾”。

一位有二十多年糖尿病史的老先生，两腿发黑两脚疼痛，行走困难，生活不便。西医诊断为下肢“动脉硬化”，无法可医。我们诊断后认为，腿脚发黑疼痛的原因是代谢紊乱，体内蓄毒太深，经络严重阻塞，不通则痛。罐疗方案是：归经取穴、排毒祛痛；扶正培元、整体控制。在具体施罐排毒时，先把全身的毒素集中到下肢，然后选择时机开门排毒。三个疗程后，下肢毒素基本排净。瘀滞消除，经络气血通畅。下肢和双脚皮肤恢复正常肤色，腿脚都不疼了。迄今近三年，顽疾从未复发。

例四：图符罐法

全净通疏经罐疗最擅长的方法之一，就是根据需要在人体上布罐打图，对调治多种疑难杂症，效果良好。道家讲究用“符”祛病，不理解的人认为是迷信，但它实际上更可能是一种蕴涵特定信息的能量符号。如能正确运用，变通运用，会取得很好的调治效果，是一种“符号医学”。我们将这种符号医学转化为模式化的

"图符罐法"，即以罐拼图，以"罐图"代符号，力求将罐疗作用原理与图符能量结合为一体。全净通疏经罐疗共有120种图符罐法，目前临证应用的有48种，从临床上看，实际效果相当好。

有一位东北籍女患者，三十岁，由红斑狼疮引起严重肾衰，反复透析病情已无法控制，北京某大医院劝其出院返乡善后。经朋友引荐抬来调治。在患者家属真诚恳求下，我们同意为其作经络调理，并集中采用图符罐法，以求尽快见效。首先采用"天河水"图符罐法快速利尿排毒，患者当天就解小便数百毫升。在患者疼痛减轻、浮肿渐消之后，继用"地河水"图符罐法调治，症状进一步缓解。在患者能正常吃饭，生活能自理之后，再用"猴子捞月"、"二人扶马"等一系列图符罐法深入调治。在患者基本恢复之后，又用"小周天"图符罐法巩固疗效，促其自愈力的进一步恢复和提升。该患者调治三个疗程后返乡，不久即能上班。这是一个依据传统道家医学思想和技术，集中运用图符罐法，救治危重病人的典型罐疗案例。

其实，道医学的许多具体治病养生技术，经改造变通都是可以转化为罐疗技术的，一旦掌握了应用技巧，都会取得相应的临床效果。这是一个重要思路，充分理解这一点，把握这一点，实践这一点，是传承道医学和发展罐疗学的基本方向之一。

九宫八卦是中华祖先创造的稀世珍宝，举世无双，功能独特。它包罗万象，在人体医学上的应用更是奇妙无穷。全净通疏经罐疗根据传统的九宫八卦理论，创造了"灵龟罐法"，效果独特。

关于九宫八卦与灵龟八法：八卦是古人根据阴阳之象，结合自然界的天、地、水、火、风、雷、山、泽形成的。即：乾为天、坤为地、坎为水、离为火、巽为风、震为雷、艮为山、兑为泽。八卦方位，加上中宫共组成九个方位，即九宫，谓之九宫八卦。奇经八脉与十二正经的八个交会穴，组合对应于九宫八卦，再根据病人出生、患病、就诊的某个日子和特定时间的天干地支进行推算，算出应当选取的最佳穴区，以穴治病，即所谓灵龟八法或奇经纳卦法。

灵龟罐法即承启于灵龟八法，是以灵龟八法为依据，按日时干支取穴，而后施以罐疗调治的技法。这种罐疗技法，既可以调理全身疾病，疏理周身气机，也可以局部调理。主要特点，一是较为完全彻底的个性化调治，二是以灵龟八法为基础，利用了人体与地球环境的无形能量和特定信息的感应关系。这种方法在选穴上比较复杂讲究。尽管大部分疾病实际上都可以采用灵龟罐法，但由于实际运用复杂，因而通常只在特殊情况下才会使用，并且主要用于疑难病。

“飞腾罐法”也是全净通疏经罐疗承启于道医学“飞腾八法”而创造的一种道医罐法。与灵龟罐法一样，它也是以八脉八穴为基础。不同的是，所有八脉八穴，均根据时辰以天干取穴。所谓飞腾罐法，即是以飞腾八法的方法取穴，实施罐疗。

灵龟八法与飞腾八法，都是用易经八卦与奇经八脉的八个交会穴相配，依据时间和干支的关系开穴疗疾，而且都源于道家养生修炼。两法比较，灵龟八法略难一些，须熟记日时干支代数相加的一套运算方法。飞腾八法则简单许多，仅以时辰的天干来纳卦配穴。只要知道了某时辰的天干，就知道了要取的八卦穴，如飞腾之名，快捷简明。不仅取穴相对简单，而且在功能上也顺应了人体气血的自然运行规律，使罐疗的强大负压作用在功效上可以借势借能，对人体发挥更大的调治作用。

飞腾罐法主要调治奇经八脉所属的疾病。例如：督脉疾病：实证如脊柱强痛，角弓反张；虚证如头晕目眩、摇曳不定等。任脉疾病：男科病，妇科病。冲脉疾病：腹部胀满，气逆而拘急。带脉疾病：腹满胀痛，腰部觉冷如坐水中。阴维脉疾病：心痛、忧郁、腹痛等。阳维脉疾病：恶寒发热、腰痛。阴跷脉疾病：嗜睡、癃闭等。阳跷脉疾病：目痛、失眠等。

三、罐疗技术的发展方向

罐疗学只有大力发展自己的技术手段，才有可能获得更大的临床效果，才有可能展示其原本的医学效能，才有可能获得真正的医学认可，并获得应有的医学地位。罐疗技术的发展有几个基本方向。

1. 罐学理论的研究和创新

罐疗学必须形成自己的理论体系。因为罐疗学像整个中医学一样，首先是个“讲理的医学”，而且是个讲天理、讲大理的医学。只有具备了足够的理论思维和足够的理论合理性，罐疗学的技术发展才是有根基、有源泉、有方向、有持久力的，才有可能摆脱过多的商业动机，使罐疗学回归到它价值的原点。在这方面，我们还需要做许多工作。发展罐疗学理论的基础是传统医学理论与实践，如传统中医学理论、传统道医学理论、传统佛医学理论、传统民族医学理论、传统民间养生修炼理论，以及现代科学、现代医学理论中那些可以嫁接、可以融合的部分。

2. 罐疗技法的研发和创新

罐疗技法几乎是个新的概念。我们认为，它是罐疗学能否上升为中医自然医学强势手段和有效形式的技术基础。从不同的层面研发罐疗技法，丰富罐疗技法，提升罐疗技法，完善罐疗技法，是罐疗学得以良性发展、不断成熟的根基。但罐疗技法只能源于临床和实践，只能源于长期坚韧的用心体验和揣摩，只能源于对人体和生命的深切感悟，只能源于对传统人体生命科学的许多重要理论和认知的深刻把握。罐疗学的技法发展和创新，在任何意义上都首先不是书斋里的事，更不是学位论文或职称论文里的事。离开临床，离开实践，离开经验，离开自身体验，离开独立的中医标准体系，罐疗学、中医自然疗法乃至中医学本身，都只能是羸弱的，难成大器的。

3. 以罐疗技术为本体的技术整合与嫁接

许多常见的罐疗，无论在形式上还是在技术上，更多地属于复合罐法、复合罐疗。这揭示了一个基本方向。罐疗学是中医自然疗法，一切可以融合、嫁接的中医外治法，都可以组合为一个罐疗大家族。所以，罐疗与针的结合，罐疗与放血的结合，罐疗与按摩的结合，罐疗与刮痧的结合，罐疗与灸疗的结合，罐疗与熏蒸的结合，罐疗与草药的结合，罐疗与某些理疗手段的结合等等，都可能成为这个罐疗大家族的成员。而所有这些，都会在罐疗技术上，特别是在罐疗技法上，获得新认识、新经验和新进展。这也是罐疗技法、罐疗技术获得不断发展和提升的基本途径之一。

第七章 全净通疏经罐疗常用技法简介

全净通疏经罐疗在临证实践中总结归纳出多种罐疗技法，迄今有三十一技法。这里简介其中的二十二法。这些基本技法在功能上既可以运用于一般养生保健，也可以运用于祛病康复；既可以用于调治比较简单的亚健康、亚疾病，也可以用于调治比较复杂的慢性疾病，甚至疑难杂症。但我们希望每位罐疗技术的学习者、爱好者，深刻理解和全面把握罐疗学的基本理论，始终以罐疗手法为根基，以临证效果为诉求，把本章所介绍的基本技法仅作为提升罐疗技术的借鉴和敲门砖。

一、阿是罐法

（一）基本概念

经络学对“阿是穴”的理解是：“既无具体名称，也无固定部位，而是以痛处为穴，直接进行针刺、艾灸、拔罐、按摩及其它外治”。可见，阿是穴就是“痛点”，是表现为痛点的病点。这里的“痛”指压痛或自发痛。在中医外治法中，最为基础的疗法是“阿是疗法”，其普遍特点就是“以痛为腧”，哪疼治哪。

传统拔罐疗法最普遍的调治思路和技术方法总体上依然是哪疼拔哪。从技术特点的角度，我们称之为“阿是罐法”：即以痛点、病点为中心，实施拔罐调治的思路和技术方法。

阿是罐法是传统罐疗技术的主体内容，是不同层次的罐疗技术的共同基础，也是全净通疏经罐疗技术的基础。

（二）适用范围

阿是罐法的适用范围相当广泛，主要针对各类酸痛症，如头痛、颜面五官疼痛、颈部疼痛、肩背部疼痛、上肢疼痛、胸胁部疼痛、腹部疼痛、腰部疼痛、下肢疼痛、四肢关节痛、其他疼痛等。凡是人体全身上下、前后、左右各部位所发生的由多种因素导致的酸麻胀痛，都可以运用本法进行调治。禁忌症较少，操作相对比效简单。

（三）应用与操作

1. 确定阿是穴区的位置。主要方法是通过顾客和患者的诉说来判断大概位置。这种判断途径，简单易行。

2. 应用“阿是反穴”。阿是穴区与阿是反穴相辅相成，综合运用，会取得良好效果。“阿是反穴”与阿是穴区彼此相对，是阴阳理论、反射理论和针灸学远端取穴理论的具体运用。阿是反穴与阿是穴区具有相反的特性：按压阿是反穴，疼痛立即消失或明显减轻。在位置分布上，阿是穴区与阿是反穴是位置相反的。如果阿是穴位于肌肉的止点上，则阿是反穴通常位于该肌肉的肌腹或起点上；如阿是穴区位于肌腹或肌肉的起点上，则阿是反穴通常位于该肌肉的止点上。

3. 综合运用多种罐疗手法。阿是罐法要取得满意效果，应综合运用各种罐疗手法。常用的有旋罐法、闪罐法、留罐法、刮痧法、按摩法等。

4. 综合处理阿是痛区。以阿是穴区为中心，但不限于阿是穴区。不仅要处理痛点，还要处理整个痛区，同时还要处理与痛点、痛区相关的经络。因此，阿是罐法可以独立使用，也可以与其他罐疗技法联合运用。

5. 阿是罐法可以较好地解除各类疼痛症状。疼痛的原因很多，但有两条应特别注意。一是局部肌纤维过度紧张造成痉挛，二是代谢垃圾无法排出。两个因素都会导致局部气血循行受阻瘀滞，并形成恶性循环。在阿是穴区和阿是反穴实施阿是罐疗，可以缓解与遏制肌纤维紧张，排出代谢垃圾，大大改善局部气血循行状况，促进代谢，缓解和祛除疼痛。

（四）注意事项

1. 准确找到最痛点。从感觉不太痛的部位逐步向痛感较强的部位逐步按压，循序渐进的操作。这样找到的痛点，才是较为真实准确的。

2. 准确判断痛点所归属的经络，为运用其他罐疗技法奠定基础。

二、针方罐法

（一）基本概念

所谓“针方罐法”指的是根据针灸学的配穴组方进行罐疗调治的思路和技术方法。在取穴形式上，针方罐法与针灸疗法一样，上病下取，下病上取，中病傍取，腹病背取。在穴位运用上，针方罐法采用针灸学治疗某种特定疾病的穴位组合。

目前各种罐疗书籍中，临床应用中的罐疗取穴，大都是以针灸组方为主体内容的，更确切地说是把针灸组方基本照搬到罐疗上来。虽然忽略了罐疗的特殊性，但从经络学科的普遍性角度讲，这种做法也确实具有相当的合理性。因此，我们把这种将针灸组方移植为罐疗组方并据此实施罐疗调治的方法，称为“针方罐法”。

全净通疏经罐疗全面继承了针灸组方调治的合理内容，并使之成为罐疗技术的基础技法。

（二）适用范围

针方罐法的适用范围与针灸的适用范围具有同样的广泛性。只是由于罐具操作的特殊性，许多部位罐疗难以像针灸一样操作。就运用穴位的数量来说，罐疗通常要少于针灸。但理论上，针灸选用的多数治疗处方都可以移植为罐疗处方。针灸调治的疾病，大多都可以转换为罐疗方法，而且在罐疗实际临证中较之针灸也更为安全，易于操作。

（三）应用与操作

1. 针方罐法的独特之处在于，它更强调选穴组方，并以处理特定疾病的针灸处方为依据。

2. 具体实施中，要详细分析相关针灸组方，根据罐疗操作与罐疗负压的特点，对针灸组方进行新的加减组合。

3. 仔细分析具体症状，根据具体病情，对相关针灸组方做辨证调整，体现辨证施治的精神。

（四）注意事项

1. 针方罐法在应用中始终由多种基本手法组合施术，应注意这些罐疗基本手法是否适用于特定针方穴位。

2. 尽管罐疗很安全方便，但也应当严格遵循罐疗操作程序，随时观察顾客和患者的反应并询问其感觉，以便及时调整。

三、浅刺罐法

（一）基本概念

“浅刺罐法”是拔罐疗法与皮肤针浅刺相结合的罐疗技法。这种技法的主体内容是罐法，包括对各种罐疗手法的具体运用，皮肤针浅刺始终是辅助性的，目的在于增加罐疗效果。

皮肤针浅刺属于刺血疗法，是一种有效祛除血液瘀滞的中华传统特色治疗方法。据考证，这种方法已有千年以上的历史了。《素问·皮部论》指出：“凡十二经络脉者，皮之部也。是故百病之始生也，必先于皮毛。”可见，十二皮部与十二经脉、五脏六腑之间，有着密切联系，是疾病的始发点。以皮肤针点刺皮部能够有效疏导局部气血，从而起到调整脏腑经络的作用。

根据这个原理，对特定皮部穴区进行点刺，排放少量瘀血，便可以达到祛除局部邪气、病血，清除体内毒素，调和气血、平衡阴阳的目的。皮肤针浅刺的特点是操作简便、见效迅速。辅助运用皮肤针浅刺有三个主要功能。

一是增效。借助浅刺，可以更有效发挥罐疗负压的作用，将罐疗的各种功效发挥到最大。

二是导泻。借助于有选择地规范浅刺，如点区和经络的选择、时序季节的选择、体质病症的选择，具体手法的选择，程度的选择等等，更彻底地发挥罐疗负压、拔除、引动作用，从而更好地对体内气血进行良性扰动，更好地进行局部疏导和调整，更好地拔除体内的风、寒、湿、火，淤、滞、痰、毒等病邪。如果不运用浅刺的增效导泻作用，体内的病理物质是很难真正被清除的。

三是微痛激发。皮肤针浅刺是有轻微疼痛的。但在可以承受的程度内，皮肤微痛具有积极的全面健身价值。这一点我们已经做过简要说明。当人体长期得不到疼痛刺激的时候，不仅人体的感受能力会大大退化，而且人体的各种免疫、抗病、应急的能力都会退化，包括生理上的和心理上的。皮肤针浅刺造成的皮肤微痛，会对人体形成积极的和全面的活力激发。

全净通疏经罐疗技术将皮肤针浅刺的基本原理，全面融合于自己的罐疗手法、技法之中，在遵循正确调治理念的前提下，使罐疗技术更好地发挥了泻热、止痛、镇静、消肿、开窍、排毒、清瘀、通络等多种功效。

（二）适用范围

浅刺罐法的适用范围很广，原则上只要是与瘀滞有关的疾病都可以适当运用。临床上应用较多的病证有痿症、痹症、肩周炎、腹痛、感冒、咳嗽、慢性肠胃病、便秘、头痛、失眠、腰痛、痛经等等。

（三）应用与操作

1. 掌握皮肤针的点刺力度。根据浅刺的部位、体质和病情的不同，掌握点刺力度。一般分轻刺、中刺、重刺三种情形。

2. 浅刺罐法的应用部位。浅刺罐法可以应用于人体皮部的大部分区域。具体应用区域可以分为阿是穴区、重点穴区、循经穴区。但面部、表面血管较多的部位一般不用此法。

3. 操作顺序。根据具体病情，可以先点刺后拔罐，也可以先拔罐后点刺。但对于急性软组织损伤则必须采用先点刺、后拔罐的顺序。临床应用要遵循辨病施治的原则。

4. 用针方法。针尖垂直于皮肤，点刺皮肤后，立即弹起。弹刺要准确，力度要均匀，提针要迅速，可听到短促清脆的“哒”、“哒”声，根据已确定的强度，点刺频率在每秒2~3次以上为宜。

（四）注意事项

1. 针具要经常检查，注意针尖有无毛钩，针面是否平齐。

2. 点刺动作要轻捷，正直无偏斜，尽量减轻顾客和患者的疼痛感。

3. 局部有溃疡或有损伤者、传染性疾病和急腹症不宜使用本法。

4. 应一人一针，不得交叉使用。

5. 起罐后，应擦净施术部位的血渍及残留物，随即对局部做消毒处理，防止意外感染。

四、发泡罐法

（一）基本概念

发泡疗法与拔罐疗法的配合运用，我们称之为发泡罐法。

发泡疗法最早多见于药物发泡法，即在人体穴位上或病痛点上敷药发泡。这种疗法具有祛邪通络、清热解毒、止痛消肿之功效，能够将水、湿、毒、热、瘀等从皮部排出体外，民间常用来治疗水肿、痈肿、肿块和冬病夏治，疗效明显。但药物发泡在临床应用上有一定的条件限制，应用范围有一定的局限性。近年来的研究发现，拔罐发泡法更具优势，操作方便、治疗范围广、见效速度快、愈后不易复发，是一种特殊的非药物自然疗法。

拔罐发泡，就是借助拔罐负压的力量，使特定穴区（痛点、病点、穴位、反射点、全息点等）产生水泡，然后挑泡排放拔出物，借此清毒祛邪。但发泡罐法不是单纯的拔罐发泡，而是将拔罐发泡的方法运用于罐疗技术体系之中，发泡本身仅为整个罐疗过程中的一个环节。就是说，要以罐疗为技术操作平台和理念指导平台，以拔罐辨病、辨经、辨点、辨法为基础，以拔罐导引气血，以拔罐聚积毒邪，最后运用发泡环节，将罐疗的排毒功效发挥到最大。因此，主动利用拔罐发泡，遵循一定罐疗规律，运用一定罐疗手法和技法，对人体特定穴区进行发泡排毒的罐疗方法，我们称之为发泡罐法。

发泡罐法具有很好的扶正祛邪、疏通经络、调整阴阳的作用。特别是在祛邪疏经方面，作用独特而强大。借助于各种罐疗手法、技法，可以将特定穴区、经络及相关脏腑的致病因素：风、寒、湿、火，瘀血、滞气、痰饮、毒邪等从皮肤毛孔拔出，以便行气活血、消炎止痛、疏导经络、调整阴阳，恢复人体脏腑肢体正常功能。

（二）适用范围

发泡罐法适用范围广泛，各类疾病原则上都可以借助发泡罐法进行调治，特别是一般常见病、慢性病。罐疗过程中出现发泡现象，即可顺势运用发泡罐法进行调理。也可以在取得顾客和患者配合的情况下，主动在关键罐区促成发泡，主动运用发泡疗法。发泡疗法的适用范围是很大的，可以说一般疾病都可以运用，而且越是慢性病、疑难病，越是深层次疾病，就越应当主动运用这种技法。临证过程中运用这种技法较多的，主要有风湿关节炎、关节肿痛、肩周炎、网球肘、腰肌劳损、消化不良、慢性支气管炎等。

在长期临床实践中我们发现，存在病变的部位才会发泡，而没有病变的部位一般是不会发泡的，即使留罐的时间较长也不会发泡。因为在正常生理条件下，血管内外渗透压和血管壁通透性处于恒定状态，即使拔罐负压吸力很大，也难以改变这种状态。从识病、祛病的角度看，拔罐发泡完全是一种好现象。作为一种罐疗技法，发泡罐法是可以广泛应用的。

（三）应用与操作

1. 有病的地方，有经络垃圾、有瘀滞的部位才会出泡，否则是不会出泡的。但在尚未进行经络疏理以前，对于绝大部分人来说，身体上完全没有经络垃圾的部位是不多的。所以理论上讲，多数人体上的多数部位都有出泡的可能。

2. 发泡的部位是可以控制的。临证操作中，不应当无限制地随处发泡，应让发泡的地方限制在一定的范围和穴区之内。

3. 是否发泡与负压大小及留罐时间长短，直接相关。有三种情况：一是负压越大，越容易出泡；二是留罐时间越长，越容易出泡；三是病位越浅越容易出泡。因此，应严格掌握负压力度的大小，掌握留罐时间的长短，使发泡成为我们可以掌控并自主运用的罐疗手段。

4. 体质虚弱者，留罐时间宜短、力度宜小，避免大量和大面积发泡。大量、大面积发泡，尽管可以提高祛病速度，大面积和深层次调整人体，但通常也会给顾客和患者带来一定的不便和痛苦，应把握发泡罐法的应用力度。

5. 罐疗发泡后，应将水泡挑破，排除有毒物质，并在同一穴区继续罐疗，尽量多排除体内毒素。

（四）注意事项

1. 清楚地了解顾客和患者的体质与健康状况，提前说明发泡的各种情况及其医学价值，争取配合与理解。

2. 发泡罐法使用后一般不留疤痕，但痕迹消褪时间有快有慢。有的三五天，有的一个月，有的三五个月，少数人甚至需要更长的时间。因此，应事先说明，避免误解和担心。

3. 对人体经常暴露的部分，应尽量避免采用发泡罐法。

4. 发泡部位一般不会感染，嘱顾客和患者不要涂抹药物，更不要包扎。

5. 只要发泡穴区仍有毒物渗出，就应继续罐疗，直到自然结痂为止。

6. 运用发泡罐法有时会较为明显地感到疲劳和乏力。应嘱顾客和患者在运用本法时，尽量多休息，保证睡眠，减少或暂时避免体力支出。一方面减轻虚弱感，另一方面促进身体尽快自我修复。

五、背腧罐法

（一）基本概念

背腧穴是指脏腑之气输注于背部的腧穴。背腧穴离所属脏腑直接相通且距离最近。所以，当脏腑发生病变时，在相应的腧穴部位，可能出现阳性反应，表现为压痛、敏感、皮下结节等等。《灵枢·背腧》篇说："按其处，应在其中而痛解，乃其俞也"。在背部实施各种罐疗手法，是全净通疏经罐疗的基本技法之一。经过多年的临床经验总结，在疾病的诊断与预报，脏腑气血与功能的调整，正气的增强与阴阳的调整，以及防止疾病传变等方面，背腧罐法有良好的临床效果。

所谓背腧罐法，就是以背腧穴与各脏腑之间的特定关系为理论根据，通过罐疗的各种手法技法，对背腧穴和背部实施负压作用，实现调治目的的罐疗方法。背腧穴多为脏腑精气汇聚之处，通过在背部实施各种罐法刺激，可以疏通经络、扶正祛邪，从而调整脏腑功能，祛除疾病。

膀胱经上的背腧穴与相应脏腑之间存在经络学、脏腑学等方面的密切联系，这是通过背腧穴治疗脏腑及其相关组织疾病的理论基础。

我们使用"背腧罐法"的名称，除了表示罐疗背腧穴的医学意义之外，在现代人体质普遍阳虚气虚的情况下，还特别强调扶阳调阴的特殊健身价值。

（二）适用范围

背腧罐法的应用范围非常广泛。主要有两大类，一是用来诊断疾病，二是用来治疗疾病。

背腧穴位于背腰部的膀胱经第一侧线上，大体与脏腑排列的位置相对应。背腧罐法在临床上适用四类病症：第一，阴病阳治，即胸腹的病可取背腧穴进行治疗。第二，调治对应脏腑的疾病。罐疗背腧可治同名脏腑及相表里的脏腑疾患，还可以对身体进行整体调节。第三，治疗与特定脏腑相关的体窍之病。如肾俞不仅可以用来治疗肾病，还可以治疗与肾有关的耳鸣、耳聋、阳痿、牙齿松动、脱发及各类骨病。肝俞不仅治肝病，还可以治疗眼病、筋脉方面的疾病。第四，由于腧穴的近治作用，罐疗背腧对治疗局部病症效果显著，如肩、背、腰部的风寒湿痹等。

（三）应用与操作

1. 背腧罐法更多地运用留罐、走罐等手法，但不限于留罐走罐，而是适合于多种手法的综合运用。

2. 背腧罐法其实是个概括性说法，它可以具体包含多种更具体的罐疗技法。

3. 背腧罐法作为一种基本技法，应与其他技法联合施术。

4. 背腧罐法的一般取穴原则是十分明确的。如：头颈部疾病取风池；双侧肩胛部疾病取肩井；咽部、支气管部疾病取大椎；肺部疾病取肺俞；心脏疾病取心俞；肝脏疾病取肝俞；脂肪肝、血糖、血脂类疾病取腋下区；脾胃部疾病取脾俞和胃俞；肾虚、肾亏及腰部疾病取肾俞；双下肢疾病（如膝关节疾病）取秩边；痔疮等肛门疾病取长强等等。

（四）注意事项

1. 背腧罐法由于施术面积较大，选择穴区时一定要穴位准确，才会效果显著。

2. 临床中，阴证、虚证应以补法为主；阳证、实证应以泻法为主。年老者、弱小者，罐疗时间宜短。

3. 背腧罐诊需要足够的临床实践，还要结合望诊、手诊、问诊等诊法。在没有掌握好这些知识技能之前，不可妄加诊断，以免延误病情或对顾客和患者产生消极影响。

六、按摩罐法

（一）基本概念

按摩罐法是按摩与罐疗相结合的罐疗技法。主要内容是：以按摩辅助罐疗，以罐疗取得按摩的效果。

据研究，按摩有以下功能：

第一，调节神经机能。按摩作用于任何部位，均能刺激神经末稍，促使神经抑制或兴奋，从而反射性的引起机体的各种反应，使神经兴奋和抑制过程达到相对平衡从而起到治疗作用。

第二，促进血液、淋巴液的循环。按摩治疗后能促使血液中的白细胞总数增加，主要表现在其吞噬功能的提高，提高了机体的免疫力和抗病能力，血管容积也有明显改变。

第三，促进血液中生物活性物质的改变。实验证明，慢性颈肩腰腿痛的患者，血清中内腓肽含量与全血中的5－羟色胺含量均低于正常人。而按摩后该类患者的上述两种物质均有增高，上升愈高，疼痛减轻愈明显。

第四，加速修复损伤的软组织：由于按摩治疗减轻了疼痛，局部血运得到了增强，因而促进了软组织的修复功能。

第五，提高机体的代谢功能：按摩使代谢功能旺盛，增加肌力，改善韧带、关节囊的弹性，解除软组织粘连，促进软组织内水肿的吸收，达到对某些肌肉韧带、关节伤病的治疗作用。

按摩与罐疗同属中医外治方法，在外治方面的基本作用机理具有一定的普遍性，可以有机结合。

我们说的按摩罐法包括两种类型。

第一是结合型。即按摩手法与罐疗方法有机结合起来，以按摩手法辅助提高罐疗效果的罐疗技法。

第二是“负压按摩”型。即根据中医外治理论，以罐具负压的形式作用于体表，取得按摩的效果，形成一种与常规按摩功能大致相同但作用方向相反、作用力度更大更持久、疏经化瘀作用更强的负压按摩，从而达到和超越常规按摩疗效的罐疗技法。

（二）适用范围

从身体部位上讲，凡是按摩疗法所适用的范围，按摩罐法都可以适用。从调治疾病的角度讲，按摩罐法的应用范围更为广范，凡是罐疗的适用范围，原则上都可以运用按摩罐法。

（三）应用与操作

1. 掌握按摩手法操作的速度和方向

手法的速度和方向对补虚泻实起着重要作用。应根据顾客和患者的具体情况，注意选择适当的速度和方向。譬如速度较为缓慢、力度较小的运罐法，具有舒通经络、调和营卫的作用；速度较快、力度较大的运罐法则具有活血消肿，托脓排毒的作用，临床上也常用来治疗痈疖等疾病。手法的作用方向在特定的治疗部位有不同的补泻作用。如在腹部施术的罐疗手法，顺时针时，有明显的泻下作用，逆时针时，则增加肠胃功能，起到补的作用。

2. 根据具体情况，或是先罐疗后按摩，或是先按摩后罐疗，或是罐疗与按摩同时进行。在同一个部位施术，互为补充，辨证结合，提高效果。在罐疗前施以按摩手法，可以有效的缓解病人的惧怕心理，使病人心情放松、减压和肌肉松弛。罐疗后按摩不仅可以缓解罐疗时的紧张心理，还可以对拔罐部位的淤滞罐印有促进吸收和加快消散的作用。

3. 按摩手法在操作中讲究持久、有力、均匀、柔和。这四个要点与罐法运用应保持一致。

4. 运用不同手法在不同部位实施的负压按摩，一方面要体现常规按摩的基本要领，另一方面要充分体现罐疗的原理和特色，体现化瘀排毒、深层引动方面的独特功能。但负压按摩会产生一定的疼痛，应注意掌握负压力度的大小。

5. 按摩罐法与其它罐法可以联合运用。

（四）注意事项

1. 按摩时应做到思想集中，心平气和，身心放松。

2. 按摩的着力点基本不是“点”（穴位）而是“区”和“面”，是相关的局部皮部区域。

3. 罐疗前按摩或罐疗后按摩应不用或少用罐疗油。但在做负压按摩时则一定要用罐疗油，防止皮肤受损。

4. 负压按摩时，注意负压的力度。随时询问顾客和患者的感受，及时调整力度大小。

七、刮痧罐法

（一）基本概念

刮痧罐法是罐法与刮痧有机结合的罐疗技法。与按摩罐法相似，同样包括两大内容：一是在适合的部位，对适合的病情采取罐疗加辅助刮痧的方法，以增加罐疗效果。二是用罐疗的方法在局部形成“负压刮痧”，取得与刮痧相同或超越刮痧的临床效果。

刮痧与按摩的基本作用原理是相同的，都是通过各种手法，刺激人体的皮肤、肌肉、关节神经、血管以及淋巴等，促进局部的血液循环，改善新陈代谢，从而促进机体的自然抗病能力，促进炎症渗出物的吸收，缓解肌肉的痉挛和疼痛，从而具有舒筋通络、活血散瘀、消肿止痛的作用。

刮痧部位出“痧”，即出现红色、紫红色、暗青色或青黑色的斑点、斑块。痧和罐斑其实是一种痧毒，是渗出于毛细血管网之外的含有体内毒素的病血。脏腑功能障碍，代谢产物滞留，免疫机能异常，炎症与结缔组织病变均会造成微循环障碍，营养物质和代谢产物不能正常交换，组织器官的代谢产物积聚。这些代谢产物成为体内的毒素，使血液流动速度减慢，血管腔扩张，通透性紊乱。刮痧的压力和拔罐的负压会使通透性紊乱的毛细血管破裂，含有体内毒素的病血渗出，形成痧和罐斑。痧和罐斑的形成，促进了血液、淋巴和组织液的循环，毛细血管通透性恢复正常，改变了局部组织的缺氧状态和营养不良状态，组织细胞活化，实现活血化瘀、疏通经络，于是通则不痛，通则无病。

刮痧后，由于皮肤的屏障作用，含有毒素的瘀血和代谢物淤积在皮下浅表层，应用罐疗技术将这些瘀血和代谢物直接透皮拔除，而不是等待人体的自行吸收。

在不能或不便罐疗的人体部位刮痧，在一定程度上，可以起到罐疗作用。这使罐疗在操作上和功能上变得更为灵活和充实。

与此同时，用罐疗的方式，根据病情需要，在面积较大的部位做“负压刮痧”。负压刮痧是常规刮痧的特殊形式，也是一种更高级的刮痧形式，具有更高级的刮痧效能。负压刮痧与辅助刮痧的运用，使刮痧罐法在人体调治过程中具有相当大的优势。

（二）适用范围

刮痧罐法具有巨大的实用性和显效性。就应用部位而言，人体的“末梢部位”，如手脚、头面等部位，罐疗不便，可以用刮痧替代。面积较大的部位，则可以运用负压刮痧。就调治范围而言，刮痧罐法扩大了单纯罐疗和单纯刮痧的各自功能局限，其应用范围是刮痧疗法和拔罐疗法的积极加和。因而，刮痧罐疗适用于大多数疾病。

（三）应用与操作

1. 刮痧罐法始终是罐疗，不同形式的刮痧仅是辅助手段。

2. 刮痧或负压刮痧后出痧的部位，应根据需要做皮肤针点刺，以便祛痧排毒，提高罐疗效果。

（四）注意事项

1. 无论辅助刮痧还是负压刮痧，均应注意事前涂抹专用润滑剂，以减轻疼痛，避免损伤皮肤。

2. 注意掌握力度。在脂肪、肌肉较少的部位应适度操作，减轻刮痧痛疼。

3. 不可强求出痧。

4. 刮痧罐法应与其他罐法联合使用。

八、灸疗罐法

（一）基本概念

灸疗即火疗，就是在人体上用酒精燃火，对肌体进行火疗。功效主要表现为：祛除体内风、寒、湿，疏通经络、调节气血、平衡阴阳。这种方法能够有病治病、无病强身。

“灸疗罐法”即火疗罐法，是将火疗与罐疗相整合，先火疗后罐疗，或者先罐疗后火疗的一种罐疗技法。它充分运用了火疗的经络温热效应，同时又运用了药气经过经络穴位渗透全身的原理。罐疗的负压效应，则进一步加强了上述作用，使皮肤表层的药物，更易于进入体内，改善气血循环，疏通经络，调理阴阳平衡，扶正祛邪，提升免疫机能，从而达到防病治病、延年益寿的目的。

（二）适用范围

灸疗罐法特别适合阴性病症，主要是虚证、湿证、寒证。如神经衰弱、失眠多梦、四肢麻木、风湿、类风湿、胃寒、胃胀、痛经、月经不调、妇女各类虚寒证等。如果属于阳性病证，如实证、热证等，需要配合专门罐法以平衡阴阳。

（三）应用与操作

先在局部做灸疗，然后再做罐疗。灸疗罐法有多种具体方法，下面是常用的几种。

1. 开背通脊法

作用：温通经络、调和气血、振奋阳气。

适用范围：一切风寒湿证者、体虚者、腰肌劳损、腰椎间盘突出、骨质增生、腰背强痛。

2. 强身壮腰法

作用：温补肾阳，温经通络。

适用范围：肾虚腰痛、虚寒冷痛等。

3. 祛风除湿法

作用：祛风除湿，温经通络。

适用范围：风湿、类风湿类疾病。

4. 温胃散寒法

作用：温脾胃，散寒湿，和胃气，增强胃动力。

适用范围：胃胀痛者，胃寒者，消化不良者。

5. 降脂减肥法

作用：促进脂肪的燃烧、分解和转化，调节各系统功能平衡。

适用范围：肥胖者。

6. 局部祛痛法

作用：活血通络，祛风除湿，散寒镇痛。

适用范围：网球肘、肩周炎及颈椎病引发的肩颈背痛。

（四）注意事项

1. 运用这种罐法之前，特别需要确认属于适合的证型。

2. 严格操作规程，防止烫伤顾客。

九、全经罐法

（一）基本概念

经络系统是人体上的神奇隐形网路系统，遍及脏腑官窍四肢百骸，纵横交错，无处不在，沟通内外，功能独特。任何一种疾病的发生发展，都会表里传变，在相应的经络和皮部表现出相应的证候，如明显的压痛，或结节、条索状等反应区，以及发生颜色、温度、软硬等皮肤变化。根据这一规律，对疾病的调理，应综合考虑疾病所归属的本经、上位经、下位经，并进行系统调理。

所谓全经罐法，就是对人体经络进行系统调理的罐疗技法。

哪痛拔哪的传统阿是罐法，以及与此接近的功能罐法，有自己独特的优点和疗效，是临床的基础罐法，也是全净通疏经罐疗的基础罐法。但是哪痛拔哪基本上是一种简单调治，有相当的局限性，对于许多慢性病，或许多久病入里的疑难病，很难取得满意效果。必须以经络为基础，进行整体调治和系统调治。

（二）适用范围

全经罐法的应用范围相当广泛，凡是发生在十二经脉、奇经八脉上的除了典型的器质性病变和禁忌以外，几乎所有病症都可以运用。

（三）应用与操作

1. 要辨病归经，知道症状和疾病的经络归属，知道与本经相联系的上位经和下位经。

2. 要了解疾病的传变过程。如肾的病变可以引起腰痛或引发膀胱疾病，肝的病变可引起胁痛及引发胆病。

3. 要知道病点、病区、病位对应的经络具体循行路线，及其所络属的脏腑，这样才能系统选择穴区。如头痛，痛在两侧者与少阳经有关，痛在枕项者与太阳经有关，痛在头顶者则与足厥阴肝经或督脉有关等。

4. 全经罐法运用于不同部位时，应选择不同的罐疗手法。如头面部应以闪罐法为主，胸腹部应以留罐法、提罐法、摇罐法为主，腰背及四肢以留罐法、走罐法、浅刺法为主。

（四）注意事项

1. 应用全经罐法，应特别注意提升正气，多用提气、补气技法。

2. 应同时选用相互关联的多条经络和多个穴区，可以起到协同作用，调理效果更为满意。

3. 全经罐法应与其它罐法配合使用。

十、对穴罐法

（一）基本概念

对穴之说，多见于历代中医针灸的著作中，如俞募配穴法、原络配穴法、八脉交会配穴法等等，都可认为是对穴。

此处所指俞穴是指膀胱经第一侧线上的背腧穴，募穴则是脏腑之气聚集于胸腹部的一些特定穴。俞募穴与各脏腑病理有关，脏腑有病多在俞募穴上产生压痛或敏感反应点。某脏腑有病时多用其所属腧穴和募穴治疗，五脏的病多取背腧，六腑的病则多用腹募。

原穴在手足六条阳经中列于输穴之后，而在六条阴经中则是“以输代原”，即该经的输穴就是其原穴。络穴除在十二经中各用一个外，还有任、督络穴和脾之大络，共计十五个。原穴在治疗内脏疾病方面非常重要，络穴则主要在调治表里经疾病方面有重要作用。

八脉交会穴是四肢通于奇经八脉的八个腧穴，可以重点调治与奇经相关的疾病。

“对穴罐法”就是根据脏腑、经络与俞募穴、原络穴、八脉交会穴的对应关系，在相对应的穴位上做罐疗的罐疗技法。

（二）适用范围

对穴罐法的适用范围比较广泛，操作简便。由于对穴具有阴阳相济、上下相应、升降相和的作用，因此在辨证论治的基础上，适当选用对穴，可以起到很特别的作用。临证中常用于调治心血管、消化、神经、呼吸、内分泌等系统的疾病。

（三）应用与操作

对穴罐法通常用留罐手法，但根据辨病施术的需要，要综合运用多种罐疗手法，才能达到较好的调治目的，如旋罐法、闪罐法、浅刺法、发泡法等。以下是12对24个穴，可以参照运用。

1. 内关、公孙：属八脉交会穴，内关通阴维脉，公孙通冲脉，两者合于心、胸、胃。两穴相配罐疗可用于调治心脏病、胃脘痛以及消化系统疾病。

2. 后溪、申脉：属于八脉交会穴，后溪通督脉，申脉通阳跷脉，两者合于目内眦、颈项、耳肩。两穴相配罐疗可用于调治后头痛、颈椎病、落枕，以及精神、神志类疾病。其中，后溪穴可施刮痧、点穴。

3. 临泣、外关：属于八脉交会穴，临泣通带脉，外关通阳维脉，两者合于目锐眦、耳后、颊、颈、肩。两穴相配罐疗可用于调治眼病、耳鸣、耳聋、偏头痛、高血压等病症。

4. 列缺、照海：属于八脉交会穴，列缺通任脉，照海通阴跷脉，两者合于肺系、胸膈。两穴相配罐疗可用于治疗肺病、气管病、咽喉病以及更年期综合征。

5. 膻中、内关：膻中为任脉腧穴，气之会穴，心包经之募穴；内关为手厥阴心包经腧穴，为八脉交会穴之一，又是络穴。两穴相配罐疗能疏通上焦气机，调治心脏病、情志抑郁等。

6. 合谷、太冲：合谷为手阳明大肠经的原穴，太冲为足厥阴肝经的原穴。原穴与三焦有密切关系，而三焦为原气之别使，素有“别经信使”之称。三焦主持诸气，总司全身气机和气化。合谷太冲相配罐疗，可用于调治头痛、头晕、面神经麻痹、中风偏瘫、痹症、鼻病等症。

7. 合谷、光明：光明为足少阳胆经的络穴。两穴相配罐疗可调治各种眼病，如目赤肿痛、青光眼、假性近视、视神经萎缩以及由面神经麻痹引起的眼睑不能闭合等。

8. 支沟、阳陵泉：支沟为手少阳三焦经穴，阳陵泉为足少阳胆经穴，两穴相配罐疗具有上下相通，同经相应，和解少阳，清泄相火的作用。因此，临证中常用于调治各类少阳病或具有肝胆火盛症候的各种病症。

9. 太溪、太冲：太溪为足少阴肾经原穴，太冲为足厥阴肝经原穴。太溪能补肾滋阴，太冲能平肝潜阳，两者相配罐疗具有滋阴潜阳的作用，临证中可用于调治头痛、眩晕、耳鸣、失眠、腰酸等阴虚阳亢证型。

10. 列缺、风池：列缺为手太阴肺经穴、络穴、八脉交会穴、四总穴之一；风池为足少阳胆经穴，与阳维脉交会。两穴相配罐疗，具有较强的祛风定痛作用。临证中常用于调治落枕、颈椎病、后头痛等症。

11. 肝俞、期门：肝俞为足太阳膀胱经腧穴，期门为足厥阴肝经募穴。两穴相配罐疗，可调治各类肝病、胁肋痛、呕吐吞酸、黄疸等症。

12. 心俞、巨厥：心俞为足太阳膀胱经腧穴，巨厥为募穴，两者相配罐疗可调治心痛、惊悸、癫痫、失眠等。

(四) 注意事项

1. 准确定位腧穴、募穴、原穴、络穴和通八脉的交会穴。

2. 把握诸穴之间的对应关系。

3. 位于肢端末梢上的穴位不便罐疗，可刮痧、点穴或皮肤针点刺。

十一、末梢罐法

(一) 基本概念

四肢相对于脏腑而言是人体的远端，但又是最大和最重要的物质、能量和信息的交换场所，因此末梢循环的好坏直接关系到五脏六腑的功能，关系到全身的健康。

《内经》中就已有手与脏腑经络联系的记载。手是上肢末端，为手三阴、手三阳经络的气血交会之处，对经气的汇通具有重要作用。按照十二经的标本、根结学说，手亦是经脉之气生发、布散之处。

足部与周身经络的联系也是非常紧密的。足三阴经起于足，足三阳经止于足。手足三阴经、手足三阳经通过表里经及同名经与足相联，奇经八脉亦与足部密切相联。同时，足也是足三阴、足三阳的根部、本部所在，其经脉的五输穴也多分布于足。这些腧穴都可以用于治疗头、面、五官、脏腑、躯干等远隔部位的病症。

手足经脉是人体脏腑器官发挥各自功能的重要节点。手足上的大量全息点、反射点，是人体脏腑器官在手、足上微小化的信息点、能量点。因此，人体末梢在防治疾病过程中具有重要作用。

“末梢罐法”就是根据手足与脏腑肢体的经络循行关系及全息对应关系，以罐疗手法为主要手段，同时结合刮痧、皮肤针点刺、局部按摩等手法，在手足特定部位施术的一种罐疗技法。

（二）适用范围

通过对分布在手足上的经络、穴位、全息点、反射点的罐疗施术，可激发人体经气，调节经络功能，调整脏腑及各组织器官功能，从而实现对特定疾病及全身疾病的调治。所以原则上讲，人体的各种疾病都可以借助末梢罐法的方法和思路，进行调治，适用范围具有最大的广泛性。

（三）应用与操作

1. 将潜藏在相关经络中的风、寒、湿、火、毒等致病因素，以罐疗技术先行导引至四肢末梢，再以罐疗及其他辅助手法将其排出体外。末梢罐法既是一种技术方法，也是一种基本思路：要紧紧抓住人体末梢，那里是疾病蓄积的地方，也是祛除疾病的关键部位。

2. 准确了解手足上的经络循行线及主要穴位，了解脏腑器官在手、足上的反射点、全息点。

3. 手部的取穴方法。辨证选穴：如“肝开窍于目”，目疾选肝穴；“肺主皮毛”，皮肤病选肺穴。对症选穴：如咽喉肿痛可选咽喉对应点，腰痛选腰部对应点等。

4. 足部上的取穴方法。按疾病的症状选穴：如头痛选头痛点；也可以将具有主治作用的穴位和对症治疗的穴位配合使用，如失眠伴有头痛者，可选择失眠点和头痛点同用。根据脏象学说辨证取穴：如肝肾不足、肝阳上亢的眩晕，除了取眩晕点外，还可以取肝点，配用肾点以滋水涵木。

（四）注意事项

1. 末梢罐法绝非仅仅是在手足上施术，实际上手足施术仅是经络调治的一个环节或最后一个部位。

2. 经络穴区的罐疗调治是主体，末梢部位是辅助性的，虽然它很重要。

3. 手足部位血管丰富、神经敏感，施术时应轻柔、适度，避免产生过大疼痛。

4. 需要进行皮肤针点刺的，注意施术部位事先和事后的消毒，防止感染。

十二、补泻罐法

（一）基本概念

中医治疗疾病讲究辨证论治，补虚泻实。虚实是辨别邪正盛衰的两个纲领。虚证是对人体正气虚弱的各种临床表现的病理概括；实证是对人体感受外邪，或体内因病理产物堆积而产生的各种临床表现的病理概括。虚指正气不足，实指邪气盛实。虚证反映人体正气虚弱而邪气也不太盛。实证反映邪气太盛，而正气尚未虚衰，邪正相争剧烈。虚实辨证，可以掌握病者邪正盛衰的情况，为治疗提供依据，实证宜攻，虚证宜补。正如《灵枢·禁服》所说："当泻则泻，当补则补，如桴应鼓。"病有虚实，治有补泻。虚则补之，实则泻之。只有辨证准确，才能攻补适宜、补泻恰当，最终达成调治目的。这既是中医调治疾病的基本法则，也是罐疗技术应遵循的基本法则。

"补泻罐法"是以中医学辨证论治和整体调理思想为指导原则，通过一系列罐疗补泻方法的具体运用，实现调治人体疾病、促进机体阴阳平衡的罐疗技法。

补法和泻法是罐疗技术的基本内容之一。许多具体的罐疗方法和手法、技法，都属于补泻之法。如根据运罐的不同方向，力度大小，布罐疏密、正转反转等等，而有补泻之别，应在正确辨证的基础上，根据具体需要，灵活选用。

（二）适用范围

虚证的临证表现相当复杂。具有普遍性的有：面色淡白或萎黄，精神萎靡、身疲乏力，心悸气短，形寒肢冷，自汗，大便滑脱，小便失禁，舌淡胖嫩，脉虚沉迟，或者五心烦热，消瘦颧红，口咽干燥，潮热盗汗，舌红少苔，脉虚洪数。虚证的形成，有先天不足，后天失养和疾病耗损等多种原因。凡经辨证，确认为虚证的，均可以运用罐疗的补法。

实证的成因有两个方面：一是外邪侵入人体，一是脏腑功能失调以致痰饮、水湿、瘀血等病理产物停积于体内所致。因外邪性质不同，病理产物不同，症候表现也不同。实证的一般性表现有：发热、腹胀、腹痛、胸闷、烦躁，甚至神昏谵语，呼吸气粗，痰涎壅盛，大便秘结，或下利，里急后重，小便不利，淋沥涩痛，脉实有力，舌质苍老，舌苔厚腻。凡经辨证，确认为实证的，均可运用罐疗泻法。

（三）应用与操作

罐疗学中的补与泻具有很大的相对性，是可以相互转化的。既非一成不变，亦非截然不同。如负压小、时间短、留罐、疏排法多倾向于补；反之，负压大、时间长、走罐（相对于留罐）、密排法多倾向于泻。但它们都是可以相互转化的。根据顾客和患者的身体情况，名补实泻，名泻实补。如一般认为皮肤针浅刺倾向于泻，但这种泻带来的整体结果和长期结果却是补，而且是大补。当然。我们不能因为补泻的相对性，而忽视了具体罐疗用法的补泻特性。

“补泻无形，谓之间精。”讲的就是这个道理。补泻方法不是绝对的，医者应当更多地在实际操作中体现补泻的精神。要时时观察和及时询问顾客与患者的身体感受，在每次调治中都做灵活调整。

补泻罐法的运用，非常具体地体现了中医辨证施治的精神和原则。方法的掌握要具体，方法的运用要灵活。

（四）注意事项

1. 从年龄角度来说，年龄较大的要少用泻法，多用补法。

2. 从体质角度来说，体质虚弱的要少用泻法，多用补法。

3. 从不同的病情来说，虽然实证用泻法、虚证用补法，但必须及时观察随时调整，辨证运用。

十三、胸腹罐法

（一）基本概念

胸腹为脏腑之廓。胸廓内藏心肺，为宗气之所，许多经脉与胸部均有密切联系。任脉、手足三阴经、足阳明胃经均行于胸中。此外，手太阴之筋“下结胸里”，手少阴之筋“结下胸中”；手厥阴之筋“入腋散胸中”；手厥阴经别“下腋三寸，入于胸中”；冲脉“挟脐上行，至胸中而散”；跷脉“上循胸里”。

腹部与全身脏腑经络均有密切联系，手三阴经分络于大肠、小肠、三焦，手三阳经分络于胃、胆、膀胱，足三阴经分络于肝、脾、肾，这些脏腑均位于腹部。因此，在胸腹部施术，可以通调脏腑气血，从而治疗多种疾病。

“胸腹罐法”是通过辨证辨病，主要利用胸腹部的经络和特定穴区、阿是点区、全息点区、反射点区，进行较大规模的布罐并实施罐疗调治的罐疗技法。

（二）适用范围

人体脏腑器官都在胸腹部，是经脉、奇经八脉及各类穴区特别丰富和集中的区域，如任脉、带脉、经脉穴位、经外奇穴、全息反应点区、反射点区等。

胸腹罐法主要在胸腹施术，适用于调治人体的绝大部分脏腑疾病。但对急性头痛、胸痛、胃痛、腹痛、痛经，以及颈、肩、臂、腰、骶部的软组织扭伤，肩周炎疗效显著。对于慢性痛症，有一定疗效。对于一些器质性疾患如胃、十二指肠溃疡、肾结石等引起的疼痛，可以缓解症状。

（三）应用与操作

部分主要胸腹穴区及主调功能，举例：

1. 胸部穴区

之一：第四肋下缘，锁骨中线内侧一扁指处。主调胁肋及上胸部疼痛、肋间神经痛、心悸。

之二：肋弓与胸骨中线的交点。主调季肋区神经痛、肝区痛。

2. 胸肋八穴区

第二至第五胸肋关节的下角各一穴，双侧共八穴区。主调肋间神经痛、胸闷、支气管炎。

3. 剑突部

剑上：胸骨剑突与胸骨体结合处。主调头晕、前额痛。

剑旁：剑突与肋弓交界处。主调上腹痛、呕吐。

4. 腋肋部穴区

之一：第三肋下缘与锁骨中线交点。主调胸上部及腋窝部疼痛。

之二：第四肋下缘与腋前线交点。主调腋窝及腋下部疼痛。

5. 胃部穴区

之一：位于第五肋下缘，锁骨中线外一横指处。主调胃痛、呕吐、嗳嗝、心悸等。

之二：位于第六肋下缘，锁骨中线外一横指处。主调胃痛、上腹痛及胁肋痛。

之三：位于第六肋下缘与腋中线交点。主调胃痛、上腹痛及胁肋痛。

6. 腹部穴区

之一：位于第七肋下缘与腋前线交点，与腋中线交点，与腋前线交点，与腋中线交点，主调上腹部及脐周痛、肝胆疾患、腹胀、噎嗝。

之二：位于第九肋下缘与腋前线交点，与腋中线交点，主调上、下腹痛、腹胀、肠麻痹、痛经等。

7. 部分反射穴区

肩部：位于胸骨下端 6 厘米，正中线双侧旁开 1 厘米处。主调肩部扭伤、疼痛。

胸部：位于胸骨下端 7～8 厘米处。主调胸痛、胸闷、肋间神经痛。

颈部及后头部：位于胸骨下部 2～3 厘米处。主调落枕、头痛。

腰部：位于脐下 6 厘米处。主调急性腰扭伤、腰肌劳损。

下肢：位于脐下 7～8 厘米处。主调痿痹、坐骨神经痛。

取穴应遵循补虚泻实，调整阴阳的原则，辨证施治。如胃痛者，有肝气犯胃所致，有脾胃虚弱所致，前者选肝穴，后者取脾穴、胃穴等。

（三）注意事项

1. 对于急症、重症及对胸穴不太敏感者，以穴区结节或条索状物为中心，应用较大负压，并综合运用留罐、走罐、旋罐、浅刺等手法。

2. 调治软组织扭伤时，在局部压痛点上宜用较大幅度的强刺激。如果使用走罐、旋罐等罐疗手法，其方向应与患处的肌肉呈十字交叉状。

3. 胸腹罐法用得较多，应注意各类常规注意事项，特别是一些罐疗禁忌。

第八章 全净通疏经罐疗特殊技法简介

一、截阻罐法

(一) 基本概念

机体的十四经脉主一身的气血运行和机能调控，任何疾病无论是外感六淫所生成的外邪，还是七情六欲及生活方式所产生的内邪，通常都瘀滞在经脉里。十四经脉的相互联系，往往会将瘀滞在本经里的病邪通过气血运行传导到其他的脏腑组织器官，从而造成这些脏器和组织器官的损伤。同时，罐疗调理过程，对人体气血的良性扰动很大、很深。为防止病邪无规则地四处流窜和不良扩散，需要采取相应“截罐”措施，来阻截病邪乱串。还有一种情况，当机体气血不足或亏虚需要提补气血的时候，为了确保所提补的气血为亏虚脏腑所用，也需要在特殊穴区截罐。

在特定情况下，选择特殊穴区布罐，用以阻截和控制病邪，防止其无序游走扩散，确保气血提补不外泄的罐疗技法，我们称之为“截阻罐法”。

(二) 适用范围

截阻罐法是一种特殊罐疗方法，需要根据具体辨证选择应用。同时，也是一种可以普遍运用的技法。凡是需要运用补、泻方法的疾病和部位，都可以使用截阻罐法。

(三) 应用与操作

临证中，主要应用经脉截罐法和合围截罐法两种形式。

运用经脉截罐法，根据不同的病症、不同的病点、病区、病位，选用不同的截脉部位和不同的截脉穴区。例如，上肢、下肢、主要经脉都有一定的截脉部位和穴区。可以根据脏腑截罐，也可以根据证候截罐。但面对不同经脉的疾病及其不同的病点、病区、病位，截罐的部位和穴区也是需要辨证调配的。

运用合围截罐法，主要应用于病点病区、发泡部位和提补气血等情况。

（四）注意事项

1. 截阻罐法要根据需要正确辨证和正确实施。随意截罐会人为造成气血循行的逆乱失序。

2. 截阻罐法应与气血的疏导方法同时运用。

二、全息罐法

（一）基本概念

生命全息理论是中国人在二十世纪后半叶，对生命科学特别是人体生命科学发展的一个巨大理论贡献。中医学由此获得了一个具有突破性的现代科学理论支撑。中医的传统理论、独特的诊断方法、各种独特的治疗技术，特别是中医外治法中的各种传统疗法、传统手段等，因这个理论而从宇宙全息统一论的角度，从天人对应的角度，从人体各脏腑各部位相关对应的角度，也从宇宙学、物理学、生物学、社会学、哲学、心理学等多学科的层面，得到全面支持和全面支撑。于是，人体全息医学得到快速发展，主要是在中医学领域，如手诊手疗、足诊足疗、耳诊耳疗、腹针治疗、刮痧、点穴、按摩等等。

“全息罐法”的技术特点是：在全息医学理论基础上，找出与特定病点、病区、病位以及特定脏腑相对应的全息穴区，借助罐疗的三大原理，对一组相关全息穴区进行罐疗，进而调节脏腑功能，激发和提升机体自愈力，提高抗病能力，实现康复、保健等医学目的。因而简单地说，全息罐法就是利用人体不同全息点区的不同组合，对人体进行调治的罐疗技法。

全息医学理论在罐疗学上的运用，是非常深刻的，具有广泛的临床意义。就广义全息而言，几乎每个罐疗穴区都具有全息特性，因此整个罐疗过程实际上就是一种全息罐疗过程。但对具体操作技术而言，那样理解意义不大。我们在狭义全息的意义上使用“全息罐法”的概念，所选穴区也是狭义的、典型的、少量的。

（二）适用范围

原则上讲，全息罐法可以运用于罐疗调理的各个方面和层次。只要准确找到若干相关全息点区，无论养生保健，还是祛病康复，这种罐法都是普遍适用的。

（三）应用与操作

全息罐法在临床应用中的难点在于，应更多地了解和掌握一些全息点。因此在临床中要认真观察总结全息反射点的分布及具体应用。

例如：

1. 颈椎病：手三里至手五里之间。

2. 胃脘痛：取脾俞、胃俞及第 7 ~ 12 胸椎脊柱段两侧压痛点；双足底第一跖趾关节后约一横指。

3. 高血糖：腓骨前缘小段。

4. 头痛：肩三角肌中间处；股骨外侧、髂前上棘下缘肌肉最丰厚处。

（五）注意事项

1. 全息点要根据全息定义去寻找，应当准确定位全息点区。

2. 人体上存在大量的全息点和反射点，应注意观察和体会。

3. 全息点、反射点的确定，见仁见智，应尊重临证经验和考察临证效果。

4. 同一疾病选取的全息点、反射点相对越多越完全，临证效果越好。

三、周天罐法

（一）基本概念

什么是大小周天。

小周天即内气从下丹田出发，经会阴，过肛门，沿脊椎督脉通尾闾、夹脊和玉枕三关，到头顶泥丸，向下会至舌尖，与任脉接，沿胸腹正中线，下还丹田。因其范围相对较小，故称小周天。大周天是古代气功主要流派之一的内丹术功法中的第二阶段，即练气化神的过程。它是在小周天阶段基础上进行的。通过大周天，使神和气密切结合，相抱不离，以达到延年益寿的目的。大周天包括十二正经和奇经八脉，是从百会和涌泉再到百会的大循环。相对来说，范围大于小周天，故称为大周天。

"周天罐法"就是根据大小周天理论及其经脉的归属，按照一定规律在这些经脉循行路线上的重点穴区实施罐疗，以促进气血的周天循行，达到祛病目的的罐疗技法。

（二）适用范围

周天罐法对人体经络进行定向导通，水漫金山似地强力推动，对十二经络、奇经八脉所联属的脏腑肢体均能形成积极引动与全面调整作用，因而适用于几乎所有相关疾病的调治。对于祛除亚健康、亚疾病，控制慢性病，调治疑难病，都有良好效能。

（三）应用与操作

大小周天的理论虽然是道医学的养生之法，但却是在中医经络理论基础上传承和发展的，与传统的中医学理论相互补充。

小周天开通的是任督二脉，任督二脉交会后，元气再按十二经脉的流注次序运行。即：肺经→大肠经→胃经→脾经→心经→小肠经→膀胱经→肾经→心包经→三焦经→胆经→肝经，为一个周天，再回到肺经，周而复始。传统医学认为经脉"通则不痛，痛则不通"，经脉能"决生死，处百病，调虚实，不可不通"。说明人类身体健康的关键在于“经络畅通”。任督二脉及十二条经络的畅通，完全符合中医“通则为治”的经络理论。通过对大小周天的疏导和开通，可以达到全面提升和平衡机体功能，实现防病、祛病、养生保健的目的。

（四）注意事项

1. 周天罐法在临证应用中，实际上是多法合用的，要特别注意子午流注理论的应用，把握好五输穴的开阖时序。

2. 实现大小周天的畅通，不是件很容易的事，需要顾客和患者具备许多特定条件，如有充足的精气神，防止各种内邪的生成等。因此顾客和患者的积极主动配合也是至关重要的。

3. 遇到大饥、大饱、大怒、大惊等饮食不宜和情志不宜时，不宜实施本罐法。

4. 顾客和患者平时应注意心气平和、劳逸适度、饮食清淡、忌食腥、辛燥、粘腻之物，以保持气血周天通畅的必要生理基础。这对大多数现代人而言是很困难的，虽然周天罐法可以发挥强大疏通作用，但如果顾客和患者不能有效自律与配合，不仅罐法的效力会大打折扣，已有效果也不能稳定保持。

5. 如果使用周天罐法，在尚未通关之前，顾客和患者须禁戒房事，以免影响进程和效果。通关后亦须有所节制，以保持充沛的精力。

四、循证罐法

（一）基本概念

循证医学是近年来国际上临床医学领域迅速发展起来的新型学科，已经成为当前医学研究中的热点之一。它对中医学的发展，特别对中医学运用西方的逻辑表达方式和方法进行研究，提供了一个有益的参考。但这里所说的“循证罐法”之循证并非西方医学所讲的循证，而是指“循经取证”，即循行特定经络，寻找相关征候。循证罐法的含义是，循经取证，发现相关经络上的疾病征候，如条索状物、颗粒状物、结节、颜色改变、硬度改变、疼痛等特定征候，而后实施罐疗，最终实现调治目的的罐疗技法。

这个方法比较直接，发现的疾病征候比较直接，处理起来也比较简单。循证罐法完全是以中医辨证论治理论为基础的。中医的辨证论治包括“辨证”和“论治”两大部分：辨证就是采用望、闻、问、切等诊断方法，收集患者病因、病状、病性等信息，结合地理环境、季节气候、时序变化及患者的年龄、性别、职业、饮食、体质等情况，依据不同的辨证方法（八纲、六经、三焦、卫气营血、脏腑、气血、津液、子午流注）而做出诊断；论治就是依据辨证的结果确立汗、和、下、吐、温、清、消、补等相应的治疗法则，予以施术。由此可见，就罐疗学而言，传统的中医辨证本质上就是循证，论治就是实施具体罐法。循证罐法是中医辨证论治及其临床诊疗思维在罐疗技术领域的具体体现和应用。

（二）适用范围

作为一种罐疗技法和重要的辨证技术，循证罐法可以应用于罐疗禁忌之外的任何疾病。

（三）应用与操作

1. 循证罐法的运用，重点在全经循证，即在本经、上位经、下位经上循证。

2. 循证的方法，主要有四种，一背腧罐诊。二是循经触诊。三是关联征候辅诊，如面诊、手诊等。四是重点部位走罐，兼调兼诊。

3. 循证结果需要在过程中，不断试探、不断校正。循证的根本在于确定真正的病点、病位、病根，以便精准调治。

4. 选用最有效的罐疗手法、技法，对相关病点、病区进行罐疗调治。

（四）注意事项

1. 循证过程中所发现的疾病征候，通常涉及两条以上的经络，调理过程中必须综合考虑、综合配穴。

2. 循证罐法通常与其它罐疗技术联合运用。

五、生克罐法

（一）基本概念

阴阳五行学说，是中国古代的伟大哲学思想，是对天地人普遍自然关系的高度抽象，是中医学的基本哲学依据。它贯穿于中医学的各个方面，用以说明人体组织结构、脏腑组织之间的结构关系、生理功能和病理变化，并且用以诊断疾病和治疗疾病，是中医学理论体系的一个重要组成部分。

阴阳学说的基本内容包括阴阳对立、阴阳互根、阴阳消长和阴阳转化四个方面。阴阳对立：即指世间一切事物或现象都存在着相互对立的阴阳两个方面。阴阳互根：对立的阴阳双方又是互相依存的，任何一方都不能脱离另一方而单独存在。阴阳消长：阴阳之间的对立制约、互根互用并不是一成不变的，而是始终处于一种消长变化过程中的，阴阳在这种消长变化中达到动态的平衡。阴阳转化：阴、阳双方在一定的条件下还可以互相转化，即所谓物极必反。

五行学说是古代圣贤对天地宇宙的物质类型及其功能类型的划分。认为世界万物都是由金、木、水、火、土五种特征元素或五种功能倾向构成的，在不同的事物上有不同的表现形式，比如有五色、五味、五脏等等。五行有相生、相克的顺序。相生的顺序是：木生火、火生土、土生金、金生水、水生木；相克的顺序是：水克火、火克金、金克木、木克土、土克水。这就是万物相生相克的原理。

中医学认为，人体内的各个脏腑器官，就其功能作用而言，具有与五行相类似的性质和相互关系。例如，心主血脉，主神明，其性向上，与火相类；肝主筋，藏魂，主条达，其性升发，与木相似；脾主肌肉，主意，宣五谷味，滋养五脏六腑，四肢百骸，其性敦厚，与土相同；肺主气，主魄，主宣发，主皮毛，其性肃降，与金相仿；肾主藏精，主骨，主二便，主志，其性润下，与水一般。

因而，经络之间存在对应的相生关系：（肝、胆）木生火（心、小肠）、（心、小肠）火生土（脾、胃）、（脾、胃）土生金（肺、大肠）、（肺、大肠）金生水（肾、膀胱）、（肾、膀胱）水生木（肝、胆）。经络之间也存在对应的相克关系：（肝、胆）木克土（脾、胃）、（脾、胃）土克水（肾、膀胱）、（肾、膀胱）水克火（心、小肠）、（心、小肠）火克金（肺、大肠）、（肺、大肠）金克木（肝、胆）。根据这种生克关系，可以确定某种特定疾病的本经，以及与本经具有生克关系的上位经和下位经。这样，我们不仅对疾病的判断较为准确，而且调治起来也是协调的和互补的，较好地体现了中医的整体精神和辨证精神。

“生克罐法”，就是依据脏腑之间的生克关系，选择相应的经脉和穴位，实施罐疗调治疾病的罐疗技法。

（二）适用范围

除了罐疗的禁忌症之外，生克罐法几乎可以应用于任何病症的调理。既可以调理比较简单的亚健康、亚疾病，也可以调治各类慢性病及疑难杂症。这种思路和方法，可以帮助我们取得很好的临证效果。

（三）应用与操作

以特定疾病为中心，根据脏腑不同的生克关系，选经选穴实施罐疗。

技法操作上通常是多种技法联合应用。要掌握疾病生、克、乘、侮的对应关系，辨证施术。

应注重补法、泻法和平补平泻法的应用，注意布罐和起罐的先后之分。例如，肺气虚损证者，多因长期咳喘所致，治法应补，归肺经，五行属金，当由属土的脾胃滋养（土生金）。若要提肺气，必先在肺经的云门、中府穴布罐，然后再在脾经、胃经及相关别经上布罐，以补为原则施术。

（四）注意事项

1. 首先要特别注意疾病诊断的明确性。疾病诊断不明确，不能正确归经，当然也不可能正确地运用经络之间的生克关系。

2. 准确了解人体脏腑组织之间生理功能的内在生克关系，以便在罐疗临床上辨证运用，准确运用。

3. 生克罐法更多地是讲脏腑经络之间的特殊关系，是一种归经选穴的罐法操作思路和方案。罐疗过程应当具体运用什么样的手法，必须辨证，必须具体分析。

六、精推罐法

（一）基本概念

"精推罐法"是道家"一窝风"经络精推技术与罐疗技术相结合的一种罐疗技法。

道家推拿是经穴推拿、气功推拿、子午推拿和伤科推拿的综合运用，但许多内容和技术已经失传。精推罐法所运用的道家经络精推术称为"一窝风"。这个理论和技术是道家医学外治法的一个重要内容。所谓"一窝风"，就是表现在人体皮部的八个特殊点区，是不同类型的疾病症候症结的聚集地，也是祛病的关键所在。

道家经络精推术是道家性命双修的经验之法、仙人之术，迄今尚未见到相关的文字记载。全净通疏经罐疗对这套技术的传承共二十四法。其中前六法是：丹凤展翅、引风出洞、双龙入海、布阵催兵、天网寻贼、水火济济。

精推罐法融合了道家学说和中医理论，以身体某个特定点区为起点，沿着一定的经络方向推按，然后再在经推路线上的重点部位施以罐疗术，从而排出病气、催化瘀滞，使经脉畅通、气血顺和，临证中可以收到神奇的调治功效。

（二）适用范围

精推罐法尽管原则上是以道家经络推拿为主，罐疗施术为辅，但临证中罐法表现十分强劲，尤其是当多种罐疗技法联合运用时，这种特点就更加突出。因此，精推罐法特别适合调治阳证、表证、热证、实证等应以泻为主的病症。

（三）应用与操作

道家精推术与传统的中医推拿术有很大不同，但也同样体现了中医外治法的基本思想，“温、通、补、泻、汗、和、散、清”等。例如“通法”。通有疏通开导的意思，中医认为通法有调和营卫、通经活络、祛邪导津的作用。若周身肿胀、肌肉麻木、经络不通，在精推术中使用按、推、压、摩等手法作用于精、气、血的特定部位，以通闭郁之气。又如“补法”。补有修填、充实的意思。精推术中的补法，是针对人体因亏损所引起的各种疾病现象，采取各种不同的手法，达到对人体虚而补之的一种治疗方法。譬如补法的操作方法：医者先以右手拇指点按肺门穴固定次数，继而右手按于胸骨柄上，掌跟压于膻中，中指指向天突；左手覆压于右手指上，随着一呼一吸加压，助呼吸逐渐加长。后以左手按气海穴，右手仍按膻中穴不动，双手随着呼吸交替进行，从而使呼吸增长。补法对于气虚、血少、体弱或肢寒体胀者，效果显著。

在运用道家经络精推术的基础上，再施以罐疗术。由于罐疗负压力度强大，透皮拔除和深度引动作用独特，再配合特定的罐疗手法、技法，道家精推术与罐疗术的结合会取得事半功倍的效果。因此在调治一些特殊的顽症、疑难病时，通常使用这种罐法。

（四）注意事项

1. 精推罐法的实施需要一定功力。

2. 应首先熟练掌握道医精推术。

3. 结合开门罐法效果更好，但应注意开门的施术时机。

七、开门罐法

（一）基本概念

道医学与现行常规医学（包括中医和西医）的主要区别之一是，道医学对人体三大基础生命物质——精气神，存在着理论上和实践上的独特认识和独特把握。道医学，是在深邃的内证洞察、自我静定慧观、人体超能透视和精微体察的基础上，逐步建立起人体医学基础理论的。它始终立足于对人体经络－精气神系统的把握。注重调理人体气机，疏通经络，清除病气、浊气、邪气，补充生气、清气、正气、阳气，使机体之经络－精气神系统恢复和保持健康状态，从而达到防病治病、益寿长生的目的。道医学中的许多内容，由于义理深奥，非修炼得道者难以耳听目视，亦难以被现代实证科学所证实，因而尚未被常规医学及社会大众所接受。迄今，在很大程度上道医学依然保持着它自身的固有特性，主要在道家内部传承。

八门理论源自于道医学，传统的中医理论鲜有提及。八门是：天门、地门、气门、血门、风门、火门、筋门、骨门。人体的八门学说是依据阴阳八卦、子午流注等传统医学理论确立的，经过千百年来的临床实践，证明这八个门在生命活动中存在着周期性的开阖规律。通常，这八个门是自然开阖的，一旦受到内外诸邪的侵害，以及随着年龄的增大、体质的衰弱，这八道门就会处于病态闭合的状态（有时则处于病态洞开的状态），因而对人体健康造成严重影响和损害。要调治疾病，特别是要整体调理人体生理状态，必须首先疏通和打开相应的门户，起码是首先对应相应的门户，而后再行调治，才能够提高修炼或调治疾病的效果。

“开门罐法”就是以道家八门理论为基础，在罐疗过程中，遵循八门开阖规律，经准确辨证并运用罐疗手段疏通和打开相应的门户，配合其它罐疗手法技法，最终达到医学目的的罐疗技法。

（二）适用范围

开门罐法虽不象其它罐疗技法一样运用广泛，但却起着很核心的作用。许多疾病久治不愈，其根本之一就是相关门户未得开启，致使人体处于较为严重的气血瘀滞、经络闭塞、内外难以沟通、气机难以升降平衡的状态。这时，一般调治已经不够，必须实施开门之法。临证表明，先行开启闭塞之门户，而后实施罐疗祛邪疏经之术，疗效显著。开门之开，有起始、发动、显露、扩大、发展、融化、使通之意。门户不开，深层疾病是难以真正治愈的。

开门罐法主要适用于各类疑难病。

（三）应用与操作

1. 根据道医学理论，确定八门穴区的准确位置。

2. 了解八门穴区的各自功能与应用范围。

3. 了解八门穴区与经络、时间和疾病的基本关系。

4. 关于开八门的临证功能可以做一点简单概括。开天门：疏风解表，安神清脑。开地门：促使脏腑之气自相畅通。开气门：打开气道，畅行气机。开血门：开启闭塞之穴，推动血行。开风门：调动肾水以祛除风寒杂症，强筋健骨，平秘阴阳。开火门：肾气蒸腾，为肾阳壮旺之源。可调带脉与全身之阳。开筋门：筋门为诸经之纲，提之众经皆动，百病皆消。开骨门：为调益阳气之纲。

（四）注意事项

1. 只有具备一定的身体基础，实施开门罐法才是必要和有效的。

2. 人体重要门户不可随意强行开启，在没有明确辨证并找到真正的病根之前，随意疏导门户有害无益。胡乱开动门户，对人体可能造成深层隐患。

八、时序罐法

（一）基本概念

子午流注是古代中医圣贤发现的重要规律，即每天的十二个时辰对应人体十二条经脉。时辰有序流转，不同经脉也在不同时辰相应地产生兴衰变化。“时序罐法”就是这样一种罐疗技法：根据子午流注理论，在特定时间选取不同的经脉和穴区，调治不同的疾病；或者针对不同的疾病，在对应时间，选取不同的经络和穴区。

子午，即从子时到午时的时间变化。流注，即十二经脉气血运行的过程，以及在十二经脉的井、荥、输（原）、经、合等特定腧穴上呈现出来的气血盛衰情况。根据这个原理，治疗时，按时选穴，按病选时，即为子午流注法。时序罐法就是在此原则基础上实施的具体罐疗技法，是子午流注理论在罐疗学上的具体运用。

（二）适用范围

时序罐法的适用范围极为广泛，可以涵盖除禁忌症以外的所有适合罐疗的病症，特别适合各种慢性病和疑难病。对亚健康、亚疾病等症状，效果更为显著。

（三）应用与操作

1. 熟悉子午流注理论。子午流注理论具有很高的中医临床指导意义和具体应用价值，特别是五输穴的应用理论和十二经脉气血流注及盛衰开阖的时间规律。因此，运用时序罐法必须熟练掌握子午流注的理论，熟练掌握疾病、经络、时间之间的基本对应关系。不仅要熟练掌握辨病方法，还要掌握辨经方法和辨时方法。虽然时序罐法要纯熟应用并不容易，但可以简便运用：十二时辰对应十二经络。

2. 熟练掌握时辰与经络的对应关系。子时（23 点至 1 点），胆经最旺。丑时（1 点至 3 点），肝经最旺。寅时（3 点至 5 点），肺经最旺。卯时（5 点至 7 点），大肠经最旺。辰时（7 点至 9

点），胃经最旺。巳时（9点至11点），脾经最旺。午时（11点至13点），心经最旺。未时（13点至15点），小肠经最旺。申时（15点至17点），膀胱经最旺。酉时（17点至19点），肾经最旺。戌时（19点至21点），心包经最旺。亥时（21点至23点），三焦经最旺。

3. 具体运用本罐法，应以症状和疾病为中心。任何疾病的发生发展都存在时间特性，根据具体病症的时间特性与经络脏腑的对应关系，采取相应的罐疗手段，调治效果会大大提高。

（四）注意事项

1. 现代生活方式，在时间上不太可能完全按照子午流注的理论来“按部就班”的调治。时序罐法需要灵活运用。

2. 应依据五输穴的开阖规律，针对不同病症的具体调治时间，确定具体调治方案。

3. 时序罐法是锦上添花。如果不能准确熟练地掌握子午流注理论，可以暂不考虑使用这种技法，以免缩手缩脚。但也不必盲目模仿，既无意义也无效果。

九、图符罐法

（一）基本概念

道家医学是中国传统医学的重要组成部分。由易经衍生出来的医学思想和方法，更是中国传统医学中的一个极富特色，甚至极富神秘色彩的组成部分。“医易汇通”、“医道同源”。中医学、道医学、易医学共同构成了中国传统医学的基础部分。

“图符罐法”传承了道医学以符治病的“符号医学”理论。“符号”是带有特殊信息和能量的。符号可以成为调治疾病的医学手段。图符罐法将道家符号医学做了全新改造，用大量布罐组成不同图形，内含特殊功能，使之成为特殊调理技术。全净通疏经罐疗的图符罐法，共有这类图符120种之多，目前已传授48种。此处先罗列20种，以示世人。我们给图符罐法的定义是：图符罐法就是针对不同的辨证施术要求，在人体上综合布罐，形成非常规性图形，形成特定场能，用以改善人体功能，调治不同疾病的罐疗技法。

（二）适用范围

图符罐法应用范围广泛，从单一症状的局部调治到全身疾病的全面调治，从辨证施术的补泻手法到功能独特的保健长生图。应用范围极为广泛，几乎可以涵盖除罐疗禁忌以外的所有症状和疾病。

（三）应用与操作

图符罐法与其他罐疗技法有很大不同。其它罐疗技法，或是以病取穴，或是以经取穴，或是在全息点、反射点、对应点取穴，或在阿是点区取穴。图符罐法不存在取穴问题，一个图符即内含一种特定功能，整体使用。同时，不同图符之间还可以相互拆分，具体运用相当灵活。待时机成熟时，我们将陆续公开其具体内容。

1. 玉瓶真气图

临床意义：本图符罐法以提肾气为主。

2. 对开降糖图

临床意义：本图符罐法以降血糖为主，特别适用于胰岛素依赖性糖尿病病人。

3. 丰体滋阴图

临床意义：（俗称女士图）本图符罐法仅限于女性使用。主要功效是促进女性性激素分泌，调整内分泌系统平衡。特别是对月经不调、更年期综合征、第二性征发育不全、性冷淡等症有独特疗效。

4. 川型泻火图

临床意义：本图符罐法主泻肝火。

5. 水型泻火图

临床意义：本图符罐法主泻心火、小肠火。

6. 独龙天河图

临床意义：本图符罐法主泻肝火、心火。

7. 一泻千里图

临床意义：本图符罐法主要针对五脏火旺者。聚集在六腑的浊气必先疏导清除，其它泻法效果不明显的，可用本法。

8. 平补平泻图

临床意义：本图符罐法主补心、补肾，泻肝火。

9. 一柱擎天图

临床意义：本图符罐法主泻肺火。

10. 灵龟长寿图

临床意义：本图符罐法为长寿秘法图。但要等到天、地、气、血、风、火、筋、骨八门打开以后方可使用。

11. 养胃清火图

临床意义：本图符罐法主在养脾胃，同时可以泻肺火、泻心火、泻肝火、泻肠火。

12. 阳气双补图

临床意义：本图符罐法主补阳气。针对手术、外伤或大病后阳气虚弱者，同时，本图符罐法还有整体清除寒气的功能。

13. 地河补肾图

临床意义：本图符罐法主排肾脏浊气，补充肾水之不足，调和阴阳。

14. 天河濡养图

临床意义：本图符罐法主滋补濡养机体，平衡调理阴阳。

15. 固精益阳图

临床意义：（俗称男士图）本图符罐法仅限于男性使用，主补肾气、滋阴壮阳。特别对男性第二性征发育不全、肾虚、阳痿、早泄、前列腺炎等病症有显著效果。

16. 六合正气图

临床意义：本图符罐法主补五脏六腑之气。

17. 五经补益图

临床意义：本图符罐法主补胃经、肾经、胆经、脾经和肝经之气。

18. 太上老君图

临床意义：本图符罐法针对气血两亏证者，主提气补虚、扶阳滋阴，为培元长寿法。

19. 三扶气血图

临床意义：本图符罐法道家曾称之为“天干地支图”，通常由三套图符组合而成，分解开来各图均可独立成为一种图符罐法。主补气血两亏。

20. 中气通肺图

临床意义：本图符罐法主补肺气，对气管炎、支气管炎、慢性肺源性心脏病、支气管哮喘等症有明显效果。

图符罐法要熟练掌握和运用，有相当难度，非认真研究、反复实践，难窥其要。

（四）注意事项

1. 严格辨证施术，辨病不明的不可随意运用本罐法，否则会加重病情。

2. 图符罐法更讲究按子午流注施术。因此，不同图符的选择，应以时辰、经络、疾病、体质的具体情况为依据。

下篇　罐疗学之临证应用

本篇是对上、中篇所涉及的基本罐疗理念和技术的具体临床运用。考虑到易于学习，易于操作，易于接受，易于推广，我们将具体临证操作过程仍锁定于传统经络穴位的层面上。如能熟练掌握，已经能够取得很好的罐疗效果了。超过这个层面的内容，如图符罐法等内容，我们将另行专著，专门介绍、专门推广。

这里介绍的罐疗操作技术大体分为两个层面。

第一个层面是罐疗技术的基本应用。

在技术运用方面，这个层面主要属于阿是罐法和功能罐法。

在应用对象方面，它主要用于家庭调治、自调自治、一般对症调治和养生保健。

在专业技能方面，未经专门训练也是可以自学自用的，许多有悟性能坚持的人，也会有相当好的效果。但如果能经过一定的学习和培训，将掌握更快、理解更好、效果更佳。特别是在把握罐疗原理、理解罐疗观念方面，是否经过专业培训，差别很大。

在操作程序方面，这个层次的罐疗技术要遵循五个基本步骤（常规五步）：选穴→留罐→点刺发泡→留罐→起罐。其中，“点刺”要根据穴区位置和实际需要，而非每个留罐穴区都要点刺；发泡则需要每次留罐，直至毒素排尽，自动愈合结痂为止。

第二个层面是罐疗技术的辨证应用。

在技术运用方面，这个层面主要属于整体罐法，但也同时包含阿是罐法和功能罐法。

在应用对象方面，它主要用于各类专业罐疗调治。其目的和功能既针对各类常规性疾病，又超越常规性疾病，可以很好地和更多地解决经络疾病问题。

在专业技能方面，这个层面的罐疗技术，由经过专业训练并拥有相应资质的专业中医罐疗师来操作和实施，将会取得更为满意的临证效果。

在操作程序方面，专业罐疗要遵循七个步骤（专业七步）：辨病归经→辨证选穴→手法运罐→技法布罐→点刺发泡→适度留罐→规范起罐。在这七个步骤中，辨病主要是通过罐诊，也可以借助其他更简便的诊断技术。归经则需要专业的中医训练和足够的临床经验积累。辨证选穴包括选取主要穴区和辅助穴区两部分。手法运罐，即根据具体需要运用不同的罐疗手法，如闪罐、摇罐、走罐等。技法布罐，即依据一定罐疗技法在不同的部位和穴区按一定规则布罐。点刺和发泡注意不要机械操作，更不要一概点刺和发泡，而应根据具体的穴区位置、罐象反映、年龄大小和人体状况来决定是否使用及使用的程度。适度留罐，指保持适宜的力度和时长。留罐决非力度越大越好，时间越长越好。力度和时长要与病情相匹配。规范起罐，即要遵守起罐的先后顺序，特别是在一些罐疗技法中，起罐的程序具有关键作用。此外还要遵守严格的卫生消毒规范。

在临床实际中，对具体穴区的选择和罐法运用，应主辅结合，应注意多种中医外治法的辨证应用与配合使用。对一些重要但又不能实施罐疗的穴区，要选用刮痧、按摩、点穴、点刺等方法。如面部、头部、手部的大部分穴区，一般只用闪罐法、刮痧法、点穴法、按摩法，通常不留罐、不点刺、不发泡。此外，还要积极配合足部、手部、四肢等较大反射区的适当刺激，也包括适当使用外敷、内服等特定调治性食物和草药。

罐疗临证方法的书本介绍与实际面对一个顾客和患者时的临床操作，是存在较大距离的。几乎所有操作细节都是因人而异、因病而异、因时而异的，不能完全标准化，更不能机械量化。技术细节与技术精髓只能侍师而观、随师而学、耳闻目染、潜心揣摩，充分地临床实践，充分地自身体验，充分地专心和静心，充分地感觉和领悟。要获得高超的临证罐疗技术，本书和本篇仅仅是一个参考和提示。

人类疾病种类很多，有资料显示约有七千多种，常见的也有几百种。通常划分为内科、外科、妇科、儿科、五官科、皮肤科、骨伤科，以及消化科、呼吸科、泌尿科、血液科、放射科等。这些根据解剖学、人体功能和医学手段划分的科别，虽然有利于医学的专业化，但也存在深层次的机械性和割裂性。其思维模式，常常会在无形中忽视人体的内在系统性和有机整体性。无论对养生保健还是祛病康复，这种人体划分方式，很容易在思维、认知、临证等多方面引领人们陷入误区，以为头疼只能医头，脚疼就应医脚，在一般大众认知层面上尤其如此。本篇依旧按内外妇儿划分章节，主要是为了尊重现行医学习惯。尽管完全个性化的辨证论治属于高级医学层面，但就罐疗的大众性而言，我们更希望读者能够紧紧抓住通用原理，举一返三，由此及彼，异病同治。在疾病名称上，以中医名称为主，没有中医名称的，则采用西医名称。同时，在病种适用上，本篇仅是举例说明，并不意味着罐疗只限于调理这些疾病。

我们反复强调以下基本理念，并希望在具体临证中得到体现：各种疾病和症状，无论涉及皮肤、肢体、官窍、脏腑，大多与经络瘀滞受阻、气血运行不畅直接相关，此种情形又会进一步负向影响相关脏腑、官窍、肢体、皮肤功能，于是形成恶性循环。要保健康复就必须从根本上打断这种恶性循环，让体质态势变轨运行。我们的方案是，充分运用系统罐疗技术祛邪排毒、疏通经络的强大功能，对疾病实施釜底抽薪、断根治本；同时又从根基层面上，激发和提升人体自净、自控、自治、自愈的能力；再结合其它疗法及心理、饮食、运动、习性等基本方面的调治，从而逐步消除不良病状，深度改善相关功能，恢复、保持和提升皮肤、肢体、官窍、脏腑的健康状态。只要能够科学运用、系统运用、规范运用罐疗学的基本原理，面对各类疾病，中医罐疗学完全能够发挥其得天独厚的特殊医学功能。

第一章　内科疾病

一、感　冒

感冒主要是由于外感风邪，或时行疫气邪毒而致的一种外感性疾病。风邪多与寒、热、暑湿之邪夹杂，并由皮毛、口鼻而入，侵袭肺卫，以鼻塞、喷嚏、流涕、咳嗽、恶寒、发热、头身疼痛等全身不适为主要临床症状。其中轻者称伤风，重者称重伤风，若同时在某一地区内流行，则称为时行感冒。本病发病率高，四季均可发病，以冬春季为多。中医感冒有普通感冒与时行感冒之分，中医学中普通感冒相当于西医学的普通感冒和上呼吸道感染，而时行感冒相当于西医学的流行性感冒，故西医感冒可参考本节辨证论治。

罐疗相关经络穴区，可以直接祛除风寒湿火、瘀滞痰毒，疏通经络气血，扶正气和阴阳，促进本病好转，深度改善相关功能状态。

【基本应用】

1. 主要穴区：太阳、风池、大椎、合谷、列缺。

2. 主穴意义：外邪夹杂伤表，肺与大肠相表里，故取列缺、合谷疏风祛邪解表；取督脉之大椎穴可通一身之阳气；风池既可疏散风邪，又与太阳穴相配可清利头目。

3. 罐疗方案：按疗程调治效果最佳。每天 1 次，每次 30 ~ 60 分钟，十天为一疗程。隔日、隔周亦可。综合运用罐疗基本手法。

4. 罐疗程序（常规五步）：选穴→留罐→点刺发泡→留罐→起罐。

【辨证应用】

1. 辨病归经：调治本病以肺经、大肠经及背腧穴为主。

2. 罐疗方案：按疗程调治效果最佳。每天 1 次，每次 30 ~ 60 分钟，十天为一疗程。综合运用罐疗基本手法、技法。

3. 罐疗程序（专业七步）：辨病归经→辨证选穴→手法运罐→技法布罐→点刺发泡→适度留罐→规范起罐。

4. 随证应用：罐疗本病主要穴区。另：风寒证加风门、肺俞以祛风散寒，同时罐疗背腧穴及肘窝、风门、大鱼际、小鱼际等；风热证加曲池、尺泽、风门、肺俞以疏散风热；暑湿证加中脘、丰隆、阴陵泉、足三里等，以和中化湿；邪盛体虚加肺俞、足三里以扶正祛邪；鼻塞流涕加迎香以宣肺通窍；咽喉肿痛加少商以清热利咽。

【注意事项】

1. 本病预防：每日指按迎香、合谷 2 ~ 3 次，每次 3 ~ 5 分钟，以局部有酸胀感为度；亦可用艾炷灸大椎、足三里 3 ~ 5 壮。

2. 本病需与流脑、乙脑、流行性腮腺炎等传染病的前期症状做鉴别诊断。

3. 若出现高热持续不退、咳嗽加剧、咳吐血痰等症时，宜尽快采取综合治疗措施。

4. 感冒流行期间应保持居室内空气流通，少去公共场所。

5. 坚持室外活动和体育锻炼，避免受凉淋雨、过度疲劳等诱发因素。

6. 修炼心性，涵养品德，戒怒戒躁，保持平和、欢悦、积极和宽厚的情志状态。

7. 注重和坚持全身经络气血的疏理与疏通，根本改善和提升人体自净、自控和自愈能力。

二、咳　嗽

咳嗽是因邪客肺系，肺失宣肃，肺气不清所致，以咳嗽、咯痰为主要症状的病症。咳嗽既是独立性的病证，又是肺系多种病证的一个症状。“咳”指肺气上逆作声，有声无痰；“嗽”指咯吐痰液，有痰无声；临床上一般声痰并见，故以咳嗽并称。本节讨论以咳嗽为主要临床表现的一类病证。中医根据咳嗽发病原因，分为外感咳嗽和内伤咳嗽两大类。现代医学的上呼吸道感染、支气管炎、支气管扩张、肺炎等以咳嗽为主症的，可参考本节进行辨证论治。

本病与肺经、大肠经以及肝、脾、肾等密切相关。罐疗相关经络穴区，可以直接祛除风寒湿火、瘀滞痰毒，疏通经络气血，扶正气和阴阳，促进本病好转，深度改善相关功能状态。

【基本应用】

1. 主要穴区：肺俞、中府、列缺。

2. 主穴意义：咳嗽病变在肺，按俞募配穴法取肺俞、中府调理肺脏气机；列缺为肺之络穴可宣肺祛邪。诸穴合用可驱邪化痰、宣肺止咳。

3. 罐疗方案：按疗程调治效果最佳。每天 1 次，每次 30～60 分钟，十天为一疗程。隔日、隔周亦可。综合运用罐疗基本手法。

4. 罐疗程序（常规五步）：选穴→留罐→点刺发泡→留罐→起罐。

【辨证应用】

1. 辨病归经：调治本病以调肺经及大肠经为主。

2. 罐疗方案：按疗程调治效果最佳。每天 1 次，每次 30～60 分钟，十天为一疗程。综合运用罐疗基本手法、技法。

3. 罐疗程序（专业七步）：辨病归经→辨证选穴→手法运罐→技法布罐→点刺发泡→适度留罐→规范起罐。

4. 随证应用：一般调治。

罐疗本病主要穴区。另：风寒束肺加风门，以祛风宣肺；风热犯肺加大椎，以祛风清热；痰湿阻肺加阴陵泉、丰隆，以化痰止咳；肝火灼肺加行间、鱼际，以泻肝清肺；肺肾阴虚加肾俞、膏肓，以滋阴降火；脾肾阳虚加脾俞、肾俞、关元、足三里，以培补脾肾；胸痛加膻中以宽胸理气；咯血加孔最以清肺止血；盗汗加阴郄以滋阴敛汗；肢体浮肿、小便不利加阴陵泉、三阴交，以健脾利湿。

支气管炎

罐疗背腧穴，及天突、中府、尺泽、太渊、列缺、合谷、定喘。另：风寒束肺加鱼际、风池、风门穴；风热犯肺加大椎、鱼际、曲池、大杼；燥热伤肺加内关、膻中；痰湿阻肺加脾俞、太渊、丰隆、足三里；肝火灼肺加肝俞、鱼际、支沟、行间；肺肾阴虚加肾俞、膏肓俞、太溪、天突；脾肾阳虚加脾俞、肾俞、气海、关元、足三里。

支气管扩张

罐疗肺俞、膏肓、天突、膻中、中脘。可配尺泽、列缺、孔最、太渊、丰隆、足三里、曲池等穴区。

肺炎

罐疗尺泽、孔最、列缺、合谷、肺俞、中府、足三里。另：邪客肺卫加风门、大椎、风池；痰热壅肺加丰隆、曲池、中脘；肺灼阴伤加太溪、膏肓；阳气虚脱加气海、关元、百会。

【注意事项】

1. 慢性支气管炎病程较长，易反复发作，应采取 3~5 个疗程的集中调治。

2. 务必防止受风着凉。

3. 支气管扩张应防治百日咳、支气管肺炎等急慢性呼吸道感染。

4. 本病与气候、饮食、情志等有关，应当注意保暖，忌食辛辣厚味。

5. 戒烟戒酒对本病的恢复有重要意义。

6. 感冒流行期间应少去公共场所，避免因感冒诱发本病。咳嗽发作时应注意休息，谨防病情加重。

7. 平时注意锻炼身体，增强体质，提高机体免疫力。

8. 修炼心性，涵养品德，戒怒戒躁，保持平和、欢悦、积极和宽厚的情志状态。

9. 注重和坚持全身经络气血的疏理与疏通，根本改善和提升人体自净、自控和自愈能力。

三、哮

哮病系宿痰伏肺，因外邪、饮食、情志、劳倦等因素导致气滞痰阻，气道挛急狭窄而发病。主要表现为喉中哮鸣有声，呼吸急促，严重时喘息不得平卧。西医学所讲的支气管哮喘、喘息性支气管炎，以及其他急性肺部过敏性疾患所导致的哮喘，都可参考本节辨证论治。

本病与肺经、大肠经以及肝、脾、肾等密切相关，罐疗相关经络穴区，可以直接祛除风寒湿火、瘀滞痰毒，疏通经络气血，扶正气和阴阳，促进本病好转，深度改善相关功能状态。

【基本应用】

1. 主要穴区：肺俞、中府、膻中、列缺、定喘、丰隆。

2. 主穴意义：痰饮伏肺，壅塞气道，取肺之俞募穴肺俞、中府调理肺脏机能、止哮平喘；膻中为气之会穴，宽胸理气、舒展气机；取列缺以宣通肺气，祛邪外出；定喘为止哮平喘之经验效穴；丰隆为豁痰要穴。诸穴合用可降气化痰、止哮平喘。

3. 罐疗方案：按疗程调治效果最佳。每天1次，每次30~60分钟，十天为一疗程。隔日、隔周亦可。综合运用罐疗基本手法。

4. 罐疗程序（常规五步）：选穴→留罐→点刺发泡→留罐→起罐。

【辨证应用】

1. 辨病归经：调治本病以调肺经、大肠经及相应的背腧穴为主。

2. 罐疗方案：按疗程调治效果最佳。每天1次，每次30～60分钟，十天为一疗程。综合运用罐疗基本手法、技法。

3. 罐疗程序（专业七步）：辨病归经→辨证选穴→手法运罐→技法布罐→点刺发泡→适度留罐→规范起罐。

4. 随证应用：罐疗上述主要穴区。另：寒饮伏肺加风门以疏风宣肺；痰热壅肺加大椎、曲池以清化痰热；肺脾气虚加脾俞、足三里以培土生金；肺肾阴虚加肾俞、关元、太溪以滋肾益肺；心肾阳虚加心俞、肾俞、气海、关元以补益心气、振奋元阳；潮热盗汗加阴郄以滋阴敛汗。此外，咳嗽加尺泽、太渊；痰多加足三里、丰隆、中脘；哮喘发作期，罐疗胸腰部、前后肋间为主，配肘窝、大、小鱼际、剑突下、气管两侧、大椎、内关、足三里、孔最等处；哮喘缓解期，肺经症状为主者，罐疗胸部、前后肋间、中府、俞府、太渊、膻中为主，配气管两侧、后颈、胸腰部、上腹部。脾经症状为主者，罐疗胸腰部、上腹部为主，配气管两侧、颈、骶部、胸椎1～5。

有酸痛麻木的异常反应区，有条索状、结节状、泡状等阳性反应点区，属于阿是反应区，也是罐疗施术的重点部位。

【注意事项】

1. 罐疗时注意保暖，防止受风着凉，防止感冒。

2. 认真查找过敏源，避免接触和诱发。戒烟是减少发作和防止病情加重的一个重要因素。

3. 锻炼身体，增强体质，提高机体防御疾病的能力。

4. 急性发作期以控制症状为主，发作严重时，宜采取综合治疗措施。

5. 在非急性发作期，可以同时使用灸法。如选用风门、肺俞、膏肓、脾俞、肾俞、关元、气海、足三里等穴区，每次灸3~5个穴，以皮肤潮红为度。每天1次，连续3~6个月，也有较好的防治作用。

6. 饮食宜清淡，不吃或少吃肥甘厚味及海腥发物。

7. 修炼心性，涵养品德，戒怒戒躁，保持平和、欢悦、积极和宽厚的情志状态。

8. 注重和坚持全身经络气血的疏理与疏通，根本改善和提升人体自净、自控和自愈能力。

四、肺　胀

肺胀，由于多种慢性肺系疾病反复发作，迁延不愈，肺脾肾三脏虚损，导致气道不畅，临床表现为：胸膺胀满，喘息气促，咳嗽痰多，胸部膨满，或唇甲紫绀，心悸浮肿，甚至出现昏迷，喘脱等现象。西医学中的慢性阻塞性肺气肿、慢性肺源性心脏病、老年性肺气肿，如果出现肺胀的临床表现，可参考本节进行辨证论治。

本病与肺经、大肠经以及肝、脾、肾密切相关，罐疗相关经络穴区，可以直接祛除风寒湿火、瘀滞痰毒，疏通经络气血，扶正气和阴阳，促进本病好转，深度改善相关功能状态。

【基本应用】

1. 主要穴区：肺俞、孔最、定喘、足三里、气海。

2. 主穴意义：取肺之俞、募、郄穴，调理肺脏机能，降逆平喘；定喘为平喘之经验效穴；足三里以培土生金，调补肺气；气海可培补元气。

3. 罐疗方案：按疗程调治效果最佳。每天1次，每次30~60分钟，十天为一疗程。隔日、隔周亦可。综合运用罐疗基本手法。

4. 罐疗程序（常规五步）：选穴→留罐→点刺发泡→留罐→起罐。

【辨证应用】

1. 辨病归经：调治本病以肺经、肾经及其背腧穴为主。

2. 罐疗方案：按疗程调治效果最佳。每天1次，每次30～60分钟，十天为一疗程。综合运用罐疗基本手法、技法。

3. 罐疗程序（专业七步）：辨病归经→辨证选穴→手法运罐→技法布罐→点刺发泡→适度留罐→规范起罐。

4. 随证应用

慢性阻塞性肺气肿

法一：罐疗天突、膻中、太渊、列缺为主。另：脾虚痰盛，加脾俞、丰隆、胃俞；肺肾两虚，加太溪、肾俞、气海、肺俞；痰热蕴肺，加肺俞、尺泽、丰隆。

法二：罐疗脊柱胸椎1～5、肩胛部、颈项部、第7颈椎至第12胸椎旁开两横指、前后肋间、气管两旁等处。

慢性肺源性心脏病

罐疗心俞、肺俞、风池、大椎为主。加重期：肺肾虚加天突、膻中、尺泽、太渊；脾肾阳虚水泛加脾俞、肾俞、气海、足三里；痰浊蒙窍加膻中、丰隆、列缺；元阳欲脱加人中、涌泉、内关、关元。缓解期：肺肾气虚加肾俞、气海、关元；肺肾阴虚加肾俞、气海、太溪、三阴交。

【注意事项】

1. 罐疗时特别注意保暖，防止受凉。平时时刻注意防寒保暖，预防感冒，戒除烟酒。

2. 防治原发病。特别防止诱发因素，如呼吸道感染、过敏原、粉尘作业等。

3. 罐疗同时，应适当配合对症药物治疗。

4. 平时注意锻炼身体，增强体质，提高机体免疫力。

5. 急性发作期以控制症状为主，发作严重时，宜采取综合治疗措施。

6. 有水肿者应低盐或无盐饮食。

7. 修炼心性，涵养品德，戒怒戒躁，保持平和、欢悦、积极和宽厚的情志状态。

8. 注重和坚持全身经络气血的疏理与疏通，根本改善和提升人体自净、自控和自愈能力。

五、肺　痨

肺痨，由于正气虚弱，感染痨虫，侵蚀肺脏所致，以咳嗽、咯血、潮热、盗汗及身体逐渐消瘦等为主要临床表现，是具有传染性的慢性虚损性疾患。肺痨相当于西医学中的肺结核。

本病与肺经、大肠经以及肝、脾、肾密切相关，罐疗相关经络穴区，可以直接祛除风寒湿火、瘀滞痰毒，疏通经络气血，扶正气和阴阳，促进本病好转，深度改善相关功能状态。

【基本应用】

1. 主要穴区：肺俞、膏肓、足三里、鱼际、孔最。

2. 主穴意义：肺俞为肺之俞穴，膏肓为主治诸虚百损之要穴，取胃经合穴足三里以补后天之本，三者可益肺养阴补虚；鱼际为肺经荥穴，清虚热、治骨蒸；孔最为肺经郄穴，可清热凉血，治咯血。

3. 罐疗方案：按疗程调治效果最佳。每天 1 次，每次 30 ~ 60 分钟，十天为一疗程。隔日、隔周亦可。综合运用罐疗基本手法。

4. 罐疗程序（常规五步）：选穴→留罐→点刺发泡→留罐→起罐。

【辨证应用】

1. 辨病归经：调治本病以调肺经、肾经、胃经及相应背腧穴为主。

2. 罐疗方案：按疗程调治效果最佳。每天 1 次，每次 30 ~ 60 分钟，十天为一疗程。综合运用罐疗基本手法、技法。

3. 罐疗程序（专业七步）：辨病归经→辨证选穴→手法运罐→

技法布罐→点刺发泡→适度留罐→规范起罐。

4. 随证应用：罐疗本病主要穴区及大椎、太渊等。另：咳嗽加天突、大杼、列缺；咯血加膈俞、巨骨、尺泽、郄门；胸痛加膻中、期门、支沟；盗汗加复溜、阴郄、合谷；发热加曲池、间使、内关；头痛加太阳、印堂、合谷；食欲不振加中脘、胃俞、肝俞；遗精加八髎、气海、关元；月经不调加气海、脾俞、三阴交。

【注意事项】

1.《外台秘要》言："觉此候者，便宜急治"。本病应早期治疗。

2. 罐疗同时，最好配合使用抗结核药物。

3. 本病的预后与体质强弱、病情轻重有很大关系，故应加强体育锻炼，增强抵抗力。

4. 注意防止传染，正确处理痰液，消毒餐具。

5. 修炼心性，涵养品德，戒怒戒躁，保持平和、欢悦、积极和宽厚的情志状态。

6. 注重和坚持全身经络气血的疏理与疏通，根本改善和提升人体的自净、自控和自愈能力。

六、喉　痹

喉痹，主要症状是：咽喉红肿疼痛，吞咽不适，或者咽喉痒有异物感。若为新感疾病还可伴有发热恶寒、咳嗽吐痰等临床症状。西医学中的急慢性咽炎可以参考本病治疗。

本病与肺经、大肠经、任脉以及肝、脾、肾密切相关，罐疗相关经络穴区，可以直接祛除风寒湿火、瘀滞痰毒，疏通经络气血，扶正气和阴阳，促进本病好转，深度改善相关功能状态。

【基本应用】

1. 主要穴区：天突、列缺、合谷。

2. 主穴意义：天突属近部主要穴区，清热利咽作用显著；列缺为治疗肺系疾病的常用穴，专治咽喉疾病；合谷善清泻肺胃积热。诸穴合用，有清热泻火、消肿止痛作用。

3. 罐疗方案：按疗程调治效果最佳。每天1次，每次30～60分钟，十天为一疗程。隔日、隔周亦可。综合运用罐疗基本手法。

4. 罐疗程序（常规五步）：选穴→留罐→点刺发泡→留罐→起罐。

【辨证应用】

1. 辨病归经：调治本病以调肺经、大肠经、肾经、胃经及相应背腧穴为主。

2. 罐疗方案：按疗程调治效果最佳。每天1次，每次30～60分钟，十天为一疗程。综合运用罐疗基本手法、技法。

3. 罐疗程序（专业七步）：辨病归经→辨证选穴→手法运罐→技法布罐→点刺发泡→适度留罐→规范起罐。

4. 随证应用：罐疗本病主要穴区。另：风热壅肺加尺泽、外关，以疏风清热；胃火炽盛加内庭、曲池，以清泻热邪；阴虚火旺加太溪、三阴交，以滋阴降火；咽肿痛甚加天突、喉结旁阿是穴，以消肿止痛；声音嘶哑加复溜、扶突，以润喉开喑；大便秘结加曲池、支沟，以清热通便。

急性咽炎

法一：罐疗大椎、后颈部、颌下、天突、翳风、合谷等穴区。另：发热加肘窝、大小鱼际、骶部；咳嗽加气管两侧和太渊。

法二：罐疗颈项部疼痛反应点（胸锁乳突肌上缘或前后缘）为主。有咽喉部刺痒和异物感的，加天突、洪音穴（颈部两侧舌骨、甲状软骨的间隙处即前正中线旁开半指宽凹陷处）；伴有颈部不适的，加风池、天柱、合谷。

慢性咽炎

法一：罐疗利咽（奇穴，在耳垂与下颌角之间的凹陷处）、廉泉、天突、合谷、少商为主。另：肺阴不足加太渊、鱼际、肺俞；肾虚火旺加太溪、阴谷、照海；脾虚湿重加中脘、丰隆。

法二：罐疗后颈部、颌下、耳垂下方相当于翳风穴部位、合谷、大椎、阳性反应点区。注意观察，第4至第7颈椎两侧有条索状物及压痛点，颌下可触摸到压痛明显的结节处，即为阳性反应点区，亦应重点罐疗。

【注意事项】

1. 急性期可配合针刺放血治疗，同时积极调治原发病。

2. 避免有害气体的不良刺激，忌食辛辣刺激食物，戒除烟酒。

3. 注意休息，减少或避免过长时间讲话，适度发音。

4. 修炼心性，涵养品德，戒怒戒躁，保持平和、欢悦、积极和宽厚的情志状态。

5. 注重和坚持全身经络气血的疏理与疏通，根本改善和提升人体的自净、自控和自愈能力。

七、眩晕

因清窍失养，自觉头晕眼花、视物旋转动摇为主症的一类病证称为眩晕。轻者闭目即止，重者如坐车船，旋转不定，不能站立。本节主要讨论由内伤引起的眩晕，外感眩晕不在本节讨论范围。西医学中的高血压、低血压、低血糖、贫血、美尼尔氏综合征、脑动脉硬化、椎－基底动脉供血不足、神经衰弱等症，临床表现均以眩晕为主要症状，都可以参照本节辨证论治。

本病与肝经、胆经、督脉等经脉密切相关，罐疗相关经络穴区，可以直接祛除风寒湿火、瘀滞痰毒，疏通经络气血，扶正气和阴阳，促进本病好转，深度改善相关功能状态。

高血压

高血压又称原发性高血压病，是临床常见的以体循环动脉压升高为主的综合征。高血压患者有明显的家族集聚性，高盐饮食的人群容易患高血压。在精神处于紧张状态的职业、能引起严重心理障碍的社会应激因素的情况下，高血压病患病率高，超重或肥胖、吸烟、年龄增长和缺乏体力活动等也是血压升高的重要危险因素。在安静状态下较长时间内测得的血压如大于140/90毫米汞柱，即可以诊断为高血压病。其临床症状为血压升高时，出现头痛、头晕、头胀、耳鸣、面红、失眠，较重者可发生头重脚轻、视力减退、心悸、气短、健忘，甚至导致中风。

【基本应用】

1. 主要穴区：百会、曲池、合谷、太冲、三阴交。

2. 主穴意义：百会为诸阳之会，可泻诸阳之气，平降肝火；曲池、合谷清泻阳明，理气降压；太冲可疏肝理气，平肝潜阳；三阴交为足三阴经交会穴，调补脾肝肾。

3. 罐疗方案：按疗程调治效果最佳。每天1次，每次30～60分钟，十天为一疗程。隔日、隔周亦可。综合运用罐疗基本手法。

4. 罐疗程序（常规五步）：选穴→留罐→点刺发泡→留罐→起罐。

【辨证应用】

1. 辨病归经：调治本病以调肝经、胆经及督脉为主。

2. 罐疗方案：按疗程调治效果最佳。每天1次，每次30～60分钟，十天为一疗程。综合运用罐疗基本手法、技法。

3. 罐疗程序（专业七步）：辨病归经→辨证选穴→手法运罐→技术布罐→点刺发泡→适度留罐→规范起罐。

4. 随证应用

法一：罐疗本病主要穴区及内关、足三里。另：肝火亢盛加风池、行间，以平肝泻火；阴虚阳亢加太溪、肝俞，以滋阴潜阳；痰湿壅盛加丰隆、足三里，以健脾化痰；阴阳两虚加关元、肾俞，以调补阴阳；心悸加内关、神门，以宁心安神。

法二：罐疗后颈部、骶部、乳突区、人迎、风池、足三里及腰背部。

【注意事项】

1. 长期服用降压药物者，罐疗期间不要突然停药。自觉症状明显好转或基本消失后，再逐渐减小药量。

2. 高血压、心脏病患者要用较轻的罐疗手法。

3. 高血压症处于危象时，应用综合治疗方法。

4. 修炼心性，涵养品德，戒怒戒躁，保持平和、欢悦、积极和宽厚的情志状态。

5. 注重和坚持全身经络气血的疏理与疏通，根本改善和提升人体的自净、自控和自愈能力。

低血压

低血压，指成人血压持续低于90/60毫米汞柱，常表现为蹲后直立时出现眩晕，头重脚轻，视力模糊或神疲乏力，面色苍白，气短，出汗，恶心等症状。一般男性多于女性。

【基本应用】

1. 主要穴区：百会、气海、心俞、脾俞、肾俞、足三里。

2. 主穴意义：百会为诸阳之会，可提升阳气；气海可补气升压；足三里补中健脾、化生气血；心俞、脾俞、肾俞调补心脾肾，益气养血以升血压。

3. 罐疗方案：按疗程调治效果最佳。每天1次，每次30~60分钟，十天一疗程。隔日、隔周亦可。综合运用罐疗基本手法。

4. 罐疗程序（常规五步）：选穴→留罐→点刺发泡→留罐→起罐。

【辨证应用】

1. 辨病归经：调治本病以调胆经、督脉及相应的背腧穴为主。

2. 罐疗方案：按疗程调治效果最佳。每天1次，每次30~60分钟，十天为一疗程。综合运用罐疗基本手法、技法。

3. 罐疗程序（专业七步）：辨病归经→辨证选穴→手法运罐→技法布罐→点刺发泡→适度留罐→规范起罐。

4. 随证应用

法一：罐疗本病主要穴区。另：中气不足加中脘、胃俞，以补中益气；心肾阳虚加关元、太溪，以温补心肾；阳气虚脱加神阙、关元，以回阳固脱；头晕头痛加印堂、太阳，以清脑止晕；失眠健忘加四神聪，以安神益智；四肢不温加大椎、命门，以温经通阳；危急情况下可加内关、素髎穴，以回阳升压。

法二：罐疗百会、风池、大椎。另：中气不足加脾俞、胃俞、足三里；髓海不足加肾俞、太溪、关元；痰扰清宫加脾俞、中脘、太冲、丰隆；突然昏厥加人中、印堂；遗精阳痿加中极；健忘失眠加神门、内关。

法三：罐疗脊柱两侧（颈、胸、腰、骶）、乳突部、气管两侧、内关、足三里、三阴交等。

【注意事项】

1. 血压过低、病情危急时，应作急救处理。

2. 从卧位或坐位起立时，应注意动作缓慢柔和。

3. 应积极参加体育锻炼，改善体质。

4. 修炼心性，涵养品德，戒怒戒躁，保持平和、欢悦、积极和宽厚的情志状态。

5. 注重和坚持全身经络气血的疏理与疏通，根本改善和提升人体的自净、自控和自愈能力。

美尼尔综合征

美尼尔综合征是由内耳迷路发生积液而引起的疾病，属于中医“眩晕”范畴。常表现为发作性眩晕，波动型听力减退或耳鸣。常伴有心悸、胸闷、纳呆、恶心、呕吐、畏寒、肢冷、口苦、咽干等症状。

【基本应用】

1. 主要穴区：百会、风池、头维、太阳、悬钟。

2. 主穴意义：眩晕病位在脑，脑为髓之海，故治疗首选位于巅顶之百会穴，可清头目、止眩晕；风池、头维、太阳为近部主要穴区，调畅头部气机；悬钟乃髓之会穴，充养髓海，为止晕要穴。

3. 罐疗方案：按疗程调治效果最佳。每天1次，每次30～60分钟，十天为一疗程。隔日、隔周亦可。综合运用罐疗基本手法。

4. 罐疗程序（常规五步）：选穴→留罐→点刺发泡→留罐→起罐。

【辨证应用】

1. 辨病归经：调治本病以调胆经、督脉为主。

2. 罐疗方案：按疗程调治效果最佳。每天1次，每次30～60分钟，十天为一疗程。综合运用罐疗基本手法、技法。

3. 罐疗程序（专业七步）：辨病归经→辨证选穴→手法运罐→技法布罐→点刺发泡→适度留罐→规范起罐。

4. 随证应用

法一：罐疗本病主要穴区。另：风阳上扰加行间、太冲，以平肝潜阳；痰浊上蒙加内关、丰隆，以健脾和中、除湿化痰；气血不足加气海、血海、足三里，以补益气血；肝肾阴虚加肝俞、肾俞、太溪，以滋补肝肾。

法二：罐疗百会、太阳、风池、太冲、翳风、头维、听宫、内关、悬钟。另：痰湿中阻加足三里、中脘、丰隆；肾亏髓海不足加太溪；肝阳上亢加支沟、阳陵泉；寒水上泛加中脘、水分。

法三：罐疗大椎、腰奇、陶道、双侧膈俞、身柱、双侧肝俞、阳关等。

【注意事项】

1. 眩晕发作时，可令患者闭目安卧或静坐，按压或闪罐太阳、印堂等穴，也可作头部、颈椎部刮痧，使头面部经气流畅，可以减轻眩晕症状。

2. 避免剧烈体力活动和身体活动，避免高空作业。

3. 修炼心性，涵养品德，戒怒戒躁，保持平和、欢悦、积极和宽厚的情志状态。

4. 注重和坚持全身经络气血的疏理与疏通，根本改善和提升人体的自净、自控和自愈能力。

八、胸痹心痛

胸痹，由正气亏虚、饮食、情志、寒邪等因素所引起，痰浊、瘀血、气滞、寒凝痹阻心脉，主要症状为胸部发作性闷痛，甚则胸痛彻背，喘息，不得安卧。胸痹病相当于西医的缺血性心绞痛，胸痹重症相当于西医学的缺血性心肌梗死。其它疾病如主要症状表现为胸部发作性憋闷疼痛的，也可参照本节辨证论治。

本病与心包经、小肠经、任脉以及肺、脾、肝、肾等密切相关。罐疗相关经络穴区，可以直接祛除风寒湿火、瘀滞痰毒，疏通经络气血，扶正气和阴阳，促进本病好转，深度改善相关功能状态。

缺血性心脏病

血胆固醇过高、高血压和吸烟等，通常是发生缺血性心脏病的主要诱因。临床表现为心胸部持续憋闷，有时隐痛，或心绞痛发作，胸痛彻背，气短、自汗，并可引起心肌梗死、心律失常及心力衰竭。

【基本应用】

1. 主要穴区：巨阙、心俞、阴郄、膻中、膈俞。

2. 主穴意义：巨阙、心俞俞募相配，调心气、化瘀血；阴郄为心经郄穴，以缓急止痛；气会膻中、血会膈俞，以行气活血、祛瘀通络。

3. 罐疗方案：按疗程调治效果最佳。每天 1 次，每次 30 ~ 60 分钟，十天为一疗程。隔日、隔周亦可。综合运用罐疗基本手法。

4. 罐疗程序（常规五步）：选穴→留罐→点刺发泡→留罐→起罐。

【辨证应用】

1. 辨病归经：调治本经以调心经、任脉及相应的背腧穴为主。

2. 罐疗方案：按疗程调治效果最佳。每天 1 次，每次 30 ~ 60 分钟，十天为一疗程。综合运用罐疗基本手法、技法。

3. 罐疗程序（专业七步）：辨病归经→辨证选穴→手法运罐→技法布罐→点刺发泡→适度留罐→规范起罐。

4. 随证应用：罐疗本病主要穴区。另：形寒肢冷者，加气海、关元；气机郁滞者，加合谷、太冲；痰浊壅盛者，加丰隆、气海、关元；大便不通者，加天枢、支沟；体弱乏力者，加足三里、关元；阳虚夹痰加丰隆、膻中；阴虚内热加神门、大椎、太溪。

【注意事项】

1. 注意控制血糖、血压和血脂。

2. 低盐饮食，忌暴饮暴食，少食肥甘厚味之品，忌食辛辣。适当多吃蔬菜水果，保持大便通畅。

3. 保证睡眠充足。劳逸适度。室温不要冷热突然变换。适当的运动锻炼，但避免激烈运动、持重或屏气等。

4. 如发生心痛剧烈、手足发青、汗出肢冷等重症情况，应立即采取综合治疗措施。

5. 修炼心性，涵养品德，保持平和愉悦的情绪。避免本病因情绪波动或精神刺激而反复发作。

6. 注重和坚持全身经络气血的疏理与疏通，根本提升人体自净、自控和自愈的能力。

心肌炎

心肌炎是全身各种疾病在心肌的炎性表现。病毒、细菌等感染，化学、物理因素等均可引起心肌炎。初起有发热、咽痛、全身酸痛、腹泻等症状。出现上呼吸道或肠道感染症状者高达 70% ~ 95%。心肌炎发展到一定程度可出现胸闷、憋气、胸痛、心悸、乏力、气短、头晕等症状，少数患者会昏厥。重度心肌炎会发生心力衰竭或休克。

【基本应用】

1. 主要穴区：巨阙、心俞、膻中、内关、神门、曲池、合谷。

2. 主穴意义：巨阙、心俞俞募相配，调心气、化瘀血；气会膻中，以行气活血；内关是心包经络穴，能活血通络而止痛；神门为心经原穴，补益心气。合谷、曲池疏散风热。

3. 罐疗方案：按疗程调治效果最佳。每天1次，每次30~60分钟，十天为一疗程。隔日、隔周亦可。综合运用罐疗基本手法。

4. 罐疗程序（常规五步）：选穴→留罐→点刺发泡→留罐→起罐。

【辨证应用】

1. 辨病归经：调治本病以调心包经、任脉为主。

2. 罐疗方案：按疗程调治效果最佳。每天1次，每次30~60分钟，十天为一疗程。综合运用罐疗基本手法、技法。

3. 罐疗程序（专业七步）：辨病归经→辨证选穴→手法运罐→技法布罐→点刺发泡→适度留罐→规范起罐。

4. 随证应用：罐疗本病主要穴区。同时，胸部憋闷者，加气海、通里；乏力、腹泻，加脾俞、足三里；发热，加外关、胆俞。

【注意事项】

1. 预防感冒，进行适当的运动锻炼，增强机体抵抗力。

2. 保证睡眠和休闲，避免过度劳累。

3. 修炼心性，涵养品德，戒怒戒躁，保持平和、欢悦、积极和宽厚的情志状态。

4. 注重和坚持全身经络气血的疏理与疏通，根本改善和提升人体的自净、自控和自愈能力。

九、心　悸

心悸，由气血阴阳亏虚，或痰饮瘀血阻滞，致使心失所养、心神不宁，主要症状为心跳急剧，惊慌不安，甚则不能自主。西医学中的心律失常或心律紊乱，如心动过速、心动过缓、心律不齐、过早搏动、心房颤动或扑动、房室传导阻滞、病态窦房结综合征、预激综合征及心功能不全、神经官能征，临床表现主要有心悸、胸闷、气急、眩晕，甚则心前区疼痛等。这些均可以参考本节辨证论治。

罐疗相关经络穴区，可以直接祛除风寒湿火、瘀滞痰毒，疏通经络气血，扶正气和阴阳，促进本病好转，深度改善相关功能状态。

【基本应用】

1. 主要穴区：神门、内关、通里、心俞、厥阴俞、巨阙、膻中。

2. 主穴意义：神门为心经原穴，宁心安神以定惊悸；内关为心包经之络穴，通里为心经之络穴，功在宁心通络、安神定悸；心俞、厥阴俞、巨阙、膻中分别为心经和心包经之俞穴、募穴，两对俞募配穴可调补心气以定悸。

3. 罐疗方案：按疗程调治效果最佳。每天1次，每次30～60分钟，十天一疗程。隔日、隔周亦可。综合运用罐疗基本手法、技法。

4. 罐疗程序（常规五步）：选穴→留罐→点刺发泡→留罐→起罐。

【辨证应用】

1. 辨病归经：调治本病以调心经、心包经为主。

2. 罐疗方案：按疗程调治效果最佳。每天1次，每次30～60分钟，十天为一疗程。综合运用罐疗基本手法、技法。

3. 罐疗程序（专业七步）：辨病归经→辨证选穴→手法运罐→技法布罐→点刺发泡→适度留罐→规范起罐。

4. 随证应用

法一：罐疗本病主要穴区。另：心阳不振加关元、足三里，以振奋心阳；心虚胆怯加百会、胆俞，以补心壮胆；心脾两虚加脾俞、足三里，以补益心脾；阴虚火旺加劳宫、太溪，以滋阴降火；心血瘀阻加曲泽、膈俞，以活血化瘀；水气凌心加水分、阴陵泉，以行水降逆、宁心定悸。

法二：罐疗本病主要穴区。另：心神不宁加丘墟；有痰热的加丰隆、胆俞；气血不足加脾俞、胃俞、足三里；阴虚火旺加肾俞、太溪；水饮内停加水分、关元、神阙、阴陵泉。

法三：罐疗本病主要穴区，加后颈、骶部、气管两侧、颌下部、三阴交、人迎、足三里等。

【注意事项】

1. 查找原发病，针对病因进行治疗。

2. 在器质性心脏病出现心衰倾向时，及时采取综合治疗措施，以免延误病情。

3. 患者在治疗的同时，避免不良情绪的刺激。

4. 修炼心性，涵养品德，戒怒戒躁，保持平和、欢悦、积极和宽厚的情志状态。

5. 注重和坚持全身经络气血的疏理与疏通，根本改善和提升人体的自净、自控和自愈能力。

十、吐　酸

吐酸又称嗳酸，凡酸水由胃中上泛，随即咽下者，称为吞酸；不咽入而吐出者，则称吐酸。一般地说，吐酸是指泛吐酸水的症状，轻者又称泛酸。本症常与胃痛兼见，但亦可单独出现。多由肝火内郁，胃气不和而发；亦可由脾胃虚寒，不能运化而成。西医学中的反流性食管炎，可以依据本节辨证治疗。

本病与胃经、脾经密切相关。罐疗相关经络穴区，可以直接祛除风寒湿火、瘀滞痰毒，疏通经络气血，扶正气和阴阳，促进本病好转，深度改善相关功能状态。

【基本应用】

1. 主要穴区：中脘、足三里、内关、脾俞、胃俞、天突、膻中。

2. 主穴意义：中脘、足三里疏理气机、和胃降逆；内关有通调上、中焦气机作用，是治疗吐酸的效穴；脾俞、胃俞调补脾胃，振奋中阳，使其升降功能恢复正常；天突、膻中调理气机、降逆止吐。

3. 罐疗方案：按疗程调治效果最佳。每天1次，每次30~60分钟，十天为一疗程。隔日、隔周亦可。综合运用罐疗基本手法。

4. 罐疗程序（常规五步）：选穴→留罐→点刺发泡→留罐→起罐。

【辨证应用】

1. 辨病归经：以胃经及相应腧募穴为主。

2. 罐疗方案：按疗程调治效果最佳。每天1次，每次30~60分钟，十天一疗程。综合运用罐疗基本手法、技法。

3. 罐疗程序（专业七步）：辨病归经→辨证选穴→手法运罐→技法布罐→点刺发泡→适度留罐→规范起罐。

4. 随证应用

法一：罐疗本病主要穴区。另：胃中灼热者，加太溪；干呕甚者，加公孙；急躁易怒者，加太冲；呕吐酸腐食物者，加下脘；吐酸水痰涎甚者，加章门、公孙；心中烦闷者，加神门。

法二：罐疗上述主要穴区，加梁门、建里、内庭、手三里、梁丘、公孙、阴陵泉等穴。

【注意事项】

1. 睡前2小时避免进餐。进餐后不宜立即卧床。为避免和减少夜间反流，可适当抬高床头。

2. 减少引起腹压增高的因素，如肥胖、便秘、紧束腰带等。

3. 避免刺激性强、容易产酸及促进胃液分泌的食物，如多纤维的芹菜、韭菜等。进食要定时、定量，少食多餐。

4. 养成细嚼慢咽的进食习惯。

5. 修炼心性，涵养品德，戒怒戒躁，保持平和、欢悦、积极和宽厚的情志状态。

6. 注重和坚持全身经络气血的疏理与疏通，根本改善和提升人体的自净、自控和自愈能力。

十一、胃　痛

胃痛又称胃脘痛，由于胃气阻滞，胃络瘀阻，主要症状是不通则痛导致的上腹胃脘部疼痛。西医学中的急性胃炎、慢性胃炎、消化性溃疡、胃下垂等疾病，凡以上腹部胃脘疼痛为主要临床表现的，均可参照本节辨证论治。

本病与胃经、脾经以及肝肾等密切相关。罐疗相关经络穴区，可以直接祛除风寒湿火、瘀滞痰毒，疏通经络气血，扶正气和阴阳，促进本病好转，深度改善相关功能状态。

【基本应用】

1. 主要穴区：中脘、内关、公孙、足三里。

2. 主穴意义：中脘为胃之募穴，足三里乃胃之下合穴，故凡胃脘疼痛，不论其寒热虚实，均可用之通调腑气、和胃止痛；内关通于阴维脉，取之可畅达三焦气机、和胃降逆止痛；公孙通于冲脉，“冲脉为病，逆气里急”，与内关相配，专治心、胸、胃病症。

3. 罐疗方案：按疗程调治效果最佳。每天 1 次，每次 30～60 分钟，十天为一疗程。隔日、隔周亦可。综合运用罐疗基本手法。

4. 罐疗程序（常规五步）：选穴→留罐→点刺发泡→留罐→起罐。

【辨证应用】

1. 辨病归经：调治本病以胃经、脾经及相应的募穴为主。

2. 罐疗方案：按疗程调治效果最佳。每天1次，每次30～60分钟，十天为一疗程。综合运用罐疗基本手法、技法。

3. 罐疗程序（专业七步）：辨病归经→辨证选穴→手法运罐→技法布罐→点刺发泡→适度留罐→规范起罐。

4. 随证应用

法一：罐疗本病主要穴区。另：脾胃虚寒加关元、气海、脾俞、胃俞，以温中散寒；胃阴不足加太溪、三阴交，以滋阴养胃；寒邪犯胃加神阙、梁丘，以散寒止痛；饮食停滞加梁门、建里，以消食导滞；肝气犯胃加期门、太冲，以疏肝理气；瘀血停滞加膈俞，以化瘀止痛。

法二：罐疗本病主要穴区，加胃俞、膏肓、肝俞、脾俞、梁门等穴。

法三：罐疗本病主要穴区。另：饮食停滞加章门、内庭；脾胃虚寒加脾俞；肋痛者加支沟、阳陵泉、丘墟；便血加脾俞、膈俞、血海、三阴交。

【注意事项】

1. 饮食要有规律，定时、定量，不要过饥、过饱；忌食生冷、刺激性食物。

2. 注意与肝胆疾病、胰腺炎、心肌梗塞等相鉴别，以免延误病情。

3. 对溃疡性出血、胃穿孔等重症胃病，应及时采取综合治疗措施。

5. 修炼心性，涵养品德，戒怒戒躁，保持平和、欢悦、积极和宽厚的情志状态。避免过度紧张、忧郁、焦虑、愤怒等刺激因素。

6. 注重和坚持全身经络气血的疏理与疏通，根本改善和提升人体的自净、自控和自愈能力。

十二、呃　逆

呃逆，因胃气上逆动膈，以气逆上冲，喉间呃呃连声，声短而频，令人不能自止。呃逆古称“哕”，又称“哕逆”。与脾、肝、肾三脏关系密切。多因感受寒凉、饮食不节、情志抑郁、肝气犯胃所致。亦可因肾气不纳，致使气逆上冲。突然发作，呃逆初起，声音响亮，多属实证；久病呃逆，气怯声低，多属虚证。西医学中的发作性膈肌痉挛即属呃逆，胃肠神经官能症、胃炎、胃扩张、胃癌、肝硬化晚期、脑血管病、尿毒症，以及胃、食道手术后及其它疾病引起的膈肌痉挛，均可参考本节辨证论治。

本病与脾胃之经气密切相关。罐疗相关经络穴区，可以直接祛除风寒湿火、瘀滞痰毒，疏通经络气血，扶正气和阴阳，促进本病好转，深度改善相关功能状态。

【基本应用】

1. 主要穴区：膈俞、内关、中脘、天突、膻中、足三里。

2. 主穴意义：本病病位在膈，故不论何种呃逆，均可用膈俞利膈止呃；内关可宽胸利膈，畅通三焦气机，为降逆要穴；中脘、足三里和胃降逆；膻中穴位近膈，又为气会穴，功擅理气降逆，使气调则呃止。

3. 罐疗方案：按疗程调治效果最佳。每天 1 次，每次 30～60 分钟，十天为一疗程。隔日、隔周亦可。综合运用罐疗基本手法。

4. 罐疗程序（常规五步）：选穴→留罐→点刺发泡→留罐→起罐。

【辨证应用】

1. 辨病归经：调治本病以调胃经及膈部相关阿是穴区为主。

2. 罐疗方案：按疗程调治效果最佳。每天 1 次，每次 30～60 分钟，十天为一疗程。综合运用罐疗基本手法、技法。

3. 罐疗程序（专业七步）：辨病归经→辨证选穴→手法运罐→

技法布罐→点刺发泡→适度留罐→规范起罐。

4. 随证应用：罐疗本病主要穴区。另：胃寒积滞、胃火上逆、胃阴不足者，加胃俞，以和胃止呃；脾胃阳虚者加脾俞、胃俞，以温补脾胃；肝邪气滞者加期门、太冲，以疏肝理气。此外，胃寒加上脘；食积加巨阙、内庭；气滞加太冲。

【注意事项】

1. 对病程短的罐疗疗效相当好。但对病程较长的，必须从解决经络问题入手。

2. 饮食宜清淡，忌食生冷等不易消化的食物。

4. 修炼心性，涵养品德，戒怒戒躁，保持平和、欢悦、积极和宽厚的情志状态。

5. 注重和坚持全身经络气血的疏理与疏通，根本改善和提升人体的自净、自控和自愈能力。

十三、呕　吐

呕吐，因胃失和降、胃气上逆所致。主要症状为，饮食、痰涎等胃内之物从胃中上涌，自口而出。一般以有物有声谓之呕，无物有声谓之干呕，有物无声谓之吐。呕与吐常同时发生，很难截然分开，故多并称为呕吐。本病可见于多种疾病中，例如由消化不良引起的呕吐和神经性呕吐等，均可以参考本章节进行辨证论治。

本病与脾经、胃经等密切相关。罐疗相关经络穴区，可以直接祛除风寒湿火、瘀滞痰毒，疏通经络气血，扶正气和阴阳，促进本病好转，深度改善相关功能状态。

【基本应用】

1. 主要穴区：中脘、胃俞、内关、足三里。

2. 主穴意义：呕吐病变在胃，总由胃气上逆所致。故首取胃的募穴中脘配胃之背俞穴，以和胃止呕；内关功擅理气降逆，为止呕要穴；足三里为胃腑下合穴，“合治内腑”，以通调腑气、降逆止呕。

3. 罐疗方案：按疗程调治效果最佳。每天 1 次，每次 30～60 分钟，十天为一疗程。隔日、隔周亦可。综合运用罐疗基本手法、技法。

4. 罐疗程序（常规五步）：选穴→留罐→点刺发泡→留罐→起罐。

【辨证应用】

1. 辨病归经：调治本病以胃经及相应募穴为主。

2. 罐疗方案：按疗程调治效果最佳。每天 1 次，每次 30～60 分钟，十天一疗程。综合运用罐疗基本手法、技法。

3. 罐疗程序（专业七步）：辨病归经→辨证选穴→手法运罐→技法布罐→点刺发泡→适度留罐→规范起罐。

4. 随证应用：罐疗本病主要穴区。另：饮食停滞加梁门、天枢，以消食止呕；肝气犯胃加太冲、期门，以疏肝理气；痰饮内停加丰隆，以化痰消饮；脾胃虚弱加脾俞、公孙，以健脾益胃；胃阴不足加脾俞、三阴交，以滋胃养阴。

【注意事项】

1. 由上消化道严重梗阻、癌肿引起的呕吐以及脑源性呕吐，应高度重视原发病的诊治。

2. 平时应注意饮食调理，应少食多餐，以减少胃的负担，忌暴饮暴食，少食肥甘厚味、生冷辛辣食物，以免损伤胃气。

3. 修炼心性，涵养品德，戒怒戒躁，保持平和、欢悦、积极和宽厚的情志状态。

4. 注重和坚持全身经络气血的疏理与疏通，根本改善和提升人体的自净、自控和自愈能力。

十四、反　胃

反胃亦称翻胃、胃反，是以脘腹痞胀、宿食不化、由胃反出为主要临床表现的一种病证。多因饮食不节，酒色过度，或长期忧思郁怒，使脾胃之气损伤，以致难于腐熟水谷，食入不化，滞留胃中，尽吐而出。西医学中的反刍综合征可以参照本病进行治疗。

本病与脾经、胃经等密切相关。罐疗相关经络穴区，可以直接祛除风寒湿火、瘀滞痰毒，疏通经络气血，扶正气和阴阳，促进本病好转，深度改善相关功能状态。

【基本应用】

1. 主要穴区：脾俞、胃俞、中脘、足三里。

2. 主穴意义：取脾俞、胃俞调补脾胃，振奋中阳，使其腐熟气化功能恢复正常；中脘、足三里疏理气机、和胃降逆。

3. 罐疗方案：按疗程调治效果最佳。每天1次，每次30~60分钟，十天为一疗程。隔日、隔周亦可。综合运用罐疗基本手法。

4. 罐疗程序（常规五步）：选穴→留罐→点刺发泡→留罐→起罐。

【辨证应用】

1. 辨病归经：调治本病以胃经及相应的腧募穴为主。

2. 罐疗方案：按疗程调治效果最佳。每天1次，每次30~60分钟，十天为一疗程。综合运用罐疗基本手法、技法。

3. 罐疗程序（专业七步）：辨病归经→辨证选穴→手法运罐→技法布罐→点刺发泡→适度留罐→规范起罐。

4. 随证应用

法一：罐疗本病主要穴区。另：急躁易怒者，加太冲、期门；心中烦闷，加神门；呕吐酸腐食物甚者，加下脘；呕吐黄水者，加丘墟。

法二：罐疗中脘、足三里、内关。另加配穴：脾俞、胃俞、梁门、建里、手三里、梁丘、公孙、阴陵泉。

【注意事项】

1. 合理搭配饮食，注意生活规律，戒烟酒辛辣等刺激之品，做到一日三餐，定时定量，细嚼慢咽。

2. 修炼心性，涵养品德，戒怒戒躁，保持平和、欢悦、积极和宽厚的情志状态。

3. 注重和坚持全身经络气血的疏理与疏通，根本改善和提升人体的自净、自控和自愈能力。

十五、噎　嗝

噎嗝的临床表现是：吞咽食物梗塞不顺，甚则食物不能下咽到胃，食入即吐。噎即梗塞，指吞咽食物时梗塞不顺；嗝即格拒，指食管阻塞，食物不能下咽到胃，食入即吐。噎属噎嗝之轻证，可以单独为病，亦可为膈的前驱表现，故临床统称为噎嗝。西医学中的食管炎、贲门痉挛、弥漫性食管痉挛等疾病，出现吞咽困难等噎嗝表现时，可以参考本节辨证论治。

本病特征为脾胃不和，胃气上逆，气机不畅。罐疗相关经络穴区，可以直接祛除风寒湿火、瘀滞痰毒，疏通经络气血，扶正气和阴阳，促进本病好转，深度改善相关功能状态。

【基本应用】

1. 主要穴区：天突、肝俞、厥阴俞、膻中、足三里、廉泉。

2. 主穴意义：天突为任脉与阴维脉的交会穴，可清利咽喉；肝俞、厥阴俞可调畅情志，调理气机；膻中可畅达气机；足三里为胃的下合穴，能和胃降逆；廉泉为局部主要穴区，可利咽喉。

3. 罐疗方案：按疗程调治效果最佳。每天 1 次，每次 30 ~ 60 分钟，十天为一疗程。隔日、隔周亦可。综合运用罐疗基本手法。

4. 罐疗程序（常规五步）：选穴→留罐→点刺发泡→留罐→起罐。

【辨证应用】

1. 辨病归经：调治本病以胃经、任脉及相应的背腧穴为主。

2. 罐疗方案：按疗程调治效果最佳。每天 1 次，每次 30～60 分钟，十天为一疗程。综合运用罐疗基本手法、技法。

3. 罐疗程序（专业七步）：辨病归经→辨证选穴→手法运罐→技法布罐→点刺发泡→适度留罐→规范起罐。

4. 随证应用

法一：罐疗本病主要穴区。另：形体消瘦，神疲乏力者，加气海、关元；口渴咽干者，加太溪、三阴交；水饮难入，面色黧黑者，加血海、膈俞。

法二：罐疗天突、廉泉、天鼎、膻中、气海、关元、足三里，并厥阴俞、膈俞、督俞、肝俞、胆俞、大肠俞等背腧穴。

【注意事项】

1. 进食细嚼慢咽；不吃过烫、辛辣等刺激性食物；多吃新鲜蔬菜、水果。进食营养丰富的食物，如牛奶、蜂蜜、藕汁等。

2. 修炼心性，涵养品德，戒怒戒躁，保持平和、欢悦、积极和宽厚的情志状态。

3. 注重和坚持全身经络气血的疏理与疏通，根本改善和提升人体的自净、自控和自愈能力。

十六、胃肠神经官能症

胃肠神经官能症是由于高级神经功能紊乱所引起的胃肠功能障碍，主要表现为肠胃分泌与运动功能紊乱，无器质性病变。

中医认为此病多与情志有关，临床表现为呕吐、恶心、畏食、反酸、嗳气、食后饱胀、腹痛或不适、腹胀、肠鸣、腹泻或便秘。但常伴见失眠、焦虑、精神涣散、头痛等其他功能性症状。该病多见于青壮年，且女性高于男性。

本病与脾经、胃经等经脉密切相关。罐疗相关经络穴区，可以直接祛除风寒湿火、瘀滞痰毒，疏通经络气血，扶正气和阴阳，促进本病好转，深度改善相关功能状态。

【基本应用】

1. 主要穴区：足三里、中脘、天枢、上巨虚、太冲、期门。

2. 主穴意义：足三里是胃的下合穴，“合治内腑”，当为首选；中脘可通调腑气而和胃止痛；天枢为大肠募穴、上巨虚为大肠下合穴，相配可疏调胃肠气机；太冲为肝经原穴、期门为肝经募穴，二者相配可疏肝理气，调畅气机。

3. 罐疗方案：按疗程调治效果最佳。每天 1 次，每次 30 ~ 60 分钟，十天为一疗程。隔日、隔周亦可。综合运用罐疗基本手法。

4. 罐疗程序（常规五步）：选穴→留罐→点刺发泡→留罐→起罐。

【辨证应用】

1. 辨病归经：调治本病以胃经、脾经及相应募穴为主。

2. 罐疗方案：按疗程调治效果最佳。每天 1 次，每次 30 ~ 60 分钟，十天为一疗程。综合运用罐疗基本手法、技法。

3. 罐疗程序（专业七步）：辨病归经→辨证选穴→手法运罐→技法布罐→点刺发泡→适度留罐→规范起罐。

4. 随证应用

法一：罐疗本病主要穴区。另：伴有脾胃虚寒者，加关元、气海、脾俞、胃俞；伴有恶心、呕逆者，加梁门、内关。

法二：罐疗内关、中脘、足三里、公孙。另：肝胃不和加太冲、合谷；肝脾不和加太冲、脾俞；胃气上逆加上脘。

法三：罐疗脊柱两侧、上腹部、颌下部为主，胸部、腰部、小腿内侧以及阳性反应点处为辅。

【注意事项】

1. 保证良好睡眠。

2. 饮食定时，勿过饥过饱，忌食生冷、刺激性食物。

3. 修炼心性，涵养品德，戒怒戒躁，保持平和、欢悦、积极和宽厚的情志状态。

4. 注重和坚持全身经络气血的疏理与疏通，根本改善和提升人体的自净、自控和自愈能力。

十七、痢　疾

痢疾，是夏秋季常见肠道传染病。主要临床表现是，大便次数增多，腹痛腹泻，里急后重，排赤白脓血便。本病多因外感时邪疫毒，内伤饮食，寒湿、湿热、积滞、疫毒等壅塞肠中，肠道传化失司，脉络受伤，腐败化为脓血而成。中医学的痢疾与西医学的痢疾病名相同，部分临床表现一致。西医学中的细菌性痢疾、阿米巴痢疾，以及似痢非痢的疾病，如非特异性溃疡性结肠炎、局限性肠炎、结肠直肠恶性肿瘤等，均可参照本节辨证调治。

本病与大肠经、胃经等密切相关。罐疗相关经络穴区，可以直接祛除风寒湿火、瘀滞痰毒，疏通经络气血，扶正气和阴阳，促进本病好转，深度改善相关功能状态。

【基本应用】

1. 主要穴区：合谷、天枢、上巨虚、阴陵泉。

2. 主穴意义：痢疾为邪滞肠腑，故取大肠经原穴合谷、募穴天枢、下合穴上巨虚，三穴同用能通调大肠腑气，以化湿导滞；阴陵泉助化湿之力。四穴合用，痢疾自止。

3. 罐疗方案：按疗程调治效果最佳。每天 1 次，每次 30～60 分钟，十天为一疗程。隔日、隔周亦可。综合运用罐疗基本手法。

4. 罐疗程序（常规五步）：选穴→留罐→点刺发泡→留罐→起罐。

【辨证应用】

1. 辨病归经：调治本病以大肠经、胃经及任脉穴为主

2. 罐疗方案：按疗程调治效果最佳。每天 1 次，每次 30～60 分钟，十天为一疗程。综合运用罐疗基本手法、技法。

3. 罐疗程序（专业七步）：辨病归经→辨证选穴→手法运罐→技法布罐→点刺发泡→适度留罐→规范起罐。

4. 随证应用

法一：罐疗本病主要穴区。另：寒湿痢加关元，以温寒化湿；湿热痢加曲池、内庭，以清利湿热；疫毒痢加大椎、水沟，以泻火解毒；噤口痢加内关、中脘，以止呕进食；休息痢加脾俞、神阙、足三里，以调理脾肾；久痢脱肛加气海、百会，以益气固脱。

法二：罐疗天枢、足三里、阴陵泉、气海。一般配穴：关元、大横、手三里、梁丘、阳陵泉、下脘。另：急性湿热痢加曲池、上巨墟；寒湿痢加三阴交、阴陵泉；疫毒痢加十二井、人中；虚脱者加人中、素髎、关元、神阙；休息痢加脾俞、肾俞、三阴交；阴虚痢加太溪、三阴交、间使；高热加大椎、曲池、合谷。

【注意事项】

1. 罐法调治急性菌痢有显著效果；中毒性痢疾病情凶险，需采取综合治疗措施。

2. 急性菌痢发病期间应进行床边隔离。控制饮食或禁食，病情稳定后，宜清淡饮食。

3. 修炼心性，涵养品德，戒怒戒躁，保持平和、欢悦、积极和宽厚的情志状态。

4. 注重和坚持全身经络气血的疏理与疏通，根本改善和提升人体的自净、自控和自愈能力。

十八、溃疡性结肠炎

西医学的溃疡性结肠炎，又称慢性非特异性溃疡性结肠炎，是以结肠黏膜广泛溃疡为特征的结肠炎症。本病起病可急可缓，症状轻重不一。主要症状为腹泻（每日数次到十数次，可为稀水便、黏液血便、脓血便或血便），腹痛（多为隐痛或下腹绞痛，时有里急后重），可伴食欲减退、上腹饱胀、恶心呕吐及消瘦贫血、失水、急性期发热等全身症状。

本病可参照中医的泄泻论治。主要由于湿盛与脾胃功能失调，不能正常运化，而致清浊不分，水谷混杂，过肠而泻。本病一年四季均可发生，夏秋两季较为多见。

本病与脾胃经气及大肠经等密切相关。罐疗相关经络穴区，可以直接祛除风寒湿火、瘀滞痰毒，疏通经络气血，扶正气和阴阳，促进本病好转，深度改善相关功能状态。

【基本应用】

1. 主要穴区：神阙、天枢、大肠俞、上巨虚、三阴交、足三里。

2. 主穴意义：本病病位在肠，故取大肠募穴天枢、背俞穴大肠俞与下合穴上巨虚合用，调理肠腑而止泻；神阙穴居中腹，内连肠腑，功擅止泻；三阴交健脾利湿兼调理肝肾，各种泄泻皆可用之；足三里可健脾益胃。诸穴合用，标本兼治，泄泻自止。

3. 罐疗方案：按疗程调治效果最佳。每天1次，每次30~60分钟，十天为一疗程。隔日、隔周亦可。综合运用罐疗基本手法。

4. 罐疗程序（常规五步）：选穴→留罐→点刺发泡→留罐→起罐。

【辨证应用】

1. 辨病归经：调治本病以胃经、脾经为主。

2. 罐疗方案：按疗程调治效果最佳。每天1次，每次30~60分钟，十天为一疗程。综合运用罐疗基本手法、技法。

3. 罐疗程序（专业七步）：辨病归经→辨证选穴→手法运罐→技法布罐→点刺发泡→适度留罐→规范起罐。

4. 随证应用

法一：罐疗本病主要穴区。另：寒湿困脾加脾俞、阴陵泉，以健脾化湿；肠腑湿热加下巨虚，以清利湿热；饮食停滞加中脘，以消食导滞；肝邪气滞加期门、太冲，以疏肝理气；脾气亏虚加脾俞，以健脾益气；脾气下陷加百会，以升阳举陷；肾阳亏虚加肾俞、命门、关元，以温肾固本。

法二：罐疗天枢、中脘、气海、足三里。另：脾胃虚弱加梁门、关元、足三里、三阴交；脾肾阳虚加天枢、气海、足三里、脾俞、胃俞、肾俞、次髎；肝气乘脾加太冲、中封、合谷、阴陵泉。

【注意事项】

1. 充分休息。流质饮食。病情好转后改为富于营养的少渣饮食。注意饮食清淡，忌食生冷、辛辣、油腻之品。病情严重者，应禁食。

2. 若泄泻频繁，有严重脱水现象或由恶性病变引起的腹泻，应采取综合疗法。

3. 修炼心性，涵养品德，保持平和愉悦的情绪。避免因心情紧张引起的泄泻。

4. 病情稳定后，注重和坚持全身经络气血的疏理与疏通，根本改善和提升人体的自净、自控和自愈能力。

十九、腹　痛

腹痛是指以胃脘以下，耻骨毛际以上部位发生疼痛为主要表现的一种病证。内科腹痛作为临床上的常见症状，可见于许多疾病当中，如急慢性胰腺炎、胃肠痉挛、不完全性肠梗阻、结核性腹膜炎、腹型过敏性紫癜、肠易激综合征、消化不良性腹痛等，当这些疾病以腹痛为主要表现，并能排除外科、妇科疾病时，均可参考本节辨证论治。

本病与脾胃经脉、任脉、腹部腑脏密切相关。罐疗相关经络穴区，可以直接祛除风寒湿火、瘀滞痰毒，疏通经络气血，扶正气和阴阳，促进本病好转，深度改善相关功能状态。

慢性胰腺炎

慢性胰腺炎是指胰腺组织反复发作或持续性炎性病变。早期仅见上腹部不适、食欲不振、阵发性上腹部痛，放射到上腰区，食后加重，身体坐位前屈时减轻。若疼痛加剧且成持续性，则常伴有恶心、呕吐、脂肪泻（大便量多、色灰黄，有奇臭，含大量脂肪），或有持续性、间歇性黄疸，或发热、或呕血。久病以后可有消瘦、衰弱及营养不良。本病男性发病多于女性。中医学认为，此病多为饮食饥饱无常或嗜酒无度，损伤脾胃，以致脾胃运化失职，湿浊内生，郁而化热，熏蒸肝胆，因而产生以上一系列症状。

【基本应用】

1. 主要穴区：中脘、足三里、天枢、胆俞、阳陵泉、关元。

2. 主穴意义：中脘为胃募、腑会，足三里是胃的下合穴，二者相配可通调脾胃，和胃止痛；天枢为大肠募穴，可疏调大肠气机；胆俞、阳陵泉分别为胆之背腧穴和下合穴，以疏调胆腑，促进胰胆疏利；关元补益元气。

3. 罐疗方案：按疗程调治效果最佳。每天 1 次，每次 30 ~ 60 分钟，十天为一疗程。隔日、隔周亦可。综合运用罐疗基本手法。

4. 罐疗程序（常规五步）：选穴→留罐→点刺发泡→留罐→起罐。

【辨证应用】

1. 辨病归经：调治本病以胃经、脾经、任脉及募穴为主。

2. 罐疗方案：按疗程调治效果最佳。每天 1 次，每次 30 ~ 60 分钟，十天为一疗程。综合运用罐疗基本手法、技法。

3. 罐疗程序（专业七步）：辨病归经→辨证选穴→手法运罐→技法布罐→点刺发泡→适度留罐→规范起罐。

4. 随证应用

法一：罐疗本病主要穴区。另：热甚者，加大椎清热；恶心呕吐者，加内关止呕；黄疸者，加至阳、丘墟；脾胃虚弱者，加脾俞。

法二：罐疗中脘、足三里。另：寒邪内积者，加公孙、神阙；湿热者，加天枢、合谷穴；中虚脏寒者，加脾俞、胃俞、章门、气海；饮食滞积者加天枢、气海、内庭；气滞加章门、肝俞、阳陵泉、期门；瘀血者加血海、膈俞、太冲、膻中穴；黄疸者加至阳、丘墟。

【注意事项】

1. 戒酒，少量多餐，勿过饥过饱，忌食油腻、生冷、刺激性食物。

2. 修炼心性，涵养品德，戒怒戒躁，保持平和、欢悦、积极和宽厚的情志状态。

3. 注重和坚持全身经络气血的疏理与疏通，根本改善和提升人体的自净、自控和自愈能力。

二十、便　秘

便秘的主要临床表现是，由于大肠传导功能失常，导致大便排出困难、排便时间延长、或排便间隔时间延长。便秘既是一种独立病证，也是一个在多种急慢性疾病过程中经常出现的症状。本节仅涉及前者。中医对本病证有丰富的治疗经验和良好疗效。西医学中的功能性便秘，即属本病范畴。直肠及肛门疾病所致之便秘、药物性便秘、内分泌及代谢性疾病所致的便秘，以及肌力减退所导致的便秘，均可参照本节辨证论治。

便秘的病因是多方面的，主要是外感寒热之邪，内伤饮食情志，病后体虚，阴阳气血不足等。本病病位在大肠，并与脾胃肺肝肾密切相关。便秘系气阴不足，或燥热内结，腑气不畅所致。如年老体弱，气血亏虚，津液不足，或多食辛辣，胃肠积热等，皆可导致。

罐疗相关经络穴区，可以直接祛除风寒湿火、瘀滞痰毒，疏通经络气血，扶正气和阴阳，促进本病好转，深度改善相关功能状态。

【基本应用】

1. 主要穴区：天枢、大肠俞、上巨虚、支沟、水道、归来。

2. 主穴意义：便秘病位在肠，故取天枢与大肠俞同用，再加下合穴、上巨虚“合治内腑”，三穴共用，通调大肠腑气；支沟以通腑气，水道、归来可调理肠胃，行滞通腑。

3. 罐疗方案：按疗程调治效果最佳。每天1次，每次30～60分钟，十天为一疗程。隔日、隔周亦可。综合运用罐疗基本手法。

4. 罐疗程序（常规五步）：选穴→留罐→点刺发泡→留罐→起罐。

【辨证应用】

1. 辨病归经：调治本病以胃经和三焦经为主。

2. 罐疗方案：按疗程调治效果最佳。每天1次，每次30～60分钟，十天为一疗程。综合运用罐疗基本手法、技法。

3. 罐疗程序（专业七步）：辨病归经→辨证选穴→手法运罐→技法布罐→点刺发泡→适度留罐→规范起罐。

4. 随证应用

法一：罐疗本病主要穴区。另：热秘加合谷、曲池，以清泻腑热；气秘加中脘、太冲，以疏调气机；冷秘加神阙、关元，以通阳散寒；虚秘加脾俞、气海，以健运脾气助通便。

法二：如实证罐疗腰部、骶部、髂嵴部、下腹部、天枢、大横、足三里、阳性反应点区；如虚证，罐疗胸椎5～12两侧、腰部、骶部、下腹部、中脘、天枢、合谷、三阴交及阳性反应点区。

法三：重点罐疗腰部、骶部、下腹部及痛反应点区。

【注意事项】

1. 多吃蔬菜、水果和含有膳食纤维丰富的食物，进行适当的体育锻炼。

2. 养成每早定时排便的习惯。

3. 修炼心性，涵养品德，戒怒戒躁，保持平和、欢悦、积极和宽厚的情志状态。

4. 注重和坚持全身经络气血的疏理与疏通，根本改善和提升人体的自净、自控和自愈能力。

二十一、痔

痔是直肠末端粘膜下和肛管皮肤下的直肠静脉丛发生扩大、曲张所形成的柔软静脉团，或肛缘皮肤结缔组织增生或肛管皮下静脉曲张破裂形成的隆起物。根据痔的发生部位不同，可分为内痔、外痔、混合痔。临床表现为出血、脱出、肿胀、痒痛等。男女老幼皆可为患，是常见的多发病，故有“十人九痔”之说，其中以青壮年占大多数。中医学认为，本病多因脏腑本虚，兼久坐久立，负重远行；或饮食失调，嗜食辛辣肥甘；或长期便秘；或劳倦、胎产等均可导致肛肠气血不调，络脉瘀滞，蕴生湿热而成痔疮。本病基本和西医学的痔疮相同。

罐疗相关经络穴区，可以直接祛除风寒湿火、瘀滞痰毒，疏通经络气血，扶正气和阴阳，促进本病好转，深度改善相关功能状态。

【基本应用】

1. 主要穴区：长强、百会、承山、次髎、二白。

2. 主穴意义：长强属督脉，为近部主要穴区，可疏导肛门瘀滞之气血；百会属督脉，位于颠顶，功擅升举下陷之气，亦是下病上取之意；承山、次髎均为膀胱经穴可清泻肛肠湿热、消肿止痛；二白为治疗痔疮的经验穴。

3. 罐疗方案：按疗程调治效果最佳。每天1次，每次30～60分钟，十天为一疗程。隔日、隔周亦可。综合运用罐疗基本手法。

4. 罐疗程序（常规五步）：选穴→留罐→点刺发泡→留罐→起罐。

【辨证应用】

1. 辨病归经：调治本病以督脉及膀胱经为主。

2. 罐疗方案：按疗程调治效果最佳。每天1次，每次30～60分钟，十天为一疗程。综合运用罐疗基本手法、技法。

3. 罐疗程序（专业七步）：辨病归经→辨证选穴→手法运罐→技法布罐→点刺发泡→适度留罐→规范起罐。

4. 随证应用

法一：罐疗本病主要穴区。另：气滞血瘀加膈俞，以疏通肠络；湿热瘀滞加阴陵泉，以清热利湿；脾虚气陷加气海、足三里，以补中益气；肛门肿痛加秩边、飞扬，以行气止痛；便秘加大肠俞、支沟，以通调腑气；便后出血加孔最、膈俞，以清热止血。

法二：罐疗承山、长强、百会、肾俞、大肠俞、气海、膀胱俞、三阴交、二白，辅穴为命门、委中、会阴。另：痛剧者加郄穴温溜；气滞血瘀加膈俞；湿热瘀滞加阴陵泉；脾虚气陷加气海、足三里；便秘加大肠俞、支沟；便后出血加孔最、膈俞。

【注意事项】

1. 每天定时排便，可减少痔疮的发生。

2. 平时多饮水，多食新鲜蔬菜、水果和含有膳食纤维丰富的食物，忌食辛辣刺激性食物。

3. 修炼心性，涵养品德，戒怒戒躁，保持平和、欢悦、积极和宽厚的情志状态。

4. 注重和坚持全身经络气血的疏理与疏通，根本改善和提升人体的自净、自控和自愈能力。

二十二、胆　胀

胆胀是指由胆腑气郁、胆失通降所引起的以右胁胀痛为主要临床表现的疾病。胆道系统疾患多发于青壮年，女性多于男性。中医学认为，本病的发生多与情志不遂、饮食不节、伤及脾胃、痰湿壅盛、化热成石等因素有关。其病位在肝、胆，涉及脾、胃和肠道。属于急性者，其临床表现为寒战高热，右上腹疼痛呈持续性阵发性加重，黄疸、胆囊区触痛，或伴有反跳痛，或伴有食欲不振、泄泻等症状。属于慢性者，右上腹常呈隐痛或钝痛，饮食肥甘厚味之后尤甚。此种疾病包括西医学中慢性胆囊炎，胆石症等。

本病与肝胆经脉等密切相关。罐疗相关经络穴区，可以直接祛除风寒湿火、瘀滞痰毒，疏通经络气血，扶正气和阴阳，促进本病好转，深度改善相关功能状态。

【基本应用】

1. 主要穴区：期门、太冲、胆俞、中脘、阳陵泉、胆囊穴。

2. 主穴意义：期门为肝之募穴，可疏调肝胆之气；太冲为肝经原穴，可疏调气机；胆俞为胆之背腧穴，疏调肝胆气机；中脘为腑会，有疏调腑气的作用；阳陵泉为胆经下合穴，“合治内腑”，当为首选；胆囊穴为治疗胆系疾患的经验效穴。

3. 罐疗方案：按疗程调治效果最佳。每天1次，每次30～60分钟，十天为一疗程。隔日、隔周亦可。综合运用罐疗基本手法。

4. 罐疗程序（常规五步）：选穴→留罐→点刺发泡→留罐→起罐。

【辨证应用】

1. 辨病归经：调治本病以肝经、胆经及相应的腧募穴为主。

2. 罐疗方案：按疗程调治效果最佳。每天1次，每次30～60分钟，十天为一疗程。综合运用罐疗基本手法、技法。

3. 罐疗程序（专业七步）：辨病归经→辨证选穴→手法运罐→技法布罐→点刺发泡→适度留罐→规范起罐。

4. 随证应用：一般调治。

罐疗本病主要穴区。另：发热恶寒者，加外关、曲池；恶心呕吐者，加内关；目黄、身黄、小便黄者，加阴陵泉、至阳；大便秘结者，加支沟、天枢；胆道蛔虫者，加百虫窝、四白、迎香。

胆囊炎

罐疗太冲、胆囊穴、三阴交、肝俞、胆俞、至阳。另：气郁加行间；湿热加足三里、阴陵泉；发热加大椎、曲池、合谷；胆绞痛加期门、章门、阴陵泉；胸满者加膈俞、内关。

胆石症

罐疗日月、胆俞、阳陵泉、阿是穴。另：肝内胆管结石加太冲；气郁者加支沟；湿热者加阴陵泉、曲池；气阴两伤者加三阴交、内关。

【注意事项】

1. 饮食以清淡为主，忌食油腻、辛辣食物。

2. 对病情严重，或有并发症者，应采用综合疗法。

3. 修炼心性，涵养品德，戒怒戒躁，保持平和、欢悦、积极和宽厚的情志状态。

4. 注重和坚持全身经络气血的疏理与疏通，根本改善和提升人体的自净、自控和自愈能力。

二十三、胁 痛

胁痛是以一侧或两侧胁肋部疼痛为主要表现的一种肝胆病证。胁，指侧胸部，为腋以下至第十二肋骨部位的统称。中医学认为，胁痛主要责之于肝胆，此外也与脾、胃的病变有关。胁痛病证，可与西医多种疾病相联系，如病毒性肝炎、急性胆囊炎、慢性胆囊炎、胆石症、肋间神经痛等。以上疾病若以胁痛为主要症状时皆可参考本节辨证论治。

本病与肝胆脾胃之经气密切相关。罐疗相关经络穴区，可以直接祛除风寒湿火、瘀滞痰毒，疏通经络气血，扶正气和阴阳，促进本病好转，深度改善相关功能状态。

【基本应用】

1. 主要穴区：期门、支沟、阳陵泉、足三里。

2. 主穴意义：近取肝经期门，远取胆经阳陵泉疏利肝胆气机，行气止痛；取支沟以疏通三焦之气；配足三里和胃消痞，取“见肝之病，当先实脾”之意。

3. 罐疗方案：按疗程调治效果最佳。每天1次，每次30～60分钟，十天为一疗程。隔日、隔周亦可。综合运用罐疗基本手法。

4. 罐疗程序（常规五步）：选穴→留罐→点刺发泡→留罐→起罐。

【辨证应用】

1. 辨病归经：调治本病以肝经、胆经及募穴为主。

2. 罐疗方案：按疗程调治效果最佳。每天1次，每次30～60分钟，十天为一疗程。综合运用罐疗基本手法、技法。

3. 罐疗程序（专业七步）：辨病归经→辨证选穴→手法运罐→技法布罐→点刺发泡→适度留罐→规范起罐。

4. 随证应用

法一：罐疗本病主要穴区。肝气郁结加行间、太冲，以疏肝理气；瘀血阻络加膈俞，以化瘀止痛；湿热蕴结加中脘、三阴交，以清热利湿；肝阴不足加肝俞、肾俞，以补益肝肾；发热恶寒者，加外关、曲池；恶心呕吐者，加内关、足三里；目黄、身黄、小便黄者，加阴陵泉、至阳；泄泻者，加支沟、天枢；失眠者，加神门。

法二：罐疗胸部、腰部、骶部、支沟、胸胁痛部、阳陵泉、足窍阴、期门、辄筋。

法三：肝气郁结罐疗期门、支沟、阳陵泉、足三里、太冲、内关等穴区。肝阴不足罐疗肝俞、肾俞、期门、行间、足三里、三阴交、内关、蠡沟、太溪等穴区。

【注意事项】

1. 发病期间应饮食清淡、严禁饮酒。妇女避免妊娠。传染性肝炎，注意隔离。

2. 对于急性胸胁痛，应查明病因，采取综合治疗措施。

3. 修炼心性，涵养品德，戒怒戒躁，保持平和、欢悦、积极和宽厚的情志状态。

4. 注重和坚持全身经络气血的疏理与疏通，根本改善和提升人体的自净、自控和自愈能力。

二十四、水　肿

水肿，因感受外邪、饮食失调，或劳倦过度等原因，导致体内水液潴留，泛滥肌肤，主要临床特征为，头面、眼睑、四肢、腹背乃至全身浮肿。西医学中的急慢性肾小球肾炎，肾病综合征，可参考本节进行辨证论治。

肾为人体先天之本。肝肾同源。肝肾的问题应综合调治。罐疗相关经络穴区，可以直接祛除风寒湿火、瘀滞痰毒，疏通经络气血，扶正气和阴阳，促进本病好转，深度改善相关功能状态。

【基本应用】

1. 主要穴区：水分、水道、三焦俞、委阳、阴陵泉。

2. 主穴意义：水分、水道为通利水道、利尿行水的经验效穴；三焦之下合穴委阳，配三焦俞可温阳化气、利水消肿；阴陵泉利水渗湿。诸穴相配，可以通水道，除肿胀。

3. 罐疗方案：按疗程调治效果最佳。每天1次，每次30～60分钟，十天为一疗程。隔日、隔周亦可。综合运用罐疗基本手法。

4. 罐疗程序（常规五步）：选穴→留罐→点刺发泡→留罐→起罐。

【辨证应用】

1. 辨病归经：调治本病以三焦经、膀胱经及经验效穴为主。

2. 罐疗方案：按疗程调治效果最佳。每天1次，每次30～60分钟，十天为一疗程。综合运用罐疗基本手法、技法。

3. 罐疗程序（专业七步）：辨病归经→辨证选穴→手法运罐→技法布罐→点刺发泡→适度留罐→规范起罐。

4. 随证应用

法一：罐疗本病主要穴区。另：阳水加肺俞、列缺、合谷，以疏风宣肺、通调水道；阴水且脾虚者，加脾俞、足三里、三阴交，以健脾渗湿利水；肾虚者加肾俞、关元、足三里，以温阳化气行水。

法二：罐疗水分、三焦俞、阴陵泉、水道、委阳、膀胱俞、三阴交。另：阳水所致取列缺、合谷、偏历、阴陵泉、委阳等穴；阴水所致取脾俞、肾俞、水分、关元、复溜、足三里等穴；面部浮肿加水沟；足跗部浮肿加足临泣、商丘。

【注意事项】

1. 慢性肾炎应积极控制高血压。

2. 肾炎急性期应注意休息，适当活动；低盐饮食（每日3~4克）。

3. 积极配合药物及其他疗法。

4. 修炼心性，涵养品德，戒怒戒躁，保持平和、欢悦、积极和宽厚的情志状态。

5. 注重和坚持全身经络气血的疏理与疏通，根本改善和提升人体的自净、自控和自愈能力。

二十五、淋　证

淋证是指因饮食劳倦、湿热侵袭而致的以小便频急，滴沥不尽，尿道涩痛，小腹拘急为主要临床表现的一类病证。西医学的泌尿系感染（如肾盂肾炎）、泌尿系结石、泌尿系肿瘤、男科疾病中的急慢性前列腺炎等，当临床表现为淋证时，可参考本节内容辨证论治。

本病涉脾经、膀胱经及若干脏腑，罐疗相关经络穴区，可以直接祛除风寒湿火、瘀滞痰毒，疏通经络气血，扶正气和阴阳，促进本病好转，深度改善相关功能状态。

【基本应用】

1. 主要穴区：中极、膀胱俞、三阴交、阴陵泉。

2. 主穴意义：取膀胱之募穴中极、背俞穴膀胱俞，以疏利膀胱气机；阴陵泉为脾经之合穴，三阴交为脾、肝、肾三经交会穴，可通利小便、疏调气机。

3. 罐疗方案：按疗程调治效果最佳。每天1次，每次30～60分钟，十天为一疗程。隔日、隔周亦可。综合运用罐疗基本手法。

4. 罐疗程序（常规五步）：选穴→留罐→点刺发泡→留罐→起罐。

【辨证应用】

1. 辨病归经：调治本病以脾经、膀胱经及相应的腧募穴为主。

2. 罐疗方案：按疗程调治效果最佳。每天1次，每次30～60分钟，十天为一疗程。综合运用罐疗基本手法、技法。

3. 罐疗程序（专业七步）：辨病归经→辨证选穴→手法运罐→技法布罐→点刺发泡→适度留罐→规范起罐。

4. 随证应用

法一：罐疗本病主要穴区。另：热淋加行间，以泻热通淋；石淋（结石）加秩边、水道、委阳，以通淋排石；气淋加肝俞、太冲，以疏肝理气；血淋加血海、膈俞，以凉血止血；膏淋加气海、足三里，以分清泌浊；劳淋加脾俞、肾俞、关元、足三里，以补益脾肾。

法二：罐疗曲骨、气冲、会阴、阴陵泉、膀胱俞、中极、肾俞、志室、下髎、三阴交。另：发热者加合谷、外关；石淋加委阳；血淋加血海；气淋加太冲；劳淋加气海；膏淋加气海俞。

【注意事项】

1. 忌食辛辣刺激食品，宜吃赤小豆粥、藕粉、莲子、苹果等食物。

2. 对结石患者，在调治期间，应多饮水，多做跑跳运动。尿路上段和肾部结石则应采取综合疗法。因膏淋、劳淋而气血虚衰者，应适当配合中药以补气养血。

3. 对于绞痛持续发作不能缓解者，应明确病因，采取综合治疗。

4. 节制房事。生活规律。保持大便通畅。避免忍尿。

5. 避免过度劳累，适当参加体育活动。

6. 修炼心性，涵养品德，戒怒戒躁，保持平和、欢悦、积极和宽厚的情志状态。

7. 注重和坚持全身经络气血的疏理与疏通，根本改善和提升人体的自净、自控和自愈能力。

二十六、癃　闭

癃闭是由于肾和膀胱气化失司导致的以排尿困难，全日总尿量明显减少，小便点滴而出，甚则闭塞不通为临床特征的一种病证。其中以小便不利，点滴而下，病势较缓者称为“癃”；以小便闭塞，点滴不下，病势较急者称为“闭”。癃和闭虽有区别，但都是指排尿困难，只是程度不同，因此多合称为癃闭。本病的病位在膀胱，膀胱气化不利是导致本病的直接原因。而膀胱的气化又与三焦密切相关。造成膀胱和三焦气化不利的具体原因多为湿热下注、肝郁气滞、尿路阻塞和肾气亏虚。相当于西医学中各种原因引起的尿潴留和无尿症。

本病与膀胱、三焦、肝肾都有密切关系，罐疗相关经络穴区，可以直接祛除风寒湿火、瘀滞痰毒，疏通经络气血，扶正气和阴阳，促进本病好转，深度改善相关功能状态。

【基本应用】

1. 主要穴区：秩边、关元、三阴交、阴陵泉、膀胱俞。

2. 主穴意义：秩边为膀胱经穴，可疏导膀胱气机；关元、三阴交均为足三阴经交会穴，可调理肝、脾、肾助膀胱气化；阴陵泉健脾渗湿、通利小便；膀胱俞疏调膀胱气化功能。

3. 罐疗方案：按疗程调治效果最佳。每天 1 次，每次 30 ~ 60 分钟，十天为一疗程。隔日、隔周亦可。综合运用罐疗基本手法。

4. 罐疗程序（常规五步）：选穴→留罐→点刺发泡→留罐→起罐。

【辨证应用】

1. 辨病归经：调治本病以膀胱经、脾经经穴及相应的腧募穴为主。

2. 罐疗方案：按疗程调治效果最佳。每天1次，每次30~60分钟，十天为一疗程。综合运用罐疗基本手法、技法。

3. 罐疗程序（专业七步）：辨病归经→辨证选穴→手法运罐→技法布罐→点刺发泡→适度留罐→规范起罐。

4. 随证应用

法一：罐疗本病主要穴区。另：湿热下注加中极、行间，以清利湿热；肝郁气滞加太冲、大敦，以疏理气机；瘀浊阻塞加血海、膈俞，以化瘀散结；肾气亏虚加肾俞、太溪，以补肾利尿。

法二：罐疗膀胱经、中极。另：肺气壅盛加曲池、列缺；湿热下注加阴陵泉、三阴交；尿道堵塞加三阴交、血海；肝郁气滞加太冲、支沟、阳陵泉；中气下陷加百会、气海、足三里；肾气不足加肾俞、太溪。

【注意事项】

1. 本病不包括肾脏实质性病变引起的无尿症。

2. 如膀胱充盈过度，经上述罐疗措施后仍不能有效排尿，应及时采取导尿措施。

3. 癃闭兼见哮喘、神昏者，应采取综合治疗措施。

4. 修炼心性，涵养品德，戒怒戒躁，保持平和、欢悦、积极和宽厚的情志状态。

5. 注重和坚持全身经络气血的疏理与疏通，根本改善和提升人体的自净、自控和自愈能力。

二十七、再生障碍性贫血

再生障碍性贫血是由多种原因引起的骨髓干细胞、造血微环境损伤以及免疫机制改变，导致骨髓造血功能衰竭，出现以全血细胞减少为主要表现的疾病。急性型发病多急骤，常以出血发病。出血除皮肤、黏膜出血外，常有内脏出血如便血、吐血、尿血、子宫出血、眼底出血等。慢性型发病多缓慢，常以贫血发病，出血较轻，常见于皮肤黏膜和齿龈出血。

本病属于中医学“血虚”、“虚劳”的范畴。中医学认为，其发病机理主要责之于脾胃，所谓“饮食入胃，中焦受气取汁，变化而赤是为血”。由于饮食中营养物质的缺乏，或脾胃失于健运而使气血生化无源。另外，精血同源，肾生髓藏精，肾气不足则生髓藏精的功能受损，精不足也可导致血虚。同时，本病与先天禀赋以及生存环境中的有毒物质损害机体有关。

本病与脾胃等多个脏腑密切相关，罐疗相关经络穴区，可以直接祛除风寒湿火、瘀滞痰毒，疏通经络气血，扶正气和阴阳，促进本病好转，深度改善相关功能状态。

【基本应用】

1. 主要穴区：气海、血海、膈俞、心俞、脾俞、肾俞、足三里。

2. 主穴意义：贫血以虚为本，补虚为治疗贫血第一要旨。取气海、血海气血双补；配以血之会穴膈俞补血养髓；心俞、脾俞、肾俞滋养心、脾、肾；足三里调理脾胃，以助气血生化之源。

3. 罐疗方案：按疗程调治效果最佳。每天 1 次，每次 30～60 分钟，十天为一疗程。隔日、隔周亦可。综合运用罐疗基本手法。

4. 罐疗程序（常规五步）：选穴→留罐→点刺发泡→留罐→起罐。

【辨证应用】

1. 辨病归经：调治本病以胃经、脾经、任脉及相应的背腧穴为主。

2. 罐疗方案：按疗程调治效果最佳。每天 1 次，每次 30～60 分钟，十天为一疗程。综合运用罐疗基本手法、技法。

3. 罐疗程序（专业七步）：辨病归经→辨证选穴→手法运罐→

技法布罐→点刺发泡→适度留罐→规范起罐。

4. 随证应用：罐疗本病主要穴区。另：心悸，加内关，以宁心定悸；纳差，加中脘，以健胃增食；潮热盗汗、五心烦热，加劳宫，以清热除烦；两颧潮红，加太溪，以益肾滋阴；遗精阳痿，加关元，以固肾培元；月经不调、月经过多或崩漏不止，加关元、三阴交，以理脾调经。

【注意事项】

1. 注意合理饮食结构，同时积极预防感染。

2. 防止外伤及剧烈运动，避免出血。

3. 杜绝接触各类危险因素，包括对骨髓有损伤作用和抑制血小板功能的药物。

4. 对中重度贫血应采取综合治疗措施，如必要的输血等手段。

5. 修炼心性，涵养品德，戒怒戒躁，保持平和、欢悦、积极和宽厚的情志状态。

6. 注重和坚持全身经络气血的疏理与疏通，根本改善和提升人体的自净、自控和自愈能力。

二十八、干燥综合征

干燥综合征为一种慢性炎症性自身免疫性疾病，主要侵犯唾液腺和泪腺。大多发病于40岁以后，女性患者占绝大多数。临床以眼干（干燥性角膜结膜炎）、口腔干燥为主要表现。多表现为眼睛干涩，少泪或无泪，口鼻干燥，甚至吞下困难，阴道干涩，腮腺反复肿胀，关节游走性疼痛，皮肤干燥，有鳞屑和痒感，伴有低热，声音嘶哑，大便坚结，患者以40~60岁的绝经女性为主。

中医学认为，干燥是基于各种原因导致的津液对身体的濡养不足。可由热盛消耗津液、阴液本身的亏虚以及气血运行淤滞导致津液不达等病因造成。罐疗相关经络穴区，可以直接祛除风寒湿火、瘀滞痰毒，疏通经络气血，扶正气和阴阳，促进本病好转，深度改善相关功能状态。

【基本应用】

1. 主要穴区：肾俞、太溪、命门、气海、关元、足三里。

2. 主穴意义：取肾俞、太溪以补肾阴；取命门、气海、关元补益肾阳，从而助肾阴滋长；足三里补益气血。

3. 罐疗方案：按疗程调治效果最佳。每天1次，每次30～60分钟，十天为一疗程。隔日、隔周亦可。综合运用罐疗基本手法。

4. 罐疗程序（常规五步）：选穴→留罐→点刺发泡→留罐→起罐。

【辨证应用】

1. 辨病归经：调治本病以肾经、任脉、胃经为主。

2. 罐疗方案：按疗程调治效果最佳。每天1次，每次30～60分钟，十天为一疗程。综合运用罐疗基本手法、技法。

3. 罐疗程序（专业七步）：辨病归经→辨证选穴→手法运罐→技法布罐→点刺发泡→适度留罐→规范起罐。

4. 随证应用：罐疗本病主要穴区。另：发热者，加曲池、大椎；关节痛，加养老；皮肤发痒，加血海、膈俞；便秘，加支沟、天枢。

【注意事项】

1. 忌烟酒，避免服用引起口干的药物如阿托品等。

2. 保持口腔清洁，勤漱口，减少龋齿和口腔继发感染。

3. 多饮水，多吃水果和蔬菜。

4. 适当运动。

5. 修炼心性，涵养品德，戒怒戒躁，保持平和、欢悦、积极和宽厚的情志状态。

6. 注重和坚持全身经络气血的疏理与疏通，根本改善和提升人体的自净、自控和自愈能力。

二十九、消　渴

消渴病是由于先天禀赋不足，又因情志失调、饮食不节等原因所导致的以阴虚燥热为基本病机，以多尿、多饮、多食、乏力、消瘦，或尿有甜味为典型临床表现的一种疾病。本病以阴虚为本，燥热为标。根据症状的不同可分为三类：一是上消（肺热）症，表现为烦渴多饮，口干舌燥等。二是中消（胃热）症，表现为多食易饥、形体消瘦、大便秘结等。三是下消（肾虚）症，表现为小便频数量多，尿浊，渴而多饮，口干咽燥，五心烦热，腰膝酸软等。本节之消渴病与西医学的糖尿病基本一致。同时，西医学的尿崩症，因具有多尿、烦渴的临床特点，与消渴病有某些相似之处，可参考本节辨证论治。

本病与多种因素有关，罐疗相关经络穴区，可以直接祛除风寒湿火、瘀滞痰毒，疏通经络气血，扶正气和阴阳，促进本病好转，深度改善相关功能状态。

【基本应用】

1. 主要穴区：脾俞、胃俞、足三里、三阴交、肾俞、太溪。

2. 主穴意义：消渴因肺燥、胃热、肾虚所致，故取脾俞、胃俞、足三里、三阴交清胃泻火、和中养阴；取肾俞、太溪以益肾滋阴、增液润燥。诸穴合用，共奏生津滋阴、清热润燥之功。

3. 罐疗方案：按疗程调治效果最佳。每天 1 次，每次 30 ~ 60 分钟，十天为一疗程。隔日、隔周亦可。综合运用罐疗基本手法。

4. 罐疗程序（常规五步）：选穴→留罐→点刺发泡→留罐→起罐。

【辨证应用】

1. 辨病归经：调治本病以调肾经、胃经及背腧穴为主。

2. 罐疗方案：按疗程调治效果最佳。每天 1 次，每次 30 ~ 60 分钟，十天为一疗程。综合运用罐疗基本手法、技法。

3. 罐疗程序（专业七步）：辨病归经→辨证选穴→手法运罐→技法布罐→点刺发泡→适度留罐→规范起罐。

4. 随证应用

法一：罐疗本病主要穴区。另：上消加太渊、少府，以泻心火以清肺热；中消加地机、内庭，以清降胃火；下消加太冲、照海，以滋肝肾之阴；阴阳两虚加气海、命门，以补肾阴肾阳；心悸加内关、心俞，以安心平悸；不寐加神门、百会，以宁心安神；视物模糊加太冲、光明，以清肝明目；肌肤瘙痒加风市、血海，以凉血润燥。

法二：罐疗脾俞、膈俞、胰俞、足三里、三阴交；辅助罐疗肺俞、胃俞、肝俞、中脘、关元、然谷、阴陵泉。

法三：罐疗脊柱两侧，特别是胸椎 7 ~ 10 两侧，辅助罐疗内关、合谷、中脘、足三里。

法四：罐疗后颈、骶部、气管两侧、乳突区、内关、足三里。

【注意事项】

1. 罐疗时应严格消毒，一般技术条件下应避免皮肤针点刺和发泡。

2. 控制食量。饮食增加蔬菜、蛋白质和脂肪类食物。

3. 平时需要保持适度运动。

4. 修炼心性，涵养品德，戒怒戒躁，保持平和、欢悦、积极和宽厚的情志状态。

5. 注重和坚持全身经络气血的疏理与疏通，根本改善和提升人体的自净、自控和自愈能力。

三十、肥胖症

肥胖症是指因脂肪沉积过多，超过标准体重 20% 者。主要表现为皮下脂肪厚，两颊、肩、胸乳部、腹部皮下脂肪积聚显著。标准体重的公式为：标准体重（kg）=［身高（cm）－100］×

0.9。轻度肥胖常无症状；中重度肥胖常怕热多汗，易疲乏，呼吸短促，心悸，腹胀，下肢浮肿；极度肥胖可出现缺氧所致的胸闷气短，嗜睡，严重时导致心肺功能衰竭，易伴发冠心病、高血压病、糖尿病、痛风及胆石症等。

中医学认为本病的发生与肺、脾、胃、肾四脏的功能失调有关。肺脾肾的功能失调，体内的津液不能得到正常的输布代谢，停滞在体内形成痰湿。脾胃虚弱则水湿不化，酿生痰浊；胃肠腑热则食欲偏旺，水谷精微反被炼成浊脂；真元不足则气不行水，遂致痰湿浊脂滞留肌肤而形成肥胖。罐疗相关经络穴区，可以直接祛除风寒湿火、瘀滞痰毒，疏通经络气血，扶正气和阴阳，促进本病好转，深度改善相关功能状态。

【基本应用】

1. 主要穴区：中脘、曲池、天枢、上巨虚、丰隆、阴陵泉。

2. 主穴意义：肥胖之症，多责之脾胃肠腑。中脘乃胃募、腑会，曲池为大肠经的合穴，天枢为大肠的募穴，上巨虚为大肠的下合穴，四穴合用可通利肠腑，降浊消脂；丰隆、阴陵泉分利水湿、固化痰浊。

3. 罐疗方案：按疗程调治效果最佳。每天1次，每次30~60分钟，十天为一疗程。隔日、隔周亦可。综合运用罐疗基本手法。

4. 罐疗程序（常规五步）：选穴→留罐→点刺发泡→留罐→起罐。

【辨证应用】

1. 辨病归经：调治本病以胃经、脾经、肾经及相应的募穴为主。

2. 罐疗方案：按疗程调治效果最佳。每天1次，每次30~60分钟，十天为一疗程。综合运用罐疗基本手法、技法。

3. 罐疗程序（专业七步）：辨病归经→辨证选穴→手法运罐→技法布罐→点刺发泡→适度留罐→规范起罐。

4. 随证应用

法一：罐疗本病主要穴区。另：胃肠腑热加合谷，以清泻胃肠；脾胃虚弱加脾俞、足三里，以健脾利湿；真元不足加肾俞、关元，以益肾培元；少气懒言加太白、气海，以补中益气；心悸加神门、心俞，以宁心安神；胸闷加膻中、内关，以宽胸理气；嗜睡加照海、申脉，以调理阴阳。

法二：罐疗曲池、水分、天枢、丰隆、四满、血海、腹结、三阴交、关元。另：脾胃俱旺加合谷、内庭；脾胃俱虚加足三里、气海、中脘、阴陵泉；真元不足加肾俞、命门、太溪、阳陵泉。

法三：罐疗脊柱两侧、上下腹部。辅助罐疗足三里、三阴交、中脘、内关、大椎。另：性腺机能不足引起肥胖者，加胸部、腰部、小腿内侧；肝脏疾患引起肥胖者，加后颈、骶部、肝区、上腹部；妇科病引起肥胖者，加腰部、骶部、腹股沟、带脉区。

【注意事项】

1. 养成良好饮食习惯。清淡饮食，限制食量，杜绝零食。

2. 坚持适度的体力劳动和体育运动。

3. 修炼心性，涵养品德，戒怒戒躁，保持平和、欢悦、积极和宽厚的情志状态。

4. 注重和坚持全身经络气血的疏理与疏通，根本改善和提升人体的自净、自控和自愈能力。

三十一、高血脂

血脂是血浆或血清中脂类的总称，包括许多脂溶性物质，其主要成分为胆固醇、甘油三脂、磷脂、游离脂肪酸等。血中脂类含量超过正常者称为高脂血症，又称高脂蛋白血症。

中医学认为，本病的发生与肝、脾、胃密切相关。脾胃虚弱则水湿不化，酿生痰浊；胃肠腑热则食欲偏旺，水谷精微转化为浊脂；肝气不舒，则气血运行不畅，血流缓慢；饮食不节、嗜食肥甘厚味，致使纳耗失衡。罐疗相关经络穴区，可以直接祛除风寒湿火、瘀滞痰毒，疏通经络气血，扶正气和阴阳，促进本病好转，深度改善相关功能状态。

【基本应用】

1. 主要穴区：脾俞、足三里、肝俞、太冲。

2. 主穴意义：脾俞为脾的背腧穴，足三里为胃的下合穴，二者相配可健脾利湿，增强脾胃的运化功能；肝俞、太冲调理气机，促进气血运行。

3. 罐疗方案：按疗程调治效果最佳。每天1次，每次30～60分钟，十天为一疗程。隔日、隔周亦可。综合运用罐疗基本手法。

4. 罐疗程序（常规五步）：选穴→留罐→点刺发泡→留罐→起罐。

【辨证应用】

1. 辨病归经：调治本病以肝经、胃经、脾经及相应的背腧穴为主

2. 罐疗方案：按疗程调治效果最佳。每天1次，每次30～60分钟，十天为一疗程。综合运用罐疗基本手法、技法。

3. 罐疗程序（专业七步）：辨病归经→辨证选穴→手法运罐→技法布罐→点刺发泡→适度留罐→规范起罐。

4. 随证应用

法一：罐疗本病主要穴区。另：发热者，加大椎；身目黄者，加胆俞、至阳；肝郁气滞者，加期门。

法二：罐疗百会、四神聪、风池、肩髃、曲池、足三里、悬钟、太冲。另：虚证加脾俞、肾俞、肝俞、三阴交；实证加丰隆、外关。

【注意事项】

1. 最好坚持两年的素食，力戒烟酒，养成清淡的饮食习惯。

2. 坚持适度运动。

3. 修炼心性，涵养品德，戒怒戒躁，保持平和、欢悦、积极

和宽厚的情志状态。

4. 注重和坚持全身经络气血的疏理与疏通，根本改善和提升人体的自净、自控和自愈能力。

三十二、痹　病

痹病指正气不足，风、寒、湿、热等外邪侵袭人体，痹阻经络，气血运行不畅所导致的以肌肉、筋骨、关节发生疼痛、麻木、重着、屈伸不利，甚至关节肿大灼热为主要临床表现的病证。根据临床表现，又有四痹之分，如疼痛游走不定，多为风邪偏甚，属行痹（风痹）；痛处固定而痛剧，多为寒邪偏甚，属痛痹（寒痹）；痛虽不甚，但肢体重着，多为湿邪偏甚，属着痹（湿痹）；痛剧而红肿灼热，多为湿热之邪偏甚，属热痹（湿热痹）。西医学的风湿性关节炎、类风湿性关节炎、臂丛神经炎、强直性脊柱炎、骨性关节炎、坐骨神经痛等疾病以肢体痹病为临床特征的，可参照本节辨证论治。

本病的种类和表现都很多，与不同体质、脏腑经脉等存在密切关系。罐疗相关经络穴区，可以直接祛除风寒湿火、瘀滞痰毒，疏通经络气血，扶正气和阴阳，促进本病好转，深度改善相关功能状态。

类风湿性关节炎

类风湿性关节炎，是以关节和关节周围组织非化脓性炎症为主的自身性疾病，常伴关节外病症，故称类风湿病。本病的发展过程为：关节腔滑膜炎症、渗液、细胞增殖、肉芽肿形成，软骨及骨组织破坏，最后关节强直及功能障碍。多侵犯小关节，如手、足及腕关节等，常为对称性，呈慢性经过，可有暂时性缓解。由于多系统损害，血清中可查到自身抗体，故认为本病为自身性疾病。发病年龄多在20~40岁，女性多于男性。

风湿性关节炎

风湿性关节炎发病较急，受累关节以大关节为主。本病初始侵及下肢关节者占85%，以膝和踝关节最为常见，其次为肩、肘和腕，手和足的小关节少见。关节病变呈多发性和游走性。关节局部炎症明显，表现有红、肿、热、痛、压痛及活动受限，持续时间不长，常在数日内自行消退。关节炎症消退后不留残疾，复发者少见，在急性期患者可伴发热、咽痛、心慌、血沉增快等表现，病情好转后可恢复至正常。

臂丛神经炎

臂丛神经炎指的是急性非损伤性臂丛神经性疾病，是一种原因不明的疾病。常见于成人，多在受寒、流感后呈急性或亚急性发病。本病从肩外侧面的酸痛开始，首先在颈根部及锁骨上部，继而迅速扩展至肩后部，数日后即传布到前臂及手。开始时疼痛呈间歇性，但不久即为持续性并累及整个上肢。上肢外展或上举时，可诱发疼痛。患者常取上肢屈位，减少活动，避免诱发疼痛。睡眠时只能向健侧侧卧。本病数小时至数日内，即有肌肉软弱的表现出现。

【基本应用】

1. 主要穴区

肩部：肩髃、肩髎。

肘部：曲池、天井、尺泽、少海、小海。

腕部：阳池、外关、阳溪、腕骨。

2. 主穴意义：病痛局部主要穴区及循经选穴可疏通经络气血，使营卫调和并使风、寒、湿、热等邪无所依附，“通则不痛”，痹痛遂解。

3. 罐疗方案：按疗程调治效果最佳。每天1次，每次30～60分钟，十天为一疗程。隔日、隔周亦可。综合运用罐疗基本手法。

4. 罐疗程序（常规五步）：选穴→留罐→点刺发泡→留罐→起罐。

【辨证应用】

1. 辨病归经：调治本病以局部阿是穴区为主。

2. 罐疗方案：按疗程调治效果最佳。每天 1 次，每次 30 ~ 60 分钟，十天为一疗程。综合运用罐疗基本手法、技法。

3. 罐疗程序（专业七步）：辨病归经→辨证选穴→手法运罐→技法布罐→点刺发泡→适度留罐→规范起罐。

4. 随证应用

法一：罐疗相关部位的主要穴区。另：行痹加膈俞、血海，以活血调血，遵“治风先治血，血行风自灭”之义；痛痹加肾俞、关元，以温补阳气；着痹加阳陵泉、足三里，以健脾除湿；热痹加大椎、曲池，以泻热毒。无论何种类型，均应加阿是穴区。

法二：罐疗相关部位的主要穴区。另：风邪偏胜取风池、风门、膈俞、血海、风市；湿邪偏胜取足三里、阴陵泉、三阴交、脾俞；寒邪偏胜取肾俞、关元、大椎穴；风湿化热取大椎、曲池、合谷、风池、三阴交。风邪偏胜、风湿化热用泻法，湿邪偏胜、寒邪偏胜用平补平泻法。

法三：罐疗脊柱两侧、关节局部和阿是穴区。

【注意事项】

1. 注意保暖，保持适当的肢体活动。

2. 修炼心性，涵养品德，戒怒戒躁，保持平和、欢悦、积极和宽厚的情志状态。

3. 注重和坚持全身经络气血的疏理与疏通，根本改善和提升人体的自净、自控和自愈能力。

股外侧皮神经炎

股外侧皮神经炎又称感觉异常性股痛，属于中医学中的皮痹范畴。如果由于受压、外伤或感染等某种原因影响到股外侧皮神经时，即可能发生。本病见于较肥胖的中青年男性，其主要症状为股前外侧尤其是股外侧下 2/3 出现皮肤感觉障碍，出现麻木、蚁走感、刺痛、烧灼感以及沉重感等。在体力劳动劳累后或站立、行走过久时症状加重，休息后症状缓解。在检查时可有程度不等的浅感觉障碍，主要是痛、温、触觉减退或消失。患处皮肤轻度菲薄，但无肌萎缩及运动障碍。

【基本应用】

1. 主要穴区：风市、环跳、伏兔、血海、阿是穴区。

2. 主穴意义：风市、环跳为足少阳经穴，且风市位于病变局部，可疏通少阳经气；伏兔、血海通行气血；阿是穴可疏通局部经络，活血化瘀。

3. 反射点区：手足、四肢等较大反射区。

4. 罐疗方案：按疗程调治效果最佳。每天1次，每次30～60分钟，十天为一疗程。隔日、隔周亦可。综合运用罐疗基本手法。

5. 罐疗程序（常规五步）：选穴→留罐→点刺发泡→留罐→起罐。

【辨证应用】

1. 辨病归经：调治本病以胆经、膀胱经、胃经为主。

2. 罐疗方案：按疗程调治效果最佳。每天1次，每次30～60分钟，十天为一疗程。综合运用罐疗基本手法、技法。

3. 罐疗程序（专业七步）：辨病归经→辨证选穴→手法运罐→技法布罐→点刺发泡→适度留罐→规范起罐。

4. 随证应用

法一：罐疗本病主要穴区。另：腰椎病变或腰大肌压迫引起者加腰夹脊。

法二：罐疗髀关、伏兔、中渎。另：风湿痹阻加阴陵泉、阳陵泉；瘀血痹阻加血海、风市、阴市。

法三：罐疗患腿股外侧的少阳经、股前足阳明经，以及风市、中渎、髀关、伏兔、阿是穴区。

【注意事项】

1. 有明显致病因素者，应积极治疗原发疾病。

2. 修炼心性，涵养品德，戒怒戒躁，保持平和、欢悦、积极和宽厚的情志状态。

3. 注重和坚持全身经络气血的疏理与疏通，根本改善和提升人体的自净、自控和自愈能力。

风湿性肌肉痛

风湿性肌肉痛，因病发部位不同，名称各异。属于中医的“痹证”范畴。常表现为局部肌肉痛，时轻时重，每与劳动和天气的转变有关。多因卫外不固，风寒湿三气杂至，客于经脉，引起肌肉气血运行失畅所致。即“不通则痛”；或因产后、大病后偶受风寒，留滞不去，每遇阴雨天气而痛作。

【基本应用】

1. 主要穴区

肩部：肩髃、肩髎、肩贞。

肘部：曲池、天井、尺泽、少海、小海。

腕部：阳池、外关、阳溪、腕骨。

脊背：大椎、身柱、腰阳关、夹脊。

髀部：环跳、居髎、秩边。

股部：伏兔、殷门、承扶、风市、阳陵泉。

膝部：膝眼、梁丘、阳陵泉、膝阳关。

踝部：申脉、照海、昆仑、丘墟。

2. 主穴意义：病痛局部主要穴区及循经选穴，可以疏通经络气血，调和营卫，使风、寒、湿、热诸邪无所依附。“通则不痛”，痹痛遂解。

3. 罐疗方案：按疗程调治效果最佳。每天1次，每次30～60分钟，十天为一疗程。隔日、隔周亦可。综合运用罐疗基本手法。

4. 罐疗程序（常规五步）：选穴→留罐→点刺发泡→留罐→起罐。

【辨证应用】

1. 辨病归经：主调疼痛局部主要穴区并根据疼痛放射而循经

选穴。

2. 罐疗方案：按疗程调治效果最佳。每天1次，每次30～60分钟，十天为一疗程。综合运用罐疗基本手法、技法。

3. 罐疗程序（专业七步）：辨病归经→辨证选穴→手法运罐→技法布罐→点刺发泡→适度留罐→规范起罐。

4. 随证应用

法一：罐疗相关部位的主要穴区。另：行痹加膈俞、血海，以活血调血，遵"治风先治血，血行风自灭"之义；痛痹加肾俞、关元，以温补阳气；着痹加阳陵泉、足三里，以健脾除湿；热痹加大椎、曲池，以清泻热毒。各部位均加阿是穴区。

法二：罐疗曲池、肩髃、外关、阳陵泉、血海以及阿是穴区。另：行痹加风门、膈俞；痛痹加肾俞、关元；着痹加脾俞、足三里；热痹加大椎、曲池。

法三：罐疗曲池、肩髃、外关、阳陵泉、血海、阿是穴区等。

【注意事项】

1. 类风湿性关节炎病情缠绵反复，应持续调治。

2. 注意关节保暖，避免风寒湿邪侵袭。

3. 避免诱发因素，积极治疗相关疾病。

4. 修炼心性，涵养品德，戒怒戒躁，保持平和、欢悦、积极和宽厚的情志状态。

5. 注重和坚持全身经络气血的疏理与疏通，根本改善和提升人体的自净、自控和自愈能力。

三十三、甲状腺功能减退症

甲状腺功能减退症（简称甲减）是甲状腺合成或分泌甲状腺素不足引起的疾病，是一种常见病。本病若在婴幼儿期，表现为生长发育迟缓，起坐、行走、语言开始较晚，体温偏低，反应迟钝，前囟门迟闭，口角流涎，精神呆滞，脸苍白或浮肿等；幼年期发育仍迟缓，智力较差；成年期则表现为恶寒无汗，乏力懒动，四肢不温，健忘、耳鸣、耳聋、食欲不振、腹胀便秘、面部及胫前黏液性水肿，女子出现性欲淡漠、月经不调等妇科病。

中医学认为，本病的基本原因是先天不足、肝肾亏虚、气血不足、经脉失养、髓海不充。此外，还有痰浊、瘀血阻滞经络等因素。病变脏腑主要在肾，其次为脾、肝、心。罐疗相关经络穴区，可以直接祛除风寒湿火、瘀滞痰毒，疏通经络气血，扶正气和阴阳，促进本病好转，深度改善相关功能状态。

【基本应用】

1. 主要穴区：肾俞、关元、太溪、脾俞、中脘、足三里。

2. 主穴意义：肾为先天之本，主生长发育，故取肾俞、关元、太溪以补益先天；脾为后天之本，可化生水谷精微以充养先天，故取脾俞、中脘、足三里。

3. 罐疗方案：按疗程调治效果最佳。每天1次，每次30~60分钟，十天为一疗程。隔日、隔周亦可。综合运用罐疗基本手法。

4. 罐疗程序（常规五步）：选穴→留罐→点刺发泡→留罐→起罐。

【辨证应用】

1. 辨病归经：调治本病以肾经、胃经及相应的腧募穴为主。

2. 罐疗方案：按疗程调治效果最佳。每天1次，每次30~60分钟，十天为一疗程。综合运用罐疗基本手法、技法。

3. 罐疗程序（专业七步）：辨病归经→辨证选穴→手法运罐→技法布罐→点刺发泡→适度留罐→规范起罐。

4. 随证应用

法一：罐疗本病主要穴区。另：痴呆，加百会、四神聪；生长发育迟缓，加太溪、照海；体质虚弱，加气海、膈俞；水肿，加水道；便秘，加天枢；妇科疾患，加阴陵泉、三阴交、肝俞。

法二：气血两虚者，罐疗脾俞、肾俞、命门、关元、阳陵泉、三阴交为主。阳虚水泛者，外加气海、足三里、胃俞；狂躁加石关、风府；痰饮加石关、心俞；手足麻痹加曲池、合谷、阳陵泉、承山；心律不齐加内关、神门。

【注意事项】

1. 不宜过食生冷食物。

2. 忌食辛辣、海味、高脂肪、高胆固醇的饮食。忌食卷心菜、白菜、油菜、木薯、核桃等。多食富含膳食纤维的食物，多食蛋类、乳类、各种肉类、鱼类及各种豆制品以补充蛋白质，适当食用动物肝脏以纠正贫血。

3. 采取综合调治方法。

4. 修炼心性，涵养品德，戒怒戒躁，保持平和、欢悦、积极和宽厚的情志状态。

5. 注重和坚持全身经络气血的疏理与疏通，根本改善和提升人体的自净、自控和自愈能力。

三十四、甲状腺功能亢进症

甲状腺功能亢进症（简称甲亢）是由多种病因引起的甲状腺素分泌过多所导致的一种常见内分泌疾病。本病多见于女性，男女之比约为1∶4~6，20~40岁最为多见。表现为神经过敏、急躁、精神紧张、思想不集中等。双手平举伸展时有手指细震颤，腰反射亢进。食欲亢进，多食善饥，体重减轻，乏力。甲状腺肿大，突眼，目光有神、很少瞬眼。心悸、心动过速，收缩压增高，舒张压降低，阳痿、闭经，肌肉无力或萎缩等。

本病属于中医学的“瘿病”范畴。中医学认为，瘿病多因居住地区饮用水质过偏，损伤脾胃，湿聚痰凝；或情志不畅，忧思郁结，气滞痰凝；或素体阴虚，炼液成痰，气滞痰凝，遂成血瘀，气、痰、瘀三者互结于颈部而发为本病。罐疗相关经络穴区，可以直接祛除风寒湿火、瘀滞痰毒，疏通经络气血，扶正气和阴阳，促进本病好转，深度改善相关功能状态。

【基本应用】

1. 主要穴区：瘿肿局部、天突、膻中、足三里、三阴交、丰隆。

2. 主穴意义：瘿肿结于喉部，故取天突、瘿肿局部以疏通局部经气、降气化痰消瘿；膻中行气活血、化痰散结消肿；足三里、三阴交、丰隆运脾化痰消瘿。

3. 罐疗方案：按疗程调治效果最佳。每天1次，每次30～60分钟，十天为一疗程。隔日、隔周亦可。综合运用罐疗基本手法。

4. 罐疗程序（常规五步）：选穴→留罐→点刺发泡→留罐→起罐。

【辨证应用】

1. 辨病归经：调治本病以胃经、脾经及局部主要穴区为主。

2. 罐疗方案：按疗程调治效果最佳。每天1次，每次30～60分钟，十天为一疗程。综合运用罐疗基本手法、技法。

3. 罐疗程序（专业七步）：辨病归经→辨证选穴→手法运罐→技法布罐→点刺发泡→适度留罐→规范起罐。

4. 随证应用

法一：罐疗本病主要穴区。另：气滞痰凝加太冲、内关，以疏肝行气化痰；阴虚火旺加太溪、复溜、阴郄，以滋阴降火；气阴两虚加关元、照海，以益气养血；声音嘶哑加扶突、廉泉，以滋阴利咽。

法二：罐疗廉泉、人迎、足三里、合谷、间使。另：气瘀痰结加肝俞、风池、天突、内关；肝火犯胃加太冲、风池；阴虚火旺加心俞、肾俞、肝俞、太冲、神门、三阴交、太溪。

法三：罐疗后颈部、甲状腺局部，配内关、外关、骶部、颌下部。

法四：罐疗后颈部、甲状腺局部，配风池、大椎、中脘、期门。

法五：罐疗后颈部、胸椎5～12两侧、腰部及甲状腺局部，配合谷、三阴交、中脘、大椎。

【注意事项】

1. 本病应综合调治。

2. 出现高热、呕吐、谵妄等症状时，可能属于甲亢危象，应迅速采取综合抢救措施。

3. 禁忌辛辣食物，保持心情舒畅，避免劳累。

4. 修炼心性，涵养品德，戒怒戒躁，保持平和、欢悦、积极和宽厚的情志状态。

5. 注重和坚持全身经络气血的疏理与疏通，根本改善和提升人体的自净、自控和自愈能力。

三十五、中　风

中风病，由正气亏虚，外感六淫，饮食、情志、劳倦等诸因素所引起，内生风、火、痰、瘀，气血逆乱导致脑脉痹阻或血溢脑脉的一种病证。临床表现为，突然昏仆、不省人事、半身不遂、口舌歪斜、言语謇涩或不语、偏身麻木。本病发病率和死亡率较高，常留有后遗症。根据脑髓神经受损程度的不同，有中经络、中脏腑之分，且有相应的临床表现中经络者虽有半身不遂，口眼歪斜，语言不利，但意识清楚；中脏腑则昏不知人，或神志昏糊、迷蒙，伴见肢体不用。本病属于本虚标实，在本为肝肾不足，气血衰少；在标为风火相搏，痰食壅盛，气血瘀阻。本病多见于中老年人。四季皆可发病，但以冬春两季最为多见。中风病是一个独立的疾病，其临床表现与西医的脑血管病相似。脑血管病主要包括缺血性和出血性两大类型。不论是出血性还是缺血性脑血管病均可参考本节辨证论治。

在西医学中，脑血管意外又称为急性脑血管病、中风或脑卒中，是供应脑的动脉血管包括两侧颈内动脉和椎动脉病变引起的脑局灶性血液循环障碍，从而导致意识障碍及（或）脑局灶症状

（言语障碍、面瘫、肢瘫）。

脑血管意外已成为神经系统疾病中最常见的危重病，也是人类病死率最高的三大疾病之一。本病涉及脏腑经络众多，罐疗相关经络穴区，可以直接祛除风寒湿火、瘀滞痰毒，疏通经络气血，扶正气和阴阳，促进本病好转，深度改善相关功能状态。

中经络

【基本应用】

1. 主要穴区：内关、极泉、尺泽、委中、三阴交、足三里。

2. 主穴意义：心主血脉，内关为心包经络穴，可调理心气，促进气血的运行；三阴交为足三阴经交会穴，可滋补肝肾；极泉、尺泽、委中、足三里，均可疏通肢体经络。

3. 罐疗方案：按疗程调治效果最佳。每天 1 次，每次 30 ~ 60 分钟，十天为一疗程。隔日、隔周亦可。综合运用罐疗基本手法。

4. 罐疗程序（常规五步）：选穴→留罐→点刺发泡→留罐→起罐。

【辨证应用】

1. 辨病归经：以调理心经、肝经、督脉及脾经为主。

2. 罐疗方案：按疗程调治效果最佳。每天 1 次，每次 30 ~ 60 分钟，十天为一疗程。综合运用罐疗基本手法、技法。

3. 罐疗程序（专业七步）：辨病归经→辨证选穴→手法运罐→技法布罐→点刺发泡→适度留罐→规范起罐。

4. 随证应用：罐疗本病主要穴区。另：肝阳暴亢加太冲、太溪，以镇肝潜阳；风痰阻络加丰隆、合谷，以化痰熄风；痰热腑实加曲池、丰隆，以清热豁痰；气虚血瘀加气海、血海，以益气活血；阴虚风动加太溪、风池，以滋阴潜阳。此外，口角歪斜加颊车、地仓；上肢不遂加肩髃、手三里；下肢不遂加环跳、阳陵泉、阴陵泉、风市；头晕加风池、天柱；足内翻加绝骨、丘墟；足外翻加中封、太溪；足下垂加解溪；便秘加丰隆、支沟；尿失禁、尿潴留加中极、关元。

中脏腑

【基本应用】

1. 主要穴区：水沟、百会、内关。

2. 主穴意义：脑为元神之府，督脉入络脑，水沟为督脉穴，可醒脑开窍，调神导气；百会位于头顶，属督脉，内络于脑，醒神开窍作用明显；心主血脉，内关为心包经络穴，可调理心气，促进气血运行。

3. 罐疗方案：按疗程调治效果最佳。每天 1 次，每次 30～60 分钟，十天为一疗程。隔日、隔周亦可。综合运用罐疗基本手法。

4. 罐疗程序（常规五步）：选穴→留罐→点刺发泡→留罐→起罐。

【辨证应用】

1. 辨病归经：以调理肝经及督脉穴区为主。

2. 罐疗方案：按疗程调治效果最佳。每天 1 次，每次 30～60 分钟，十天为一疗程。综合运用罐疗基本手法、技法。

3. 罐疗程序（专业七步）：辨病归经→辨证选穴→手法运罐→技法布罐→点刺发泡→适度留罐→规范起罐。

4. 随证应用

法一：罐疗本病主要穴区。另：闭证加合谷、太冲，以开窍启闭；脱证加关元、气海、神阙，以回阳固脱。

法二：罐疗内关、人中、极泉、三阴交。另：气虚血滞加中脘、脾俞、足三里、三阴交；肝阳上亢加中冲、合谷、劳宫、行间、太冲、太溪；风瘀阻络加合谷穴、中脘、足三里、丰隆、太冲；肾虚精亏加肝俞、肾俞、阴郄、太溪、行间、神门；假性延髓麻痹加风池、翳风；血压高加人迎；运动障碍加委中；失语加哑门、廉泉、合谷、风池；上肢全瘫或曲伸困难加肩髃、肩髎、曲池、外关、中渎、合谷；下肢全瘫或曲伸站立困难加环跳、风市、阳陵泉、足三里、昆仑、丘墟、太冲、隐白；尿失禁加关元、中极、太溪；中枢性面瘫加下关、颊车、地仓。

法三：举臂障碍罐疗臂丛点区、腋神经点区。耸肩障碍罐疗副神经点区。屈肘障碍罐疗臂丛点区、肌皮神经点区。伸肘、腕、指障碍罐疗臂丛点区、桡神经点区。屈腕、屈指障碍罐疗臂丛点区、正中神经点区、尺神经点区。指分障碍罐疗尺神经点区。屈髋障碍罐疗肢神经点区。伸髋障碍罐疗臀下神经点区、坐骨神经点区。大腿内收障碍罐疗闭孔神经点区，大腿外展障碍罐疗臀上神经点区。屈腰障碍罐疗坐骨神经点区。伸腰障碍罐疗股神经点区。足背屈外转障碍罐疗腓总神经点区、腓深神经点区、腓浅神经点区。足跖屈内转障碍罐疗胫神经点区。足趾伸展障碍罐疗腓总神经点区、腓深神经点区。足趾屈曲障碍罐疗胫神经点区。痉挛性瘫痪：上肢罐疗肌皮神经点区、正中神经点区、尺神经点区、桡神经点区；下肢罐疗臀下神经点区、坐骨神经点区、股神经点区、胫神经点区、腓总神经点区。

【注意事项】

1. 越早治疗效果越好，应采用综合调治方法。

2. 头面部应避免风寒。

3. 应注重本病的预防。如年逾 40，经常出现头痛眩晕、肢体麻木，偶有发作性语言不利、肢体痿软无力者，多为中风先兆，应特别加强预防性调治。

4. 修炼心性，涵养品德，戒怒戒躁，保持平和、欢悦、积极和宽厚的情志状态。

5. 注重和坚持全身经络气血的疏理与疏通，根本改善和提升人体的自净、自控和自愈能力。

三十六、帕金森病

帕金森是一种常见的神经功能障碍疾病，主要影响中老年人，多在60岁以后发病。本病的主要症状表现为：静止时手、头或嘴不自主地震颤，肌肉僵直、运动缓慢以及姿势平衡障碍等，严重的会导致患者生活不能自理。

本病属中医“颤证”范畴，是因脑髓失充，筋脉、肢体失控而发生头部或肢体摇动、颤抖。轻者仅头摇或手足颤动，重者则头部振摇大动，甚至有痉挛扭转样动作，双手及上下肢颤抖不已，或兼有项强，四肢挛急。本病主要是风、火、痰为患，与肝密切相关。罐疗相关经络穴区，可以直接祛除风寒湿火、瘀滞痰毒，疏通经络气血，扶正气和阴阳，促进本病好转，深度改善相关功能状态。

【基本应用】

1. 主要穴区：肝俞、肾俞、合谷、百会、四神聪、阳陵泉、三阴交、太白。

2. 主穴意义：“诸风掉眩，皆属于肝”，故取肝俞；肝肾同源，配以肾俞；合谷平肝潜阳，清泄肝火；百会、四神聪均位于颠顶部，可醒脑、宁神、定惊；阳陵泉为筋之会穴，可养血柔筋、疏经通络；三阴交既可疏肝通络，又可滋肝肾之不足；脾主肌肉，取太白之穴。

3. 罐疗方案：按疗程调治效果最佳。每天1次，每次30~60分钟，十天为一疗程。隔日、隔周亦可。综合运用罐疗基本手法。

4. 罐疗程序（常规五步）：选穴→留罐→点刺发泡→留罐→起罐。

【辨证应用】

1. 辨病归经：调治本病以肝经、督脉及脑部奇穴为主。

2. 罐疗方案：按疗程调治效果最佳。每天1次，每次30~60

分钟，十天为一疗程。综合运用罐疗基本手法、技法。

3. 罐疗程序（专业七步）：辨病归经→辨证选穴→手法运罐→技法布罐→点刺发泡→适度留罐→规范起罐。

4. 随证应用：罐疗本病主要穴区及承筋、下关。另：脾肾阳虚加脾俞、肾俞、至阳；肝肾阴虚加肾俞、三阴交、太冲；风热明显加风池、曲池；气血不足加气海、血海；痰浊动风加丰隆、阴陵泉；震颤甚者加大椎；僵直甚者加大包、期门。

【注意事项】

1. 配合适当的身体运动锻炼。

2. 起居有常，限制房事，饮食清淡。

3. 修炼心性，涵养品德，戒怒戒躁，保持平和、欢悦、积极和宽厚的情志状态。

4. 注重和坚持全身经络气血的疏理与疏通，根本改善和提升人体的自净、自控和自愈能力。

三十七、痿　证

痿证指外感或内伤使精血受损，肌肉筋脉失养，致使肢体弛缓、软弱无力，甚至日久不用，进一步引起肌肉萎缩或瘫痪的一种病证。痿者萎也，枯萎之义。凡手足或其他部位的肌肉痿弱无力，弛缓不收者均属痿病范畴。因多发生在下肢，故又有“痿躄(cù)”之称。痿证的形成原因，外因以感受温热毒邪和湿热浸淫为主，内因以气血阴精亏损为主，两方面共同致使筋脉失于濡养而致。西医学的重症肌无力、周围神经炎等病，符合本病证候特征者，可参考本节辨证论治。

本病病因复杂，涉及多个脏腑、经脉等，罐疗相关经络穴区，可以直接祛除风寒湿火、瘀滞痰毒，疏通经络气血，扶正气和阴阳，促进本病好转，深度改善相关功能状态。

【基本应用】

1. 主要穴区

上肢：肩髃、曲池、手三里、合谷、外关。

下肢：髀关、足三里、丰隆、风市、阳陵泉、三阴交。

2. 主穴意义：阳明经多气多血，选上、下肢阳明经穴位，可疏通经络，调理气血，有“治痿独取阳明”之意；外关、风市分属于足少阳经，辅佐阳明经通行气血；阳陵泉乃筋之会穴，能通调诸筋；三阴交可健脾、补肝、益肾，以达强筋、壮骨、起痿之目的。

3. 罐疗方案：按疗程调治效果最佳。每天1次，每次30～60分钟，十天为一疗程。隔日、隔周亦可。综合运用罐疗基本手法。

4. 罐疗程序（常规五步）：选穴→留罐→点刺发泡→留罐→起罐。

【辨证应用】

1. 辨病归经：调治本病以大肠经、胃经、胆经为主。

2. 罐疗方案：按疗程调治效果最佳。每天1次，每次30～60分钟，十天为一疗程。综合运用罐疗基本手法、技法。

3. 罐疗程序（专业七步）：辨病归经→辨证选穴→手法运罐→技法布罐→点刺发泡→适度留罐→规范起罐。

4. 随证应用

法一：罐疗本病主要穴区。另：肺热津伤加鱼际、尺泽、肺俞，以清肺润燥；湿热浸淫加阴陵泉、中极，以利湿清热；脾胃虚弱加脾俞、胃俞、章门、中脘，以补益脾胃；肝肾亏虚加肝俞、肾俞、太冲、太溪，以补益肝肾。

法二：湿热型痿证罐疗足三里、解溪、髀关、华佗夹脊、秩边。上肢症候配肩髃、手三里、外关、合谷、八邪。下肢症候配环跳、阳陵泉、阴陵泉、三阴交。

法三：肺热型痿证罐疗少商、列缺、尺泽。上肢症候配肩贞、臂臑、曲池、四渎、阳池。下肢症候配环跳、阳陵泉、足三里、风市、绝骨、三阴交。

法四：肝肾阴虚型痿证罐疗肾俞、肝俞、太溪、三阴交。上肢症候配肩髎、肩髃、肩缝、曲池。下肢症候配环跳、阳陵泉、绝骨、太冲、解溪、足三里、八风。

法五：罐疗颈椎4~7及胸椎1~4两侧，罐疗腰骶部有结节、条索及压痛之处，另取腕骨、肩贞、窍阴、悬钟、足三里等。

【注意事项】

1. 关节肌肉畸形者应综合调治。

2. 保持适度肢体运动。

3. 修炼心性，涵养品德，戒怒戒躁，保持平和、欢悦、积极和宽厚的情志状态。

4. 注重和坚持全身经络气血的疏理与疏通，根本改善和提升人体的自净、自控和自愈能力。

三十八、面　痛

因外感风邪、情志不调、外伤等因素，致使面部经络气血闭阻，经脉不通，产生面痛。眼部痛主要属于足太阳经病症；上、下颌痛主要属于手、足阳明经和手太阳经病症。西医学的面痛和三叉神经痛可以参照本病进行辨证论治。

面痛，指面颊抽掣疼痛而言。多发于一侧，亦有两侧具发者。发病年龄以40~60岁居多。初起每次疼痛时间较短，发作间隔较长，久则发病次数越来越频，疼痛程度越来越重，病情顽固。

三叉神经痛的主要症状是：三叉神经分支范围内反复出现阵发性、短暂、闪电样、刀割样、火灼样疼痛，无感觉缺失等神经功能障碍，检查亦无异常。疼痛可因触及面部某一点而诱发，该处称为扳机点。通常多发于三叉神经的第二支与第三支，单发于第一支的少见。疼痛多于上下唇、鼻翼、眼眶等处开始向外放射。

本病涉及多条经脉，罐疗相关经络穴区，可以直接祛除风寒湿火、瘀滞痰毒，疏通经络气血，扶正气和阴阳，促进本病好转，深度改善相关功能状态。

【基本应用】

1. 主要穴区：四白、下关、攒竹、地仓、合谷、太冲。

2. 主穴意义：四白、下关、攒竹、地仓疏通面部经络；合谷为手阳明经原穴，“面口合谷收”，与太冲相配可祛风通络、止痛定痉。

3. 罐疗方案：按疗程调治效果最佳。每天 1 次，每次 30 ~ 60 分钟，十天为一疗程。隔日、隔周亦可。综合运用罐疗基本手法。

4. 罐疗程序（常规五步）：选穴→留罐→点刺发泡→留罐→起罐。

【辨证应用】

1. 辨病归经：调治本病以手足阳明经和手足太阳经为主。

2. 罐疗方案：按疗程调治效果最佳。每天 1 次，每次 30 ~ 60 分钟，十天为一疗程。综合运用罐疗基本手法、技法。

3. 罐疗程序（专业七步）：辨病归经→辨证选穴→手法运罐→技法布罐→点刺发泡→适度留罐→规范起罐。

4. 随证应用

法一：罐疗四白、下关、攒竹、地仓、合谷、太冲。另：眼支痛加丝竹空、阳白；上颌支痛加颧髎、迎香；下颌支痛加承浆、颊车、翳风；风寒加列缺；风热加曲池、外关；气血淤滞加内关、三阴交。

法二：罐疗头维、太阳、下关、四白、阳白、翳风、颊车、合谷、列缺、外关、攒竹、迎香、听会、地仓。另：风寒外侵加风池、风门；风邪化热加大椎、曲池；肝郁化火加太冲、内庭；阴虚火旺加太溪；燥热伤津加支沟、三阴交。

【注意事项】

1. 头面部宜用刮痧、点穴等方法，作用力度应适当。重点在远端施术，力度宜重。

2. 头面部注意避免受到风邪的侵犯，以免加重病情。

3. 修炼心性，涵养品德，戒怒戒躁，保持平和、欢悦、积极和宽厚的情志状态。

4. 注重和坚持全身经络气血的疏理与疏通，根本改善和提升人体的自净、自控和自愈能力。

三十九、头　痛

头痛病是一种因脉络拘急、失养，清窍不利，致使头部疼痛的疾病。头痛既是一种常见病证，也是一个常见症状，可以发生于多种急慢性疾病过程中，有时亦是某些相关疾病加重或恶化的先兆。导致头痛的原因很多，如外邪侵犯，情志郁怒，长期精神紧张忧郁，饮食不节，暴饮暴食，或劳伤脾胃，先天禀赋不足，或劳欲伤肾，阴精耗损，或年老气血衰败，或久病不愈，产后、失血之后，营血亏损等诸多因素引起。西医学中的偏头痛、周期性偏头痛、紧张性头痛及慢性阵发性偏头痛等，凡符合头痛证候特征者均可参考本节辨证论治。

本病与督脉、胆经等多条经脉、多种因素相关，罐疗相关经络穴区，可以直接祛除风寒湿火、瘀滞痰毒，疏通经络气血，扶正气和阴阳，促进本病好转，深度改善相关功能状态。

【基本应用】

1. 主要穴区

阳明头痛（前额）：印堂、上星、阳白、合谷、内庭。

少阳头痛（侧头）：太阳、角孙、风池、外关、足临泣。

太阳头痛（后项和后头）：天柱、风池、申脉、昆仑。

厥阴头痛（巅顶）：百会、通天、太冲、涌泉。

偏正头痛：印堂、太阳、头维、阳白、合谷、内庭、外关、足临泣。

全头痛：百会、印堂、太阳、头维、合谷、风池、外关。

2. 主穴意义：头痛乃头部经络气血瘀滞不通或经络气血亏虚不荣所致，穴区选择以局部主要穴区为主（腧穴所在，所治所在），远部主要穴区为辅（经脉所通，主治所及），配合使用，以疏经活络、通行气血，使头部经络气血“通则不痛”。

3. 罐疗方案：按疗程调治效果最佳。每天1次，每次30~60分钟，十天为一疗程。隔日、隔周亦可。综合运用罐疗基本手法、技法。

4. 罐疗程序（常规五步）：选穴→留罐→点刺发泡→留罐→起罐。

【辨证应用】

1. 辨病归经：调治本病以督脉及胆经、胃经为主。

2. 罐疗方案：按疗程调治效果最佳。每天1次，每次30~60分钟，十天为一疗程。综合运用罐疗基本手法、技法。

3. 罐疗程序（专业七步）：辨病归经→辨证选穴→手法运罐→技法布罐→点刺发泡→适度留罐→规范起罐。

4. 随证应用

法一：罐疗本病主要穴区。另：外感风邪加风池、风门，风寒加大椎，风热加曲池，风湿加三阴交，以宣散风邪、清利头目；痰浊上扰加丰隆、足三里，以化痰降浊、通络止痛；气滞血瘀加合谷、太冲、膈俞，以行气活血、化瘀止痛；气血不足加气海、血海、足三里，以益气养血、补虚止痛。

法二：罐疗百会、印堂、太阳、合谷为主。另：肝阳上亢加太冲、丘墟；痰浊上扰加丰隆、中脘；瘀阻脑络加膈俞、三阴交、委中；气血亏虚加足三里、血海、三阴交；肝肾亏虚加肝俞、肾俞、太冲、涌泉。

【注意事项】

1. 头面部宜用刮痧、点穴等方法，作用力度应适当。应重点在远端施术，力度宜重。

2. 头痛剧烈者，应综合调治。

3. 应加强身体活动，参与适度的运动锻炼。

4. 修炼心性，涵养品德，戒怒戒躁，保持平和、欢悦、积极和宽厚的情志状态。

5. 注重和坚持全身经络气血的疏理与疏通，根本改善和提升人体的自净、自控和自愈能力。

四十、坐骨神经痛

坐骨神经痛是指坐骨神经通路及其分布区内的疼痛。其主要症状为腰部、臀部、大腿后侧、小腿后侧及后外侧、足背外侧发生放射性、烧灼样或针刺样疼痛，活动后疼痛加剧。本病在临床上多分为根性和干性两种。前者多由脊椎病变引起，如腰椎间盘突出症、脊椎肿瘤、结核等；后者多由坐骨神经炎而引起，发病较急。

中医学对本病早有认识，古代文献中称为“坐臀风”、“腿股风”、“腰腿痛”等。在《灵枢·经脉》篇记载足太阳膀胱经的病候中有“脊痛，腰似折、髀不可以曲，腘如结……”，形象地描述了本病的临床表现。认为腰部闪挫、劳损、外伤等原因可损伤筋脉，导致气血瘀滞，不通则痛；久居湿地，或涉水、冒雨，汗出当风，风寒湿邪入侵，闭阻腰腿部；或湿热邪气浸淫，或湿浊郁久化热，或机体内蕴湿热，流注足太阳、足少阳经脉，均可导致腰腿痛。主要属足太阳、足少阳经脉等经筋病症。罐疗相关经络穴区，可以直接祛除风寒湿火、瘀滞痰毒，疏通经络气血，扶正气和阴阳，促进本病好转，深度改善相关功能状态。

【基本应用】

1. 主要穴区

足太阳经型：环跳、阳陵泉、秩边、委中、承山、昆仑。

足少阳经型：环跳、阳陵泉、风市、膝阳关、悬钟。

2. 主穴意义：由于坐骨神经痛有沿足太阳经、足少阳经放射疼痛两种情况，故循经取足太阳经穴和足少阳经穴以疏导两经气血，达到“通则不痛”的治疗目的。环跳为两经交会穴，一穴通两经；阳陵泉乃筋之会穴，可疏筋通络止痛，故可通用。

3. 罐疗方案：按疗程调治效果最佳。每天 1 次，每次 30～60 分钟，十天为一疗程。隔日、隔周亦可。综合运用罐疗基本手法、技法。

4. 罐疗程序（常规五步）：选穴→留罐→点刺发泡→留罐→起罐。

【辨证应用】

1. 辨病归经：调治本病以膀胱经、胆经为主。

2. 罐疗方案：按疗程调治效果最佳。每天 1 次，每次 30～60 分钟，十天为一疗程。综合运用罐疗基本手法、技法。

3. 罐疗程序（专业七步）：辨病归经→辨证选穴→手法运罐→技法布罐→点刺发泡→适度留罐→规范起罐。

4. 随证应用

法一：罐疗足太阳、少阳经。另：有腰骶部疼痛者，加肾俞、大肠俞、腰阳关、腰夹脊、阿是穴区，以疏调腰部经络气血；与天气变化有关者，加大椎、阿是穴区，以温经止痛；气滞血瘀者，加膈俞、合谷、太冲，以化瘀止痛。

法二：罐疗肾俞、大肠俞、环跳、秩边、委中、阳陵泉、昆仑，辅助罐疗风市、殷门、承山、丘墟、外关、中渎、风池。

法三：罐疗腰部、骶骨、腹股沟、臀部、坐骨神经疼痛区。

【注意事项】

1. 平时注意防寒保暖。注意保持适度运动。

2. 综合运用罐疗、刮痧、按摩、针灸、药物等方法。

3. 修炼心性，涵养品德，戒怒戒躁，保持平和、欢悦、积极和宽厚的情志状态。

4. 注重和坚持全身经络气血的疏理与疏通，根本改善和提升人体的自净、自控和自愈能力。

四十一、郁　病

郁病是由于情志不舒、气机郁滞所致，以心情抑郁、情绪不宁、胸部满闷、胁肋胀痛，或易怒易哭，或咽中如有异物梗塞等症为主要临床表现的一类病证。根据郁病的临床表现及其以情志内伤为致病原因的特点，主要见于西医学的神经衰弱、癔病及焦虑症等。另外，也见于更年期综合征及反应性精神病。当这些疾病出现郁病的临床表现时，可参考本节辨证论治。

情志系统的问题与人体脏腑经脉的失调密不可分。罐疗相关经络穴区，可以直接祛除风寒湿火、瘀滞痰毒，疏通经络气血，扶正气和阴阳，促进本病好转，深度改善相关功能状态。

【基本应用】

1. 主要穴区：神门、大陵、期门、合谷、太冲。

2. 主穴意义：本病主要是心神失调，故取心经原穴神门，心包经原穴大陵，以宁心安神；取肝之募穴期门、原穴太冲，以疏肝理气以解郁；合谷配太冲为“开四关”之法，有醒神开窍作用。

3. 罐疗方案：按疗程调治效果最佳。每天1次，每次30~60分钟，十天为一疗程。隔日、隔周亦可。综合运用罐疗基本手法。

4. 罐疗程序（常规五步）：选穴→留罐→点刺发泡→留罐→起罐。

【辨证应用】

1. 辨病归经：调治本病以肝经、心经、心包经及相应的募穴为主。

2. 罐疗方案：按疗程调治效果最佳。每天1次，每次30~60分钟，十天为一疗程。综合运用罐疗基本手法、技法。

3. 罐疗程序（专业七步）：辨病归经→辨证选穴→手法运罐→技法布罐→点刺发泡→适度留罐→规范起罐。

4. 随证应用

法一：罐疗本病主要穴区。另：肝气郁结加行间、肝俞，以疏肝理气解郁；气郁化火加行间、支沟清泻肝火；心脾两虚加脾俞、三阴交、足三里、中脘，以健脾益气、养心安神；阴虚火旺加三阴交、太溪，以滋阴降火、养心安神；梅核气加天突、列缺、照海，以清利咽喉；失明加太阳、四白、光明，以开窍复明；失听加耳门、听宫，以开窍助听；失语加廉泉、风池，以通利舌窍；肢体瘫痪加曲池、足三里、阳陵泉，以疏经通络。

法二：如肝气郁结则罐疗内关、三阴交、足三里、太冲、风池、肝俞、期门；如心脾两虚则罐疗心俞、脾俞、血海、神门、间使、太阳、百会、中脘、足三里、气海、膻中。

【注意事项】

1. 坚持锻炼身体，保持适度运动，多参加文娱活动。

2. 不要长期服用安眠药。

3. 本病是一种情志病，调治时应注意语言的暗示作用。多做心理沟通和疏导。

4. 修炼心性，涵养品德，戒怒戒躁，保持平和、欢悦、积极和宽厚的情志状态。

5. 注重和坚持全身经络气血的疏理与疏通，根本改善和提升人体的自净、自控和自愈能力。

四十二、失　眠

失眠又称不寐，是由于情志、饮食内伤、病后、年迈、禀赋不足、心虚胆怯等病因，引起心神失养或心神不安，从而导致经常不能正常睡眠的病证。主要表现为睡眠时间、深度的不足以及不能消除疲劳、恢复体力与精力。轻者入睡困难，或寐而不酣，时寐时醒，或醒后不能再寐，重则彻夜不寐。因其他疾病而影响睡眠者，不属一般失眠症范围。西医学中神经官能症、更年期综合征等以失眠为主要临床表现的病症，可参考本节内容辨证论治。

本病与脏腑气血失调失和直接相关。罐疗相关经络穴区，可以直接祛除风寒湿火、瘀滞痰毒，疏通经络气血，扶正气和阴阳，促进本病好转，深度改善相关功能状态。

【基本应用】

1. 主要穴区：神门、内关、百会、照海、申脉。

2. 主穴意义：失眠症，主因心神不宁。治疗首选心经原穴神门、心包经之络穴内关，以宁心安神，为治疗失眠之主穴；百会穴位于巅顶，入络于脑，可以清头目宁神志；照海、申脉为八脉交会穴，能调整睡眠。

3. 罐疗方案：按疗程调治效果最佳。每天 1 次，每次 30 ~ 60 分钟，十天为一疗程。隔日、隔周亦可。综合运用罐疗基本手法。

4. 罐疗程序（常规五步）：选穴→留罐→点刺发泡→留罐→起罐。

【辨证应用】

1. 辨病归经：调治本病以八脉交会穴、心经及督脉为主。

2. 罐疗方案：按疗程调治效果最佳。每天 1 次，每次 30 ~ 60 分钟，十天为一疗程。综合运用罐疗基本手法、技法。

3. 罐疗程序（专业七步）：辨病归经→辨证选穴→手法运罐→技法布罐→点刺发泡→适度留罐→规范起罐。

4. 随证应用

法一：罐疗本病主要穴区。另：心脾两虚加心俞、脾俞、三阴交，以补益心脾；心胆气虚加心俞、胆俞，以补心壮胆、安神定志；阴虚火旺加太溪、太冲、涌泉，以滋阴降火、宁心安神；肝郁化火加行间、太冲、风池，以平肝降火、解郁安神；痰热内扰加中脘、丰隆，清热化痰、和胃安神。

法二：

心脾两虚罐疗心俞、脾俞、隐白、三阴交、神门、百会、中脘。

心肾不交罐疗心俞、肾俞、太溪、复溜、三阴交、神门、安眠穴。

肝郁化火罐疗太冲、行间、阳陵泉、大陵、肝俞、胆俞、期门、神门。

痰火扰心罐疗中脘、足三里、天枢、丰隆、间使、神门。

胃气不和罐疗足三里、中脘、梁门、内庭、内关、神门。

法三：

心脾两虚型，罐疗胸椎5～12两侧、腰骶部、小腿内侧、足三里、中脘、内关、神门。

肝郁气滞型，罐疗颈部、胸椎5～10两侧、骶部、头部、风池、期门、三阴交、中脘、大椎。

心肾不交型，罐疗腰骶部、胸椎5～10两侧、颈部、大椎、百会、神门、三阴交。

【注意事项】

1. 保持必要的运动。运动是预防、改善和治疗失眠的有效方法。

2. 修炼心性，涵养品德，戒怒戒躁，保持平和、欢悦、积极和宽厚的情志状态。

3. 注重和坚持全身经络气血的疏理与疏通，根本改善和提升人体的自净、自控和自愈能力。

四十三、腰　痛

腰痛是指腰部感受外邪，或因劳伤，或由肾虚而引起气血运行失调，脉络拘急，腰府失养所导致的以腰部一侧或两侧疼痛为主要症状的病证。主要病因在于：人体感受寒湿、湿热，或肾虚体弱、气滞血痹。“腰为肾之府”，腰部脉络失于温煦、濡养，可致腰痛。从经脉循行上看，主要归足太阳膀胱经、督脉、带脉和肾经。故腰痛是腰脊部经脉、经筋、络脉的不和瘀滞所致。西医学中的风湿性腰痛、腰肌劳损、脊柱病变之腰痛等，可参照本节辨证论治。

罐疗相关经络穴区，可以直接祛除风寒湿火、瘀滞痰毒，疏通经络气血，扶正气和阴阳，促进本病好转，深度改善相关功能状态。

【基本应用】

1. 主要穴区：委中、肾俞、大肠俞、腰阳关、阿是穴。

2. 主穴意义：委中是腰背足太阳经两分支在腘窝的汇合点，“腰背委中求”，可疏调腰背部经脉之气血；腰为肾之府，肾俞可壮腰益肾；大肠俞、腰阳关、阿是穴可疏通局部经脉、通经止痛。

3. 罐疗方案：按疗程调治效果最佳。每天 1 次，每次 30 ~ 60 分钟，十天为一疗程。隔日、隔周亦可。综合运用罐疗基本手法。

4. 罐疗程序（常规五步）：选穴→留罐→点刺发泡→留罐→起罐。

【辨证应用】

1. 辨病归经：调治本病以督脉、带脉、膀胱经为主。

2. 罐疗方案：按疗程调治效果最佳。每天 1 次，每次 30 ~ 60 分钟，十天为一疗程。综合运用罐疗基本手法、技法。

3. 罐疗程序（专业七步）：辨病归经→辨证选穴→手法运罐→技法布罐→点刺发泡→适度留罐→规范起罐。

4. 随证应用

法一：罐疗督脉、足太阳膀胱经为主。另：寒湿加大肠俞、关元俞；肾阳虚加命门、腰眼；肾阴虚加志室、太溪；外伤加水沟、腰痛穴、阿是穴区。

法二：主要罐疗肾筋穴（骶髂关节稍上方）、十八转穴（自第 5 颈椎至第 5 腰椎旁开 1.5 厘米处）、脊点穴（第 12 肋末端下缘，京门穴下后方）、肋尖穴（第 12 肋下缘与第 1 腰椎水平交界处）、腰点穴（肩胛骨内侧缘中下 1/3 交点）。同时辅助罐疗健侧穴、反点穴（后髂嵴下 3 厘米稍外方凹陷处）、括棘点穴（第 5 腰椎棘突处）、灵点穴（第 1 骶骨孔外上方 0.5 厘米）。

【注意事项】

1. 本病使用罐疗，效果显著。

2. 注意腰部的保护和适当身体活动。

3. 修炼心性，涵养品德，戒怒戒躁，保持平和、欢悦、积极和宽厚的情志状态。

4. 注重和坚持全身经络气血的疏理与疏通，根本改善和提升人体的自净、自控和自愈能力。

四十四、汗　证

汗证是指由于阴阳失调，腠理不固，而致汗液外泄失常的病证。其中，非环境因素影响，白昼都时时出汗，动辄益甚者，称为自汗；寐中汗出，醒来自止者，称为盗汗，亦称为寝汗。西医学中的甲状腺机能亢进、植物神经功能紊乱、风湿热、结核病等所导致的自汗盗汗可参考本节辨证论治。

罐疗相关经络穴区，可以直接祛除风寒湿火、瘀滞痰毒，疏通经络气血，扶正气和阴阳，促进本病好转，深度改善相关功能状态。

【基本应用】

1. 主要穴区：合谷、复溜、肺俞、脾俞、心俞。

2. 主穴意义：合谷与复溜相配，有调和营卫的作用，是治疗汗证的首选穴；取肺俞、脾俞有补益肺脾之气，加强肌表固摄作用；而取心俞则可以补心阴。

3. 罐疗方案：按疗程调治效果最佳。每天 1 次，每次 30 ~ 60 分钟，十天为一疗程。隔日、隔周亦可。综合运用罐疗基本手法。

4. 罐疗程序（常规五步）：选穴→留罐→点刺发泡→留罐→起罐。

【辨证应用】

1. 辨病归经：调治本病以肺经、大肠经及相应的背腧穴为主。

2. 罐疗方案：按疗程调治效果最佳。每天 1 次，每次 30 ~ 60 分钟，十天为一疗程。综合运用罐疗基本手法、技法。

3. 罐疗程序（专业七步）：辨病归经→辨证选穴→手法运罐→技法布罐→点刺发泡→适度留罐→规范起罐。

4. 随证应用：合谷、复溜、肺俞、脾俞、心俞。

法一：罐疗本病主要穴区。另：汗出过多，加太溪、涌泉；气血虚弱，加气海、足三里；汗出肢冷，加大椎、命门；发热者，加曲池；心神不宁，加内关、神门。

法二：罐疗合谷、复溜、阳陵泉、阴郄、关元、足三里、肺俞、脾俞、心俞、太溪等。

【注意事项】

1. 注意运动健身，增强代谢改善体质。

2. 修炼心性，涵养品德，戒怒戒躁，保持平和、欢悦、积极和宽厚的情志状态。

3. 注重和坚持全身经络气血的疏理与疏通，根本改善和提升人体的自净、自控和自愈能力。

第二章 男科疾病

一、阳 痿

阳痿是指青壮年男子，由于虚损、惊恐、湿热等原因，致使宗筋失养而弛纵，引起阴茎痿弱不起，临房举而不坚，或坚而不能持久的一种病证。平素性功能正常，由于疲劳、重病、焦虑、醉酒等原因而一时或在一段时间内，发生不能勃起或起而不坚等现象不属于病态。引发本病的原因：房事不节，过度手淫；过于劳累、疲惫；异常兴奋、激动；高度紧张、惊恐、自卑；命门火衰、宗筋不振；嗜食肥甘厚味、湿热下注、宗筋弛缓。与肾、肝、心、脾的功能失调密切相关。

从西医学角度看，动脉粥样硬化、血管病、激素水平失调、药物和手术副作用、局部血液循环障碍、心理障碍等，都是造成阳痿的原因。各种男子性功能障碍都可以参考本节辨证论治。

罐疗相关经络穴区，可以直接祛除风寒湿火、瘀滞痰毒，疏通经络气血，扶正气和阴阳，促进本病好转，深度改善相关功能状态。

【基本应用】

1. 主要穴区：关元、中极、肾俞、三阴交。

2. 主穴意义：关元、中极均为任脉与足三阴经的交会穴，能调补肝、脾、肾，温下元之气，直接兴奋宗筋；肾俞可补益元气、培肾固本；三阴交是肝、脾、肾三经的交会穴，既可健脾益气、补益肝肾，又可清热利湿、强筋起痿。

3. 罐疗方案：按疗程调治效果最佳。每天 1 次，每次 30 ~ 60

分钟，十天为一疗程。隔日、隔周亦可。综合运用罐疗基本手法。

4. 罐疗程序（常规五步）：选穴→留罐→点刺发泡→留罐→起罐。

【辨证应用】

1. 辨病归经：调治本病以任脉、脾经及相应背腧穴为主。

2. 罐疗方案：按疗程调治效果最佳。每天 1 次，每次 30～60 分钟，十天为一疗程。综合运用罐疗基本手法、技法。

3. 罐疗程序（专业七步）：辨病归经→辨证取穴→手法运罐→技法布罐→点刺发泡→适度留罐→规范起罐。

4. 随证应用

法一：罐疗本病主要穴区。另：命门火衰加命门、志室，以温肾助阳；心脾两虚加心俞、脾俞、足三里，以补益心脾；惊恐伤肾加命门、神门，以交通心肾、安神定志；湿热下注加阴陵泉、阳陵泉、曲骨，以清利湿热。

法二：罐疗关元、中极、三阴交、曲骨、大赫。另：肾阳虚衰加肾俞、命门；心脾两虚加心俞、脾俞、足三里、神门；阴虚火旺加太溪、行间、曲池；湿热下注加阴陵泉、膀胱俞；惊恐伤肾加神门、肾俞、胆俞。

【注意事项】

1. 罐疗调治阳痿有相当疗效，仍必须节制房事。

2. 避免肥甘厚味，防止湿热内生，壅滞经脉。

3. 阳痿多属于功能性。心理因素起巨大作用。女方凶悍无德、言语嘲弄、讽刺侮骂、索性无度；男方疲劳、焦虑、隐忍、压抑、懦弱、自卑、厌恶、紧张、被动等等，是造成阳痿等男科病的根本精神原因和心理因素。男女双方必须同时改变。否则，功能性阳痿等男科病不会根本改观。

3. 必须根本解决男性的精神和心理问题。提高认知、修炼性情，培养大丈夫之阳刚气概。对夫妻性能消耗之能级差别，以及自身性能量之高阶付出，保持高度自爱、自尊、自持与自卫。

4. 男士应自知：性状况绝非衡量男人价值、品格精神和大丈夫气概的最高因素，更非唯一因素。用性衡量一切，不仅是现代人类的价值自贬、文化自虐、精神自残、心性阉割和文明倒退，更与本能动物无异。如果主动如此，属于慢性自杀；如果被动如此，则属于慢性谋杀。

5. 注重和坚持全身经络气血的疏理和疏通，根本改善和提升人体的自净、自控和自愈能力。

二、遗　精

遗精是因脾肾亏虚、精关不固，或火旺湿热，扰动精室所导致的病证，主要临床特征表现为，即使没有性交，也会发生精液频繁遗泄。本病发病因素比较复杂，主要有房室不节、先天不足、用心过度、思欲不遂、饮食不节、湿热侵袭等。有梦而遗精者，称为梦遗；无梦而遗精，甚至清醒时精液自出者，称为滑精。西医学的神经衰弱、前列腺炎等引起的遗精，可参考本节辨证论治。

遗精可以分为生理性和病理性两种。生理性遗精是指未婚青年或婚后分居，无性交的射精，一般2周或更长时间遗精1次，不引起身体任何不适。阴茎勃起功能正常，可以无梦而遗，也可有梦而遗。病理性遗精可由很多原因引起，多见于中老年人及身体先天不足、面色无华、身体疲倦、大量吸烟、饮酒无度、过食肥甘、体形虚胖者，或手淫频繁、房事过度、色欲不遂等情形。病理性遗精发作较频。有的入夜即遗，或清醒时精液自出，遗精量少而清稀。遗精时阴茎勃起不坚，或根本不能勃起。遗精后精神疲惫，腰膝酸软，耳鸣头晕，身体乏力。

罐疗相关经络穴区，可以直接祛除风寒湿火、瘀滞痰毒，疏通经络气血，扶正气和阴阳，促进本病好转，深度改善相关功能状态。

【基本应用】

1. 主要穴区：关元、肾俞、次髎、三阴交。

2. 主穴意义：关元为冲任要穴，可培元固精；肾俞补肾固精；次髎调肾固精；三阴交为足三阴经交会穴，善调脾、肝、肾之气而固摄精关。

3. 罐疗方案：按疗程调治效果最佳。每天 1 次，每次 30 ~ 60 分钟，十天为一疗程。隔日、隔周亦可。综合运用罐疗基本手法。

4. 罐疗程序（常规五步）：选穴→留罐→点刺发泡→留罐→起罐。

【辨证应用】

1. 辨病归经：调治本病以任脉、膀胱经及脾经为主。

2. 罐疗方案：按疗程调治效果最佳。每天 1 次，每次 30 ~ 60 分钟，十天为一疗程。综合运用罐疗基本手法、技法。

3. 罐疗程序（专业七步）：辨病归经→辨证取穴→手法运罐→技法布罐→点刺发泡→适度留罐→规范起罐。

4. 随证应用

法一：罐疗本病主要穴区。另：肾虚不固加志室、太溪，以补肾固精；心脾两虚加心俞、脾俞以养心健脾；阴虚火旺加太溪、神门以滋阴降火；湿热下注加中极、阴陵泉，以清利湿热。

法二：有梦遗者，罐疗心俞、肾俞、太溪、志室、神门；有滑精者，罐疗三阴交、太溪、关元、中极、志室。

【注意事项】

1. 罐疗调治本病可获得较好疗效。对于器质性疾病引发的，应注意调治原发病。

2. 遗精多属于功能性，应着重解决精神和心理问题。

3. 提高认知、修炼性情。培养大丈夫之阳刚气概。对自身性能量之高级付出，保持高度自爱、自尊、自持与自卫。

4. 调整性观念，克制性欲，控制手淫，不要接触色情书刊和影视。

5. 注重和坚持全身经络气血的疏理和疏通，根本改善和提升人体的自净、自控和自愈能力。

三、早 泄

目前还没有公认的早泄标准。有以在阴道内的抽动次数（连续抽动不足15次而发生射精）为标准的，也有以阴茎插入阴道的时间（阴茎进入阴道后不足2~3分钟即发生射精）为标准的。引发本病的中医学原因主要是：房事频繁、手淫过度，致肾气亏虚、肾阴不足，相火妄动、湿热下注，留于阴器；大病、久病、思虑过度，致心脾两虚、肾失封藏、固摄不力；肝气郁结、疏泄失职。

需要特别指出，偶然几次早泄不能称早泄，只有经常不能进行正常性交者，方可确认为早泄。在新婚早期，或缺乏性生活经验，或性兴奋过度，或精神过度紧张，出现早泄属于正常状态而非病态。

中西医都特别注重早泄的精神心理因素。如果缺乏正确的性知识，总自认为早泄，造成精神负担，久之就可能真的引起性功能障碍。早泄像其他男科疾病一样，大多由精神因素及不良性习惯所引起，如青少年患手淫癖，婚外性生活等等，都会导致心情焦虑、情绪紧张、内心惶恐，使大脑或脊髓中枢过于兴奋敏感而致早泄。本病也有许多器质性原因：如前列腺炎、精囊炎、糖尿病神经病变、精索炎、尿道炎、阴茎包皮系带过短等因素均可导致早泄等男科病。

罐疗相关经络穴区，可以直接祛除风寒湿火、瘀滞痰毒，疏通经络气血，扶正气和阴阳，促进本病好转，深度改善相关功能状态。

【基本应用】

1. 主要穴区：关元、三阴交、肾俞。

2. 主穴意义：关元、三阴交均为足三阴经之交会穴，调养肝脾肾，以固精关；肾俞乃肾之背俞穴可助益肾固精之力。

3. 罐疗方案：按疗程调治效果最佳。每天1次，每次30～60分钟，十天为一疗程。隔日、隔周亦可。综合运用罐疗基本手法、技法。

4. 罐疗程序（常规五步）：选穴→留罐→点刺发泡→留罐→起罐。

【辨证应用】

1. 辨病归经：调治本病以任脉、脾经、肾经及相应的背腧穴为主。

2. 罐疗方案：罐疗方案：按疗程调治效果最佳。每天1次，每次30～60分钟，十天为一疗程。综合运用罐疗基本手法、技法。

3. 罐疗程序（专业七步）：辨病归经→辨证取穴→手法运罐→技法布罐→点刺发泡→适度留罐→规范起罐。

4. 随证配穴

法一：罐疗本病主要穴区。另：肾虚不固加命门、太溪以补肾固精；心脾两虚加心俞、脾俞以补益心脏；阴虚火旺加太溪、照海以养阴清热；肝经湿热加阴陵泉、行间清热利湿；肝郁气滞加太冲、行间理气解郁。

法二：罐疗本病主要穴区。另：相火偏亢辅助罐疗行间、志室、命门、三阴交、会阴；肾气亏虚辅助罐疗命门、关元、气海、肾俞、足三里等。

法三：罐疗脊柱两侧，重点是后颈部及腰骶部。

【注意事项】

1. 调整性观念，节制房事，培元护肾。

2. 必须根本解决精神和心理问题。提高认知、修炼性情，培养大丈夫之阳刚气概，对夫妻性能消耗之层级差别，以及自身能量之高级付出，保持高度自爱、自尊、自持与自卫。

3. 注重和坚持全身经络气血的疏理和疏通，根本改善和提升人体的自净、自控和自愈能力。

第三章　妇科疾病

一、月经不调

月经不调是指月经的周期、经量、经色、经质发生异常改变的一种妇科常见疾病。主要由于寒凝、血热、气滞、或肾虚不固、脾失统摄所致。通常表现为月经周期或先或后或无定期，经量过多或过少，经色鲜红或淡红，经质清稀或夹有血块。

罐疗相关经络穴区，可以直接祛除风寒湿火、瘀滞痰毒，疏通经络气血，扶正气和阴阳，促进本病好转，深度改善相关功能状态。

【基本应用】

1. 主要穴区：关元、血海、三阴交。

2. 主穴意义：冲任失调是本病的主要病机。关元为任脉要穴，又与足三阴经交会，任冲同源，故关元是调理任脉、冲脉的要穴；血海、三阴交均属脾经，三阴交还与肝、肾二经交会，为妇科理血调经要穴。

3. 罐疗方案：按疗程调治效果最佳。每天1次，每次30～60分钟，十天为一疗程。隔日、隔周亦可。综合运用罐疗基本手法。

4. 罐疗程序（常规五步）：选穴→留罐→点刺发泡→留罐→起罐。

【辨证应用】

1. 辨病归经：调治本病以任脉、脾经为主。

2. 罐疗方案：罐疗方案：按疗程调治效果最佳。每天1次，每次30～60分钟，十天为一疗程。综合运用罐疗基本手法、技法。

3. 罐疗程序（专业七步）：辨病归经→辨证取穴→手法运罐→技法布罐→点刺发泡→适度留罐→规范起罐。

4. 随证配穴

法一：罐疗主要穴区。另：气虚加足三里、脾俞，以健脾胃、益气血；血虚加脾俞、膈俞，以旺生血之源；肾虚加肾俞、太溪，以调补肾气；气郁加太冲、期门，以疏肝解郁；血热加行间、地机，以清泻血分之热；血寒加归来、命门，以温通胞脉、活血通经。

法二：罐疗关元、三阴交。另：月经提前加行间、中封、归来；月经延后加天枢、气海、足三里；月经无定期加期门、肝俞、血海；倒经加气海、血海、复溜、阳溪。

法三：罐疗脊柱两侧、下腹部、关元、期门穴、归来、带脉区、三阴交。辅助罐疗腰椎两侧、腹股沟。

【注意事项】

1. 如果属于生殖系统器质性病变的，应采取综合性调治措施。

2. 行经期间最好停止调治。

3. 注意生活调养和经期卫生，如调节寒温、适当休息、忌食生冷和辛辣食物等。

4. 修炼心性，涵养品德，保持平和、愉悦、宽厚的情绪和心态。

5. 注重和坚持全身经络气血的疏理和疏通，根本改善和提升人体的自净、自控和自愈能力。

二、痛　经

痛经是月经来潮或行经前后出现小腹或腰骶部疼痛的一种妇科常见病证。西医妇产科将痛经划分为原发性痛经和继发性痛经。原发性痛经又称功能性痛经，是指生殖器官无器质性病变者。因盆腔器质性疾病如子宫内膜异位症、盆腔炎或宫颈狭窄等引起的痛经，属于继发性痛经。原发性痛经以青少年女性多见，继发性痛经常见于育龄期妇女。

中医学认为此病多因寒湿凝滞，或气滞血瘀，气血两虚，肝肾不足所致。多在行经期或行经前后小腹及腰部疼痛，或伴腹胀。痛在经前，多属寒凝气滞；痛在经期，多属气滞血瘀；痛在经后，多属气血两虚或肝肾不足。本病的发生与冲、任二脉以及胞宫的周期生理变化密切相关。

罐疗相关经络穴区，可以直接祛除风寒湿火、瘀滞痰毒，疏通经络气血，扶正气和阴阳，促进本病好转，深度改善相关功能状态。

【基本应用】

1. 主要穴区：关元、三阴交、地机、十七椎。

2. 主穴意义：关元属任脉，通于胞宫，与足三阴经交会，可行气活血、化瘀止痛、调补冲任；三阴交为足三阴经的交会穴，调理脾、肝、肾；地机为足太阴脾经腧穴，足太阴经循于少腹部，经阴郄穴治血证，可调血通经止痛；十七椎是治疗痛经的经验效穴。

3. 罐疗方案：按疗程调治效果最佳。每天 1 次，每次 30 ~ 60 分钟，十天为一疗程。隔日、隔周亦可。综合运用罐疗基本手法。

4. 罐疗程序（常规五步）：选穴→留罐→点刺发泡→留罐→起罐。

【辨证应用】

1. 辨病归经：调治本病以胃经、脾经及任脉为主。

2. 罐疗方案：按疗程调治效果最佳。每天 1 次，每次 30 ~ 60 分钟，十天为一疗程。综合运用罐疗基本手法、技法。

3. 罐疗程序（专业七步）：辨病归经→辨证取穴→手法运罐→技法布罐→点刺发泡→适度留罐→规范起罐。

4. 随证配穴

法一：罐疗主要穴区。另：寒湿凝滞加水道，以温经止痛；气血郁滞加合谷、太冲、次髎，以调气活血；气血不足加血海、脾俞、足三里，以益气养血止痛。

法二：罐疗三阴交、气海、中极、关元、归来、足三里、合谷、太冲、十七椎。另：肝肾虚加肝俞、肾俞；寒凝加血海；湿热加阴陵泉。

法三：罐疗腰部、骶部、下腹部、带脉区、关元、气海、期门、三阴交等。若有脾经症候者，外加罐疗背腧及中脘，足三里。

【注意事项】

1. 经期应避免精神刺激和过度劳累，防止受凉或过食生冷。

2. 修炼心性，涵养品德，保持平和、愉悦、宽厚的情绪和心态。

3. 注重和坚持全身经络气血的疏理和疏通，根本改善和提升人体的自净、自控和自愈能力。

三、闭　经

闭经是指女子年逾 16 周岁，月经尚未来潮，或月经周期已建立又中断 6 个月以上者。西医的多囊卵巢综合征所导致的闭经可以参照本病进行治疗。

中医学认为：本病的病因不外虚、实两种。虚者因肝肾不足，气血虚弱，血海空虚，无血可下；实者由气滞血瘀，寒气凝结，阻隔冲任，经血不通；病位主要在肝，并与脾、肾相关。

罐疗相关经络穴区，可以直接祛除风寒湿火、瘀滞痰毒，疏通经络气血，扶正气和阴阳，促进本病好转，深度改善相关功能状态。

【基本应用】

1. 主要穴区：天枢、关元、合谷、三阴交、肾俞、归来。

2. 主穴意义：天枢可活血化瘀，温经通络；关元、三阴交调理脾、肝、肾及冲、任二脉；合谷配三阴交能调畅冲任、调理胞宫气血；肾俞为肾之背俞穴，可补益肾气，肾气旺则经血自充；归来穴可调和气血。

3. 罐疗方案：按疗程调治效果最佳。每天1次，每次30～60分钟，十天为一疗程。隔日、隔周亦可。综合运用罐疗基本手法。

4. 罐疗程序（常规五步）：选穴→留罐→点刺发泡→留罐→起罐。

【辨证应用】

1. 辨病归经：调治本病以胃经、脾经及冲任二脉为主。

2. 罐疗方案：按疗程调治效果最佳。每天1次，每次30～60分钟，十天为一疗程。综合运用罐疗基本手法、技法。

3. 罐疗程序（专业七步）：辨病归经→辨证取穴→手法运罐→技法布罐→点刺发泡→适度留罐→规范起罐。

4. 随证配穴

法一：罐疗本病主要穴区。另：肝肾亏虚加肝俞、太溪，以补益肝肾、调理冲任；气血不足加气海、血海、脾俞、足三里，以健脾养胃、化生气血；气滞血瘀加太冲、期门、膈俞，以行气活血、化瘀通经；寒湿凝滞加命门、大椎，以温经散寒、祛湿行滞。

法二：罐疗关元、肾俞、三阴交、血海。另：痰湿阻滞加丰隆；寒湿凝滞加中极、地机；肝肾阴虚加肝俞；脾肾阳虚加足三里、天枢。

法三：罐疗背腧、腰骶部。重点罐疗带脉区、腹部、期门、三阴交、关元及阿是穴区。神倦乏力者加足三里、大椎；失眠、心悸、盗汗者加四神聪、风池、大椎和神庭穴。可在月经前三天开始调治。

【注意事项】

1. 闭经病因复杂。罐疗对感受寒邪、气滞血瘀、气血不足和精神因素所致的闭经疗效较好，但对因营养不良、结核病、肾病、子宫发育不全等原因引起的闭经，效果欠佳。

2. 因先天性生殖器官异常或后天器质性损伤所致无月经者，不属于罐疗调治范围。

3. 调治中患者应积极配合。起居有常。经期忌凉、忌食生冷。

4. 修炼心性，涵养品德，保持平和、愉悦、宽厚的情绪和心态。

5. 注重和坚持全身经络气血的疏理和疏通，根本改善和提升人体的自净、自控和自愈能力。

四、崩　漏

崩漏指经血非时暴下不止或淋漓不尽。前者谓之崩中，后者谓之漏下。也就是说，凡经量多而阵下，为崩；量少而持续不止，或止而又来，淋漓不尽者为漏。崩中与漏下虽出血情况不同，但在发病过程中，两者多并见并相互转化，故统称崩漏。本病病机主要是冲、任受损，不能固摄，以致经血从胞宫非时妄行。病因多因血热、血瘀或肝肾不足或心脾气虚等。病变涉及冲、任二脉及肝、脾、肾三脏。

罐疗相关经络穴区，可以直接祛除风寒湿火、瘀滞痰毒，疏通经络气血，扶正气和阴阳，促进本病好转，深度改善相关功能状态。

【基本应用】

1. 主要穴区：关元、气海、三阴交、血海、膈俞。

2. 主穴意义：关元、气海属任脉，有调冲任、理气血的作用；三阴交为足三阴经交会穴，可疏调足三阴之经气，以健脾胃、益肝肾、补气血、调经水；血海为足太阴脾经要穴，可止血调经；膈俞乃血之会，可调理经血，力专效宏。

3. 罐疗方案：按疗程调治效果最佳。每天 1 次，每次 30～60 分钟，十天为一疗程。隔日、隔周亦可。综合运用罐疗基本手法。

4. 罐疗程序（常规五步）：选穴→留罐→点刺发泡→留罐→起罐。

【辨证应用】

1. 辨病归经：调治本病以肝经、脾经、肾经和冲任二脉为主。

2. 罐疗方案：按疗程调治效果最佳。每天 1 次，每次 30～60 分钟，十天为一疗程。综合运用罐疗基本手法、技法。

3. 罐疗程序（专业七步）：辨病归经→辨证取穴→手法运罐→技法布罐→点刺发泡→适度留罐→规范起罐。

4. 随证配穴

法一：罐疗本病主要穴区。另：血热内扰加大敦、行间、期门，以泻血中之热；气滞血瘀加合谷、太冲，以理气化瘀，使血有所归；肾阳亏虚加气海、命门，以温补下元；气血不足加脾俞、足三里，以补气摄血、养血调经。

法二：罐疗关元、气海、命门、三阴交、太冲。另：血热、血瘀加膈俞、血海；肾阴虚加肾俞、太溪；脾虚加足三里、阴陵泉、隐白穴。

法三：罐疗带脉区、腰部、骶部、脊柱两侧痛点、三阴交。另：出血期，重点罐疗腰部、骶部、带脉区；出血停止后，重点罐疗带脉区、下腹部、大椎穴、脊柱两侧压痛点、内关穴、足三里穴。

【注意事项】

1. 对于出血量多、病势急重者，应采取综合治疗措施。

2. 婚后妇女应定期妇科检查。

3. 患者应注意适度运动，调摄饮食，忌食辛辣生冷。

4. 修炼心性，涵养品德，保持平和、愉悦、宽厚的情绪和心态。

5. 注重和坚持全身经络气血的疏理和疏通，根本改善和提升人体的自净、自控和自愈能力。

五、带下病

带下病，指带下量明显增多或减少，色、质、气味发生异常，或伴有全身或局部症状的一类病证。带下明显增多者称为带下过多，带下明显减少者称为带下过少。现代医学的妇科阴道炎、宫颈炎、盆腔炎、女性生殖系统炎症等可以参照带下病进行治疗。

中医学认为，本病的主要原因是外感湿毒，邪气乘虚内侵胞宫以致任脉损伤、带脉失约；或脾湿内停，肾虚气化失常，肝郁化火波及冲任所致。病位主要在前阴、胞宫。任脉损伤、带脉失约是本病的核心机制。或者脾失健运，水湿内停，下注任带；或肾阳不足，气化失常，水湿内停，下渗胞宫；或素体阴虚，感受湿热之邪，伤及任带，带脉失约。冲任失固导致湿邪停滞是引发本病的主因，故有“夫带下俱是湿症”之说。

罐疗相关经络穴区，可以直接祛除风寒湿火、瘀滞痰毒，疏通经络气血，扶正气和阴阳，促进本病好转，深度改善相关功能状态。

【基本应用】

1. 主要穴区：带脉、关元、三阴交、白环俞。

2. 主穴意义：带脉穴属足少阳经，为足少阳、带脉二经交会穴，是带脉经气所过之处，可协调冲任，具有理下焦、调经血、止带下的功效；关元、三阴交调理脾、肝、肾；白环俞属足太阳经，可调下焦之气，利下焦湿邪，有利湿止带的作用。

3. 罐疗方案：按疗程调治效果最佳。每天 1 次，每次 30 ~ 60 分钟，十天为一疗程。隔日、隔周亦可。综合运用罐疗基本手法。

4. 罐疗程序（常规五步）：选穴→留罐→点刺发泡→留罐→起罐。

【辨证应用】

1. 辨病归经：调治本病以带脉、任脉为主。

2. 罐疗方案：按疗程调治效果最佳。每天1次，每次30~60分钟，十天为一疗程。综合运用罐疗基本手法、技法。

3. 罐疗程序（专业七步）：辨病归经→辨证取穴→手法运罐→技法布罐→点刺发泡→适度留罐→规范起罐。

4. 随证配穴

法一：罐疗本病主要穴区。湿热下注加中极、次髎，以清利下焦湿热；脾虚湿困加脾俞、足三里，以健脾化湿；肾阴亏虚、肾阳不足加肾俞、太溪、命门，以补肾培元、调节阴阳。

法二：罐疗带脉、三阴交、次髎。脾虚湿困加气海、脾俞、白环俞；肾阴亏虚者加肾俞、太溪；肾阳不足加肾俞、太溪、命门、关元；湿热下注者加阴陵泉、中极。

【注意事项】

1. 病情较重者可配合药物内服及外阴部药物洗浴等法，以增强疗效。

2. 养成良好的卫生习惯，勤洗勤换内裤，注意经期卫生，保持外阴及会阴部的清洁卫生。

3. 节制房事；特别注意性生活卫生。

4. 饮食清淡，少食肥甘；多进行户外活动。

5. 修炼心性，涵养品德，保持平和、愉悦、宽厚的情绪和心态。

6. 注重和保持全身经络气血的疏理和疏通，根本改善和提升人体的自净、自控和自愈能力。

六、慢性盆腔炎

慢性盆腔炎病程长，缠绵难愈。从中医角度看，气血耗伤、正气不足而虚实错杂者，多因寒湿凝滞或气滞血瘀所致，且兼挟湿热为多，亦常由急性盆腔炎反复发作转化而来。如湿热偏重，或积瘀化热，又可引起慢性炎症的急性发作。病变部位主要在肝、脾、肾。

调治本病应辨别证型。如久病致使少腹瘀结、全身虚衰者，应予以扶正补气、化瘀散结。

罐疗相关经络穴区，可以直接祛除风寒湿火、瘀滞痰毒，疏通经络气血，扶正气和阴阳，促进本病好转，深度改善相关功能状态。

【基本应用】

1. 主要穴区：中极、次髎、三阴交。

2. 主穴意义：中极为任脉经穴，通于胞宫，有调理冲任、理气活血的作用；次髎可促进盆腔血液循环，为止痛效穴；三阴交为足三阴经之会，有健脾胃、益肝肾、理气血、祛湿热之功效。

3. 罐疗方案：按疗程调治效果最佳。每天1次，每次30~60分钟，十天为一疗程。隔日、隔周亦可。综合运用罐疗基本手法。

4. 罐疗程序（常规五步）：选穴→留罐→点刺发泡→留罐→起罐。

【辨证应用】

1. 辨病归经：调治本病以肝经、脾经和肾经为主。

2. 罐疗方案：按疗程调治效果最佳。每天1次，每次30~60分钟，十天为一疗程。综合运用罐疗基本手法、技法。

3. 罐疗程序（专业七步）：辨病归经→辨证取穴→手法运罐→技法布罐→点刺发泡→适度留罐→规范起罐。

4. 随证配穴

法一：罐疗本病主要穴区。另：湿热下注加蠡沟、阴陵泉，以清肝利胆、祛下焦湿热；气滞血瘀加太冲、膈俞，以行气活血、化瘀止痛。

法二：罐疗关元、中极、气冲、三阴交。另：湿热内蕴加上髎、阴陵泉、归来、蠡沟；肝肾阴亏加肝俞、肾俞；气血不足加足三里、公孙。经前5~10天即可以开始治疗。

法三：罐疗脊柱两侧、下腹部、腹股沟。重点罐疗腰部、骶部、三阴交、期门、带脉区、阿是穴区。

【注意事项】

1. 罐疗调治慢性盆腔炎效果较好，但仍应综合调治。

2. 注意个人卫生，保持外阴清洁，尤其是经期、孕期和产褥期。

3. 注意避免腰腹受凉、受寒。

4. 保持适当身体运动。

5. 修炼心性，涵养品德，保持平和、愉悦、宽厚的情绪和心态。

6. 注重和坚持全身经络气血的疏理和疏通，根本改善和提升人体的自净、自控和自愈能力。

七、外阴瘙痒

外阴瘙痒是妇科病中较常见的一种症状。瘙痒多发生在阴蒂及小阴唇区，严重者可波及整个外阴部及肛门周围。婴幼儿、成年人及老年妇女均可发生，但绝大数为更年期妇女。瘙痒程度不一，轻者为间断性、阵发性，重者可持续发生，以致坐卧不安，影响生活、工作和休息，使人变得衰弱、憔悴、急躁和高度神经质。患处皮肤由于反复刺激和搔抓可继发病变。本病类同于西医的“外阴瘙痒症”。

中医认为，本病与肝、脾、肾有关，并涉及任、督二脉。有因肝经湿热下注、带下浸渍阴部引起的；有因肝肾阴虚、精血亏损、外阴失养引起者。

罐疗相关经络穴区，可以直接祛除风寒湿火、瘀滞痰毒，疏通经络气血，扶正气和阴阳，促进本病好转，深度改善相关功能状态。

【基本应用】

1. 主要穴区：大敦、蠡沟、太冲、中极、三阴交。

2. 主穴意义：肝主筋，前阴乃宗筋之所聚，足厥阴肝经环绕阴器。大敦为肝经井穴，可泻肝热、止阴痒；蠡沟为足厥阴肝经之络穴，能疏泄肝胆湿热、杀虫止痒，为调治阴痒常用要穴；太冲为肝经原穴，既可清肝经湿热，又可补肝肾阴虚；中极为任脉与足三阴之会，又为膀胱募穴，可清下焦湿热、调带止痒；三阴交调理脾、肝、肾，清下焦湿热，除外阴瘙痒。

3. 罐疗方案：按疗程调治效果最佳。每天1次，每次30～60分钟，十天为一疗程。隔日、隔周亦可。综合运用罐疗基本手法。

4. 罐疗程序（常规五步）：选穴→留罐→点刺发泡→留罐→起罐。

【辨证应用】

1. 辨病归经：调治本病以肝经、脾经、肾经及任督二脉为主。

2. 罐疗方案：按疗程调治效果最佳。每天1次，每次30～60分钟，十天为一疗程。综合运用罐疗基本手法、技法。

3. 罐疗程序（专业七步）：辨病归经→辨证取穴→手法运罐→技法布罐→点刺发泡→适度留罐→规范起罐。

4. 随证配穴

法一：罐疗本病主要穴区。另：肝经湿热加行间、曲骨，以清湿热、止带浊、疗阴痒；肝肾阴虚加曲泉、太溪、照海，以养阴清热、调带止痒。

法二：罐疗中极、气冲、阴陵泉、三阴交、照海、太冲。另：湿热下注加行间、曲骨；阴血亏虚加太溪、肾俞、肝俞。

【注意事项】

1. 剧痒难忍或病程缠绵者可配合局部用药，但忌用刺激性大、有腐蚀性的药物，尤其是搔抓太过、局部皮肤黏膜破损者，更应注意。

2. 注意阴部清洁卫生。节制房事。

3. 修炼心性，涵养品德，保持平和、愉悦、宽厚的情绪和心态。

4. 注重和坚持全身经络气血的疏理和疏通，根本改善和提升人体的自净、自控和自愈能力。

八、经前紧张综合征

中医学古代文献中没有“经前期紧张综合征”的病名，但其临床症状隶属于中医学的“经行头痛”、“经行眩晕”、“经行乳房胀痛”、“经行泄泻”等病症范畴。各病症可单独存在，亦可数症并见。本病的形成与经血注入冲任血海，全身阴血相对不足，阴阳失调，脏腑功能紊乱有关。涉及的脏腑以肝、脾、肾为主，常表现为两脏、三脏同时发病，或者气血同病。

罐疗相关经络穴区，可以直接祛除风寒湿火、瘀滞痰毒，疏通经络气血，扶正气和阴阳，促进本病好转，深度改善相关功能状态。

【基本应用】

1. 主要穴区：神门、百会、膻中、三阴交。

2. 主穴意义：神门属于心经原穴，可镇静安神；百会位于头顶，为督脉入脑之处，可安神宁志；膻中属任脉穴、八会穴之气会，调理气机的作用显著；三阴交是脾、肝、肾三经交会穴，可健脾摄血、补肝益肾，为妇科病的调治要穴。

3. 罐疗方案：按疗程调治效果最佳。每天1次，每次30~60分钟，十天为一疗程。隔日、隔周亦可。综合运用罐疗基本手法。

4. 罐疗程序（常规五步）：选穴→留罐→点刺发泡→留罐→起罐。

【辨证应用】

1. 辨病归经：调治本病以肝经、脾经、肾经及调补冲任为主。

2. 罐疗方案：按疗程调治效果最佳。每天1次，每次30~60分钟，十天为一疗程。综合运用罐疗基本手法、技法。

3. 罐疗程序（专业七步）：辨病归经→辨证取穴→手法运罐→技法布罐→点刺发泡→适度留罐→规范起罐。

4. 随证配穴

法一：罐疗本病主要穴区。另：气血不足加足三里、脾俞，以培补后天之本；肝肾阴虚加太溪、肝俞，以补肝肾、益精血、养血柔肝；痰浊上扰加脾俞、丰隆，以祛湿化痰；气滞血瘀加合谷、膈俞，以行气活血；头痛、眩晕加印堂、太阳，以调神止痛；乳房胀痛加内关、期门，以行气止痛；情志异常、烦躁易怒，以加水沟、神庭安神定志。

法二：罐疗心俞、肾俞、子宫。另：肝郁气滞加内关、太冲；脾胃虚弱加关元、气海、三阴交；阴虚火旺加太溪、侠溪。

法三：罐疗背腧、两胁、四神聪、太阳、期门、章门。

【注意事项】

1. 经前5~7日症状未发时即开始调治，可收到较好的防治效果。

2. 本病受心理因素影响较大，应积极调适精神，修养品性，保持心情平和舒畅。

3. 注意起居有常，合理饮食，节制房事。

4. 防止腰腹受凉受寒。

5. 修炼心性，涵养品德，保持平和、愉悦、宽厚的情绪和心态。

6. 注重和坚持全身经络气血的疏理疏通，根本改善和提升人体的自净、自控和自愈能力。

九、绝经前后诸症

妇女在绝经前后，因月经紊乱或绝经而出现诸如烘热汗出、烦躁易怒、潮热面红、眩晕耳鸣、心悸失眠、腰背酸楚、面浮肢肿、情志不宁，以及皮肤蚁行样感等症状，称为绝经前后诸证，亦称“经断前后诸证”。在现代医学中称为“更年期综合征”、“绝经期综合征”。

就中医学而言，本病发病的主要原因是由于肾气渐衰、精血不足、冲任亏虚，致使心肾不交、心火内扰、肝肾阴虚、肝阳亢盛、脾虚不运、脾肾阳虚，于是生成前述种种症状。

罐疗相关经络穴区，可以直接祛除风寒湿火、瘀滞痰毒，疏通经络气血，扶正气和阴阳，促进本病好转，深度改善相关功能状态。

【基本应用】

1. 主要穴区：百会、关元、肾俞、太溪、三阴交。

2. 主穴意义：百会位于颠顶，属于督脉，可升清降浊、平肝潜阳、清利头目；关元属于任脉可补益元气、调和冲任；肾俞为肾之背俞穴，太溪属肾经原穴，二穴合用可补肾益脑、强壮腰膝；三阴交通于任脉和足三阴经，能健脾、疏肝、益肾理气开郁、调补冲任。

3. 罐疗方案：按疗程调治效果最佳。每天1次，每次30~60分钟，十天为一疗程。隔日、隔周亦可。综合运用罐疗基本手法。

4. 罐疗程序（常规五步）：选穴→留罐→点刺发泡→留罐→起罐。

【辨证应用】

1. 辨病归经：调治本病以任脉、脾经及相应的背俞穴为主。

2. 罐疗方案：按疗程调治效果最佳。每天1次，每次30~60分钟，十天为一疗程。综合运用罐疗基本手法、技法。

3. 罐疗程序（专业七步）：辨病归经→辨证取穴→手法运罐→技法布罐→点刺发泡→适度留罐→规范起罐。

4. 随证配穴

法一：罐疗本病主要穴区。另：心肾不交、心火内扰加心俞、神门、劳宫、内关，以清虚火、养心神；肝肾阴虚、肝阳亢盛加风池、太冲、涌泉，以疏肝理气、育阴潜阳；脾肾阳虚加气海、脾俞、足三里，以健脾益气、温补肾阳。

法二：罐疗百会、神门、心俞、内关。另：肾阴虚加肾俞、照海、三阴交；肾阳虚加中脘、气海、命门。

法三：罐疗颈项部、腰部、骶部、内关，重点是百会、大椎、风池、肾俞、腰、骶部、三阴交、内关。

【注意事项】

1. 注意精神修养，畅达情志，避免忧郁、焦虑、急躁情绪。

2. 保证充足睡眠，注意锻炼身体，多进行室外活动。

3. 注意食疗。如伴有高血压、阴虚火旺者，宜多吃芹菜、海带、银耳等。

4. 修炼心性，涵养品德，保持平和、愉悦、宽厚的情绪和心态。

5. 注重和坚持全身经络气血的疏理和疏通，根本改善和提升人体的自净、自控和自愈能力。

十、阴　挺

阴挺，指妇女阴道有物突出，实即子宫脱出，甚至脱出阴道口外。此病多是由于气虚下陷，带脉失约，冲任虚损，或多产、难产、产时用力过度，产后过早参加重体力劳动等原因，致使损伤胞络及肾气，胞宫失于维系。中医学认为此病主要是由于气虚升举无力或者湿热下注导致气不达胞宫而无法发挥正常作用。西医学中的子宫脱垂可以参照本病进行治疗。

罐疗相关经络穴区，可以直接祛除风寒湿火、瘀滞痰毒，疏通经络气血，扶正气和阴阳，促进本病好转，深度改善相关功能状态。

【基本应用】

1. 主要穴区：百会、气海、关元、维道、三阴交、子宫。

2. 主穴意义：百会位于颠顶，有升阳举陷、固摄胞宫作用；气海、关元位于脐下，属于任脉，邻近胞宫，有调理冲任、益气固胞作用；维道位于腰腹，交会于带脉，能维系、约束任、督、冲、带诸脉，固摄胞宫；三阴交调理脾、肝、肾，维系胞脉，子宫为治疗阴挺的有效穴。

3. 罐疗方案：按疗程调治效果最佳。每天1次，每次30~60分钟，十天为一疗程。隔日、隔周亦可。综合运用罐疗基本手法。

4. 罐疗程序（常规五步）：选穴→留罐→点刺发泡→留罐→起罐。

【辨证应用】

1. 辨病归经：调治本病以督脉、任脉及胆经为主。

2. 罐疗方案：按疗程调治效果最佳。每天1次，每次30~60分钟，十天为一疗程。综合运用罐疗基本手法、技法。

3. 罐疗程序（专业七步）：辨病归经→辨证取穴→手法运罐→技法布罐→点刺发泡→适度留罐→规范起罐。

4. 随证配穴

法一：罐疗本病主要穴区。另：脾气虚加归来、脾俞、足三里，以健脾益气、举陷固胞；肾气虚加太溪、肾俞，以补益肾气、升提胞宫；湿热下注加中极、阴陵泉、蠡沟，以清热利湿、兼固胞脉。

法二：罐疗百会、气冲、子宫、维胞、命门、关元。另：气虚加气海、足三里、三阴交；肾虚加肾俞、太溪。

法三：罐疗阴陵泉、脾俞、蠡沟等穴区。多用于湿热下注型。

【注意事项】

1. 平时多做提肛练习。

2. 积极治疗引起腹压增高的疾病，例如习惯性便秘、慢性支气管炎等。

3. 不宜久蹲，避免担、提重物等劳动。

4. 修炼心性，涵养品德，保持平和、愉悦、宽厚的情绪和心态。

5. 注重和坚持全身经络气血的疏理和疏通，根本改善和提升人体的自净、自控和自愈能力。

十一、产后乳少

产后乳少又称“产后缺乳”、“乳汁不足”、“乳汁不行”，以产后哺乳期初始就乳汁甚少或乳汁全无为主症。哺乳中期月经复潮后乳汁相应减少，属正常生理现象。产妇因不按时哺乳，或不适当休息而致乳汁不足，经纠正其不良习惯，乳汁自然充足者，故不能看作病态。本病分虚、实两类。虚者源于体虚，或产后营养缺乏，气血亏虚，乳汁化生不足而乳少；实者源于肝邪气滞，气机不畅，乳络不通，因而乳少或无乳。

乳汁的分泌除与乳腺发育密切相关之外，在很大程度上还依赖于哺乳时的吸吮刺激。许多人为保持自身体形而拒绝母乳喂养，乳房缺少必要的吸吮刺激，自然少乳或无乳。因此调治本病，还需要以自愿母乳喂养为理念前提，否则调治无义。

罐疗相关经络穴区，可以直接祛除风寒湿火、瘀滞痰毒，疏通经络气血，扶正气和阴阳，促进本病好转，深度改善相关功能状态。

【基本应用】

1. 主要穴区：膻中、乳根、足三里。

2. 主穴意义：膻中位于两乳之间，为气之会穴，既能益气养血生乳，又能理气开郁通乳；乳根属多气多血之足阳明经，位于乳下，既能补益气血、化生乳汁，又能行气活血、通畅乳络，为生乳、通乳之经验效穴；足三里属足阳明胃经合穴，五行属土，乃“土中之土”穴，既益气生血，又疏肝解郁。

3. 罐疗方案：按疗程调治效果最佳。每天1次，每次30～60分钟，十天为一疗程。隔日、隔周亦可。综合运用罐疗基本手法。

4. 罐疗程序（常规五步）：选穴→留罐→点刺发泡→留罐→起罐。

【辨证应用】

1. 辨病归经：调治本病以胃经及任脉为主。

2. 罐疗方案：按疗程调治效果最佳。每天1次，每次30～60分钟，十天为一疗程。综合运用罐疗基本手法、技法。

3. 罐疗程序（专业七步）：辨病归经→辨证取穴→手法运罐→技法布罐→点刺发泡→适度留罐→规范起罐。

4. 随证配穴

法一：罐疗本病主要穴区。另：气血亏虚加气海、血海、脾俞、胃俞、三阴交，以补益气血、化生乳汁；肝郁气滞加期门、内关、太冲，以疏肝理气、通络下乳。

法二：罐疗乳根、膻中、少泽。另：气血虚弱加脾俞、足三里、三阴交；肝郁气滞加期门、内关、太冲。

法三：罐疗背部第3～5胸椎旁开2寸，以及乳房周围、肋间等处。

【注意事项】

1. 应充分认识到，母乳喂养更有利于孩子的早期发育，下一代的健康比保持体形更为重要。

2. 对因乳汁排出不畅而有乳房胀满者应挤压排乳，以免致患乳腺炎。

3. 修炼心性，涵养品德，保持平和、愉悦、宽厚的情绪和心态。

4. 注重和坚持全身经络气血的疏理与疏通，利用生育契机，根本改善和提升人体的自净、自控和自愈能力。

十二、产后大便难

产后大便难，指产后大便坚涩，或数日不解，或排便时干燥疼痛，难以解出。本病发病原因主要是由于分娩失血，营血骤虚，津液亏耗，不能濡润肠道，以致肠燥便难；或阴虚火旺，内灼津液，津少液亏，肠道失于滋润，传导不利，致使大便燥结。

罐疗相关经络穴区，可以直接祛除风寒湿火、瘀滞痰毒，疏通经络气血，扶正气和阴阳，促进本病好转，深度改善相关功能状态。

【基本应用】

1. 主要穴区：脾俞、三阴交、足三里、中脘、天枢、气海。

2. 主穴意义：脾俞、三阴交、足三里健脾胃、益中气，可以滋生化之源；腑会中脘，大肠募天枢、大肠俞气海，可以疏调大肠气机；血海则可以养血润燥。

3. 罐疗方案：按疗程调治效果最佳。每天1次，每次30～60分钟，十天为一疗程。隔日、隔周亦可。综合运用罐疗基本手法。

4. 罐疗程序（常规五步）：选穴→留罐→点刺发泡→留罐→起罐。

【辨证应用】

1. 辨病归经：调治本病以胃经、任脉及相应的腧募穴为主。

2. 罐疗方案：按疗程调治效果最佳。每天1次，每次30～60分钟，十天为一疗程。综合运用罐疗基本手法、技法。

3. 罐疗程序（专业七步）：辨病归经→辨证取穴→手法运罐→技法布罐→点刺发泡→适度留罐→规范起罐。

4. 随证配穴

法一：罐疗本病主要穴区。另：大便干结，加水分；肠蠕动减弱，加巨虚；气机不畅，加膻中。

法二：实证：罐疗腰部、骶部、髂嵴部、下腹部、中脘、天枢、大横、足三里、阿是穴区。

虚证：罐疗胸椎5～12两侧、腰部、骶部、下腹部、中脘、天枢、合谷、三阴交、阿是穴区。

【注意事项】

1. 产后应尽早起床活动，进行适当运动锻炼。

2. 多饮水，也可用蜂蜜冲水饮服，多食蔬菜及水果。

3. 养成每日定时排便的习惯。

4. 修炼心性，涵养品德，保持平和、愉悦、宽厚的情绪和心态。

5. 注重和坚持全身经络气血的疏理与疏通，根本改善和提升人体的自净、自控和自愈能力。

十三、产后恶露不绝

又称“恶露不止”。一般妇女分娩后，胞宫内残留的瘀血浊液应在产后两周左右排净，如超过此期仍淋漓不尽者，即称“恶露不绝”。中医认为原因有三：气虚、瘀阻、血热。西医学产后子宫复旧不全等症状，可以参考本病辨证调治。

西医将产后整个子宫回缩恢复到孕前状态，称为子宫复旧，约需5~6周时间。血性恶露一般持续约3~4天，如持续延长至7~10天，即为产后子宫复旧不全的突出症状。

罐疗相关经络穴区，可以直接祛除风寒湿火、瘀滞痰毒，疏通经络气血，扶正气和阴阳，促进本病好转，深度改善相关功能状态。

【基本应用】

1. 主要穴区：气海、血海、三阴交。

2. 主穴意义：新产之后，元气大伤，冲任不固。气海位于脐下丹田部位，邻近胞宫，穴属任脉，通于足三阴经，人身元气从此而发；补关元、气海则能益元气、固冲任、调理胞宫、令血归经，有益气摄血和益气生血之效；血海、三阴交同属足太阴脾经，为理血调经之要穴，诸穴合用，以扶正为主，兼清余邪，调理冲任、统摄血行。

3. 罐疗方案：按疗程调治效果最佳。每天1次，每次30~60分钟，十天为一疗程。隔日、隔周亦可。综合运用罐疗基本手法。

4. 罐疗程序（常规五步）：选穴→留罐→点刺发泡→留罐→

起罐。

【辨证应用】

1. 辨病归经：调治本病以冲任二脉及脾经为主。

2. 罐疗方案：按疗程调治效果最佳。每天1次，每次30~60分钟，十天为一疗程。综合运用罐疗基本手法。

3. 罐疗程序（专业七步）：辨病归经→辨证取穴→手法运罐→技法布罐→点刺发泡→适度留罐→规范起罐。

4. 随证配穴

法一：罐疗本病主要穴区。另：气虚失摄加足三里、脾俞，以健脾益气、摄血生血；血热内扰加中极、行间、然谷，以疏散热邪、兼清虚热；气血瘀滞加地机、膈俞，以理气活血化瘀，使瘀血散尽，血自归经；小腹空坠者加百会以升阳举陷；腹痛拒按者加归来以温通胞脉、化瘀止痛。

法二：罐疗阴都、阴谷、血海、行间、关元、中极、三阴交等穴。

【注意事项】

1. 产后病人多虚，泻实勿忘补虚，故临床多用补泻兼施之法。

2. 病人应卧床静养，安定情绪；饮食宜清淡而富于营养，忌食生冷；起居要调适寒温，避免过热及着凉；不宜过劳，禁忌房事。

3. 修炼心性，涵养品德，保持平和、愉悦、宽厚的情绪和心态。

4. 注重和坚持全身经络气血的疏理与疏通，根本改善和提升人体的自净、自控和自愈能力。

十四、产后发热

产褥期以发热为主症，可持续发热不减，或突然高热，体温超过38℃，并伴有其他症状者，称为产后发热。如在产后1~2天内，有轻微发热，不兼有其他症状，一般能自行退热，此为生理性发热，不是病态。若产后3~4天内，泌乳期间有低热，俗称“蒸乳”，多因产时劳伤经脉，气血运行失常，迁延日久，血亏液竭，耗伤正气，导致发热。这种现象以后会自然消失，不属病理范围。西医称产褥热。

罐疗相关经络穴区，可以直接祛除风寒湿火、瘀滞痰毒，疏通经络气血，扶正气和阴阳，促进本病好转，深度改善相关功能状态。

【基本应用】

1. 主要穴区：曲池、合谷、血海、膈俞、脾俞、肾俞。

2. 主穴意义：曲池、合谷疏风散热；血海、膈俞活血养血；脾为气血生化之源，肾为先天之本，脾俞、肾俞相配，补益气血。

3. 罐疗方案：按疗程调治效果最佳。每天1次，每次30~60分钟，十天为一疗程。隔日、隔周亦可。综合运用罐疗基本手法。

4. 罐疗程序（常规五步）：选穴→留罐→点刺发泡→留罐→起罐。

【辨证应用】

1. 辨病归经：调治本病以大肠经及相应的背俞穴为主。

2. 罐疗方案：按疗程调治效果最佳。每天1次，每次30~60分钟，十天为一疗程。综合运用罐疗基本手法、技法。

3. 罐疗程序（专业七步）：辨病归经→辨证取穴→手法运罐→技法布罐→点刺发泡→适度留罐→规范起罐。

4. 随证配穴

法一：罐疗本病主要穴区。另：加风门以疏散风邪；加关元、中极以补益温通气血，调理冲任；加阴陵泉、三阴交活血滋阴；高热不退，加大椎、列缺。

法二：罐疗曲池、阴陵泉、三阴交、血海、列缺、合谷、中极、关元、膈俞、肾俞、风门。如高热不退，可加大椎。

【注意事项】

1. 产后多虚，需注意保暖，避免感冒。

2. 产后脾胃功能未恢复，稍有饮食不慎，即可引起伤食。

3. 保持阴道和会阴清洁，发现恶露异常或感染征象应及时治疗，预防感染发热。

4. 检查乳头有否破损感染，以防引起乳腺炎。

5. 修炼心性，涵养品德，保持平和、愉悦、宽厚的情绪和心态。

6. 注重和坚持全身经络气血的疏理和疏通，根本改善和提升人体的自净、自控和自愈能力。

十五、乳　痈

乳痈系指乳房红肿疼痛、乳汁排出不畅，以致结脓成痈的急性化脓性病证。多发生于产后哺乳的产妇，初产妇较为多见，一般发病在产后的2～4周。分娩时、非哺乳期或妊娠后期也偶见本病。本病与足阳明胃经和足厥阴肝经关系密切，因为胃经直接经过乳房，肝经至乳下胃经贯于乳房。凡忧思恼怒、肝郁化火、恣食辛辣厚味、湿热蕴结于胃络，乳房不洁、火热邪毒内侵，均可导致乳络闭阻，郁而化热，积脓成痈。本病相当于现代医学急性化脓性乳腺炎。

罐疗相关经络穴区，可以直接祛除风寒湿火、瘀滞痰毒，疏通经络气血，扶正气和阴阳，促进本病好转，深度改善相关功能状态。

【基本应用】

1. 主要穴区：膻中、乳根、肩井。

2. 主穴意义：膻中、乳根均位于乳房局部，膻中为气之会穴，乳根属于胃经，可宽胸理气，消除患部气血之阻滞；肩井可以清泻肝胆之火，为治疗乳房肿痛的经验效穴。

3. 罐疗方案：按疗程调治效果最佳。每天1次，每次30～60分钟，十天为一疗程。隔日、隔周亦可。综合运用罐疗基本手法。

4. 罐疗程序（常规五步）：选穴→留罐→点刺发泡→留罐→起罐。

【辨证应用】

1. 辨病归经：调治本病以肝经、胃经为主。

2. 罐疗方案：按疗程调治效果最佳。每天1次，每次30～60分钟，十天为一疗程。综合运用罐疗基本手法、技法。

3. 罐疗程序（专业七步）：辨病归经→辨证取穴→手法运罐→技法布罐→点刺发泡→适度留罐→规范起罐。

4. 随证配穴：罐疗本病主要穴区。另：气滞热壅加合谷、太冲、曲池，以疏肝解郁、宽胸理气、清泻阳明之热毒；热毒炽热加内庭、大椎，以清泻阳明之火毒壅滞；正虚邪盛加胃俞、足三里、三阴交，以补益脾胃之气血、扶正祛邪；乳房胀痛甚者，加少泽、足临泣以通乳止痛；恶寒、发热加合谷、外关、曲池，以疏风清热；烦躁、口苦加行间、内关，以清心除烦。

【注意事项】

1. 本病如及时调治，效果是很好的。已溃脓者也可拔罐排脓。

2. 清淡饮食，忌辛辣油腻，防生胃火。

3. 注意乳房的清洁卫生。

4. 修炼心性，涵养品德，保持平和、愉悦、宽厚的情绪和心态。

5. 注重和坚持全身经络气血的疏理和疏通，根本改善和提升人体的自净、自控和自愈能力。

十六、乳　癖

乳房出现肿块，并且与疼痛、月经周期有关的病证，称为“乳癖”。本病以育龄妇女多见，其中的不哺乳者和不育者，发生本病的概率相对较高。更年期妇女发现乳癖者，应排除乳房癌的可能。乳癖主要是由于情志内伤，冲任失调，痰瘀凝结而成。西医的“乳腺增生症”，可以参照辨证调治。

罐疗相关经络穴区，可以直接祛除风寒湿火、瘀滞痰毒，疏通经络气血，扶正气和阴阳，促进本病好转，深度改善相关功能状态。

【基本应用】

1. 主要穴区：膻中、乳根、期门、丰隆。

2. 主穴意义：本病涉及肝、胃两经。膻中、乳根均位于乳房局部，膻中为气之会穴，乳根属于胃经，可宽胸理气、消除患部气血之瘀阻；期门邻近乳房，又为肝之募穴，善疏肝理气、化滞散结；丰隆为胃经之络穴，可除湿化痰、通络消肿。

3. 罐疗方案：按疗程调治效果最佳。每天1次，每次30~60分钟，十天为一疗程。隔日、隔周亦可。综合运用罐疗基本手法。

4. 罐疗程序（常规五步）：选穴→留罐→点刺发泡→留罐→起罐。

【辨证应用】

1. 辨病归经：调治本病以调理冲任及胃经、肝经为主。

2. 罐疗方案：按疗程调治效果最佳。每天1次，每次30~60分钟，十天为一疗程。综合运用罐疗基本手法、技法。

3. 罐疗程序（专业七步）：辨病归经→辨证取穴→手法运罐→技法布罐→点刺发泡→适度留罐→规范起罐。

4. 随证配穴：罐疗本病主要穴区。另：肝郁气滞加太冲、肩井，以疏肝胆之气，解郁止痛；痰湿阻络加内关、中脘、足三里，以化痰通络、消肿止痛；冲任失调加关元、三阴交、肝俞、肾俞补益肝肾、调理冲任。

【注意事项】

1. 运用罐疗可以有效缩小或消解乳房肿块。

2. 及时调治月经失调及子宫、附件的慢性炎症。

3. 禁食辛辣油腻，保持清淡饮食。

4. 修炼心性，涵养品德，保持平和、愉悦、宽厚的情绪和心态。

5. 注重和坚持全身经络气血的疏理与疏通，根本改善和提升人体的自净、自控和自愈能力。

第四章　儿科疾病

一、小儿厌食

小儿厌食症是指不欲饮食、甚至厌食，或伴有食后腹胀、形体消瘦、面色萎黄等。中医学认为，此证多由饮食不节、损伤脾胃、运化失常、中焦停滞引发，导致受纳运化功能失常。此证相当于西医消化功能紊乱中的小儿厌食。

小儿厌食近年来增加较多的，一是维生素 A 或维生素 D 中毒。二是家长期溺爱引起神经性厌食。三是不良饮食习惯引起厌食，如高蛋白、高糖的饮食使食欲下降；两餐之间随意吃糖果、点心、花生、瓜子等零食，以及吃饭不定时、生活不规律等都促使食欲下降；夏季过多的冷饮会降低食欲。

罐疗相关经络穴区，可以疏通经络气血，扶正气和阴阳，促进本病好转，深度改善相关功能状态。

【基本应用】

1. 主要穴区：中脘、建里、梁门、足三里。

2. 主穴意义：中脘、建里、梁门，疏调脘腹经气，以助胃纳和脾之运化；足三里是足阳明胃经合穴，可和胃健脾、补养气血。

3. 罐疗方案：按疗程调治效果最佳。每天 1 次，每次 30 ~ 60 分钟，十天为一疗程。隔日、隔周亦可。综合运用罐疗基本手法。

4. 罐疗程序（常规五步）：选穴→留罐→点刺发泡→留罐→起罐。

【辨证应用】

1. 辨病归经：调治本病以胃经、脾经为主。

2. 罐疗方案：按疗程调治效果最佳。每天1次，每次30～60分钟，十天为一疗程。综合运用罐疗基本手法、技法。

3. 罐疗程序（专业七步）：辨病归经→辨证取穴→手法运罐→技法布罐→点刺发泡→适度留罐→规范起罐。

4. 随证配穴

法一：罐疗本病主要穴区。另：脾胃虚弱加脾俞、胃俞，以补中益气；脾胃不和加内关、公孙，以和胃健脾；胃阴不足加三阴交、内庭，以养阴清热；肝旺脾虚加太冲、太白，以泻肝健脾。

法二：罐疗中脘、天枢。另：腹泻加建里、气海、命门，以补为主；完谷不化加足三里，手法宜平补平泻；吐奶者加内关，手法宜补。

法三：罐疗督脉、背腧。

【注意事项】

1. 不要溺爱孩子。纠正不良饮食习惯。

2. 积极参加户外活动。

3. 经常给孩子做背部捏脊。

4. 儿童罐疗手法宜轻，应尽量少用或不用皮肤针点刺和发泡疗法。

二、小儿腹泻

小儿腹泻多因感风、寒、湿、暑等外邪或饮食内伤所致。以大便次数增多，粪质稀薄或呈水样，带有不消化乳食或粘液便为特征。主要病位在脾胃。夏秋季节多见。常见分型有：湿热泻，一般指肠道内感染类病症，表现为暴注下迫，倾泻而出，其气臭秽，并见发热、口渴等；伤食泻，一般指饮食不节，暴饮暴食，过多食入不易消化之物而引发，表现为肚腹胀痛，痛则欲泻，泻后痛减，大便如蛋花，或如豆渣，气味酸腐，舌苔厚腻；虚寒泻，多因脾胃虚弱，消化不良，再感受风寒所致，表现为大便溏薄，完谷不化，食后即泻，便色白而不臭或有腥味，并伴食欲不佳，面色不华，精神倦怠，手脚欠温等。

西医学中的急性胃肠道感染、急慢性肠炎等均可参本病进行辨证调治。

罐疗相关经络穴区，可以疏通经络气血，扶正气和阴阳，促进本病好转，深度改善相关功能状态。

【基本应用】

1. 主要穴区：天枢、中脘、上巨虚、足三里、脾俞。

2. 主穴意义：天枢为大肠募穴，中脘为胃募、腑会，上巨虚为大肠下合穴，三穴相配，可疏调胃肠气机，升清降浊；足三里为胃之下合穴，与脾俞相配，调补脾胃，升清降浊。

3. 罐疗方案：按疗程调治效果最佳。每天 1 次，每次 30～60 分钟，十天为一疗程。隔日、隔周亦可。综合运用罐疗基本手法。

4. 罐疗程序（常规五步）：选穴→留罐→点刺发泡→留罐→起罐。

【辨证应用】

1. 辨病归经：调治本病以胃经、脾经为主。

2. 罐疗方案：按疗程调治效果最佳。每天 1 次，每次 30～60 分钟，十天为一疗程。综合运用罐疗基本手法、技法。

3. 罐疗程序（专业七步）：辨病归经→辨证取穴→手法运罐→技法布罐→点刺发泡→适度留罐→规范起罐。

4. 随证配穴

法一：罐疗主要穴区。另：外感风寒之邪，加合谷、风池；腹痛发热甚者，加曲池、大椎；湿热泻者，加合谷、内庭；伤食泻者，加胃俞、下脘；虚寒泄者，加命门、神阙。

法二：罐疗天枢、合谷、内关、足三里。另：伤食泻加中脘；风寒泻加公孙；湿热泻加大肠俞；脾虚泻加脾俞；阳虚泻加关元。

法三：罐疗背部。重点罐疗胸椎 5～12 及腰椎两侧，另加中脘、天枢、足三里。

法四：罐疗神厥、天枢、足三里等穴。辅以按摩：侧推食指（从食指推到虎口）为补大肠经；向手掌方向推拇指面，谓之补脾经。

【注意事项】

1. 湿热泻应忌乳食、生冷瓜果、果仁、巧克力、油腻之品，蔬菜类也最好榨汁饮用，可食用一些稀粥。

2. 伤食泻要禁食不易消化食物，如油煎食品、油腻刺激性食物，可以食半流质的粥汤或葡萄糖水等，也可加喂些促消化的食物，如怀山药、山楂水等，等病好后再慢慢恢复正常饮食。

3. 虚寒泻禁食生冷及难消化之物。禁食各种寒性食物如冬瓜、西瓜、海味、鳖、龟等。

4. 孩子腹泻病愈，阳气未复，不要大量食用营养品，那样会加重孩子脾胃负担，影响其康复。

5. 给孩子罐疗，要注意用轻手法，少用浅刺发泡法。

三、小儿遗尿

小儿遗尿是指三岁以上小儿睡中小便自遗、醒后方知的一种疾病。大部分是由于大脑皮质或皮质下中枢功能失调而引起的功能性遗尿。主要是由受惊、过度疲劳等因素引发的，少数是因蛲虫病、脊柱裂或大脑发育不全所致。

中医学认为，小儿遗尿多为胎禀不足，肾气亏虚，或脾肺气虚、肝经郁热所致。从证候上看，常见的是肾气不足证，多由先天不足引起，如早产、双胞胎、低体重儿等。脾肺气虚证多为后天营养不良引起，中气下陷，致膀胱失约，小便自遗。肝经郁热证多为湿热下注于膀胱所致，相当于西医的遗尿症合并泌尿系感染。脏腑及脊骨发育不全，都能影响肾气固摄，致膀胱失约而成遗尿。

罐疗相关经络穴区，可以疏通经络气血，扶正气和阴阳，促进本病好转，深度改善相关功能状态。

【基本应用】

1. 主要穴区：中极、膀胱俞、三阴交。

2. 主穴意义：中极、膀胱俞分别是膀胱的募穴和俞穴，合用属于俞募配穴，可调理膀胱，以助对尿液的约束能力；三阴交为足三阴经交会穴，疏调脾、肝、肾而止遗尿。

3. 罐疗方案：按疗程调治效果最佳。每天1次，每次30~60分钟，十天为一疗程。隔日、隔周亦可。综合运用罐疗基本手法。

4. 罐疗程序（常规五步）：选穴→留罐→点刺发泡→留罐→起罐。

【辨证应用】

1. 辨病归经：调治本病以任脉、脾经及相应腧募穴为主。

2. 罐疗方案：按疗程调治效果最佳。每天1次，每次30~60分钟，十天为一疗程。综合运用罐疗基本手法、技法。

3. 罐疗程序（专业七步）：辨病归经→辨证取穴→手法运罐→技法布罐→点刺发泡→适度留罐→规范起罐。

4. 随证配穴

法一：罐疗本病主要穴区。另：肾气不足加关元、肾俞以补肾培元；肺脾气虚加肺俞、脾俞、足三里以补肺脾之气，以增收涩固脱之力；下焦湿热加曲骨、阴陵泉以清利湿热、调理膀胱。

法二：罐疗关元、气海、三阴交、中极、百会。另：脾肺气虚加足三里、太白；肝经湿热加合谷、太冲。

法三：罐疗腰背部、下腹部。重点是中脘、关元、百会、三阴交。

【注意事项】

1. 治疗期间应培养患儿按时排尿的习惯，夜间定时叫醒患儿起床排尿。

2. 晚上临睡前不宜过多饮水，不宜睡觉太晚。

3. 除家人外要特别注意隐私保护，切勿嘲笑、歧视，避免产生恐惧、紧张和自卑感。

4. 积极调治，注重疏理经络，调和气血，调整阴阳。

5. 易用轻手法，少用浅刺、发泡法。

四、流行性腮腺炎

此病中医学称为“痄腮”，民间亦有称为“鸬鹚瘟”、“蛤蟆瘟”。好发于冬春季节。痄腮是因感受风温邪毒，壅阻少阳经脉引起的时行疾病，以发热、耳下腮部漫肿疼痛为临床主要特征。本病的主要病机为邪毒壅阻少阳经脉，与气血相搏，凝滞耳下腮部。风温邪毒从口鼻肌表而入，侵犯足少阳胆经。胆经起于眼外眦，经耳前耳后下行于身之两侧，终止于两足第四趾端。少阳受邪，毒热循经上攻腮颊，与气血相搏，气滞血瘀，凝滞腮颊，故局部漫肿、疼痛。热甚化火，出现高热不退，烦躁头痛，经脉失和，故张口咀嚼困难。西医学的流行性腮腺炎可参照本病辨证调治。

罐疗相关经络穴区，可以直接祛除风寒湿火、瘀滞痰毒，疏通经络气血，扶正气和阴阳，促进本病好转，深度改善相关功能状态。

【基本应用】

1. 主要穴区：颊车、外关、合谷、阿是穴。

2. 主穴意义：风热邪毒壅阻，足阳明经穴颊车，可以宣散局部气血瘀滞；外关配合谷既能疏风解表，又能散结消肿。

3. 罐疗方案：按疗程调治效果最佳。每天1次，每次30～60分钟，十天为一疗程。隔日、隔周亦可。综合运用罐疗基本手法。

4. 罐疗程序（常规五步）：选穴→留罐→点刺发泡→留罐→起罐。

【辨证应用】

1. 辨病归经：调治本病以胆经为主。

2. 罐疗方案：按疗程调治效果最佳。每天1次，每次30～60分钟，十天为一疗程。综合运用罐疗基本手法、技法。

3. 罐疗程序（专业七步）：辨病归经→辨证取穴→手法运罐→

技法布罐→点刺发泡→适度留罐→规范起罐。

4. 随证配穴

法一：罐疗本病主要穴位。另：热甚者，加大椎、曲池、合谷；头痛甚者，加太阳、阳维；腹痛者，加归来、大敦；神昏、痉厥者，加太冲、期门、百会。

法二：罐疗翳风、颊车、外关、合谷、中渎。另：温毒在表加风府、身柱；热毒蕴结加曲池、少商、商阳；邪毒内陷心肝加人中、十二井穴；并发睾丸炎加血海、曲泉、三阴交、行间。

法三：罐疗颈椎1~7两侧及旁开1寸平行处、腮腺肿胀部位、大椎、肺俞、肝俞、心俞、脾俞、身柱。

【注意事项】

1. 本病属急性呼吸道传染病，治疗期间注意隔离，至腮腺肿大消失为止。

2. 罐疗的同时，应配合服用中药。

3. 综合运用罐疗、按摩、刮痧、点穴等手法，但均应运用轻手法。

4. 疏理疏通重点经络气血，改善和提升人体自净、自控、自愈能力。

五、婴幼儿营养不良

营养不良是由于摄食不足，或食物不能充分吸收利用，以致能量缺乏，不能维持正常代谢，迫使机体消耗自身组织，出现体重不增或减轻，生长发育停滞，脂肪逐渐消失，肌肉萎缩等症状。这是营养不良的最初阶段。如不能尽快停止，就会继而发生腹泻、脂肪泻、呕吐、便秘、腹胀等消化道紊乱症状。病儿可出现多哭而烦躁，继则变为表情呆板、淡漠，条件反射形成延迟，运动功能发育落后，甚至会影响智力和神经系统的正常发育。

造成婴幼儿营养不良的原因有很多，如长期饮食不当，过分偏食，热量不足，母乳不足，添加辅食不当，仓促断奶；存在消化系统疾病，先天畸形，如唇裂，腭裂，幽门狭窄，贲门松弛，哺喂困难；消化功能不健全，吸收不良，肠炎，痢疾，寄生虫，肝炎等消化道感染性疾病；慢性消耗性疾病，反复发作的肺炎，结核，长期发热，食欲不振，摄入减少，消耗过多等。其它情况如早产、双胞胎等均是营养不良的先天条件。

除器质性疾病以外，中医学认为本病主要是由于饮食不当，脾胃不和，日久致使气血生化乏源，脏腑、肌肉、四肢百骸营养不良，形体羸瘦，精神不济。

罐疗相关经络穴区，可以疏通经络气血，扶正气和阴阳，促进本病好转，深度改善相关功能状态。

【基本应用】

1. 主要穴区：中脘、足三里、脾俞。

2. 主穴意义：中脘、脾俞健脾和胃；足三里调补脾胃，消食导滞。

3. 罐疗方案：按疗程调治效果最佳。每天 1 次，每次 30 ~ 60 分钟，十天为一疗程。隔日、隔周亦可。综合运用罐疗基本手法。

4. 罐疗程序（常规五步）：选穴→留罐→点刺发泡→留罐→起罐。

【辨证应用】

1. 辨病归经：调治本病以脾经、胃经为主。

2. 罐疗方案：按疗程调治效果最佳。每天 1 次，每次 30 ~ 60 分钟，十天为一疗程。综合运用罐疗基本手法、技法。

3. 罐疗程序（专业七步）：辨病归经→辨证取穴→手法运罐→技法布罐→点刺发泡→适度留罐→规范起罐。

4. 随证配穴

法一：罐疗本病主要穴区。另：腹泻，加天枢；消化不良，加胃俞；腹内有虫，加百虫窝；腹胀，加气海、隐白。

法二：罐疗中脘、天枢。另：腹泻加建里、气海、腰俞；完谷不化者加足三里；吐奶者加内关。法三：为小儿捏脊，每天两次，每次3～5遍，而后背俞走罐。

【注意事项】

1. 婴儿应尽可能以母乳喂养，不要过早断乳，逐渐添加辅食，给予易消化而富有营养的食物。

2. 不要溺爱孩子，不让小儿养成挑食的习惯。

3. 多带小儿进行户外活动，呼吸新鲜空气，多晒太阳，增强体质。

4. 应尽可能少给孩子吃药。应主要运用经络调理的方法，用按摩点穴的方法，如捏脊的方法，从经络气血的角度，改善小儿体质，提高小儿脾胃功能。

5. 鼓励和带动孩子，使之保持积极乐观的情绪。

六、缺铁性贫血

缺铁性贫血的原因：一是铁元素的需要量增加而摄入不足，二是铁的吸收不良，三是失血过多等。这些因素都会影响血红蛋白和红细胞的生存而引发贫血。本病主要发生于6个月～3岁的婴幼儿。一般表现为皮肤黏膜逐渐苍白或苍黄，以口唇、口腔黏膜及甲床最为明显。患儿易感疲乏无力，烦躁不安或精神不振、食欲减退。年长儿可诉头晕、眼前发黑、耳鸣等。肝脾肿大明显，但肿大不超过中等度，淋巴结肿大程度较轻、质韧。重症贫血可出现口腔炎、舌炎、舌乳头萎缩、口角皲裂等。胃肠道症状常有呕吐、腹泻，少数患儿有异食癖（喜食泥土、墙土等）。呼吸、脉搏加快，心前区可听到收缩期杂音，其至心脏扩大，发生心力衰竭。

中医认为，本病发病机理主要在脾胃。由于偏食等原因导致铁的摄入不足，或者饮食中营养物质的缺乏，或者由于脾胃的虚弱，受纳与运化不利，导致气血生化功能严重减退。此病属于中医的“血虚”、“虚劳”的范畴。罐疗相关经络穴区，可以疏通经络气血，扶正气和阴阳，促进本病好转，深度改善相关功能状态。

【基本应用】

1. 主要穴区：气海、血海、膈俞、心俞、脾俞、肾俞、足三里。

2. 主穴意义：贫血以虚为根，补虚为治疗贫血第一要旨。取气海、血海气血双补；配以血之会穴膈俞补血养髓；心俞、脾俞、肾俞滋养心、脾、肾；足三里调理脾胃，以助气血生化之源。

3. 罐疗方案：按疗程调治效果最佳。每天 1 次，每次 30～60 分钟，十天为一疗程。隔日、隔周亦可。综合运用罐疗基本手法。

4. 罐疗程序（常规五步）：选穴→留罐→点刺发泡→留罐→起罐。

【辨证应用】

1. 辨病归经：调治本病以脾经、胃经及相应的背俞穴为主。

2. 罐疗方案：按疗程调治效果最佳。每天 1 次，每次 30～60 分钟，十天为一疗程。综合运用罐疗基本手法、技法。

3. 罐疗程序（专业七步）：辨病归经→辨证取穴→手法运罐→技法布罐→点刺发泡→适度留罐→规范起罐。

4. 随证配穴：罐疗本病主要穴区。另：头晕加百会，以补脑止晕；心悸加内关，以宁心定悸；纳差加中脘，以健胃增食；潮热盗汗、五心烦热加劳宫，以清热除烦；两颧潮红加太溪，以益肾滋阴、固肾培元；月经不调、月经过多或崩漏不止，加关元、三阴交、隐白以理脾调经。

【注意事项】

1. 注意饮食及环境卫生，预防肠胃病。

2. 防止外伤及剧烈运动，避免出血。

3. 杜绝接触各类危险因素，包括对骨髓有损伤作用和抑制血小板功能的药物。

4. 对中重度贫血应采取综合治疗措施，必要时可予以输血。

5. 鼓励孩子，引导其保持乐观积极的心态与情绪。

6. 积极调养，特别注重经络气血的调理，根本改善和提高人体的自净、自控、自愈能力。

第五章　外科疾病

一、雷诺综合征

雷诺综合征是指肢体动脉和小动脉出现阵发性收缩状态。发病年龄多在 20～30 岁之间，以妇女为主。常在受寒或情绪激动后，手指皮色突然变为苍白，继而发紫。通常从指尖开始，逐步扩展到整个手指甚至掌部，伴有局部发凉、麻木或感觉减迟，持续数分钟后逐渐变为潮红、变暖，并感觉烧灼、刺痛，最后皮色变为正常。本病的特征之一，是两手指具有明显的对称性。

雷诺综合征的病因目前尚不完全明确。中医学认为本病多因受寒导致气血瘀阻，不能达于四末；或情志不畅，气机受阻，行血不能达于四末所致。罐疗相关经络穴区，可以直接祛除风寒湿火、瘀滞痰毒，疏通经络气血，扶正气和阴阳，促进本病好转，深度改善相关功能状态。

【基本应用】

1. 主要穴区：内关、足三里、曲池、血海、三阴交。

2. 主穴意义：内关属手厥阴心包经，与阴维脉相通，能理气、活血、通络；足三里强壮补虚，益气养血；曲池疏散外邪；血海乃血郄，活血化瘀；三阴交为脾经腧穴，与足三里相配，补益脾胃，促进气血生化。

3. 罐疗方案：按疗程调治效果最佳。每天 1 次，每次 30～60 分钟，十天为一疗程。隔日、隔周亦可。综合运用罐疗基本手法。

4. 罐疗程序（常规五步）：选穴→留罐→点刺发泡→留罐→起罐。

【辨证应用】

1. 辨病归经：调治本病以脾经、胃经、心包经为主。

2. 罐疗方案：按疗程调治效果最佳。每天1次，每次30~60分钟，十天为一疗程。综合运用罐疗基本手法、技法。

3. 罐疗程序（专业七步）：辨病归经→辨证取穴→手法运罐→技法布罐→点刺发泡→适度留罐→规范起罐。

4. 随证配穴

法一：罐疗本病主要穴区。另，外感加合谷、大椎；情绪激动，加合谷、太冲。

法二：罐疗曲池、内关、合谷、外关、足三里、三阴交、血海等穴。

【注意事项】

1. 避免情绪波动，保持心情舒畅。

2. 注意保暖，避免受寒，少直接接触凉水。

3. 修炼情志，戒怒戒躁，保持乐观、积极、平和的心态与情绪。

4. 注重和坚持全身经络气血的疏理和疏通，根本改善和提升人体的自净、自控、自愈能力。

二、血栓闭塞性脉管炎

血栓闭塞性脉管炎属中医学脱疽范畴，多因寒湿及外伤血瘀等瘀阻经脉，致气血不能到达肢端，肢端失去气血之濡养，或脾肾阳虚致使四末失于温煦濡养；或寒湿侵袭，脉络闭阻，气血运行障碍，寒湿郁久化热；或嗜食烟酒及辛辣厚味，蕴热壅滞经络，热盛肉腐而成。血栓闭塞性脉管炎是一种慢性的动静脉节段性炎症病变。最突出的症状是疼痛，90%的患者在起始时就有疼痛。轻者休息时消失或减轻，行走或活动后疼痛加重；重者疼痛剧烈而持续，尤以夜间为甚，形成静息痛。患者患肢发凉，怕冷，对外界寒冷十分敏感。患肢（趾、指）可出现针刺感、奇痒感、麻木感、烧灼感等异常感觉。皮色异常苍白，或在苍白的基础上，出现潮红或发绀。

罐疗相关经络穴区，可以直接祛除风寒湿火、瘀滞痰毒，疏通经络气血，扶正气和阴阳，促进本病好转，深度改善相关功能状态。

【基本应用】

1 主要穴区：关元、膈俞、足三里、血海、阳陵泉。

2 主穴意义：关元为任脉与足三阴经的交会穴，可调补脾、肝、肾，益气养血；膈俞为血会，可养血活血、化瘀通络；足三里为足阳明经合穴，阳明经多气多血，再配用足太阴经之血海可通行气血、化瘀止痛；阳陵泉为筋之会穴，可疏筋通络、化瘀止痛。

3. 罐疗方案：按疗程调治效果最佳。每天 1 次，每次 30 ~ 60 分钟，十天为一疗程。隔日、隔周亦可。综合运用罐疗基本手法。

4. 罐疗程序（常规五步）：选穴→留罐→点刺发泡→留罐→起罐。

【辨证应用】

1. 辨病归经：调治本病以脾经、肝经、肾经及相应的背腧穴为主。

2. 罐疗方案：按疗程调治效果最佳。每天 1 次，每次 30 ~ 60 分钟，十天为一疗程。综合运用罐疗基本手法、技法。

3. 罐疗程序（专业七步）：辨病归经→辨证取穴→手法运罐→技法布罐→点刺发泡→适度留罐→规范起罐。

4. 随证配穴

法一：罐疗本病主要穴区。另：寒湿阻络加商丘、阴陵泉，以温经散寒；气滞血瘀加合谷、太冲，以活血散瘀；热毒蕴结加曲池、大椎、委中，以清热解毒；气阴两伤加气海、太溪，以益气养阴；疽生于手加八邪、生于足加八风，以活血通络；凡阿是痛区，均可浅刺拔罐，以清热排毒。

法二：下肢：罐疗脉根、上曲泉、脉生。另：病症在足背及二三趾者，加足三里、丰隆；病症在足大趾者加阴陵泉、地机。

上肢：罐疗曲池、青灵、手逆注。另：病症在拇指加手三里；病症在中指加内关；病症在无名指加外关；病症在小指加通里。

法三：阳虚寒积者，上肢罐疗大椎、大陵；下肢罐疗命门、太溪。

血瘀热郁者，罐疗曲泽、委中、八邪、八风。

阴虚湿毒者，罐疗中脘、天枢、曲池。

【注意事项】

1. 本法对皮肤破溃者止痛效果明显。但溃烂严重者，需配合外科处理并综合调治。

2. 重点运用发泡法和浅刺法。

3. 应注意患肢保暖，避免感受风寒湿邪。

4. 戒烟限酒，忌食辛辣刺激性食物。

5. 修炼情志，涵养道德，戒怒戒躁，保持乐观、积极、平和的心态与情绪。

6. 特别注重和坚持全身经络气血的疏理与疏通，根本改善和提升人体自净、自控、自愈能力。

第六章　皮科疾病

一、热疮（单纯疱疹）

热疮是指发热或高热过程中所发生的一种急性疱疹性皮肤病。宋代《圣济总录》云："热疮本于热盛，风气因而乘之，故特谓之热疮"。本病以好发于皮肤粘膜交界处的成群小疱为临床特征。大多会在一周以后痊愈，但易于复发。男女老幼均可发病，尤以成年人为多。相当于西医的单纯疱疹。

根据中医学，本病多为外感风热邪毒，客于肺胃二经，蕴蒸皮肤而生；或因肝胆湿热下注，阻于阴部而成；或由反复发作，热邪伤津，阴虚内热所致。发热、受凉、日晒、月经来潮、妊娠、肠胃功能障碍等常常诱发本病。

罐疗相关经络穴区，可以直接祛除风寒湿火、瘀滞痰毒，疏通经络气血，扶正气和阴阳，促进本病好转，深度改善相关功能状态。

【基本应用】

1. 主要穴区：三阴交、足三里、肾俞、脾俞、肝俞。

2. 主穴意义：足三里、三阴交补后天，滋气血生化之源以养先天；脾俞、肾俞、肝俞，补益肝、脾、肾三脏。罐疗上述穴区，可以直接清除各种体内毒邪。

3. 罐疗方案：按疗程调治效果最佳。每天1次，每次30～60分钟，十天为一疗程。隔日、隔周亦可。综合运用罐疗基本手法。

4. 罐疗程序（常规五步）：选穴→留罐→点刺发泡→留罐→起罐。

【辨证应用】

1. 辨病归经：调治本病以胃经、肝经、胆经及相应的背俞穴为主。

2. 罐疗方案：按疗程调治效果最佳。每天1次，每次30～60分钟，十天为一疗程。综合运用罐疗基本手法、技法。

3. 罐疗程序（专业七步）：辨病归经→辨证取穴→手法运罐→技法布罐→点刺发泡→适度留罐→规范起罐。

4. 随证配穴

法一：罐疗本病主要穴区，局部病区。另：疮面糜烂、湿润，加阴陵泉、曲池以清利湿毒；情绪不稳，加曲泉、太冲；肾阳不足，加命门、关元；口咽干燥、红肿，加太溪、复溜；骨蒸虚热，加膏肓。

法二：罐疗三阴交、足三里、肾俞、脾俞、肝俞，局部病区。另：疮面糜烂、湿润，加阴陵泉、曲池；情绪不稳，加曲泉、太冲；肾阳不足，加命门、关元；口咽干燥、红肿，加太溪、复溜；骨蒸虚热，加膏肓。

【注意事项】

1. 对本病实施罐疗效果良好。手法上可多用浅刺法，重点祛邪排毒。

2. 罐具必须严格消毒，专人专用。

3. 注意生活卫生与合理饮食，防止受风、受寒、内生诸邪和感染。

4. 修炼情志，戒怒戒躁，保持乐观、积极、平和的心态与情绪。避免精神刺激。

5. 特别注重和坚持全身经络气血的疏理与疏通，根本改善和提升人体自净、自控、自愈能力。

二、蛇串疮（带状疱疹）

蛇串疮是一种皮肤上出现成簇水疱，呈带状分布，痛如火燎的急性疱疹性皮肤病。因皮损状如蛇行，故名蛇串疮；因每多缠腰而发，故又称缠腰火丹。本病又称之为火带疮、蛇丹、蜘蛛疮等。清·《外科大成·缠腰火丹》称此症“俗名蛇串疮，初生于腰，紫赤如疹，或起水疱，痛如火燎”。临床特征为，成簇水疱、带状分布，伴有火燎刺痛。本病多见于成年人，好发于春秋季节。

本病病因：或情志内伤，肝郁气滞，久而化火，肝经火毒，外溢肌肤而发；或饮食不节，脾失健运，湿邪内生，蕴而化热，湿热内蕴，外溢肌肤而生；或感染毒邪，湿热火毒蕴结于肌肤而成。年老体虚者，常因血虚肝旺，湿热毒盛，气血凝滞，致使疼痛更为剧烈，病程迁延。

罐疗相关经络穴区，可以直接祛除风寒湿火、瘀滞痰毒，疏通经络气血，扶正气和阴阳，促进本病好转，深度改善相关功能状态。

【基本应用】

1. 主要穴区：阴陵泉、行间、夹脊穴、局部穴区。

2. 主穴意义：阴陵泉为足太阴脾经合穴，能清泻三焦邪热，健脾化湿；行间为足厥阴肝经荥穴，具有疏肝泻热之功；夹脊可以协助调畅患处气血；疱疹局部罐疗可以直接活血通络、排毒清火、祛瘀祛邪。

3. 罐疗方案：按疗程调治效果最佳。每天1次，每次30～60分钟，十天为一疗程。隔日、隔周亦可。综合运用罐疗基本手法。

4. 罐疗程序（常规五步）：选穴→留罐→点刺发泡→留罐→起罐。

【辨证应用】

1. 辨病归经：调治本病以局部阿是穴区及相对应的经脉为主。

2. 罐疗方案：按疗程调治效果最佳。每天1次，每次30~60分钟，十天为一疗程。综合运用罐疗基本手法、技法。

3. 罐疗程序（专业七步）：辨病归经→辨证取穴→手法运罐→技法布罐→点刺发泡→适度留罐→规范起罐。

4. 随证配穴

法一：罐疗本病主要穴区，局部病区。另：肝经郁热加太冲、侠溪、阳陵泉，以清利肝胆湿热。脾经湿热加大都、三阴交、血海，以健脾祛湿、化瘀止痛。瘀血阻络应根据皮疹部位不同增加相应穴位，如颜面部加阳白、太阳、颧髎；胸胁部加期门、大包；腰腹部加章门、带脉。

法二：罐疗本病局部穴区及夹脊穴。另：如热盛而皮损鲜红、疱壁紧张、灼热刺痛，加阳陵泉、曲泉、行间、侠溪、血海；如湿盛而皮损淡红、疱壁松疏、渗水糜烂，加阴陵泉、三阴交、足三里、内庭；如气滞血瘀加膈俞、血海。

法三：直接留罐疱疹局部，负压排毒。

【注意事项】

1. 罐疗对本病止痛显著，并能够减少神经痛的后遗症状。若发病之初即行罐疗，多数患者经约一个疗程即可痊愈。

2. 若疱疹处皮损严重，可暂在患处用2%龙胆紫涂擦，防止继发感染。

3. 罐具必须严格消毒，专人专用。

4. 修炼情志，保持乐观平和的心态与情绪。

5. 特别注重和坚持全身经络气血的疏理与疏通，根本改善和提升人体自净、自控、自愈能力。

三、湿疮（湿疹）

湿疮又称湿疹，是一种由多种内外因素引起的过敏性炎症性皮肤病。临床特征为：多形性皮损，对称分布，好发于面部、肘窝、腘窝及肛门阴囊等处，易于渗出，自觉瘙痒，反复发作和慢性化。本病男女老幼皆可罹患，但先天体质禀赋弱者易患本病。

本病主要因风、湿、热阻于肌肤所致。或因饮食不节、饮食不当，如过食生冷、辛辣、甘厚之品，脾胃失和，致湿热毒邪内生，又外感风湿热邪，内外合邪，浸淫肌肤发为本病；或因素体虚弱，易感易生诸邪，且脾为湿困，湿热蕴久所致；或过敏性食物，有害气味，化纤服装等强烈刺激发为本病。

本病相当于西医的湿疹。西医学一般将其分为急性、亚急性、慢性三类。

罐疗相关经络穴区，可以直接祛除风寒湿火、瘀滞痰毒，疏通经络气血，扶正气和阴阳，促进本病好转，深度改善相关功能状态。

【基本应用】

1. 主要穴区：曲池、足三里、阴陵泉、湿疹局部。

2. 主穴意义：曲池既能清肌肤湿气，又可化胃肠湿热；足三里既能健脾化湿，又能补益气血，标本兼顾；阴陵泉运脾化湿，除肌肤之湿热；湿疹局部疏调局部可以经络之气，祛风止痒。

3. 罐疗方案：按疗程调治效果最佳。每天 1 次，每次 30 ~ 60 分钟，十天为一疗程。隔日、隔周亦可。综合运用罐疗基本手法。

4. 罐疗程序（常规五步）：选穴→留罐→点刺发泡→留罐→起罐。

【辨证应用】

1. 辨病归经：调治本病以胃经、脾经及局部穴位为主。

2. 罐疗方案：按疗程调治效果最佳。每天 1 次，每次 30 ~ 60 分钟，十天为一疗程。综合运用罐疗基本手法、技法。

3. 罐疗程序（专业七步）：辨病归经→辨证取穴→手法运罐→技法布罐→点刺发泡→适度留罐→规范起罐。

4. 随证配穴

法一：罐疗本病主要穴区，局部病区。另：湿热浸淫加脾俞、水道，以清热利湿；脾虚湿蕴加太白、脾俞，以健脾利湿；血虚风燥加膈俞、肝俞、血海，以养血润燥。

法二：罐疗大椎、曲池、三阴交、血海，局部病区。另：痒甚者加神门；慢性湿疹加足三里；湿重者加阴陵泉；血燥者加三阴交、血海。

【注意事项】

1. 罐疗调治湿疹效果显著。

2. 罐具必须严格消毒，专人专用。

3. 患处应避免搔抓，忌用热水烫洗或用肥皂等刺激物洗涤。

4. 避免局部不良刺激，不穿尼龙、化纤内衣和袜子。尽量忌食鱼虾等辛辣腥味食物。

5. 修炼情志，戒怒戒躁，保持乐观、积极、平和的心态与情绪。

6. 特别注重和坚持全身经络气血的疏理与疏通，根本改善和提升人体自净、自控、自愈能力。

四、异位性皮炎

异位性皮炎，又名异位性湿疹或遗传过敏性湿疹。“异位性”的含义是：患者或家族成员有罹患哮喘病、枯草热、过敏性鼻炎、荨麻疹、湿疹等疾病史；对异种蛋白过敏；病人血清中 lgE 值增高；患者血清中嗜酸性白细胞增多。

西医认为，遗传性过敏体质是该病的重要原因之一。通过呼吸道吸入的各种物质，如屋尘、花粉、皮屑、动物之毛等均可引发本病。除上述以外，季节气候变化、精神紧张、强烈搔抓刺激、出汗等均易使本病病情加剧。

异位性皮炎可分为婴儿期、儿童期和成人期三个阶段。

中医认为，本病因禀赋不耐或脾虚湿盛所致，好发于四肢弯曲处，以皮肤干燥肥厚，抓破流津，瘙痒无度为特征。

罐疗相关经络穴区，可以直接祛除风寒湿火、瘀滞痰毒，疏通经络气血，扶正气和阴阳，促进本病好转，深度改善相关功能状态。

【基本应用】

1. 主要穴区：肺俞、脾俞、足三里、曲池、阴陵泉、三阴交。

2. 主穴意义：肺主皮毛，故取肺俞；脾俞、足三里，健脾和胃，补益气血；曲池清利湿热，疏泄在肌肤的风湿；阴陵泉、三阴交清利水湿。

3. 罐疗方案：按疗程调治效果最佳。每天1次，每次30~60分钟，十天为一疗程。隔日、隔周亦可。综合运用罐疗基本手法。

4. 罐疗程序（常规五步）：选穴→留罐→点刺发泡→留罐→起罐。

【辨证应用】

1. 辨病归经：调治本病以胃经、脾经及相应的背腧穴为主。

2. 罐疗方案：按疗程调治效果最佳。每天1次，每次30~60分钟，十天为一疗程。综合运用罐疗基本手法、技法。

3. 罐疗程序（专业七步）：辨病归经→辨证取穴→手法运罐→技法布罐→点刺发泡→适度留罐→规范起罐。

4. 随证配穴：罐疗本病主要穴区，局部病区。另：发于肘窝处，加尺泽、曲泽；发于腘窝处，加委中、曲泉；剧痒者，加郄门及皮损局部；皮肤干燥肥厚，加血海、膈俞。

【注意事项】

1. 本病有过敏倾向，应避免接触过敏源，如花粉、粉尘、皮毛制品等。忌食鱼、虾、牛羊肉等发物，及浓茶、咖啡等刺激性饮品。

2. 若伴有哮喘或瘾疹、过敏性鼻炎等，调治时应兼顾考虑。

3. 罐疗透皮排毒，效果良好，应予坚持。

4. 罐具必须严格消毒，专人专用。

5. 修炼情志，戒怒戒躁，保持乐观、积极、平和的心态与情绪。

6. 特别注重和坚持全身经络气血的疏理与疏通，根本改善和提升人体自净、自控、自愈能力。

五、瘾疹（荨麻疹）

瘾疹是一种皮肤出现红色或苍白风团，时隐时现的瘙痒性、过敏性皮肤病。主要临床特征是：皮肤上出现瘙痒性风团，发无定处，骤起骤退，消退后不留任何痕迹。此病一年四季均可发病，尤以春季多发。老幼都可罹患，约有15%~20%的人一生中发生过本病。临床上可分为急性和慢性。急性者骤发速愈，慢性者可反复发作。

中医古代文献又称风疙瘩、风疹块、风疹等。中医学认为，本病因人体对某些物质过敏所致。可因卫外不固，风寒、风热之邪客于肌表；或因肠胃湿热郁于肌肤；或因气血不足，虚风内生；或因情志内伤，冲任不调，肝肾不足，致风邪搏结于肌肤。几种因素均可导致发病。本病相当于西医的荨麻疹。罐疗相关经络穴区，可以直接祛除风寒湿火、瘀滞痰毒，疏通经络气血，扶正气和阴阳，促进本病好转，深度改善相关功能状态。

【基本应用】

1. 主要穴区：曲池、合谷、血海、三阴交。

2. 主穴意义：曲池、合谷属于阳明经穴，可疏风解表，清泄阳明；血海属足太阴经穴，有养血、凉血之功可调理营血，有“治风先治血，血行风自灭”之功；三阴交为足三阴经之交会穴，可养血活血、润燥止痒。

3. 罐疗方案：按疗程调治效果最佳。每天1次，每次30~60分钟，十天为一疗程。隔日、隔周亦可。综合运用罐疗基本手法。

4. 罐疗程序（常规五步）：选穴→留罐→点刺发泡→留罐→起罐。

【辨证应用】

1. 辨病归经：调治本病以大肠经和脾经为主。

2. 罐疗方案：按疗程调治效果最佳。每天1次，每次30～60分钟，十天为一疗程。综合运用罐疗基本手法、技法。

3. 罐疗程序（专业七步）：辨病归经→辨证取穴→手法运罐→技法布罐→点刺发泡→适度留罐→规范起罐。

4. 随证配穴

法一：罐疗本病主要穴区，局部病区。风热犯表加大椎、风门疏风清热、调和营卫；风寒束表加风门、肺俞疏风散寒；血虚风燥加风门、脾俞、足三里益气养血、润燥祛风；肠胃实热，加内关、支沟清泻胃肠、通调腑气；女性经期风疹伴有月经不调加关元、肝俞调理冲任。

法二：罐疗神厥、大椎、肺俞、曲池、合谷、大肠俞，局部病区。发病于下肢者加血海、风市、委中；病症顽固者加脾俞、肺俞；发病于背者加膈俞、风门。

法三：罐疗背俞及发病局部。

【注意事项】

1. 罐疗调治本病效果较好，几次即能退疹止痒。

2. 罐具必须严格消毒，专人专用。

3. 避免接触各类过敏源。忌食鱼腥、虾蟹、酒类等辛辣刺激性食物。

4. 加强体育运动，增强体质。

5. 修炼情志，戒怒戒躁，保持乐观、积极、平和的心态与情绪。

6. 特别注重和坚持全身经络气血的疏理与疏通，根本改善和提升人体自净、自控、自愈能力。

六、牛皮癣

牛皮癣是一种患部皮肤状如牛项之皮，肥厚且坚的慢性瘙痒性神经功能障碍性皮肤病。本病以皮肤局限性苔藓样变，伴剧烈瘙痒为临床特征。病初局部皮肤扁平如丘疹，干燥而结实，皮色正常或灰褐色，久之丘疹融合成片，逐渐增大增厚，状如牛皮，附有多层银白色鳞屑，有阵发性奇痒，情绪激动时，奇痒加剧。好发于青壮年。多在夏季加剧，冬季缓解。

在中医文献中，因其好发于颈项部，故称为摄领疮；因其缠绵顽固，故亦称为顽癣。本病初起多为风湿热之邪阻滞肌肤，或颈项多汗，硬领摩擦所致；或病久耗伤阴液，营血不足，血虚生风生燥，肌肤失养而成；或血虚肝旺，情志不遂，郁闷不舒，紧张劳累，心火上炎，以致气血运行失职，凝滞肌肤。情志内伤、风邪侵袭是本病发病的诱发因素，营血失和、经脉失疏、气血凝滞则为其病机。

罐疗相关经络穴区，可以直接祛除风寒湿火、瘀滞痰毒，疏通经络气血，扶正气和阴阳，促进本病好转，深度改善相关功能状态。

【基本应用】

1. 主要穴区：风池、大椎、曲池、血海、膈俞、局部阿是穴区。

2. 主穴意义：风池位于项后，是神经皮炎的好发部位，可祛风解表，宜通局部气血；大椎为督脉与诸阳经之交会穴，能清泻热毒；曲池既可疏风清热，又能清血分之郁热；血海、膈俞可调理营血，有“治风先治血，血行风自灭”之功；局部及阿是穴可疏通局部经气直至病所。

3. 罐疗方案：按疗程调治效果最佳。每天 1 次，每次 30 ~ 60 分钟，十天为一疗程。隔日、隔周亦可。综合运用罐疗基本手法。

4. 罐疗程序（常规五步）：选穴→留罐→点刺发泡→留罐→起罐。

【辨证应用】

1. 辨病归经：调治本病以胆经、肺经及局部阿是穴区为主。

2. 罐疗方案：按疗程调治效果最佳。每天 1 次，每次 30 ~ 60 分钟，十天为一疗程。综合运用罐疗基本手法、技法。

3. 罐疗程序（专业七步）：辨病归经→辨证取穴→手法运罐→技法布罐→点刺发泡→适度留罐→规范起罐。

4. 随证配穴

法一：罐疗本病主要穴区，局部病区。另：阴虚血燥加太溪、血海以滋阴润燥；肝郁化火加行间、太冲以疏肝泻热；风热蕴阻加合谷、外关以祛风清热。

法二：罐疗大椎、陶道、风池、膈俞，局部病区。另：病变在颜面部者加听宫；病变在颈项部者加翳明；病变在上肢及背部者，加肩髃、肩髎、天宗；病变在腰部以下者加肾俞；病变在臀部以下者加环跳；病变在大腿以下者加血海、梁丘、阳陵泉。

【注意事项】

1. 本病罐疗效果良好，有明显地镇痛、止痒作用。

2. 多使用发泡、浅刺等手法。

3. 罐具必须严格消毒，专人专用。

4. 保持局部皮肤清洁，尽量避免刺激和搔抓。瘙痒时可拍打解痒。不要乱涂药物。

5. 多吃新鲜蔬菜、水果。忌食刺激性食物。

6. 修炼情志，戒怒戒躁，保持乐观、积极、平和的心态与情绪。

7. 特别注重和坚持全身经络气血的疏理与疏通，根本改善和提升人体自净、自控、自愈能力。

七、风瘙痒、药毒、接触性皮炎

风瘙痒是指无原发性皮肤损害，而以瘙痒为主要症状的皮肤感觉异常性皮肤病。中医文献中又称之为风痒、血风疮、痒风、谷道痒、阴痒等。本病以自觉皮肤阵发性瘙痒，搔抓后常出现抓痕、血痂、色素沉着和苔藓样变等继发性皮损为临床特征。临床上可分为局限性和泛发性两种。局限性者，以阴部、肛门周围瘙痒最多。泛发性者，则多泛发全身。本病多见于老年及青壮年，好发于冬季，少数也可夏季发病。本病相当于西医的皮肤瘙痒症。

中医认为，本病主因禀性不耐，血热内蕴，外邪侵袭，致血热生风而痒；或因病久、年老体弱，气血亏虚，风邪乘虚外袭，血虚生风，肌肤失养而痒；或为饮食不节，嗜食辛辣肥厚、醇酒油腻，损伤脾胃，湿热内生，日久化热生风，内不得疏泄，外不得透达，郁于肌肤而发；或由情志内伤，五志化火，血热内蕴，化热动风而成。

罐疗相关经络穴区，可以直接祛除风寒湿火、瘀滞痰毒，疏通经络气血，扶正气和阴阳，促进本病好转，深度改善相关功能状态。

【基本应用】

1. 主要穴区：曲池、血海、膈俞、风市。

2. 主穴意义：曲池为手阳明大肠经的合穴，清除湿热，起到祛风止痒的作用；血海、膈俞可养血润燥、祛风止痒；风市为祛风之要穴。

3. 罐疗方案：按疗程调治效果最佳。每天 1 次，每次 30 ~ 60 分钟，十天为一疗程。隔日、隔周亦可。综合运用罐疗基本手法。

4. 罐疗程序（常规五步）：选穴→留罐→点刺发泡→留罐→起罐。

【辨证应用】

1. 辨病归经：调治本病以肺经、胃经、大肠经及相应的背腧穴为主。

2. 罐疗方案：按疗程调治效果最佳。每天 1 次，每次 30 ~ 60 分钟，十天为一疗程。综合运用罐疗基本手法、技法。

3. 罐疗程序（专业七步）：辨病归经→辨证取穴→手法运罐→技法布罐→点刺发泡→适度留罐→规范起罐。

4. 随证配穴

法一：罐疗本病主要穴区，局部病区。另：脾虚卫弱加脾俞、肺俞，以健脾固卫；肝肾亏损加肝俞、肾俞，以补益肝肾；气血两燔加大椎、外关、合谷，以清营凉血。

法二：罐疗尺泽、曲池、曲泽、血海、合谷、膈俞、委中、风市，局部病区。

【注意事项】

1. 明确发病诱因，立即脱离发病因素。

2. 本病运用罐疗技术，可以直接透皮排毒，效果很好，应予坚持。

3. 罐具必须严格消毒，专人专用。

4. 不宜用热水或肥皂水洗澡，避免摩擦搔抓，禁用刺激性强的外用药物。

5. 忌食辛辣、油腻、鱼腥等发物。

6. 修炼情志，戒怒戒躁，保持乐观、积极、平和的心态与情绪。

7. 特别注重和坚持全身经络气血的疏理与疏通，根本改善和提升人体自净、自控、自愈能力。

八、粉刺（痤疮）

粉刺是一种毛囊、皮脂腺的慢性炎症性皮肤病。因典型皮损能挤出白色半透明状粉汁，故称之粉刺。本病以皮肤散在性粉刺、丘疹、脓疱、结节及囊肿，伴皮脂溢出为临床特征。好发于颜面、胸、背部。多见于青春期男女。有30%—50%的青年都患有不同程度的粉刺，一般男性的比例略高于女性，病程长久，发病缓慢，30岁以后病情逐渐减轻或自愈。西医的痤疮可参照本病辨证调治。

中医学认为，本病主要发病原因是：素体阳热偏盛，加之青春期生机旺盛，营血日渐偏热，血热外壅，气血郁滞，蕴阻肌肤，而发本病；或因过食辛辣肥甘之品，肺胃积热，循经上熏，血随热行，上壅于胸面。如此病日久不愈，气血郁滞，经脉失畅；或肺胃积热，久蕴不解，化湿生痰，痰瘀互结，即致粉刺日渐扩大，局部结节，累累相连。

罐疗相关经络穴区，可以直接祛除风寒湿火、瘀滞痰毒，疏通经络气血，扶正气和阴阳，促进本病好转，深度改善相关功能状态。

【基本应用】

1. 主要穴区：颧髎、大椎、合谷、曲池、内庭及局部主要穴区。

2. 主穴意义：本病好发于颜面部，取颧髎疏通局部经气，使肌肤疏泄功能得以调畅；大椎清热泻火、凉血解毒；阳明经多气多血，其经脉上走于面，取合谷、曲池、内庭清泻阳明邪热；局部主要穴区有利于疏通血气。

3. 罐疗方案：按疗程调治效果最佳。每天1次，每次30～60分钟，十天为一疗程。隔日、隔周亦可。综合运用罐疗基本手法。

5. 罐疗程序（常规五步）：选穴→留罐→点刺发泡→留罐→起罐。

【辨证应用】

1. 辨病归经：调治本病以肺经、胃经及局部穴位为主。

2. 罐疗方案：按疗程调治效果最佳。每天1次，每次30～60分钟，十天为一疗程。综合运用罐疗基本手法、技法。

3. 罐疗程序（专业七步）：辨病归经→辨证取穴→手法运罐→技法布罐→点刺发泡→适度留罐→规范起罐。

4. 随证配穴：罐疗本病主要穴区。另：肺经风热加尺泽、风门，以清泻肺热；湿热蕴结加足三里、阴陵泉，以清热化湿；脾虚卫弱加脾俞、肺俞，以利湿化痰；冲任不调加血海、膈俞、三阴交，以调和冲任。

【注意事项】

1. 局部禁用化妆品，宜用硫磺肥皂温水洗脸，以减少油脂附着面部，堵塞毛孔。

2. 禁用手挤患处，尤其鼻部的三角区域，以免引起继发感染。

3. 忌食辛辣、油腻食品，多食新鲜蔬菜及水果，保持大便通畅以便及时排除毒素。

4. 面部只能使用轻柔的闪罐手法，以免留下瘀斑。

5. 修炼情志，戒怒戒躁，保持乐观、积极、平和的心态与情绪。

6. 特别注重和坚持全身经络气血的疏理与疏通，根本改善和提升人体自净、自控、自愈能力。

九、丹毒（急性网状淋巴管炎）

丹毒是以患部皮肤突然鲜红成片，色如涂丹，灼热肿胀，迅速蔓延为主要表现的急性感染性疾病。本病发无定处，生于胸腹腰胯部者，称内发丹毒；发于头面部者，称抱头火丹；发于小腿足部者，称流火；新生儿多生于臀部，称赤游丹。

本病主要由于机体内热，兼而外受火毒，热毒蕴结，郁阻肌肤而发；或由于皮肤粘膜破伤（如鼻腔粘膜、耳道皮肤或头皮破伤，皮肤擦伤，脚湿气糜烂，毒虫咬伤，臁疮等），毒邪乘隙侵入而成。凡发于头面部者，挟有风热；发于胸腹腰胯部者，挟有肝火；发于下肢者，挟有湿热；发于新生儿者，多由胎热火毒所致。

本病相当于西医的急性网状淋巴管炎。罐疗相关经络穴区，可以直接祛除风寒湿火、瘀滞痰毒，疏通经络气血，扶正气和阴阳，促进本病好转，深度改善相关功能状态。

【基本应用】

1. 主要穴区：大椎、合谷、曲池、委中、阿是穴、血海。

2. 主穴意义：大椎为诸阳经的交会穴，能清泻热毒；合谷为手阳明经原穴，主治面部疾患，配曲池能清阳明经之热毒；委中亦称血郄，配以局部穴位点刺拔罐，能清泻血分热毒，乃“宛陈则除之”之理；血海能活血化瘀、清利湿热之毒；阿是穴则可以直接祛邪排毒。

3. 罐疗方案：按疗程调治效果最佳。每天1次，每次30～60

分钟，十天为一疗程。隔日、隔周亦可。综合运用罐疗基本手法。

4. 罐疗程序（常规五步）：选穴→留罐→点刺发泡→留罐→起罐。

【辨证应用】

1. 辨病归经：调治本病以督脉及大肠经穴为主。

2. 罐疗方案：按疗程调治效果最佳。每天 1 次，每次 30～60 分钟，十天为一疗程。综合运用罐疗基本手法、技法。

3. 罐疗程序（专业七步）：辨病归经→辨证取穴→手法运罐→技法布罐→点刺发泡→适度留罐→规范起罐。

4. 随证配穴：罐疗大椎、曲池、陷谷、委中。另：风热上攻加风池、合谷；肝胆湿热加太冲、阳陵泉；湿热下注加内庭、阴陵泉；心绪烦躁者，加内关；胃纳不佳或渴不欲饮者，加足三里。

【注意事项】

1. 本病罐疗效果良好。但面部及新生儿丹毒病情一般较重，必须采取综合疗法。

2. 罐具必须严格消毒，专人专用。

3. 修炼情志，戒怒戒躁，保持乐观、积极、平和的心态与情绪。

4. 特别注重和坚持全身经络气血的疏理与疏通，根本改善和提升人体自净、自控、自愈能力。

十、毒虫咬伤

因被毒虫（包括马蜂、蝎子、蜈蚣等）叮咬（蜇），或接触其毒液、接触虫体的毒毛而引起的一种皮炎。多见于夏秋季节，好发于暴露部位。皮损为丘疹、风团或瘀点，亦可出现红斑、丘疱疹或水疱，皮损中央常有刺吮点，散在分布或数个成群。自觉奇痒、灼痛，一般无全身不适。但严重者可有恶寒发热、头痛、胸闷等全身中毒症状，如不及时救治，可致死亡。罐疗相关经络穴区，可以直接祛除风寒湿火、瘀滞痰毒，疏通经络气血，扶正气和阴阳，促进本病好转，深度改善相关功能状态。

【基本应用】

1. 主要穴区：伤口病灶处、八邪、八风。

2. 主穴意义：伤口病灶处局部拔罐，可清泻毒邪；八邪、八风乃经外奇穴，是治疗毒虫咬伤的经验效穴。

3. 罐疗方案：可单次调治，也可按疗程调治。每天1次，每次30~60分钟。综合运用罐疗基本手法。

4. 罐疗程序（常规五步）：选穴→留罐→点刺发泡→留罐→起罐。

【辨证应用】

1. 辨病归经：以局部为主。

2. 罐疗方案：可单次调治，也可按疗程调治。每天1次，每次30~60分钟。综合运用罐疗基本手法、技法。

3. 罐疗程序（专业七步）：辨病归经→辨证取穴→手法运罐→技法布罐→点刺发泡→适度留罐→规范起罐。

4. 随证配穴：罐疗本病主要穴区及阿是穴区。

【注意事项】

1. 保持清洁卫生，衣服、被褥常洗晒，常更换。

2. 发病期间忌食鱼腥发物，多食蔬菜、水果，保持大便通畅。

3. 在第一时间做罐疗处理，可以很好地将有毒物从被叮咬部位吸拔出来。

4. 保持一定力度。

第七章　伤科疾病

一、胸胁屏伤

胸胁屏伤是指胸部屏岔气伤。多因举重抬扛，用力不匀或动作不协调损伤胸廓关节或软组织而引起。受伤后即出现一侧胸肋部疼痛，咳嗽或呼吸时疼痛加重，并牵扯背部，疼痛范围较广而无定处。患者保护性地减小呼吸运动幅度，形成浅促呼吸，并伴有胸闷不适。肋椎关节半脱位的患者，其受累关节处可有小范围的压痛。如属于胸固有肌撕裂或痉挛，在相应的肋间隙可见肿胀、压痛等现象。

本病除机械外伤之外，还会同时造成气滞、血瘀，气滞血瘀则气血运行不畅、经脉不通，不通则痛。罐疗相关经络和穴区，可以强力直接清除局部风寒湿邪及局部瘀滞，疏通经络气血，缓解和消除疼痛，促进功能恢复。

【基本应用】

1. 主要穴区：期门、太冲、肝俞。

2. 主穴意义：胸胁部为肝胆经所过之处，肝胆相表里，故取期门、太冲以疏泄肝胆经气，使气血通畅，共奏通络止痛之功；肝俞滋补肝阴。

3. 罐疗方案：可单次调治，也可按疗程调治。每天 1 次，每次 30～60 分钟。综合运用罐疗基本手法。

4. 罐疗程序（常规五步）：选穴→留罐→点刺发泡→留罐→起罐。

【辨证应用】

1. 辨病归经：调治本病以肝经、胆经及相应募穴为主。

2. 罐疗方案：可单次调治，也可按疗程调治。每天1次，每次30~60分钟。综合运用罐疗基本手法、技法。

3. 罐疗程序（专业七步）：辨病归经→辨证取穴→手法运罐→技法布罐→点刺发泡→适度留罐→规范起罐。

4. 随证配穴

法一：以本病主要穴区为主。呼吸而胸痛者，加大包、章门；胸闷，加内关、膻中；咳嗽者，加列缺、膏肓。

法二：以本病主要穴区为主。另：肝气郁结者，加期门、支沟、阳陵泉、足三里、太冲、内关。肝阴不足者，加肝俞、肾俞、期门、行间、足三里、三阴交、内关、蠡沟、太溪。

法三：罐疗胸、腰、骶部、胸胁痛部、支沟、阳陵泉、窍阴、辄筋、期门。重点：患部对应的脊椎两侧及患部肋间隙。

【注意事项】

1. 注意休息，避免搬运重物，避免加重胸胁的扭挫伤。

2. 可配合其它有利于活血化瘀理气的疗法。

3. 修炼情志，戒怒戒躁，保持乐观、积极、平和的心态与情绪。

4. 本病基本痊愈后，应注重全身经络气血的调理，防止本病连带其他部位经络瘀滞，及时清除衍生其他疾病的隐患。

二、梨状肌综合征

梨状肌位于臀部。多数患者有扛抬重物或“闪”、“扭”的外伤史或受凉史。伤后臀后部及大腿后侧疼痛，疼痛可放射至整个下肢。偶有小腿外侧发麻，重者行走困难，伴跛行，腹压增高时疼痛可明显加重。局限性压痛明显，髋内旋、内收受限并加重疼痛。

中医认为，本病多因腰部闪挫、外伤等原因损伤筋脉，导致气血瘀滞，不通则痛；久居湿地，或涉水、冒雨、衣着单薄、汗出受寒等，导致风寒湿邪入侵，闭阻于腰臀腿部。罐疗相关经络和穴区，可以强力直接清除局部风寒湿邪及局部瘀滞，疏通经络气血，缓解和消除疼痛，促进功能恢复。

【基本应用】

1. 主要穴区：环跳、阳陵泉、八髎、秩边、承扶、殷门、委中、悬钟、昆仑。

2. 主穴意义：环跳为足太阳经与足少阳经交会穴，以疏通两经闭阻不通之气血；阳陵泉乃筋会，可疏经通络止痛；因疼痛部位沿大腿后侧、小腿外侧，属于足太阳经与足少阳经循行部位，故循经取足太阳经与足少阳经穴以疏导两经闭阻不通之气血，达到“通则不痛”的治疗目的。

3. 罐疗方案：可单次调治，也可按疗程调治。每天 1 次，每次 30~60 分钟。综合运用罐疗基本手法。

4. 罐疗程序（常规五步）：选穴→留罐→点刺发泡→留罐→起罐。

【辨证应用】

1. 辨病归经：调治本病以膀胱经和胆经为主。

2. 罐疗方案：可单次调治，也可按疗程调治。每天 1 次，每次 30~60 分钟。综合运用罐疗基本手法、技法。

3. 罐疗程序（专业七步）：辨病归经→辨证取穴→手法运罐→技法布罐→点刺发泡→适度留罐→规范起罐。

4. 随证配穴

法一：以罐疗本病主要穴区为主。

法二：重点罐疗局部阿是穴区。

【注意事项】

1. 急性期患者应适当卧床休息。

2. 如损伤日久，局部会出现肌肉萎缩，实施罐疗将会有效改善症状。

3. 应配合其它有利于活血化瘀的疗法，如局部热敷、按摩等。

4. 修炼情志，戒怒戒躁，保持乐观、积极、平和的心态与情绪。

5. 应注重全身经络气血的调理，以此促进局部症状的改善，提升人体自净、自控、自愈能力。

三、落　枕

又名失枕。无论男女老少皆可发生，是临床常见多发病。临床表现为颈部肌肉、颈项强直，酸胀，转动失灵。轻者可自行痊愈，重者可延至数周。

中医学认为，本病多由睡眠姿势不当，或枕头高低不适，引起颈部气血不和，筋脉拘急而致病；也可因颈部扭伤或风寒侵袭项背，使局部经气不调而致病。罐疗相关经络和穴区，可以快速祛除局部瘀滞，消除闭阻，疏通经络气血，明显改善局部功能，消除症状。

【基本应用】

1. 主要穴区：大椎、阿是穴、后溪、悬钟、落枕穴。

2. 主穴意义：大椎穴属于督脉，位于项背部，与阿是穴合用，可以疏通局部经气，使脉络通畅，通则不痛；后溪、悬钟能疏通经络、宣通气血；落枕穴是治疗落枕的经验效穴，有活血通络、解痉镇痛的作用。

3. 罐疗方案：可单次调治，也可按疗程调治。每天 1 次，每次 30～60 分钟。综合运用罐疗基本手法。

4. 罐疗程序（常规五步）：选穴→留罐→点刺发泡→留罐→起罐。

【辨证应用】

1. 辨病归经：调治本病以督脉、膀胱经及阿是穴为主。

2. 罐疗方案：可单次调治，也可按疗程调治。每天 1 次，每次30~60分钟。综合运用罐疗基本手法、技法。

3. 罐疗程序（专业七步）：辨病归经→辨证取穴→手法运罐→技法布罐→点刺发泡→适度留罐→规范起罐。

4. 随证配穴

法一：罐疗本病主要穴区。另，病及督脉和太阳经者可加肩外俞；病及少阳经者可加肩井；向肩胛区放射痛加天宗、秉风。

法二：罐疗大椎、天柱、风池、悬钟、肩外俞、条口、承山、后溪、落枕穴。另：不能前俯后仰者加昆仑、列缺；不能左右回顾者加支正。

【注意事项】

1. 平常注意保持正确睡眠姿势，枕头高低适中，枕于颈项部，避免受风受寒。

2. 调治过程中，应避免再受寒凉刺激。

3. 罐疗落枕可以立竿见影。

4. 如经常落枕，可能是颈椎病的先兆，应特别注意颈椎及全身经络气血的疏理和疏通，根本改善和提升人体自净、自控、自愈能力。

四、颈椎病

又称颈椎综合征。指颈椎及其周围软组织发生病理改变或骨质增生而导致颈神经根、颈部脊髓、椎动脉及交感神经受压或刺激引起的症候群。本病好发于40岁以上的成年人，有年轻化趋势。

中医认为，此病多因身体虚弱、气血不足，或气滞、瘀血、痰浊等累积，致经脉闭阻、筋骨不利而发病。常表现为头颈、肩臂麻木疼痛，头晕、心慌，重者肢体酸软乏力，甚至还会发生大小便失禁、瘫痪等。罐疗相关经络和穴区，可以强力祛除局部瘀滞，疏通经络气血，缓解和消除疼痛，显著改善局部功能。

【基本应用】

1. 主要穴区：大椎、天柱、后溪、颈椎夹脊。

2. 主穴意义：大椎为诸阳之会，能激发阳经经气，通经活络；后溪、天柱二穴配伍可疏调太阳、督脉经气，通络止痛；颈椎夹脊穴具有疏理局部气血而止痛的作用。诸穴远近相配，共奏祛风散寒、疏筋活络、理气止痛之功。

3. 罐疗方案：可单次调治，也可按疗程调治。每天1次，每次30~60分钟。综合运用罐疗基本手法。

4. 罐疗程序（常规五步）：选穴→留罐→点刺发泡→留罐→起罐。

【辨证应用】

1. 辨病归经：调治本病以督脉及颈椎夹脊穴为主。

2. 罐疗方案：按疗程调治效果最佳。每天1次，每次30~60分钟。综合运用罐疗基本手法、技法。

3. 罐疗程序（专业七步）：辨病归经→辨证取穴→手法运罐→技法布罐→点刺发泡→适度留罐→规范起罐。

4. 随证配穴：罐疗本病主要穴区。另：风寒痹阻者加风门以祛风通络；劳损血瘀者加膈俞、合谷、太冲，以活血化瘀、通络止痛；肝肾亏虚加肝俞、肾俞、足三里，以补益肝肾；上肢及手指麻痛者加曲池、合谷、外关，以疏通经络、调理气血；头晕、头痛、目眩者加百会、风池、太阳，以祛风醒脑、明目止痛；恶心、呕吐加天突、内关，以调理肠胃。

【注意事项】

1. 罐疗如配合按摩、外敷则疗效更佳。

2. 长期伏案或低头工作者，要注意颈部保健。

3. 落枕会加重颈椎病病情，应防止落枕。

4. 应注重局部和整身的经络气血疏理，根本防治本病，并改善和提升人自净、自控、自愈能力。

五、肱骨外上髁炎（网球肘）

常表现为肘关节部疼痛，并向前臂外侧放射，用力及前臂旋转动作（如拧毛巾等）时疼痛加剧，无红肿，有压痛。多见于网球、羽毛球、乒乓球运动员以及木工、钳工等特殊工种人员。

中医称本病为“肘劳”，因过度劳累汗出、营卫不固、寒湿侵袭肘部经络，使气血阻滞不畅；或长期从事旋前、伸腕等剧烈活动，使筋脉损伤、瘀血内停等导致肘部经气不通，不通则痛。罐疗相关经络和穴区，可以直接强力祛除局部瘀滞，疏通经络气血，消炎止痛，促进功能恢复。

【基本应用】

1. 主要穴区：曲池、肘髎、手三里、合谷、阿是穴。

2. 主穴意义：肘劳好发于肘外侧，此乃手阳明经所过之处，阳明为多气多血之经，又“主润宗筋”，对劳损引起的肘关节疼痛，取手阳明经曲池、肘髎、手三里、合谷，旨在疏通经络气血；配用阿是穴以祛邪活络、疏经止痛。

3. 罐疗方案：可单次调治，也可按疗程调治。每天 1 次，每次 30 ~ 60 分钟。综合运用罐疗基本手法。

4. 罐疗程序（常规五步）：选穴→留罐→点刺发泡→留罐→起罐。

【辨证应用】

1. 辨病归经：调治本病以大肠经及局部阿是穴区为主。

2. 罐疗方案：按疗程调治效果最佳。每天 1 次，每次 30 ~ 60 分钟。综合运用罐疗基本手法、技法。

3. 罐疗程序（专业七步）：辨病归经→辨证取穴→手法运罐→技法布罐→点刺发泡→适度留罐→规范起罐。

4. 随证配穴

法一：罐疗本病主要穴区。另：下臂旋前受限者，加下廉；下臂旋后受限者，加尺泽；肘内侧疼痛者，加少海；肘尖疼痛者，加天井。

法二：罐疗压痛点、合谷、手三里、曲池、外关。

【注意事项】

1. 急性发作者应避免肘关节运动。病程较长、局部肌腱或发生粘连者可重点运用浅刺疗法。

2. 注意局部保暖，避免受风受寒。但应始终保持必要的局部活动。

3. 注重局部和全身的经络疏理与疏通，促进本病好转或痊愈，防止其他部位形成经络气血的瘀滞闭阻，根本改善和提升人体自净、自控、自愈能力。

六、肩周炎

肩关节周围炎是关节囊和关节周围软组织的一种退行性、炎症性病变，以50岁左右者多见，故有“五十肩”之称，女性多于男性。临床症状为肩部疼痛，以夜间为甚，肩关节活动受限，局部广泛性压痛。后期由于病变组织粘连，功能障碍随之加重，而疼痛减轻。故本病早期以疼痛为主，后期以功能障碍为主。

中医称为“漏肩风”、“肩凝”，认为本病的病变部位在肩部的经脉和经筋。五旬之人，正气不足，营卫渐危，若局部感受风寒，或劳累闪挫，或习惯偏侧而卧，筋脉受到长期压迫，遂致气血阻滞而成肩痹。局部气血运行不畅，气血瘀滞，以致患处肿胀粘连，最终关节僵直，肩臂不能举动。罐疗相关经络和穴区，可以直接强力祛除局部瘀滞，疏通经络气血，消炎止痛，促进功能恢复。

【基本应用】

1. 主要穴区：肩髃、肩前、肩贞、阿是穴、阳陵泉、中平穴（足三里下1寸）。

2. 主穴意义：局部近取肩髃、肩前、肩贞，是谓“肩三穴”，配局部阿是穴，可祛风散寒、疏经通络；循经远取阳陵泉能疏筋活络、通经止痛；中平穴系现代新发现的治疗肩周炎的经验效穴。

3. 罐疗方案：可单次调治，也可按疗程调治。每天1次，每次30～60分钟。综合运用罐疗基本手法。

4. 罐疗程序（常规五步）：选穴→留罐→点刺发泡→留罐→起罐。

【辨证应用】

1. 辨病归经：调治本病以肩部经脉及经验穴为主。

2. 罐疗方案：按疗程调治效果最佳。每天1次，每次30～60分钟。综合运用罐疗基本手法、技法。

3. 罐疗程序（专业七步）：辨病归经→辨证取穴→手法运罐→技法布罐→点刺发泡→适度留罐→规范起罐。

4. 随证配穴

法一：罐疗本病主要穴区。另：太阴经证加尺泽、阴陵泉；阳明、少阳经证加足三里、外关；太阳经证加后溪、大杼、昆仑；痛在阳明、太阳经加条口、承山。

法二：罐疗颈椎5～7两侧、胸椎1～4两侧、患部关节周围、患肢掌侧面。另：疼痛剧烈者加后颈、骶部；肩部活动障碍者加肩胛岗、胸椎5～10两侧；肌张力差、肌肉萎缩者加胸椎7～12两侧、腰部及患肢掌侧。

【注意事项】

1. 调治前应明确辨病，排除肩关节结核、肿瘤、骨折、脱臼，并与颈椎病、内脏病等引起的牵涉痛相区别。

2. 组织已经产生粘连、肌肉萎缩者，罐疗效果很好。

3. 自主锻炼对恢复肩关节功能是十分必要的。

4. 注意肩部保暖，避免受风受寒。

5. 注重全身经络气血的疏理和疏通，促进本病痊愈，防止其他部位发生经络瘀滞。

七、骨质增生

俗称“骨刺”，是一种慢性骨质生长异常的病变。中老年人发病居多，好发于脊椎、膝关节、跟骨结节等处。主要表现为脊椎、膝、足跟等处疼痛，或关节隐隐作痛，触之痛甚，关节活动受限。

中医学认为，本病多因肝肾亏虚、感受外邪、气血失和、筋脉失养致使气血阻滞，以及外伤、劳损，或过度负重用力所导致。罐疗相关经络和穴区，可以直接强力祛除局部风寒湿邪及瘀滞痰毒，疏通经络气血，缓解和消除疼痛，控制和改善骨质增生，促进功能恢复。

【基本应用】

1. 主要穴区：阿是穴、肝俞、肾俞、太溪、悬钟、阳陵泉、膈俞。

2. 主穴意义：阿是穴作用直达病所，以疏通局部经气；肝俞、肾俞、复溜，可以补益肝肾；悬钟为髓会，即可补髓壮骨，又可通经活络；阳陵泉为筋会，可以濡润宗筋；膈俞可以活血化瘀。

3. 罐疗方案：可单次调治，按疗程调治最佳。每天 1 次，每次 30～60 分钟，十次一疗程。综合运用罐疗基本手法。

4. 罐疗程序（常规五步）：选穴→留罐→点刺发泡→留罐→起罐。

【辨证应用】

1. 辨病归经：调治本病以肝经、肾经及相应的背腧穴为主。

2. 罐疗方案：按疗程调治效果最佳。每天 1 次，每十次为一疗程。每次 30～60 分钟。综合运用罐疗基本手法、技法。

3. 罐疗程序（专业七步）：辨病归经→辨证取穴→手法运罐→技法布罐→点刺发泡→适度留罐→规范起罐。

4. 随证配穴

法一：罐疗本病主要穴区。另：足跟痛者，加昆仑、照海、申脉；痛及小腿者，加承山；气血虚弱者，加脾俞、足三里；膝痛者，加膝眼；腰脊痛者，加局部压痛点。

法二：罐疗肝俞、承山、肾俞、太溪、悬钟、膈俞、阳陵泉、阿是穴。另：病变在足跟加昆仑、照海、涌泉、漏谷；病变在脊椎加患椎夹脊穴及邻近腧穴。

法三：罐疗增生局部及阿是痛点。颈椎型加天柱、风池、大椎、大杼、风门；胸椎型加大椎、身柱、大杼、风门、心俞、至阳、膈俞、肝俞、脊中；腰椎型加命门、肾俞、关元俞；骶椎型加关元俞、腰阳关、膀胱俞、八髎、腰俞、秩边、环跳。

【注意事项】

1. 症状缓解后应坚持适当的功能锻炼。

2. 避免接触或久居风冷潮湿之地，避免受风受寒。

3. 修炼情志，戒怒戒躁，保持乐观、积极、平和的心态与情绪。

4. 本病大多源于经络瘀滞闭阻，应注重和坚持全身经络气血的疏理与疏通，根本改善和提升人体自净、自控、自愈能力。

八、软组织损伤

软组织损伤，指关节周围肌腱、韧带、脂肪垫、肌肉过度扭曲或牵拉，所引起的损伤或撕裂。临床主要表现为受伤部位肿胀、疼痛、关节活动障碍，损伤部位压痛等。

中医认为，在剧烈运动，持重过度，跌仆、牵拉以及过度扭转引起关节周围软组织损伤以后，经气运行受阻，气血瘀滞而致局部肿痛，甚至关节活动受限。罐疗相关经络和穴区，可以直接强力祛除瘀滞，疏通经络气血，消肿止痛，改善症状，促进愈合及功能恢复。

【基本应用】

1. 主要穴区

颈部：大椎、天柱、风池、后溪。

肩部：肩髃、肩髎、臑俞、肩贞。

肘部：曲池、小海、天井、少海。

腕部：阳池、阳溪、阳谷、外关、大陵。

腰部：肾俞、腰阳关、腰眼、委中。

髀部：环跳、秩边、居髎、承扶。

膝部：膝眼、梁丘、阳陵泉、膝阳关。

踝部：解溪、昆仑、申脉、照海、丘墟。

2. 主穴意义：主要是以扭伤局部及邻近穴区为主，可直接疏通局部经络、行气活血，促使患处损伤组织恢复正常功能。

3. 罐疗方案：可单次调治，按疗程调治最佳。每天1次，每次30~60分钟，十次为一疗程。综合运用罐疗基本手法。

4. 罐疗程序（常规五步）：选穴→留罐→点刺发泡→留罐→起罐。

【辨证应用】

1. 辨病归经：调治本病以局部和邻近穴区为主。

2. 罐疗方案：按疗程调治效果最佳。每天1次，每次30~60分钟，十次为一疗程。综合运用罐疗基本手法、技法。

3. 罐疗程序（专业七步）：辨病归经→辨证取穴→手法运罐→技法布罐→点刺发泡→适度留罐→规范起罐。

4. 随证配穴：罐疗伤痛局部及邻近相关穴位。同时可以辨证罐疗与病位相关经脉的重点穴区。

【注意事项】

1. 受伤后应限制局部活动，避免加重损伤。

2. 扭伤早期应配合冷敷止血，24小时后热敷，以助化瘀消肿。

3. 注意保护局部，避免受风受寒受湿邪。

4. 症状缓解后，应注重局部经络的疏理，避免局部后遗瘀滞，留下未来隐患。注重全身经络疏理，防止本病连带影响其他部位，并全面提升人体自净、自控、自愈能力。

九、慢性劳损（包括全身酸痛）

指由于慢性、损害性病变造成的组织慢性损伤，并常因出现缺血、变性、渗出、粘连而引发的一种疼痛性疾病。可发于人体的各个部位。

中医认为本病多因局部慢性损伤或者劳伤，经脉气血瘀滞，肌筋失养或者经脉不通所致。罐疗相关经络和穴区，可以直接清除局部风寒湿邪及局部瘀滞，疏通经络气血，缓解和消除疼痛，促进功能恢复。

【基本应用】

1. 主要穴区：膈俞、足三里、肾俞、太溪。

2. 主穴意义：膈俞为血会，活血化瘀；足三里健脾和胃，补益气血；肾俞、太溪，补肾填精，以治其本。

3. 罐疗方案：可单次调治，按疗程调治最佳。每天 1 次，每次 30～60 分钟，十次为一疗程。综合运用罐疗基本手法。

4. 罐疗程序（常规五步）：选穴→留罐→点刺发泡→留罐→起罐。

【辨证应用】

1. 辨病归经：调治本病以劳损疼痛部位为主。

2. 罐疗方案：按疗程调治效果最佳。每天 1 次，每次 30～60 分钟，十次为一疗程。综合运用罐疗基本手法、技法。

3. 罐疗程序（专业七步）：辨病归经→辨证取穴→手法运罐→技法布罐→点刺发泡→适度留罐→规范起罐。

4. 随证配穴：罐疗劳损疼痛部位。

颈部配：阿是穴、风池、天宗、肩井、肩髃、肩贞、曲池、外关、列缺。

肩肘部配：阿是穴、大椎、肩髃、肩髎、天宗、肩贞、肩外俞、臂臑、曲池、外关。

腰背部配：阿是穴、环跳、殷门、承扶、风市、委中、阳陵泉、承山、昆仑、涌泉。

腿部配：阿是穴、血海、环跳、殷门、风市、承扶、阳陵泉、委中、承山、丘墟、昆仑。

【注意事项】

1. 患者应避免过度劳累、情绪过激及剧烈运动。

2. 饮食宜清淡，防止内生诸邪，加重疼痛。

3. 修炼情志，戒怒戒躁，保持乐观、积极、平和的心态与情绪。

4. 注重和坚持全身经络气血的疏通，清瘀减痛，消除病灶，全面改善和提升人体自净、自控、自愈能力。

十、腱鞘囊肿

腱鞘囊肿是发生于关节和腱鞘附近的囊肿，多附着于关节囊上或腱鞘内，或与关节腔、腱鞘相沟通。有单房性或多房性，囊内为胶样粘液，好发于腕踝关节的背面。表现为局部隆起，初起质软，触之有轻微波动感，日久肿物缩小而硬，大部分患者无症状。发病与外伤和劳损有一定的关系。

中医认为，本病多由劳作伤筋、经气阻滞、血行不畅、瘀血内停或遭受外伤、经脉受损、气血凝滞而逐渐形成。罐疗相关经络和穴区，可以直接清除局部风寒湿邪及局部瘀滞，疏通经络气血，缓解和消除疼痛，改善局部症状，促进功能恢复。

【基本应用】

1. 主要穴区：囊肿局部。

2. 主穴意义：局部是气血集中瘀滞之处，重点疏通局部，可以疏筋活血、化瘀行气，通络散结。

3. 罐疗方案：可单次调治，按疗程调治最佳。每天1次，每次30～60分钟，十次为一疗程。综合运用罐疗基本手法。

4. 罐疗程序（常规五步）：选穴→留罐→点刺发泡→留罐→起罐。

【辨证应用】

1. 辨病归经：调治本病以囊肿疼痛部位为主。

2. 罐疗方案：按疗程调治效果最佳。每天1次，每次30～60分钟，十次为一疗程。综合运用罐疗基本手法、技法。

3. 罐疗程序（专业七步）：辨病归经→辨证取穴→手法运罐→技法布罐→点刺发泡→适度留罐→规范起罐。

4. 随证配穴：罐疗囊肿局部。另：上、下肢酸痛无力者可根据酸痛部位循经选穴。

【注意事项】

1. 避免受风、受寒、受湿。

2. 可配合综合疗法，挤出囊液。

3. 保持适当的全身性体育活动。但腕部和踝部等大关节要注意多做适应性活动，防止用力过度。

4. 注重全身经络气血的疏理和疏通，根本改善和提高人体自净、自控、自愈能力。

第八章　五官科疾病

一、圆翳内障（老年性白内障）

中医认为，因在瞳神之中出现圆形银白色或棕褐色的翳障，故称之为圆翳内障(《秘传眼科龙木论》)。本病多见于老年人。常两眼发病，但有先后发生或轻重程度不同之别。

本病多因年老体衰，肝肾两亏，精血不足，或脾虚失运，精气不能上荣于目所致。此外，肝经郁热或阴虚挟湿热上攻，也能引起本病。罐疗相关经络穴区，可以帮助眼目及相关经络，祛除瘀滞、化解闭阻、疏通经络、行气活血，控制病情发展，改善局部功能。

【基本应用】

1. 主要穴区：承泣、睛明、球后、肝俞、肾俞、光明、行间、太溪、照海。

2. 主穴意义：承泣、睛明、球后疏调眼部气血；肝俞、肾俞滋养肝肾；足少阳经络穴光明，肝经荥穴行间，有调肝明目之功；太溪、照海属肾经，滋阴清热，填精明目。

3. 罐疗方案：可单次调治，按疗程调治最佳。每天 1 次，每次 30～60 分钟，十次为一疗程。综合运用罐疗基本手法。

4. 罐疗程序（常规五步）：选穴→留罐→点刺发泡→留罐→起罐。

【辨证应用】

1. 辨病归经：调治本病以肝经、肾经、胆经及局部穴位为主。

2. 罐疗方案：按疗程调治效果最佳。每天 1 次，每次 30～60 分钟，十次为一疗程。综合运用罐疗基本手法、技法。

3. 罐疗程序（专业七步）：辨病归经→辨证取穴→手法运罐→技法布罐→点刺发泡→适度留罐→规范起罐。

4. 随证配穴

法一：罐疗本病主要穴区。另：气血虚弱者，加脾俞、足三里；眩晕者，加翳风、风池。

法二：以鱼腰、瞳子髎、攒竹、睛明为主穴。另：肝热症加曲池、合谷、承泣；阴虚加蠡沟、足三里、太溪；气滞血瘀加合谷、尺泽、血海、膈俞。

【注意事项】

1. 罐疗、刮痧、按摩、针灸等方法综合方便运用。病情严重的，也要配合西医手术。

2. 起居有常，保持适当身体活动，以促进气血运行。

3. 修炼情志，戒怒戒躁，保持乐观、积极、平和的心态与情绪。

4. 注重和坚持疏理和疏通全身经络，袪除瘀滞闭阻，疏通经络气血，改善内环境，改善局部功能与症状，根本提升人体自净、自控和自愈能力。

二、青　盲

青盲是指眼外观良好，而视力渐降以致失明的眼病。本病可从青风内障、视瞻昏渺、高风内障等多种瞳神疾病演变而来，亦可由其他全身性疾病或头眼部外伤引起。西医学的眼底退行性病变，或继发于多种眼病的视神经萎缩、黄斑变性、脑部肿瘤都可参照此病进行治疗。

中医学认为，本病病因主要是脾肾阳虚，精微不化，目失温养，神光渐失；肝肾两亏或禀赋不足，精血虚少，不得荣目，致目窍萎闭，神光遂没；心荣亏虚，目窍失养，神光衰竭；情志抑郁，肝气不舒，玄府郁闭，致神光不得发越。此外，头眼部外伤，或肿瘤压迫，致脉道瘀阻、玄府闭塞亦可导致青盲。罐疗相关经络穴区，可以帮助眼目及相关经络，祛除瘀滞、化解闭阻、疏通经络、行气活血，控制病情发展，改善局部功能。

【基本应用】

1. 主要穴区：风池、太冲、光明、太阳。

2. 主穴意义：风池属足少阳胆经，内通眼络，通络明目；太冲为肝经的原穴，光明为胆经之络穴，原络合用，以疏肝理气、养肝明目；太阳为局部主要穴区，可疏通局部经气。

3. 罐疗方案：可单次调治，按疗程调治最佳。每天 1 次，每次 30～60 分钟，十次为一疗程。综合运用罐疗基本手法。

4. 罐疗程序（常规五步）：选穴→留罐→点刺发泡→留罐→起罐。

【辨证应用】

1. 辨病归经：调治本病以肝胆经、肾经、胃经为主。

2. 罐疗方案：按疗程调治效果最佳。每天 1 次，每次 30～60 分钟，十次为一疗程。综合运用罐疗基本手法、技法。

3. 罐疗程序（专业七步）：辨病归经→辨证取穴→手法运罐→技法布罐→点刺发泡→适度留罐→规范起罐。

4. 随证配穴

法一：罐疗本病主要穴区。另：肝气郁结加行间、侠溪，以疏肝解郁；气血瘀滞加合谷、膈俞，以行气活血、通络明目；肝肾亏虚加肝俞、肾俞，以加强补益肝肾、养精明目的作用。

法二：罐疗风池、太阳、瞳子髎、神门、合谷、光明、蠡沟。另：肝肾不足加肝俞、太溪、太冲、气海或关元；营血不足加内关、足三里、气海；脾肾不足加脾俞、三阴交；阴虚火旺加太溪；气血瘀滞加膈俞、气海。

【注意事项】

1. 罐疗疏经可控制病情发展，促进康复，提高视力，延缓致盲。

2. 综合运用中医的各类技术和手法，如罐疗、刮痧、按摩、针灸等。

3. 起居有常，生活规律。多食用有明目作用的食物。

4. 修炼情志，戒怒戒躁，保持乐观、积极、平和的心态与情绪。

5. 注重和坚持疏理和疏通全身经络，祛除瘀滞闭阻，疏通经络气血，改善内环境，改善局部功能与症状，根本提升人体自净、自控、自愈能力。

三、近　视

近视是指视近物清晰，视远物模糊的眼病。古称能近怯远症，至《目经大成》始称近视。其中，由先天生成，近视程度较高者，又有近觑之称，俗名觑觑眼。古代医籍对本病多有论述，相当于西医学之近视眼。

本病常由青少年学习、工作时不善使用目力，劳瞻竭视，或禀赋不足，先天遗传所致。病机多系心阳衰弱，神光不得发越于远处；或为肝肾两虚，精血不足，以致神光衰微，光华不能远及。罐疗相关经络穴区，可以帮助眼目及相关经络，祛除瘀滞、化解闭阻、疏通经络、行气活血，控制病情发展，改善局部功能。

【基本应用】

1. 主要穴区：承泣、四白、太阳、风池、光明。

2. 主穴意义：足三阳经在经脉循行上均与眼睛有密切联系；承泣、四白、太阳均位于眼区，都是治疗眼疾的常用穴；风池为足少阳与阳维之交会穴，内与眼络相连，光明为足少阳胆经络穴，与肝相通，两者相配，可疏调眼络、养肝明目。

3. 罐疗方案：可单次调治，按疗程调治最佳。每天1次，每次30~60分钟，十次为一疗程。综合运用罐疗基本手法。

4. 罐疗程序（常规五步）：选穴→留罐→点刺发泡→留罐→

起罐。

【辨证应用】

1. 辨病归经：调治本病以胃经、膀胱经、肝胆经及局部穴位为主。

2. 罐疗方案：按疗程调治效果最佳。每天1次，每次30～60分钟，十次为一疗程。综合运用罐疗基本手法、技法。

3. 罐疗程序（专业七步）：辨病归经→辨证取穴→手法运罐→技法布罐→点刺发泡→适度留罐→规范起罐。

4. 随证配穴

法一：罐疗本病主要穴区。另：肝肾亏虚加肝俞、肾俞、太冲、太溪补益肝肾、养精明目；脾虚气弱加脾俞、胃俞、足三里、三阴交补中益气、养血明目；心阳不足加心俞、膈俞、内关、神门温补心阳、安神明目。

法二：气虚神伤型罐疗心俞、神门、关元、睛明、承泣、攒竹、足三里、脾俞、百会；肝肾亏虚型罐疗光明、风池、肾俞、肝俞、睛明、承泣、攒竹、足三里、三阴交、神门。

【注意事项】

1. 对轻度中度近视及假性近视，可以有较好的调治作用。

2. 加强身体锻炼，坚持做眼保健操，注意用眼卫生。

3. 综合运用中医的各类技术和手法，如罐疗、刮痧、按摩、针灸等。

4. 起居有常，生活规律。多食用有明目作用的食物。

5. 修炼情志，戒怒戒躁，保持乐观、积极、平和的心态与情绪。

6. 注重疏理和疏通全身经络，祛除瘀滞闭阻，疏通经络气血，改善内环境，改善局部功能与症状，根本提升人体自净、自控、自愈能力。

四、弱　视

眼球没有器质性病变而矫正视力不能达到正常者称为弱视。弱视眼远视力常在0.3以下；多有固视不良，部分患者伴有斜视或眼球震颤，多数患者有分开困难现象，即能够较好地识别单个字体，而识别同样大小排列成行的字体的能力就比较弱了。

中医认为，本病与多种因素有关，如先天不足、后天失养、疾病致使脏腑功能异常；肝血不足、肾精不足，肝肾之精气不能上承于目，目失濡养，神光不能发越而形成弱视等等。罐疗相关经络穴区，可以帮助眼目及相关经络，祛除瘀滞、化解闭阻、疏通经络、行气活血、控制病情发展，改善局部功能。

【基本应用】

1. 主要穴区：瞳子髎、承泣、丝竹空、光明、肝俞、肾俞。

2. 主穴意义：瞳子髎、承泣、丝竹空为眼周穴位，能行气活血化瘀；光明为明目效穴；肝俞、肾俞滋补肝肾，补益元阴。

3. 罐疗方案：可单次调治，按疗程调治最佳。每天1次，每次30~60分钟，十次为一疗程。综合运用罐疗基本手法。

4. 罐疗程序（常规五步）：选穴→留罐→点刺发泡→留罐→起罐。

【辨证应用】

1. 辨病归经：调治本病以肝经、肾经、局部穴位及相应募穴为主。

2. 罐疗方案：按疗程调治效果最佳。每天1次，每次30~60分钟，十次为一疗程。综合运用罐疗基本手法、技法。

3. 罐疗程序（专业七步）：辨病归经→辨证取穴→手法运罐→技法布罐→点刺发泡→适度留罐→规范起罐。

4. 随证配穴

法一：罐疗主要穴区。另：眩晕者，加风池；气血虚弱者，加脾俞、足三里。

法二：罐疗瞳子髎、承泣、丝竹空、肝俞、脾俞、肾俞、足三里、光明等穴。

【注意事项】

1. 注意正确的阅读姿势。保持室内光线柔和、明亮。

2. 注意营养均衡，多吃青菜、水果及富含钙、磷的豆制品、海带等。

3. 调治弱视越早越好，5 岁之前治疗效果最佳。12 岁之前弱视不治，易造成孩子终身残疾。

4. 综合运用中医的各类技术和手法，如罐疗、刮痧、按摩、针灸等。

5. 起居有常，生活规律。

6. 修炼情志，戒怒戒躁，保持乐观、积极、平和的心态与情绪。

7. 注重疏理和疏通全身经络，祛除瘀滞闭阻，疏通经络气血，改善内环境，改善局部功能与症状；根本提升人体自净、自控、自愈能力。

五、冷泪证（溢泪症）

冷泪证是指清稀泪液经常外溢、泪无热感及目无赤痛的眼病。在历代文献中，有目风、泪风、目泪出不止(《诸病源候论》)、风冲泣下(《儒门事亲》)、充风泪出、迎风洒泪症(《银海精微》) 等许多别名。本病特征是：不由自主的经常有眼泪流出，风吹后症状加重，眼睛不红不肿，泪水清稀不稠，入冬流泪加重，脉沉而无力。冷泪症与西医学的泪点位置异常、泪道阻塞或排泄功能不全引起的泪溢症相类似。

中医学认为，本病的主要病因是：肝血不足，泪窍不密，风邪外引而致迎风泪出；气血不足，或肝肾两虚，不能约束其液，而致冷泪常流；椒疮邪毒侵入泪窍，导致排泪窍道狭窄或阻塞，泪不下渗而外溢。以年老患者多见。罐疗相关经络穴区，可以帮助眼目及相关经络，祛除瘀滞、化解闭阻、疏通经络、行气活血，控制病情发展，改善局部功能。

【基本应用】

1. 主要穴区：肝俞、肾俞、四白、攒竹、合谷、风池。

2. 主穴意义：肝俞、肾俞壮肾水，养肝木，补益精血；四白、攒竹调节局部经气；合谷为手阳明经原穴，配足少阳与阳维之会风池，可祛风活络，兼调气血。

3. 罐疗方案：可单次调治，按疗程调治最佳。每天1次，每次30~60分钟。十次为一疗程。综合运用罐疗基本手法。

4. 罐疗程序（常规五步）：选穴→留罐→点刺发泡→留罐→起罐。

【辨证应用】

1. 辨病归经：调治本病以肝经、肾经、局部穴区及相应的背腧穴区为主。

2. 罐疗方案：按疗程调治效果最佳。每天1次，每次30~60分钟。每十次为一疗程。综合运用罐疗基本手法、技法。

3. 罐疗程序（专业七步）：辨病归经→辨证取穴→手法运罐→技法布罐→点刺发泡→适度留罐→规范起罐。

4. 随证配穴

法一：罐疗本病主要穴区。另：头痛、泪多者，加神庭、头临泣；目视不明者，加养老；体弱、怕冷者，加神阙；目赤痛者，加太阳、太冲。

法二：罐疗大椎、肺俞、肝俞、肾俞，及睛明、承泣、鼻通。

【注意事项】

1. 中老年人皮肤松弛，失去正常的张力，导致泪道功能衰退发生本病，用罐疗调治，疗效较好。

2. 调治中要根据具体情况综合运用中医的各类技术和手法，

如罐疗、刮痧、按摩、针灸等。

3. 修炼情志，戒怒戒躁，保持乐观、积极、平和的心态与情绪。

4. 注重疏理和疏通全身经络，祛除瘀滞闭阻，疏通经络气血，改善内环境，改善局部功能与症状，根本提升人体自净、自控、自愈能力。

六、绿风内障（青光眼）

绿风内障是以眼珠变硬，瞳神散大，瞳色淡绿，视力严重减退为主要特征，并伴有头痛眼胀、恶心呕吐的眼病。在唐代，本病是一种常见的眼病。初起患眼剧痛，或视力急剧下降，瞳孔散大，眼睑水肿，视野渐渐缩小，视力障碍，逐渐加重，严重时仅有光感，至晚期可失明。本病患者多在40岁以上，女性尤多。本病发作有急有缓，应尽早诊治，至完全失明则属不治之症。本病相当于西医学之闭角型青光眼急性发作期。

中医学认为，本病的发生，或因情志内伤，痰湿阻络，风火上攻，阴虚阳亢，导致气血失和，经脉不利，玄府闭塞，气滞血瘀而致病；或因肝病乘脾，脾失健运，眼内水液排泻困难，神水郁积而酿成本病。罐疗相关经络穴区，可以帮助眼目及相关经络，祛除瘀滞、化解闭阻、疏通经络、行气活血，控制病情发展，改善局部功能。

【基本应用】

1. 主要穴区：太阳、风池、太冲。

2. 主穴意义：太阳为眼区部位腧穴，既能疏通局部经气，又可清除眼部郁热；风池属足少阳胆经腧穴，与眼络相通，泻肝胆之火，清理头目；太冲乃肝经原穴，疏调眼部气机，降低眼压。

3. 罐疗方案：可单次调治，按疗程调治最佳。每天1次，每次30～60分钟，十次为一疗程。综合运用罐疗基本手法。

4. 罐疗程序（常规五步）：选穴→留罐→点刺发泡→留罐→起罐。

【辨证应用】

1. 辨病归经：调治本病以肝胆经及局部穴位为主。

2. 罐疗方案：按疗程调治效果最佳。每天1次，每次30～60分钟，十次为一疗程。综合运用罐疗基本手法、技法。

3. 罐疗程序（专业七步）：辨病归经→辨证取穴→手法运罐→技法布罐→点刺发泡→适度留罐→规范起罐。

4. 随证配穴

法一：罐疗本病主要穴区。另：肝阳暴亢加行间、侠溪，以平降肝阳；痰火瘀滞加丰隆、大都，以化痰泻火；肾阳不足加命门、肾俞，以温补肾阳；肝肾阴虚加太溪、肝俞、肾俞、三阴交，以滋阴潜阳。

法二：罐疗风池、攒竹、瞳子髎、合谷、太冲、太溪、三阴交、肝俞。另：急性发作期加金门、申脉、行间；慢性期加足三里。

法三：罐疗后颈部、背腧穴，以及眼区、颞部、骶部。

【注意事项】

1. 综合运用中医的各类技术和手法，如罐疗、刮痧、按摩、针灸等。

2. 修炼情志，戒怒戒躁，保持乐观、积极、平和的心态与情绪。忌怒戒躁。

3. 注意生活方式，避免过劳，忌食辛辣食物。

4. 注重疏理和疏通全身经络，祛除瘀滞闭阻，疏通经络气血，改善内环境，改善局部功能与症状，根本提升人体自净、自控、自愈能力。

七、鼻　炎

鼻炎是临床常见多发病。中医学认为，本病多因外感风寒、风热所致；或因肺脾虚弱，肺气失宣，脾失健运，气血壅滞鼻窍而起，也可因肺胃热盛，熏蒸鼻窍而发。罐疗相关经络穴区，可以帮助鼻部及相关经络，祛除瘀滞、化解闭阻、疏通经络、行气活血，控制病情发展，改善局部功能。

【基本应用】

1. 主要穴区：迎香、印堂、合谷。

2. 主穴意义：迎香为手阳明的终止穴，位于鼻旁，通利鼻窍，治一切鼻病；印堂位于鼻上，是治疗鼻炎的要穴；手阳明经原穴合谷善治头面诸疾。诸穴合用，疏风宣肺，通利鼻窍。

3. 罐疗方案：可单次调治，按疗程调治最佳。每天 1 次，每次 30～60 分钟，十次为一疗程。综合运用罐疗基本手法。

4. 罐疗程序（常规五步）：选穴→留罐→点刺发泡→留罐→起罐。

【辨证应用】

1. 辨病归经：调治本病以肺经、胃经为主。

2. 罐疗方案：按疗程调治效果最佳。每天 1 次，每次 30～60 分钟，十次为一疗程。综合运用罐疗基本手法、技法。

3. 罐疗程序（专业七步）：辨病归经→辨证取穴→手法运罐→技法布罐→点刺发泡→适度留罐→规范起罐。

4. 随证配穴

法一：罐疗本病主要穴区。另：外感风寒加列缺、风池以疏风散寒；外感风热加曲池、外关以疏风清热；气滞血瘀加膈俞、通天以活血通窍；气虚邪滞加百会、肺俞以补气祛邪；肺气虚加肺俞、太渊以补益肺气；脾气虚加脾俞、足三里以补中益气；肾气虚加命门、肾俞以补肾助肺。

法二：以印堂、合谷、迎香、鼻通为主穴。另：虚证加中脘、足三里、肺俞；气血瘀滞加尺泽、膈俞。

法三：罐疗后颈部、背腧穴，配迎香、印堂、太渊。另：头痛、头晕加太阳；咽喉痒痛加颌下、气管两侧、合谷；咳喘加胸部肋间、气管两侧。

【注意事项】

1. 罐疗相关经络，局部穴区以刮痧、点穴为主。

2. 适当户外运动，坚持锻炼身体，增强抵抗力。

3. 积极调治上呼吸道疾病。

4. 修炼情志，戒怒戒躁，保持乐观、积极、平和的心态与情绪。

5. 积极疏理和疏通全身经络，祛除瘀滞闭阻，疏通经络气血，改善内环境，改善局部功能与症状，根本提升人体自净、自控、自愈能力。

八、鼻窦炎

鼻窦炎分急、慢性两种。慢性鼻窦炎较急性多见，常继发于急性鼻窦炎之后。急性鼻窦炎临床表现为鼻塞，常导致暂时性的嗅觉减退或消失，流鼻涕多，呈黏液性或脓性，头痛。慢性鼻窦炎临床表现为流脓涕，脓涕呈黄、黄绿或灰绿色，鼻塞，嗅觉障碍，头痛，多呈钝痛，闷痛。一般白昼重，夜晚轻。全身症状可见头昏、记忆力减退、精神不振、失眠等慢性全身中毒的症状。

中医认为，本病多因邪犯鼻窦，窦内湿热蕴积，酿成痰浊所致，又名“鼻渊”、“脑渗”或“脑漏”。肺开窍于鼻，故本病的发生与肺受邪有关，或胆经郁热，上犯清窍亦可引起本病。罐疗相关经络穴区，可以帮助鼻部及相关经络，祛除瘀滞、化解闭阻、疏通经络、行气活血，控制病情发展，改善局部功能。

【基本应用】

1. 主要穴区：迎香、上迎香、印堂、风池、尺泽、合谷。

2. 主穴意义：迎香、上迎香位于鼻旁，印堂位于鼻根，通经活络而利鼻窍；风池为胆经穴，手太阴经子穴尺泽、手阳明经原穴合谷，可以宣肺清热。

3. 罐疗方案：可单次调治，按疗程调治最佳。每天1次，每次30～60分钟，十次为一疗程。综合运用罐疗基本手法。

4. 罐疗程序（常规五步）：选穴→留罐→点刺发泡→留罐→起罐。

【辨证应用】

1. 辨病归经：调治本病以肺经、胃经为主。

2. 罐疗方案：按疗程调治效果最佳。每天1次，每次30～60分钟，十次为一疗程。综合运用罐疗基本手法、技法。

3. 罐疗程序（专业七步）：辨病归经→辨证取穴→手法运罐→技法布罐→点刺发泡→适度留罐→规范起罐。

4. 随证配穴

法一：罐疗本病主要穴区。另：肺经有热者，加曲池、列缺、肺俞；眉棱骨痛者，加攒竹；头晕目眩者，加头临泣、百会；鼻渊日久不愈，加印堂、囟会、上星、百会、迎香。

法二：实证罐疗翳风、听会、中渎、侠溪、丰隆、行间。虚证罐疗肾俞、关元、太溪、翳风、听会、中渎。

【注意事项】

1. 综合运用中医的各类技术和手法，如罐疗、刮痧、按摩、针灸等。

2. 经常锻炼身体，适当户外运动，增强抵抗力。

3. 积极治疗上呼吸道疾病。

4. 忌食辛辣之品，多饮热开水，保持大便通畅。

5. 积极疏理和疏通全身经络，祛除瘀滞闭阻，疏通经络气血，改善内环境，改善局部功能与症状，根本提升人体自净、自控、自愈能力。

九、耳鸣耳聋

耳鸣、耳聋是听觉异常、听力下降甚至听力丧失的病症。中医认为，本病多因肝胆风火上逆，以致少阳经气闭阻；或因震伤；或因肾精亏虚，髓海不足；或继发于其他疾病。多表现为耳鸣如潮，或如雷鸣，或如蝉鸣，夜间或安静时为甚。常伴有头晕、目眩，或伴有失聪，且证有虚实之分。

罐疗相关经络穴区，可以帮助耳部及相关经络，祛除瘀滞、化解闭阻、疏通经络、行气活血，控制病情发展，改善局部功能。

【基本应用】

1. 主要穴区：耳门、听宫、听会、翳风、中渚、侠溪。

2. 主穴意义：耳为手、足少阳经所辖，耳门、听会、听宫具有疏散风热、聪耳启闭之功，为治耳疾要穴；配手少阳经局部的翳风穴，与循经远取的中渚、侠溪相配，可疏导少阳经气，宣通耳窍。

3. 罐疗方案：可单次调治，按疗程调治最佳。每天 1 次，每次 30~60 分钟，十次为一疗程。综合运用罐疗基本手法。

4. 罐疗程序（常规五步）：选穴→留罐→点刺发泡→留罐→起罐。

【辨证应用】

1. 辨病归经：调治本病以胆经和三焦经为主。

2. 罐疗方案：按疗程调治效果最佳。每天 1 次，每次 30~60 分钟，十次为一疗程。综合运用罐疗基本手法、技法。

3. 罐疗程序（专业七步）：辨病归经→辨证取穴→手法运罐→技法布罐→点刺发泡→适度留罐→规范起罐。

4. 随证配穴

法一：罐疗本病主要穴区。另：风邪外袭加风池、外关、合谷以疏风清热；肝胆火盛加行间、丘墟、足临泣以清泻肝胆之火；痰火郁结加丰隆、内庭以豁痰泻火；肾精亏损加肾俞、太溪、关元以补肾填精、上荣耳窍；脾胃虚弱加气海、足三里、脾俞以补益脾胃、濡养耳窍。

法二：实证罐疗翳风、听会、中渎、侠溪、丰隆、行间。虚证罐疗肾俞、关元、太溪、翳风、听会、中渎。

【注意事项】

1. 罐疗相关经络，局部穴区以刮痧、点穴、针灸为主。

2. 罐疗对因鼓膜损伤致听力完全丧失者疗效不佳。

3. 引起耳鸣、耳聋的原因十分复杂，应注意辨病归经，辨证调治。

4. 生活规律和精神调节对本病有重要意义。应避免过分疲劳，必须节制房事，注意保持耳道清洁。

5. 修炼情志，戒怒戒躁，保持乐观、积极、平和的心态与情绪。

6. 积极疏理和疏通全身经络，祛除瘀滞闭阻，疏通经络气血，改善内环境，改善局部功能与症状，根本提升人体自净、自控、自愈能力。

十、牙　痛

牙痛是以牙齿及牙龈红肿疼痛为主要表现的病证。多因平素口腔不洁或过食膏粱厚味、胃腑积热，胃火上冲，或风火邪毒侵犯，伤及牙齿，或肾阴亏损、虚火上炎、灼烁牙龈等引起，是临床常见多发病。

中医认为，手阳明大肠经入下齿，足阳明胃经入上齿，无论是风热外袭还是胃火炽盛，火邪循经上炎均可引起牙痛。又因肾主骨，齿为骨之余，肾阴不足、虚火上炎亦可引起虚火牙痛。牙痛甚者、牙龈红肿者，多属实火；微痛微肿者，多属虚火。罐疗相关经络穴区，可以帮助口腔牙齿及相关经络，清除内火、祛除瘀滞、化解闭阻、疏通经络、行气活血，控制病情发展，改善局部功能。

【基本应用】

1. 主要穴区：颊车、下关、合谷、内庭。

2. 主穴意义：手阳明大肠经入下齿，足阳明胃经入上齿。颊车、下关均为足阳明的局部经穴，合谷、内庭分别为手足阳明经的远端穴，可清泻阳明火热之邪。诸穴合用，清热泻火、通络止痛。

3. 罐疗方案：可单次调治，按疗程调治最佳。每天1次，每次30~60分钟，十次为一疗程。综合运用罐疗基本手法。

4. 罐疗程序（常规五步）：选穴→留罐→点刺发泡→留罐→起罐。

【辨证应用】

1. 辨病归经：调治本病以大肠经、胃经为主。

2. 罐疗方案：按疗程调治效果最佳。每天1次，每次30~60分钟，十次为一疗程。综合运用罐疗基本手法、技法。

3. 罐疗程序（专业七步）：辨病归经→辨证取穴→手法运罐→技法布罐→点刺发泡→适度留罐→规范起罐。

4. 随证配穴

法一：罐疗本病主要穴区。另：风火外袭加翳风、风池以疏风清热；胃火炽盛加厉兑、曲池以泻火止痛；虚火上炎加太溪、照海以滋养肾阴、降火止痛；上牙痛可加太阳、颧髎；下牙痛可加大迎、承浆。

法二：胃火牙痛罐疗合谷、颊车、内庭、下关。风火牙痛罐疗液门、风池、合谷、颊车、下关。肾虚牙痛罐疗颊车、下关、太溪。罐疗谷穴时，应左痛右取，右痛左取。

【注意事项】

1. 罐疗相关经络，局部穴区以刮痧、点穴、针灸为主。

2. 牙痛的发生原因很多，应辨病、辨证调治。注意与三叉神经痛相鉴别。

3. 必须节制房事，注意保持口腔卫生。避免过度的硬物咀嚼和冷、热、酸、甜的刺激。

4. 注意饮食和生活方式的调整，防止内生诸邪。

5. 积极疏理和疏通全身经络，祛除瘀滞闭阻，疏通经络气血，改善内环境，根本改善和提升人体自净、自控、自愈能力。

第九章 肿瘤科疾病

一、子宫肌瘤

子宫肌瘤，又称子宫平滑肌瘤，是女性生殖器最常见的一种良性肿瘤，以多发性子宫肌瘤常见。临床上常见子宫出血、乳房胀痛、小腹部有隐痛、邻近器官的压迫症状、白带增多、不孕、肛门有下坠感、月经量增多或淋漓不断、腰部酸痛、面部有色素沉淀、眼圈发黑、面黄肌瘦、贫血、心脏功能障碍、盆腔检查可摸到子宫体增大和质硬等。

中医认为，人体的整体机能下降，会引起肾虚。肝肾同源，肾虚肝亦虚。肝气疏泄失常，气机阻滞，血行瘀阻，痰湿不化，从而引发子宫肌瘤，终致癌变。《素问调经论》说："气血不和，百病乃变化而生。"子宫肌瘤的形成，根本上讲就是由于正气虚弱、血气失调而引起的。罐疗本病相关经络穴区，可祛瘀滞、清内毒、通经络、活气血、扶正气，改善局部内环境，改善局部功能与症状，配合其它疗法，促进本病的控制与好转。

【基本应用】

1. 主要穴区：子宫、曲骨、横骨、三阴交。

2. 主穴意义：子宫穴为局部主要穴区，是临床治疗子宫疾患的有效穴；曲骨、横骨亦为局部主要穴区；三阴交乃足三阴经交会穴，可调理三阴，补中益气以摄血。

3. 罐疗方案：可单次调治，按疗程调治最佳。每天 1 次，每次 30～60 分钟，十次为一疗程。综合运用罐疗基本手法。

4. 罐疗程序（常规五步）：选穴→留罐→点刺发泡→留罐→

起罐。

【辨证应用】

1. 辨病归经：调治本病以肝经、脾经、肾经为主。

2. 罐疗方案：按疗程调治效果最佳。每天1次，每次30~60分钟，十次为一疗程。综合运用罐疗基本手法、技法。

3. 罐疗程序（专业七步）：辨病归经→辨证取穴→手法运罐→技法布罐→点刺发泡→适度留罐→规范起罐。

4. 随证配穴：罐疗本病主要穴区。另：出血淋漓不止，加气海、关元；带下量多，加带脉、白环俞；心悸气短，加气海、关元；贫血，加脾俞、足三里。

【注意事项】

1. 情志因素对本病影响巨大。故应特别注重修炼情志，涵养品德，戒怒戒躁，保持乐观、积极、平和、宽厚的心态与情绪。

2. 节制房事，防损肾气。更应注意房事卫生，保持外阴清洁，防止外邪内侵，加重病情。

3. 低脂肪饮食。多吃瘦肉、鸡蛋、绿色蔬菜、水果，多吃五谷杂粮。忌食辛辣、酒类、冰冻等食品。

4. 已经罹患本病的，应综合调治，建议尽早并主要用中草药调理。

5. 积极疏理和疏通全身经络，祛除瘀滞闭阻，疏通经络气血，改善内环境，根本改善和提升人体自净、自控、自愈能力。此乃肿瘤防治之根本。

二、卵巢肿瘤

卵巢肿瘤是卵巢肿胀、增大和出现新生物的总称，是妇科常见病，从幼儿到老年都可发生，可分为新生物和非新生物肿瘤。非新生物有子宫内膜异位症、多囊卵巢等，新生物又分良性与恶性，有些还介于良、恶性之间。习惯上卵巢肿瘤即指新生物。

中医学认为，卵巢癌属于中医的“癥瘕”、“积聚”范畴。本病的发生与情志变化密切相关，七情太过或不及，引起体内气血运行失常，脏腑功能失调，导致积聚。患者禀性善怒，抑郁不乐，怒则伤肝。肝主胸胁少腹，卵巢位于少腹部，为肝经所主。肝气舒畅则气血和调，经络通利，百脉顺畅；肝气郁结，疏泄不利，则气机不畅，气血失调。肝经所主之胸胁、两乳、少腹等局部胀痛不适，气滞血瘀，从阳化热，积热成毒，恶症乃成。气血凝滞，通道因而壅塞，积之既久，体气渐衰，手术耗损，脾肾虚弱，斡旋无力，清阳当升不升，浊阴当降不降，清浊相混，渐成积聚。

罐疗本病相关经络穴区，可祛瘀滞、清内毒、通经络、活气血、扶正气，改善局部内环境，改善局部功能与症状，配合其它疗法，促进本病的控制与好转。

【基本应用】

1. 主要穴区：肝俞、脾俞、肾俞、子宫穴、横骨、曲骨、血海、三阴交。

2. 主穴意义：肝俞、肾俞、脾俞，滋补肝脾肾；子宫、横骨、曲骨为局部主要穴区，为临床经验穴；血海活血化瘀散结，可散腹部包块；三阴交乃足三阴经交会穴，可调理三阴经，补益气血，为妇科常用穴。

3. 罐疗方案：可单次调治，按疗程调治最佳。每天 1 次，每次 30～60 分钟，十次为一疗程。综合运用罐疗基本手法。

4. 罐疗程序（常规五步）：选穴→留罐→点刺发泡→留罐→起罐。

【辨证应用】

1. 辨病归经：调治本病以肝经、肾经、脾经及相应的背腧穴为主。

2. 罐疗方案：按疗程调治效果最佳。每天 1 次，每次 30～60 分钟，十次为一疗程。综合运用罐疗基本手法、技法。

3. 罐疗程序（专业七步）：辨病归经→辨证取穴→手法运罐→

技法布罐→点刺发泡→适度留罐→规范起罐。

4. 随证配穴：罐疗肝俞、脾俞、肾俞、子宫穴、横骨、曲骨、血海、三阴交、太溪。另：小腹痛甚者，加次髎；腹胀者，加天枢；腹部刺痛拒按者，加膈俞；腰膝酸软者，加太溪。

【注意事项】

1. 已经罹患本病的，应综合调治，建议尽早并主要用中草药调理。

2. 情志因素对本病影响巨大，故应特别注重修炼情志，涵养品德，戒怒戒躁，保持乐观、积极、平和、宽厚的心态与情绪。

3. 节制房事，防损肾气。

4. 低脂肪饮食。多吃瘦肉、鸡蛋、绿色蔬菜、水果，多吃五谷杂粮。忌食辛辣、酒类、冰冻等食品。

5. 积极疏理和疏通全身经络，祛除瘀滞闭阻，疏通经络气血，改善内环境，根本改善和提升人体自净、自控、自愈能力。此乃肿瘤防治之根本。

三、乳腺癌

乳腺癌是女性常见恶性肿瘤之一。多发生在40~60岁、绝经期前后的妇女。其发病与女性激素紊乱有关。

中医学认为，本病的发生与外感六淫、邪毒蕴结，情志不畅，肝脾两伤及冲任失调、气血凝滞有关。病变与肝脾肾及冲任的关系最为密切。外感六淫之邪，邪毒蕴结，客于乳络而致本病；情志不畅而肝气郁结，脾失健运则痰湿内生，气滞痰凝，经络不通，而致本病；冲任隶属于肝肾，为气血之海，肝肾不足，冲任失调则气血运行不畅，气滞血凝，阻于乳络而发为本病。罐疗本病相关经络穴区，可祛瘀滞、清内毒、通经络、活气血、扶正气，改善局部内环境，改善局部功能与症状，配合其它疗法，促进本病的控制与好转。

【基本应用】

1. 主要穴区：膻中、乳根、足三里、膈俞。

2. 主穴意义：膻中为气会，乳根属胃经，二者均位于乳房局部，可宽胸理气，消除患部气血之瘀阻；足三里为胃经合穴，既是循经主要穴区，又可补益正气；膈俞为血会，可活血化瘀散结。

3. 罐疗方案：可单次调治，按疗程调治最佳。每天1次，每次30~60分钟，十次为一疗程。综合运用罐疗基本手法。

4. 罐疗程序（常规五步）：选穴→留罐→点刺发泡→留罐→起罐。

【辨证应用】

1. 辨病归经：调治本病以肝经、胃经及相应的背腧穴为主。

2. 罐疗方案：按疗程调治效果最佳。每天1次，每次30~60分钟，十次为一疗程。综合运用罐疗基本手法、技法。

3. 罐疗程序（专业七步）：辨病归经→辨证取穴→手法运罐→技法布罐→点刺发泡→适度留罐→规范起罐。

4. 随证配穴

法一：罐疗本病主要穴区。另：乳房肿痛、胀痛，加神道、灵台、至阳；乳房有肿块，加痞根。

法二：罐疗足三里、阳陵泉、膻中、乳根、神道、灵台、至阳等穴。罐疗背腧穴。

【注意事项】

1. 三十岁以上女性应注意自查，并每年做例行普查。

2. 已罹患本病的，应综合调治，建议尽早并主要用中草药调理。

3. 情志因素对本病影响巨大。故应特别注重修炼情志，涵养品德，戒怒戒躁，保持乐观、积极、平和、宽厚的心态与情绪。

4. 节制房事，防损肾气。

5. 低脂肪饮食。多吃瘦肉、鸡蛋、绿色蔬菜、水果，多吃五谷杂粮。忌食辛辣、酒类、冰冻等食品。

6. 积极疏理和疏通全身经络，祛除瘀滞闭阻，疏通经络气血，改善内环境，根本改善和提升人体自净、自控、自愈能力。此乃肿瘤防治之根本。

四、肺　癌

肺癌是中西医学共同的疾病名称。

中医学认为，肺癌是由于正气内虚、邪毒外侵引起的，以痰浊内聚，气滞血瘀，蕴结于肺，以肺失宣发与肃降为基本病机，以咳嗽、咯血、胸痛、发热、气急为主要临床表现的一种恶性疾病。肺癌晚期，癌肿邪毒可导致消瘦和虚损证候。

一般地说，生成肺癌的原因在于：正气虚损，阴阳失调，邪毒乘虚入肺，邪滞于肺，导致肺脏功能失调。肺气敛郁，宣降失司，气机不利，血行瘀滞，津液失于输布，津聚为痰，痰凝气滞，瘀阻脉络，于是瘀毒胶结，日久形成肺部积块。因此，肺癌是因虚而得病，因虚而致实，是一种全身属虚，局部属实的疾病。肺癌的虚以阴虚、气阴两虚为多见，实则不外乎气滞、血瘀、痰凝、毒聚之病理变化。其病位在肺，但因肝主疏泄，脾主运化水湿，肾主水之蒸化，故本病与肝、脾、肾关系密切。

罐疗本病相关经络穴区，可祛瘀滞、清内毒、通经络、活气血、扶正气，改善局部内环境，改善局部功能与症状，配合其它疗法，促进本病的控制与好转。

【基本应用】

1. 主要穴区：肺俞、尺泽、中府、太渊、足三里、气海。

2. 主穴意义：肺俞宣肺理气止咳；尺泽为手太阴肺经合穴，与肺俞相配可宣肺气、清肺热；中府与肺俞相配，可调补肺气，化痰止咳；太渊为肺经原穴，可滋补肺肾之阴以降虚火；足三里为足阳明胃经合穴，可补益脾胃以培土生金；气海补元气，以益肺气。

3. 罐疗方案：可单次调治，按疗程调治最佳。每天 1 次，每次 30~60 分钟，十次为一疗程。综合运用罐疗基本手法。

4. 罐疗程序（常规五步）：选穴→留罐→点刺发泡→留罐→起罐。

【辨证应用】

1. 辨病归经：调治本病以肺经、胃经为主。

2. 罐疗方案：按疗程调治效果最佳。每天 1 次，每次 30~60 分钟，十次为一疗程。综合运用罐疗基本手法、技法。

3. 罐疗程序（专业七步）：辨病归经→辨证取穴→手法运罐→技法布罐→点刺发泡→适度留罐→规范起罐。

4. 随证配穴

法一：罐疗本病主要穴区。另：潮热盗汗，加膏肓；咯血，加孔最；气短胸闷，加内关、膻中；咳嗽甚者，加定喘穴；形体消瘦者，加脾俞、足三里；大便不调，加支沟。

法二：罐疗肺俞、尺泽、中府、太渊、足三里、气海、膻中、膏肓、支沟。罐疗背俞穴区。

【注意事项】

1. 已罹患本病的，应综合调治，建议尽早并主要用中草药调理。

2. 情志因素对本病影响巨大，故应特别注重修炼情志，涵养品德，戒怒戒躁，保持乐观、积极、平和、宽厚的心态与情绪。

3. 无论男女，均应节制房事，固摄肾气，防损根本。

4. 必须戒烟。低脂肪饮食、忌食辛辣。多食凉润食物，如莲藕、梨、百合、银耳、荸荠、胡萝卜、荠菜、芹菜、菠菜、番茄等。多吃瘦肉、鸡蛋、绿色蔬菜、水果，多吃五谷杂粮等。

5. 积极疏理和疏通全身经络，祛除瘀滞闭阻，疏通经络气血，改善内环境，根本改善和提升人体自净、自控、自愈能力。此乃肿瘤防治之根本。

五、胃　癌

胃癌是中西医学共同的疾病名称，半数以上见于胃窦部。胃癌发病可能与幽门螺杆菌感染、土壤地质、饮食习惯和食物构成成份的差异有密切关系。早期症状常不明显，如捉摸不定的上腹部不适、隐痛、嗳气、泛酸、食欲减退、轻度贫血等，部分类似胃十二指肠溃疡或慢性胃炎症状。有些病人服用止痛药、抗溃疡药或饮食调节后疼痛减轻或缓解，因而往往被忽视而未做进一步检查。随着病情的进展，胃部症状渐转明显，出现上腹部疼痛、食欲不振、消瘦、体重减轻和贫血等。后期常有癌肿转移，出现腹部肿块、左锁骨上淋巴结肿大、黑便、腹水及严重营养不良等。

中医学认为，胃癌由正气内虚、饮食不节、情志失调等原因所引起，以气滞、痰湿、瘀血蕴结于胃、胃失和降为基本病机，以脘部饱胀或疼痛、纳呆、消瘦、黑便、脘部积块为主要临床表现。

本病发病一般较缓，病位在胃，但与肝、脾、肾等脏关系密切。胃与脾相表里，脾为胃行其津液，若脾失健运则酿湿生痰，阻于胃腑；胃气以降为顺，以通为用，其和降有赖于肝气之疏泄。肝失疏泄则胃失和降，气机郁滞，进而可以发展为气滞血瘀，日久形成积块；中焦脾胃有赖肾之元阴、元阳的濡养、温煦，若肾阴不足，失于濡养，胃阴不足，胃失濡润可发为胃癌；或肾阳不足，脾胃失于温煦，虚寒内生，阳气不足无以化气行水，则气滞、痰阻、瘀血变证丛生。初期痰气交阻、痰湿凝滞为患，以标实为主；久病则本虚标实，本虚以胃阴亏虚、脾胃虚寒和气血两虚为主，标实则痰瘀互结。

罐疗本病相关经络穴区，可祛瘀滞、清内邪、通经络、活气血、扶正气，改善局部内环境，改善局部功能与症状，配合其它疗法，促进本病的有效控制与好转。

【基本应用】

1. 主要穴区：脾俞、胃俞、中脘、章门、足三里、内关、三阴交。

2. 主穴意义：脾俞、胃俞、中脘、章门乃腧募配穴；加足三里、内关，可健脾和胃，促进气血生化；三阴交为足三阴经之交会穴，可活血通络。

3. 罐疗方案：可单次调治，按疗程调治最佳。每天1次，每次30~60分钟，十次为一疗程。综合运用罐疗基本手法。

4. 罐疗程序（常规五步）：选穴→留罐→点刺发泡→留罐→起罐。

【辨证应用】

1. 辨病归经：调治本病以脾经、胃经及相应的腧募穴为主。

2. 罐疗方案：按疗程调治效果最佳。每天1次，每次30~60分钟，十次为一疗程。综合运用罐疗基本手法、技法。

3. 罐疗程序（专业七步）：辨病归经→辨证取穴→手法运罐→技法布罐→点刺发泡→适度留罐→规范起罐。

4. 随证配穴

法一：罐疗本病主要穴区。另：胃脘胀痛者，加梁丘、气海；呕血者，加血海；呕吐者，加内关、公孙；形体消瘦、虚弱者，加关元、气海；腹胀者，加三焦俞。

法二：罐疗内关、脾俞、胃俞、三焦俞、中脘、足三里、阳陵泉、三阴交。罐疗背腧穴。

【注意事项】

1. 已经罹患本病的，应综合调治，建议尽早并主要用中草药调理。

2. 情志因素对本病有很大影响，应特别注重修炼情志，涵养品德，戒怒戒躁，保持乐观、积极、平和、宽厚的心态与情绪。

3. 必须戒烟、少食、低脂饮食、忌食辛辣、忌食煎炸、腌制、熏烤等食品，多吃蔬菜、水果，多吃含维生素 A、B、E 的食物，多吃新鲜粗粮和豆类食品等，适当增加蛋白质、乳类、牛奶等摄入，以保护胃粘膜。

4. 积极疏理和疏通全身经络，祛除瘀滞闭阻，疏通经络气血，改善内环境，根本改善和提升人体自净、自控、自愈能力。此乃肿瘤防治之根本。

六、肝　癌

肝癌为我国常见恶性肿瘤之一，主要发生与肝细胞或肝内胆管上皮细胞。发病年龄多在中年以上，男多于女。肝癌发病隐匿，早期无临床症状，发现时多已进入晚期。其中病毒性肝炎、肝硬化、真菌及其毒素如黄曲霉菌、亚硝胺类化合物都与肝癌的发生有关。临床上多有肝硬化病史，进行性消瘦，肝区疼痛，肝迅速增大，有黄疸及腹水等表现。有时由于肝表面癌结节自发性破裂或侵破大血管而引起腹腔内大出血。

中医学认为，肝癌以脏腑气血亏虚为本，气、血、湿、热、瘀、毒互结为标，以蕴结于肝、渐成癥积、肝失疏泄为基本病机，通常右胁肿硬疼痛，消瘦，食欲不振，乏力，或有黄疸或昏迷等。

肝癌病位在肝，但因肝与胆相表里，肝与脾有密切的五行生克制化关系，脾与胃相表里，肝肾同源，故肝与胆、脾胃、肾密切相关。肝癌病机演变复杂，肝失疏泄是病机演变的中心环节。肝失疏泄则气血运行滞涩，可致气滞、血瘀，出现胁痛、肝肿大；肝失疏泄则胆汁分泌、排泄失常，出现黄疸、纳差；肝失疏泄，影响脾胃之气的升降，则脾胃功能失常，气血生化乏源，而纳差、乏力、消瘦；肝失疏泄，气血运行不畅，若影响及肺、脾、肾通调水道的功能，则水液代谢失常，出现腹胀大、水肿。故由肝失疏泄可产生气滞、血瘀、湿热等病理变化，三者相互纠结，蕴结于肝，从而表现出肝癌的多种临床表现。

罐疗本病相关经络穴区，可祛瘀滞、清内毒、通经络、活气血、扶正气，改善局部内环境，改善局部功能和症状，配合其它疗法，促进本病的有效控制与好转。

【基本应用】

1. 主要穴区：肝俞、肾俞、期门、足三里。

2. 主穴意义：肝俞、肾俞，补益肝肾之阴；肝、胆经布于胁肋，故近取肝经期门，配足三里和胃消痞，取“见肝之病，当先实脾”之意。

3. 罐疗方案：可单次调治，按疗程调治最佳。每天1次，每次30～60分钟，十次为一疗程。综合运用罐疗基本手法。

4. 罐疗程序（常规五步）：选穴→留罐→点刺发泡→留罐→起罐。

【辨证应用】

1. 辨病归经：调治本病以肝胆经、脾胃经、肾经为主。

2. 罐疗方案：按疗程调治效果最佳。每天1次，每次30～60分钟，十次为一疗程。综合运用罐疗基本手法、技法。

3. 罐疗程序（专业七步）：辨病归经→辨证取穴→手法运罐→技法布罐→点刺发泡→适度留罐→规范起罐。

4. 随证配穴：罐疗本病主要穴区。另：肝气郁结加行间、太冲以疏肝理气；瘀血阻络加膈俞、阿是穴以化瘀止痛；湿热蕴结、呕恶者，加中脘、内关、三阴交以清热利湿；脾胃虚弱者，加脾俞。

【注意事项】

1. 已经罹患本病的，应综合调治，建议尽早并主要用中草药调理。

2. 情志因素对本病有很大影响，应特别注重修炼情志，涵养品德，戒怒戒躁，保持乐观、积极、平和、宽厚的心态与情绪。

3. 注重食疗，必须戒烟、少食、低脂饮食、忌食辛辣、忌食煎炸、腌制、熏烤等食品。多吃蔬菜、水果，多吃新鲜粗粮和豆类食品等，适当增加蛋白质、乳类、牛奶等摄入。

4. 可长期选用具健脾功能的食疗方，如：薏米粥、山药粥、赤豆粥等。

5. 积极疏理和疏通全身经络，祛除瘀滞闭阻，疏通经络气血，改善内环境，根本改善和提升人体自净、自控、自愈能力，此乃肿瘤防治之根本。

附　录

以下是本书作者关于《全净通疏经罐疗学》的六个讲座大纲。这六个讲座，是对本书的理念说明与文化阐释，是对本书基本内容的理论思考，也是对于“健康学”的初步探讨与基本认知。了解这些内容，可以更好地理解和把握本书的医道精髓。附录在此，供读者参考。

倡导经络保健　走向绿色医学

我们追求健康的生命。生命是有颜色的，健康是有颜色的，医道也应当是有颜色的。绿色，代表着生命的自然和强劲，代表着健康的自力和真实，也代表着医学道术的合理与永续。追求绿色健康，其实就是回归养育人类生命的天地之道，就是遵循我们生命中与生俱来的自然禀赋，就是在日趋异化的医学成就与医道迷乱中，保卫、复归、培植和坚固我们生命的根。

讲座之一：护卫生命

只要认真关注一下关于人类生命、健康、疾病、医学、医学文化等问题，我们就会发现，今天的人类已经到了一个需要实实在在保卫自身生命的时代。

一、尊重我们的生命

“认识你自己”这个古老的西方命题，至今还没有真正令人满意的结果。要回答任何健康和生命问题，都必须首先回答：人是什么？否则，对健康、生命和医学问题的任何解说，都必定是狭隘的、片面的、不真实的，甚至是完全荒谬可笑的。但我们至今还不能把人自己说清楚。这是我们认识世界的根本障碍。人们很难自我超越。人的局限性就是人的认识边界和行为边界。在医学领域，在健康问题上，我们今天所遇到的种种问题，其实都源于我们对人自身认识的片面与肤浅，源于我们对人体生命现象以及现实时空世界认识的片面与肤浅，源于我们对常规认识和已有经验的过分偏执与迷信。人的健康问题，从来就不是也不可能是单纯的医学问题，当然就更不可能是单纯的生物学问题了。

关于人的说法有很多。

西方宗教说，人是神造的。人性是神定的。人有原罪。每个人都要接受最后审判，或者进天堂，或者下地狱。

文艺复兴时代的西方人说，人，一半是神，一半是兽；既有神性，又有兽性。

机器时代的西方人说，人是机器。

马克思说，人是一切社会关系的总和。

中国古圣先贤说，天人合一，物我一齐。人是与天、地、自然，与宇宙之道有序共生的。通过品德修炼，可以成为圣贤，内圣而外王，灵魂不灭，英名永存。

中国道家说，人经过性命双修，可以超越现有时空，得天道，做神仙，长生不老。

中国佛家说，人有三世因果。天赋佛性。恢复人的自性，就可以摆脱六道轮回，永生极乐世界。这意味着，人是潜在的佛，但也可能是潜在的畜牲、恶鬼和地狱苦囚。

总结上面的说法，人同时具有下面的多元属性：第一是物质性，因此人遵循物理规律；第二是生物性，因此人遵循生物规律；第三是社会性，因此人遵循社会规律；第四是文化性，因此人遵循文化规律；第五是历史性，因此人遵循历史规律；第六是意识性，因此人遵循认知规律；第七是灵慧性，因此人遵循灵性规律。

人属于显形的实体世界，但也在很大程度上属于隐形的虚体世界；人的生命是有限的，同时也具有无限性。人是高度复杂的精神、文化、历史、社会的物质生命巨系统。

根据我们已经习惯的物质、精神二元结构思维模式，人可以说是物质与精神的复合体。有的时代和有的人群，更加注重自己的精神性方面，如道德、人格、心性；有的时代和有的人群，更加注重自己的物质性方面，如物欲、情欲、权欲。作为人性的自然显露，这里虽然基本不存在严格的对错之分，但确确实实存在生命层次的高低之别，存在文化层次的境界之别，存在人性的认知与价值自觉，以及人性的自我提升与合理制约的觉悟之别。

尊重人的生命，首先就是要尊重人类生命的人文意义和精神价值。仅仅看到人类生命的生物学意义的医学，肯定是片面的、局部的、狭隘的、未成熟的和需要提升的。尊重我们的生命，意味着尊重对健康医学的积极探索，尊重人类医学的各种样式，尊重帮助生命恢复健康的各类方法和途径，特别是要尊重经过数千年反复验证并且为人类的健康和繁荣做出重大贡献的传统医学，特别是中医学。有许多对生命的不尊重，恰恰是以尊重生命的名义出现的。例如凡是超出西方式实证逻辑和经验科技的范围，不能被现时主流医学所理解的医学理论与方法，都斥之为“伪科学”；凡是不符合西方医学理论体系的医学方法和临床结果，都认定为“迷信”和“无意义”。显然，这不仅仅是一种医学独断论，更是一种医学霸权主义，对人类的健康和发展是非常有害的。其实，一百年来，中国精英阶层对传统中医理论与方法持续不断的蔑视、压制、排斥和否定等等，都是对医学本质的曲解，本质上都是对人类生命的不尊重。

尊重生命必须从尊重人的整体性开始，必须从尊重中医学开始。

在思维方法上，工业社会强调一种具有某种极端性的经验实证主义：只有那些能够被现实经验证明的东西，只有那些像工业流水线上的产品一样可以标准化的、数量化的，可以被还原复制和能够被机器表达的东西，才是真实可信的；否则就都是迷信和反科学的，就都没有存在的必要。这种思维方式表现在健康和医学问题上，即把人看作是一种生物机器。首先是过分强调人的生物学意义。把人的生命只看作一种生物现象，是生物体所表现出来的自身繁殖、生长发育、新陈代谢、遗传变异以及对刺激产生反应等复合现象，或者看作是由高分子的核酸蛋白体和其他物质组成的，能利用外界物质形成自己的身体和繁殖后代，具有适应环境变化能力的生物复合现象。于是，人被不断地分解和还原。人的健康和疾病问题也仅仅局限于或主要局限于生物学层面。

同时，人又被看作一架精巧的机器，几十年如一日地不停运转。某个零件功能损坏了，就用医学去维修。或者使用化学方法维修，如添加或减少某种物质元素；或者使用物理方法维修，如使用手术、削割零件或更换零件。在生物思维和机械思维的框架内，人们的健康问题、疾病问题也都被机器化和简单化了。滥用化学药物、滥用手术、过度治疗成为一种常规性医疗现象。然而这种医疗现象却对人类生命系统产生了大量的毒副作用，对人类体质形成了深远的不良影响。更可怕的是，这已形成了一种思维定势，并僵化到了某种非理性的程度。例如，许多人用非常规医学的方法，缓解了症状、控制了病情、甚至治愈了疾病，常规医学给出的解释通常都是："偶然碰上了"或"当初肯定是误诊了"。总之，只要过程和方法"没道理"、"不科学"，临床结果再好也是没意义的，不可能被认可。这样的事例，几乎每个普通人都曾听到看到，甚至经历过。

我们有理由相信，在常规医疗的现有思维框架内，要真正安全地、长久地、合乎自然规律地解决人的健康问题、疾病问题、生命问题，将是极为困难的。

人的生命对于现代人来说，仍然是个未解之谜。无论我们如何定义它、如何理解它，我们都只能承认这样一个基本事实：人类生命的真相、生命的本质，生命的形式，生命的价值和意义，很可能已经超出了常规医学目前的认知范围，远远超出了我们的常规理解能力。对生命，我们应当充满敬畏。对目前还知之不多的人体生命科学，我们应当涵养厚德载物的胸怀。对能够帮助生命保持和恢复健康的各种医学理论和方法，我们应当深怀敬意。传统中医学帮助中国人成为这个星球上与天道和多维时空最为贴近的奇特民族——历史最悠久、文明最灿烂、人口最繁盛、慧根最发达、智慧最超越。今天的中国人应当深怀感恩之心，对我们深受其恩泽的伟大传统医学给予最崇高的礼遇和尊敬。对那些看起来似乎不太符合或完全不符合当代常规医学，但又确实有相当效果的传统民间疗法，我们的社会应当为其提供足够的生存空间。

生命，将在多样性中强大，将在单一性中衰亡。

人类的生命，同样如此。

护卫人类生命的医学，更应如此。

二、生命的五种状态

《黄帝内经》是中国传统文化智慧的结晶，是医学、养生学的最早经典，是古代圣贤们对生命奥秘的一种神话般的天才破译，是华夏先祖对中华文化和历史乃至对全人类的最杰出贡献之一，其价值甚至远远超过“四大发明”。直到今天，就整体而言，现代医学智慧，还远远没有能够超越它所达到的高度。

《内经》将我们的生命过程在纵向上分为五个阶段：生、长、壮、老、已。可以理解为人类个体生命发育的五个年龄段：少年、青年、中年、老年、暮年。根据这个思路，我们可以将人体在这五个阶段的健康状况，大体分为五种形态：健康态、亚健康态、亚疾病态、疾病态、濒危态。从现代人的年龄上看，青少年阶段基本属于健康态，青年阶段基本属于亚健康态，中年阶段基本属于亚疾病态，老年阶段基本属于疾病态，而暮年阶段则基本属于濒危态的高发阶段，至于濒危态何时发生则是因人而异的。当然，我们这里仅仅是给出人生健康状况的基本框架，各年龄段在时间上的长短因人而异、因时代而不同。每个人在不同年龄段表现出的不同健康状态也是不同的，甚至可能是完全不同的，不能机械套用。例如注重身心修炼的人，可能一生都处于健康态，而不像一般人那样分为五个不同的阶段状态。

这五种状态即是人生全过程的五个阶段。从健康态向疾病态的退行性改变在宏观上是不可逆的，但人的主观努力却完全可以做到，或者使这种退行性改变大大放慢速度，或者使生命的全过程基本处于健康态，最后无疾而终。那些已经处于疾病态的人，由于主观努力，也完全可以由疾病态逐步上行回复到健康态并终生保持。在一般情况下，健康是完全可以自主的，健康是由自己创造的。佛教上有个重要命题叫“命自我立”，就健康而言，那不但完全正确，而且立竿见影。

1. 健康态

人类健康可以分为三个层次，一是身心健康，包括生理健康和心理健康。二是人格健康，可以理解为社会适应性和社会化程度。三是品性健康，即人的品德、品行、品质的健康，包括私德与公德两方面。健康不应仅仅是生物学意义上的，还应当同时是心理学、社会学、文化学、道德学意义上的。一个品性恶劣，既无私德亦无公德的人，但身心能力很强，你能说他是一个健康的人吗？如果社会上充满了这种人，你能说这个社会是健康的社会吗？健康一定是多层面的。不过，为了讨论的简便和尊重人们的习惯性理解，我们这里所说的“健康态”只涉及“身心健康”，而且主要侧重于生理健康。关于健康的其它方面，我们这里暂不讨论。

理论上，健康态应当是一种组织健全、生理功能完善、机能运转良好的高能和谐的生命状态。拥有健康态的人群在总人口中是很少的，大约只占3%~5%。但健康态像身体的其他各种状态一样，是动态的，处于不断变化之中。健康态随时可能向疾病的方向转化。所以在动态中保持健康态的稳定与持续，是非常重要的。

2. 亚健康态

机体无明显疾病，但身体和精神上却出现许多不适感觉的身心状态，就是“亚健康态”。它是一种总体上属于健康范畴，但身心功能低下的状态。它的特点是健康态的弱化，是开始由健康态渐渐向疾病态转化的初期状态。亚健康人群很大，在我国要占到70%以上。从年龄阶段来说，即使不到三十岁的青年人群，也不能处于完全的健康状态。面对不同的情境，在不同的时间段，他们随时都会出现亚健康状态。

“亚健康态”主要表现为疲乏无力、精神萎靡、情绪低落、悲观自弃、心神不宁、腰背酸痛、头疼头晕、记忆减退、失眠便秘、疲劳综合症、神经衰弱、体重超重等等，而各种西医临床检查指标通常是无异常变化的。较长期的“亚健康态”，将发展过渡为“亚疾病态”。

3. 亚疾病态

当身心功能低下的亚健康态维持了很长时间，开始转入早期的、初起的疾病状态时，就是亚疾病态。亚疾病态属于疾病态，但还不是成熟典型的疾病状态，而只是疾病的初起阶段。与亚健康相比，亚疾病的非健康态程度更深，不良症状更严重，已经形成了疾病。只是此时的疾病还是早期的、初步的、微小的和轻度的。但无论如何人体总体上已经不再属于“健康”范畴了。

在中医上，有“未病”、“欲病”和“已病”之分。健康态和亚健康态属于“未病”的范畴。亚疾病已经超越了“未病”阶段，属于“欲病”阶段。亚健康更多的是不适感，而亚疾病已经不仅是不适感而是实实在在的疾病了，只是还没有发展到典型的和成熟的疾病状态而已。在这个阶段应当及时消灭处于早期阶段和轻微阶段的疾病，防止疾病在体内生根，防止疾病走向成熟和典型化，防止疾病成为真正的“已病”。对健康态的保持，对亚健康态和亚疾病态的祛除，属于防病的范围，超过这个范围就是治病的范围了。在这个意义上，消灭亚疾病乃是人体预防疾病的最后防线，是保持健康的最后防线。越过这个防线，只能是设法补救而不是防患于未然了。

疾病的发展，首先表现为亚疾病态，然后转入疾病态，最后发展为濒危态。反之，疾病的治疗和身体的康复，在状态上也是先由疾病态恢复到亚疾病态，再恢复到亚健康态，最后恢复到健康态。

及时果断地遏止和消除亚疾病状态，在护卫生命健康的过程中，具有极为重要的医学意义。

4. 疾病态

疾病态是疾病的典型状态和成熟状态。有两个发展阶段，先是功能性病变阶段，继续恶化就会发展为器质性病变阶段。暂时的疾病是生命的应急反应。长期的疾病态则是生命的衰败状态，是生命状态的低谷，是生命走向衰亡的外在表现。患病的时间长短不同、轻重不同，标志着生命衰败的程度不同。人体发生器质性病变，是一种比较严重的生命衰败现象和过程。

5. 濒危态

所谓“濒危态”，即生命因身心疾病而处于危急状态，因意外伤害而处于垂危状态，也可以是因天年享尽而处于临终状态。这是生命的临界状态。这个状态在时间上一般都比较短暂，而且越是“善终”，这种状态就越是短暂，越无痛苦。每个人的生命迟早都会进入临近终结的最后状态。

在中国传统文化中，追求善终是一种生命尽头的最高境界，也是一种准宗教信仰。例如对“五福圆满”、“五福临门”的美好祈愿。五福中的第五福就是善终。自然辞世、无疾而终、无痛无难。可惜，在这个物欲横流、情欲泛滥、放纵任性、人性肆意的商业和物质时代，真正能够善终的人，已经是凤毛麟角了。

三、五大护卫系统

与人类生命过程的五种基本状态相对应，几千年来人类也逐步建立了相应的护卫生命健康、祛除自身疾病的医学体系。护卫生命的医学体系，既是个技术体系，也是个理念体系。我们的任务是明确这个体系，并且在追求人类健康的过程中不断发展和完善这个体系。生命的护卫体系包括五种依次递进的医学：养生医学、保健医学、调治医学、治疗医学、急救医学。应当说，这五大医学体系，在性质上涵盖了人类医学的各个门类，是人类生命与健康的“全科医学”。

从人生过程的不同阶段看，生命过程的生、长、壮、老、已五个不同阶段，对应于少年阶段、青年阶段、中年阶段、老年阶段和暮年阶段。这些不同的年龄段应当对应于不同的医学体系，即少年阶段对应于养生医学，青年阶段对应于保健医学，中年阶段对应于调治医学，老年阶段对应于治疗医学，暮年阶段对应于急救医学。这是纵向地看。如果横向地看，五大医学体系则应对应于人体的五种不同健康状态。养生医学对应健康态，保健医学对应亚健康态，调治医学对应亚疾病态，治疗医学对应疾病态，急救医学对应濒危态。从不同人群的角度看，养生医学主要面对健康人群；保健医学主要面对亚健康人群，同时面对健康人群；调治医学主要面对亚疾病人群，同时面对亚健康人群和健康人群；治疗医学面对疾病人群，急救医学则要面对所有处于生命危机状态的人群。

从五大医学体系的目的来看，养生医学要帮助人们保持日常的良好健康状态。保健医学要帮助人们快速恢复良好的健康状态。调治医学要帮助人们把疾病消灭在起始阶段，防止其在体内生根，并恢复健康状态。治疗医学要帮助人们消除症状、控制疾病、祛除疾病。治疗医学就像救火一样，既然发生火灾了，就必须去扑灭；虽然代价沉重，现场惨烈，但却是必须的、必要的，并且只能如此。最后，急救医学则是要帮助人们把危机状态转变为可控的常规疾病状态。

养生医学应当是现代人的理念基础、行为基础、生活基础和事业基础。它可以帮助我们在健康的基础上，完满地生活和工作，完满地走过一生。健康是阴阳平衡、阴阳有统的状态。但人体正邪交争、阴阳平衡是相对的，不平衡是经常的和绝对的。这时，保健医学可以帮助人们用正确的理念、知识和技术，早期处置那些不利健康的非平衡态的发生，扶助正气，抵御病邪的侵袭，并重新恢复平衡态，恢复健康态。

如果正邪交争的结果是正气不足以抵抗病邪并处于较为严重的状态，于是最初期的疾病就得以形成了，人体处于亚疾病状态。这时，调治医学就要承担使命，把疾病消灭在萌芽阶段，让身体再次恢复到健康状态。

如果很不幸，病邪入里，在体内生根；各脏腑之间相互作用，疾病深入，渐趋成熟，脏腑发生功能障碍，甚至发生器质性病变。这时候，护卫生命的责任便主要由治疗医学完成，通过各种治疗途径和方式，用较强烈的对抗性手段，甚至是破坏性手段去治疗疾病和控制疾病。

假如命运之神过于无情，疾病更加深入，已到后期阶段。或者由于其他原因而使生命处于危机之中，这时急救医学就会成为生命的最后护卫。在它的帮助下，稳定、控制和缓解病情，努力维持和延长生命，以及给生命最后的呵护与尊严。

五大医学体系在具体实施过程中，存在着专业协助和个人自助的差异。养生，以个人自助为主；保健，个人自助为主，他人协助为辅；调治，专业协助与个人自助并重；治疗，专业协助为主，个人自助为辅；急救，以专业协助为主。我们可以发现，无论哪个医学体系，无论我们在生活中如何实施自己的生命护卫计划，除了急救，都需要个人的自主和努力，都需要生活化的家庭自助与互助。专业人员和专业机构的作用是巨大的，绝对不可缺少，但都不能成为也不应当成为健康的主导者。其实，即便是急救阶段，只要有清醒意识，个人仍然可以发挥相当大的自主作用。

健康是需要付出代价的。就健康成本而言，从养生保健到治疗急救，健康成本依次升高；反之从急救治疗到保健养生，健康成本则依次降低。就操作的难易程度而言，从养生保健到治疗急救，其难度依次加大，反之则依次减低。就人们感受到的临床效果而言，从养生保健到治疗急救，疗效的明显程度依次增加，反之则依次递减。因而人们常常感到，治疗医学和急救医学的疗效是非常显著的，而调治医学、保健医学和养生医学的疗效就远不如治疗医学和急救医学那样显著。这使许多人在健康问题上陷入误区：总是等到健康发生了火灾再去扑灭，而不是每天都随时注意防止火灾。许多人认为，养生保健是老年人的事与年轻人无关。这种认识误区给我们带来的健康损害是巨大的，使我们不得不付出沉重代价，甚至不堪重负、贻害终身。

四、五大医学的意义

长期以来，我国的医学模式是以治疗为核心的。研究、开发、服务、宣传都以“疾病”为对象，以祛除疾病为目的，确切地说是以祛除疾病的症状为目的。几十年来，我国在医疗方面遇到的各种问题，几乎都源于这个医学模式。解读这个医学模式可以发现：我们一直将医学的本质理解为“祛除疾病”，而不是“护卫健康”。显然这是一个巨大的误区。我们将医学划分为五大体系，实质上就是要呼唤医学本质的回归。值得庆幸的是，从2008年开始，我国医疗卫生主管部门开始大力倡导预防医学，倡导“治未病”，倡导传统医学的价值。这是一个意义重大的历史性转变。

护卫健康而不仅仅是祛除疾病。这意味着，医学应当以“常人”为对象，而不仅仅是以“病人”为对象；医学应当追求人的健康，而不仅仅是追求驱除疾病；医学应当关注人的终生健康，而不仅仅是关注病后的康复；医学应当研究健康之道，而不仅仅是研究康复之术；医学应当执着于防火而不是救火；医学应当体现人与人、人与社会、人与文化、人与自然、人与“神灵”的和谐关系，应当体现环境、人、宇宙的整体互动关系，而不仅仅是展示人的生物学、解剖学、生理学、病理学意义。

治疗医学，只是医学的任务和职能之一，在任何意义上都不是医学的全部。把治疗当目的，是对生命和医学的极大误解。大众把健康完全交给治疗医学，既是对医学的根本误读，又是对自身健康责任的漠视甚至放弃。因为，治疗不等于健康；症状的暂时消除，也不等于健康。况且，常规治疗医学，通常只承担极为有限的责任，特别是手术治疗，它几乎是完全免责的。把健康和生命的期望完全寄托于治疗医学，要求它对生命和健康负全部责任，实属自欺欺人。既不可能，也不公道。

从新的角度重新界定医学体系，有助于我们从宏观上把握医学与生命健康的总体关系，有助于我们重新认识中国的传统人体生命科学和身心健康医学智慧，有助于我们反省一百年来照搬西方医学模式，否定和排斥传统医学的深远遗患，有助于我们真正搞明白：像中国这样的世界第一人口大国，究竟适用怎样的医学模式，才能给广大国民提供真正有效的健康安全保障。西方医疗卫生体制已经暴露出严重弊端。正因如此，近几十年来西方人一直在探索新的医学模式，主张“医学革命”，倡导远离化学药物、远离手术滥用，反对过度治疗。他们以前所未有的热情学习和研究中医，学习和研究以中医为代表的东方传统医学智慧，希望建立一种超越工业社会思维模式的新医学模式。

在此背景下，我们更有必要重新认识和把握医学的本质功能，重新审视生活中那些早已习以为常的医学见解、健康理念、治病手段和生活方式，重新认识中医学里面那些具有前瞻性和整体性的大医学观、大健康观和大生命观，这对我们的现实和未来来说，其意义巨大而深远。

五、绿色医学模式

以物质科技为基础的西方医学模式，应当说已经基本上完成了自己的历史使命。随着各种综合学科、交叉学科、横断学科和边缘学科的发展，随着人类对微观世界、宏观世界、宇观世界、涨观世界和渺观世界的逐步认识及认识的深化，随着自然科学与人文科学的日益交融，随着国际上对传统人文价值的重新认识与回归，那种仅仅用自然科学的观点和手段来解决疾病与健康问题的时代即将结束。取而代之的将是一个系统的、文化的、绿色的和生态的新医学时代的到来。这个“新医学时代”，或“后西医时代”，将是传统中医的理念与智慧得以复兴并大行于天下的时代。在此意义上，新医学时代本质上就是“新中医时代”。它要求我们建立一种新的医学模式——“绿色医学模式”：安全的、生态的、绿色的、整体的、永续的，并以终生健康为核心诉求的理念体系与技术体系。我们把这个新的医学体系概括为：4030 + 2091 模式。即在护卫健康的全过程中，养生应占40%，保健应占30%，调治应占20%，治疗应占9%，急救应占1%。

防病必先强身，强身必先养生。养生是强身的基础，是最重要的防病措施。人是自然之子，自然是人类生命的母体。人以天地之气而生，以四时之法而成。在身心上形成了与天地自然变化同步的节律性与对应性。人是地球和太阳系自然宇宙环境的全息体。人的生存过程，受到自然规律的全面制约。人是自然的一部分。人就是自然。因此人在使用自己的生命、身体和心智时，应当将自身的主观性控制在合理的范围之内，顺应自然而摄生，让生命节律稳定而有序，让机体阴阳有统而平和。人与天地相参，人与日月相应。养生乃是维系健康与恢复健康的基础和根本。

但今天这个时代，生活和人性的诱惑实在太多了，非理性欲望实在太多了。我们以无数崇高的名义，以人道、人权、人性、个性、民主、自由、平等、成功和种种文化的名义，几乎是肆无忌惮地违背自然、悖逆规律、放纵妄为。于是人的各种身心活动节律经常紊乱无序，全身机能处于失调状态，邪盛正衰、阴盛阳衰、人欲横流，适应外界变化和抵御病邪的能力大大减弱，经常性地受到外感内伤、内外两邪的损害，经常性地处于亚健康状态。这个时候，一般性的日常养生已经不足以让我们保持健康了。必须借用各种保健手段，健康才能得以护卫。这样，在40%的养生基础上再辅以30%的保健，从而保证我们的身心及时地恢复和调整到健康状态。然而在很多情况下，在几乎是无意识的状态下，人们很难真正自主地控制身心机能的失衡状态，很难做到真正有效地防止身心发展到“亚疾病”状态。相反我们看到的情形是，大多数亚健康态都会发展到亚疾病态——疾病的种子开始发芽，身心进入疾病初期阶段。这时仅用保健的方法已经不足以解决问题了，必须选用适合自己的专业调治方法，尽快把疾病消灭在初起阶段。防止疾病在体内继续生长发育，防止疾病在体内生根。这个调治过程在健康护卫的总过程中大约占20%。理论上讲，经过专业调治，一般初起疾病都可以被有效消除，身体会较好地回复到健康状态。

从健康到疾病是一个由表及里、从轻到重、由小到大逐渐生长发育和依次演变的过程。如果运用一定的调治手段仍不能有效控制身心向疾病方向发展的话，或者错过了在早期及时消灭疾病萌芽的机会，那就必须进入治疗阶段，以便控制病情、消除症状。这个控制和治疗疾病的过程，在健康护卫的总过程中应占9%！显然，这个比例与现实相比实在相差太远了。现在甚至90%的人在90%的时候都习惯于：只要不舒服就去做药物治疗或者住院治疗，只要某个器官发生一定的病变，医生就会建议我们做手术处理！这种过分依赖治疗医学、过度治疗和手术滥用的情形，不仅大量浪费了医疗资源，而且还对人体造成了巨大伤害，形成了许多新的医源性、药源性和心源性疾病。更为严重的是，化学药物和过度治疗对人体的种种伤害，由于大多是缓慢的、不显著的，深层次的，人们常常视而不见。然而这些伤害很可能是终生性的，一方面使人体脏腑与机能加速退化，同时又产生种种系统疾病和不良遗传，遗患无穷！

至于急救，它只能在我们护卫健康的全过程中占1%。它只能为人生的最后时刻服务，或者为特殊情形下的偶发情况服务。

4030+2091 模式意味着，对健康的护卫，或者健康的获得，存在一个三七开：70%要依靠自我养生与保健，30%需要借助于专业化的调治服务、治疗控制与急救手段。

这个绿色医学模式，也许并非常规意义上的医学模式，但它所揭示和表达的却是护卫生命的自在之道、自然之道、自为之道，也是人类追求生命健康的应有之道、应为之道。或者还可以说，人的生命健康应当是以这样的范式为基础建构起来的。

六、保健靠自己　有病要求医

4030+2091 模式给我们带来了什么启示？其中蕴涵的意义和价值是什么？我们该怎样解读它呢？

1. 健康只能以养生保健为根本。

2. 健康是从自身生命力的根上生发出来的枝叶和花朵。健康必须依赖生命内在力量的提升和保持。健康是生命力的外在展现。

3. 养生保健最终只能靠自己来完成。

4. 以养生保健为根基和主体的医学模式，必然是以正常人的健康为中心的；以健康为诉求的医学模式只能是整体的、生态的、安全的、可持续的和预防性的。

5. 生命的大部分时间都不能依赖以治疗为中心的现行常规治疗医学。如果那样，生命就会走向危险、痛苦、高成本和生命力的衰败。

6. 不要排斥治疗医学。虽然现行常规医疗存在大量弊端，给人体造成许多伤害，包括许多缓慢的终身伤害。我们谨慎地使用常规医疗是完全必要的。但也不要极端化，不要一味强调靠自己调养，不要一味强调求己不求医，不要否定现代治疗医学。在这个越来越专业化的时代，10%的治疗与急救永远需要最优秀、最专业的治疗医学。

7. 求医之道：根据中医“急则治标，缓则治本”的原则，以及医学必须“扶正驱邪”的中医哲学，亚健康、亚疾病，以及各种慢性病、常见病、多发病、老年病，应更多地运用中医中药的思路和方法。要整体解决问题，要扶正固本。外伤、急性病、传染病，以及对症状的即时控制，则更多地应用西医的思路和方法。

8. 健康护卫路线图：养生→保健→调治→治疗〔中医外治→中医内治→西医服药－西医输液－西医手术〕→中西医急救。这里要表达的意思是：平时要靠养生保健来护卫我们的健康。当发现我们可能生病了，或者已经出现了疾病的早期症状，我们应当首先选择专业调治，其次用中医外治的方法，再用中医内治的方法，最后用西医的常规治疗方法。这个程序或路线图所体现的基本精神是：用最安全的方式，用对人体伤害最小的方式，护卫健康，而决不仅仅是简单、快速地消除症状。

9. 对医学未来的思考：在4030＋2091模式中，我们还可以发现，养生、保健、调治都属于自然医学。中医是超级自然医学，是世界上迄今最为成熟的自然医学。在护卫生命健康的100等份中，自然医学至少占九成，对此，我们又该怎样解读呢？

讲座之二：回归自然医学

一、认识自然医学

自然医学又称自然疗法，是利用自然环境、自然界本身存在的物质因素来医治疾病，或动员人本身的能力使身体恢复健康的医学。根据这个定义，中医（包括中国的民族医学如蒙医、藏医、苗医、壮医、维医等），以及世界各国、各民族现在使用或曾经使用过的各种非化学合成药物、非手术医疗方法，均属于自然医学的范畴。现代自然医学理论、方法流派纷繁，比较盛行的流派有营养、植物药、中医、针灸、指压、按摩、温泉、森林、睡眠、音乐、生物反馈、气功、导引、运动、断食等几十种疗法。

营养疗法是让患者按一定的食谱进食或补充某些营养素，从而使饮食成为治疗的手段。一般认为，营养疗法是自然疗法的基础。自然疗法医师在临床实践中常常会首先采用这一疗法。因为这最少痛苦，最适合人的本性。例如，有越来越多的研究和资料证明，经常食用粗纤维食品，如各类粗粮、蔬菜、水果类、坚果类、菌类（磨姑、木耳）等，适当补充一些综合性营养素，完全可以达到保健和治疗疾病的目的。例如可以有效地治疗痤疮、关节炎、哮喘、动脉粥样硬化、抑郁症、Ⅱ型糖尿病、湿疹、痛风、高血压、经前期紧张综合征以及溃疡性结肠炎等病症。

植物药疗法是应用植物作药物来防病治病，也可以称之为草药疗法。草药疗法日趋受到西方的重视。现代自然疗法医师在使用草药治病时，不仅依据该植物在传统医学中的传统药性，而且还要掌握它的现代药理学作用及其作用机理。这样使得该疗法显得更加科学化、现代化。与中国传统药学不同的是，西方式的自然疗法医师基本上不使用植物原生药材，而是使用从植物中提取出来的有效成分。虽然这与传统中医对草药的用法相去甚远，但毕竟超越了化学药物的局限。

针灸等中医技术源于中医，目前在全世界已经有 160 个国家和地区引入，专业从业人员共计约 4 万人。就国家和地区来说，可以说已经相当普及了，并且也已发展出许多新样式。此外像按摩、灸疗、足疗、刮痧、罐疗等中医自然疗法也都日益引起世界的关注和兴趣。

自然医学是用自然和无毒的疗法，促进健康和治疗疾病的一个医学系统。其治疗疾病和保持健康的最高原则是回归自然。

自然医学的核心目标，就是用自然的方法提高人体与生俱来的自愈能力，让自愈能力来自己修复自己。我们所应当做的，就是设法给人体自愈能力的维持和提高，提供一些自然的帮助。大量临床经验反复证明，在疾病痊愈的过程中，自愈能力所发挥的作用是根本性的，是药物所不能替代的。

自然医学的一个基本观念，即主张体内毒素是导致不健康和疾病的主要因素。同时主张应促使人类在身、心、灵三方面都达成健康。

因此，自然医学最重要的一个基本原则，是教育患者采用健康的生活方式，教授人们一些可行的自然健身方法，以增强机体的自愈能力。同时，在患病的时候，一定要采取自然的、无毒的和无损害或伤害最小的治疗方法。

自然医学与常规治疗医学存在重大区别。

自然医学以人体健康为核心，更多地强调用自然的和安全的方法维护身心健康和预防疾病。而常规治疗医学是以疾病为核心，重点放在当机体出现了疾病时，如何诊断和治疗。因此两种医学体系在指导思想、目标诉求和技术手段上相去甚远。

常规治疗医学的方法，在功能上是“替代”，主要是用药物和“人工构件”替代人体机能。其结果是促使被替代的人体机能进一步地退化和衰败。稍加留意就可以发现，人们接受的常规治疗越多，人们的体质就越差，患病概率越高，所得的疾病种类也越多。同时，越长期治疗，疾病也就越难以治愈。除了短时治疗之外，经常性的常规治疗给人体带来的一定是恶性循环。对生命而言，这是件非常可悲、可怕的事。

自然医学推崇人体的自愈能力，反对用各种医学方法取而代之。在医疗过程中，应尽最大努力避免使用任何有可能削弱人体自愈能力的医疗手段。同时，运用这些医疗方法的本义，也应在于唤起和提高人体的自愈能力。自然医学对人体的作用，本质上是促进机体的良性循环。

为此，有四件非常重要的事我们一定要做：

1. 建立更加合理和科学的生活方式，比如良性社交、适当运动、合理饮食、心理平衡、生活规律、戒除不良生活习惯等等。

2. 用不伤害身体的方法排除体内毒素。如不食用受污染的食物和水，尽量食用未经深加工的食物，决不滥用药物，减少体内毒素的积累，用自然的方法促进代谢等等。人体血液因净化而循环通畅，免疫系统的功能也因此而得到改善和提高。免疫力增强后身体的自我修复能力就会大大增强，这时身体就会充满健康的活力。

3. 选择对身体没有损伤的保健和治疗方法，如饮食疗法、气功疗法、定期进行经络调理等等。

4. 当疾病发生时，应当首选自然医学的疗法，因为这是最安全和最具生态意义的。再配合科学饮食、心理平衡、合理运动等生活方式的调整，机体就能很快康复。

面对常规医学，我们完全可以说，自然医学是最安全有效的绿色健康干预手段。它更符合生命的自然性，更能体现生命的完整性及医疗的人本价值。

二、反思常规医学

这里的所谓“常规医学”主要是指现代医学或西医。但不是西医或现代医学的全部，而是指以西医内科为主体的常规性临床治疗医学，及其相应的思维模式、基本思路和常规技术手段等（本书所用“西医”概念，都是在这个意义上使用的）。

西医早已成为我国的主流医学，甚至成为唯一正宗的医学和唯一的医学常规，因而成为我国的常规医学。在许多人的眼中，常规医学以外无医学。常规医学以外的各种治病方法和学说，比如中医学、民族医学、民间疗法等，都是非主流、非科学的，至多只是一种疗法，不能称为医学。即使像中医这样经过数千年验证，层次高端、理论系统、技术丰富、效果显著的宏大医学体系，也只不过是一支行将就木的农业社会的医学挽歌，既没有科学性，也没有现代价值。因而，中医等传统医学一直受到轻蔑和排挤，而且受现代教育程度越高的社会阶层，这种倾向也就越明显。看看一百年来中医在我国官方医疗体制中的实际地位，就知道西医是如何的尊贵，传统医学是如何的卑贱了。

到二十世纪末，西医已经成为全世界的常规医学或主流医学。人类的实际寿命大大延长了，但同时也出现了三种深刻的医学危机、健康危机和社会危机：疾病的种类越来越多，人的自然生命力越来越弱，医药费用越来越难以支撑。为了人类的健康和人类健康的未来，我们应当重新审视常规医学，重新解读现代医学，有勇气正视西医的另一面。

世界卫生组织（WHO）前任总干事钟道恒博士曾指出："多数人不是死于疾病，而是死于无知。"这个判断是沉重而深刻的。他还指出，"全世界有1/3的病人不是死于自然疾病本身，而是死于不合理用（西）药。"这个比例是十分惊人的。其实，因用药而致死、致残、致新病的情形是非常严重的。在癌症治疗方面，因不合理用药而致死的比例要远远超过上述比例。另外，全世界每年有750万人直接死于不当用药，占死亡排行的第四位（心脑血管病、癌症、糖尿病），远远超过许多其他死亡原因。日本一位病理学家在尸体解剖时发现，大约50%的死者，其死亡原因与西药毒副作用有关。

据说，瑞士学者翰鲁士（HansRuesel）对以色列、哥伦比亚、英国、美国加州，作了一个视角独特的调查和统计：只要有医生（西医）罢工的地方，一段时间内当地居民的死亡率，就会降低至平时的50%。这意味着，如果没有西医的诊断治疗，有50%的病人是可以不死的！有人评论说，许多人本来没病，但是按西医的诊断方法，他们成了"病人"。更有人评论说：当西医以科学的名义给病人施治以后，这50%的活人在花完自己的血汗钱，满足了西医的昂贵利益之后，被西医治成了死人。显然，这些说法可能是偏激和极端的，但其中包含的合理因素，却是必须要特别关注的。近来又有报道说，美国医学家发现，在医院死亡的患者中，大约有73%是死于误诊误治而不是疾病本身的恶化。

我国同样如是。据统计，我国每年约有19.2万人直接死于西药不良反应，接近每年死于吸烟引发疾病的人数。我国有约100万的耳聋儿童，其中50%是因药致聋。每年因西药不良反应而住院的人达250万，直接死亡20万。仅上海市每年就有1万人死于用药不良反应。我国癌症病人中，30%直接死于放化疗。被抢救的危重病人中，有10%是由药物不良反应引发的。

2001年我国卫生资源消耗6100亿，因疾病伤残等造成的直接经济损失7800亿，总计13900亿。2004年卫生部《第三次国家卫生服务调查分析报告》指出，2003年仅因疾病导致的直接经济损失就8000多亿元，相当于当年GDP总量的7%。

反思现代医学，反思常规医学，可以发现西医的几个重大特点。

在西医形成和发展的主要人文背景方面，西医深受近代物理学、化学和生物学三大学科思想的影响。直至今天，西医本质上依然习惯于从物理机械的、化学的和生物的角度看待人体和疾病。热衷于各种机械物理性治疗，如手术和器官的移植与替代，热衷于各类化学药物如抗菌素和维生素的合成与生产，热衷于解剖学意义上的医学认定和价值评判。

在思维方式方面，西医是以科技主义为基础的工业化思维模式。首先把人当作自然科学研究对象，把人体当作一个复杂的机器系统，把对疾病的治疗，理解为工业化维修过程。所以，物质化、标准化、商业化、线性思维，分析与还原，乃是西医运作过程的基本思维特点。

在对人体的认识上，西医主要是把人看作解剖学意义上的生物体，脏腑器官的功能以及脏腑之间的关系，基本也是解剖学意义上的。对人的非物质性方面，如环境影响、社会作用、文化因素、心理情志、精神超验，以及对人与天地宇宙的关系等因素，则极少关注。只是近几十年，这种情形才初步有了一些改善。至于经络－精气神系统等人体的隐形系统，隐形系统的功能和隐形疾病等等，则基本上是西医的盲区。因而在常规医学眼里，患者更多地只是一堆活体器官。也许这就是西医整体上远没有像中医那样注重医德的深层原因吧。

在医学对象方面，西医主要关注的是病人，而不是常人，更不是健康人。

在医学功能方面，西医以治“已病”为目标，至于治“欲病”、治“未病”问题，基本不在其视野之内。尽管预防医学也受到越来越多的重视，但那仅仅是近年来的事，而且从来就不是常规医学的主体内容。

在临床目标方面，西医主要关注如何祛症。至于人体自愈能力的提高，人的整体健康，生命的高品质和高形态等问题，则基本都在其医学诉求之外。

总体上，可以对常规医学做以下几点归纳。

1. 西医与“人”，在本质层面上存在某种非对称性。近代以来的西医是自然科学和工业化的产物。其理念、思路和方法，也是以自然科学和工业化为主体的。用这种物理、化学和生物的医学，治疗高度智能化、高度精神化和高度社会化的“人”的疾病，具有某种天然的非对称性。出现种种片面和弊端，以及出现许多对人体的严重伤害，是西医自身的先天缺陷。因此许多人因用西药而致残、致死、致新病，就是很正常的事了。

2. 西医是以症状为中心的局部医学。中医是以生命健康为中心的整体医学。两者相比，可以清楚地看到，西医作为局部医学的局限性，面对生命健康时的偏狭性，以及用“某某综合征”这类不知所云的表述所掩饰的未知与无奈。有学者说，西医实质上是中医整体医学的一个分支，应当是很贴切的。

西医是分解医学。不断分解和还原，符合自然科学的逻辑原则，但以现有的水平套用于人类生命的护卫，就只能是削足适履了。不仅具有巨大的局限性，强行套用还会对人类生命产生巨大威胁。要正确地说明文化的、社会的、情志的甚至灵性的人的生命，要解决人的健康问题，我们还需要更高层次的人类生命科学而不是现有水平的常规医学。

3. 西医是个尚未成熟的试验医学。所以它总是以科学的名义不断改变自己的结论。昨天说多吃维生素可以防衰老，今天又说长期服用可致癌。昨天说更年期妇女服用荷尔蒙可以防治冠心病，今天又说那样会使卵巢癌患病率明显升高等等。查找一下，使用一百年以上，至今仍然安全有效的药物究竟有几个？据统计，7000 种西药现在还在使用的只有 1000 种。这意味着，无数的患者不得不为此付出惨痛代价。

4. 西医把在标准条件下的白鼠药物试验结果，用在千差万别的个体人身上，意味着物理世界的标准化产品概念，被套用在时刻变化的个体化、文化化的活体上，意味着个体生命被当成了标准条件下的流水线产品。在这种情况下，化学药物如果对人体发生不良影响和伤害，实在是再正常不过的事了。这里，我们并非反对白鼠试验，而仅仅是说，不要把人当作流水线上的一个标准化产品。

5. 西医具有强烈的机械性。只要人体上某个部位或某个器官有了毛病，医生常常都会建议你作手术，把病灶部位或器官切掉。正如我们指出的，其背后潜隐的思维模式是：人是许多零件组合的机器，哪个零件有毛病了，要么修补，要么换掉。至于这样做会产生什么连带影响和长远后果，那就不是常规医疗的责任了。

6. 西医常常是以破坏性为前提，以破坏和损伤为代价的，尤其是手术和放、化疗等。手术医学，是西医对人类治疗医学做出的杰出贡献。但手术的滥用以及手术滥用给人体带来的多方面伤害，也是一个不争的事实。

7. 西医存在重大盲区。人体经络－精气神系统，是人体解剖学九系统的功能整合系统与功能运行平台，是人体生命至为重要的支撑系统，是人体的隐形系统。但西医只能认识显形的解剖学系统，对人体的非解剖学系统则基本是盲区。人体的许多疾病其实都是隐形系统的疾病，或与隐形系统密切相关。如果把这些疾病当作显形系统疾病来处理的话，结果只能是：要么否认其存在，要么使用完全不对路的常规治疗药物和方法，进行试验性治疗，其中充满着盲目性和随机性。这种情形下，造成误诊误治和人体伤害，是很自然的事。

8. 西医是高贵的商业医学。不断开发更具商业价值的医疗仪器和新药，成为医学科研与生产的内在冲动。这种商业利益的驱动，使西药和医疗仪器快速更新，并以科学和人道的名义推销给广大患者。一方面，这使西医的检测成本和治疗成本不断提高，成为昂贵的医学，甚至成为贵族医学。另一方面，过度的商业冲动，使患者成为新仪器和新药物的试验对象，成为医药商业利益的无奈提供者，而且这种情况还趋于无休无止。这里，我们绝非反对医疗过程要遵循一定的市场规律，我们只是想说，过度的商业化绝对会扭曲医学的真正使命，引发严重的医疗安全问题，甚至会以医学的名义威胁大众健康。正因为如此，西方医学界始于二十世纪80年代的“医学革命”，就振聋发聩地宣称，现代医学已经成为一种“世界公害”，西医内科甚至已经成为一种“医学邪教”。因此，强烈主张远离化学药物，远离过度治疗，远离手术滥用，积极倡导自然疗法、替代疗法，倡导使用植物药等等。正是在这种医学变革思潮的影响和推动下，有越来越多的国家开始重视中医并引进中医。

我们指出上述几方面，绝非贬低西医，更不是要否定西医的合理性，而只是希望在西方人早已开始深刻反省西医、慎用西医的时代，我们中国人也要有勇气正视现实，能够从“一边倒”式的盲从中走出来，从近乎痴迷的西医崇拜和西医迷信中清醒过来；对关乎生命和健康的一切医学方法，无论主流还是非主流，无论是常规还是非常规，都保持足够的冷静、理性和反思精神。重点是要站在更高的层次审视西医、思考中医。常规医学需要被超越，也必须被超越，而且已经到了超越的时代。中国也需要医学革命，而且更需要医学革命。这个医学革命的大趋势，就是“新中医时代”或“后西医时代”的来临。正如我国伟大的现代科学家钱学森同志早在上世纪八十年代就曾预言的：中医是21世纪医学革命的方向，是地地道道的尖端科学。面对我们自身的生命和健康，面对与我们的生命息息相关的医学理论与技术，我们需要更广阔的思维、更理性的心态和更具前瞻性的眼光。

三、回归中医智慧

在西方回归自然、保护环境、保护生态的思潮影响下，在西方整体医学、自然医学、替代疗法、顺势疗法等非药物疗法迅速兴起的启发下，在西方人开始热心学习、研究和开发中医的带动下，在周边国家积极争夺中医宗主权的刺激下，在国内有识之士的长期呼吁下，在中国草根民众的顽强坚守下，在政府近年弘扬中医的精神鼓舞下，中医这个被我们自虐了一百多年的生命智慧，终于迎来了浴火重生的历史机遇。虽然振兴中医的道路，由于历史的惯性还会异常艰难，还存在大量我们自设的壁垒，但终究转机已经出现。中医的复兴是医学发展的必然、科学发展的必然，也是文化发展的必然。中医从来就不是单纯的医学，而是人体生命科学，是以人体生命科学为基础的人类生命健康学、生命文化学、生命社会学和生命哲学。中医的各种特点都是从这里自然衍生的。毛主席说，中医药是个伟大宝库。让我们重新审视一下传统中医，重新发现传统中医所蕴含的伟大医学智慧。

1. 中医是整体医学

人是自然之子，是天地宇宙的全息体。

天人相应、天人合一、阴阳五行、河图洛书、太极八卦等等，是中国传统哲学的初始内容和天才智慧。中医完全是建立在中国传统哲学的基础之上的，而不单纯是就事论事的局部学科或一病一症的器物之术。一种从哲学的立场和观点出发的医学，一种以宏大哲学宇宙观为理论指导的医学，一种充分体现天人合一哲学智慧的医学，特别是一种以道为基础，道、术结合的医学，必定具有视角的全面性，目的与手段的和谐性，必定具有最小的学科片面性与狭隘性。从这个意义上，我们说中医是整体医学、系统医学。

中医的整体性表现在许多方面，如宇宙秩序与人的整体性，自然生活环境与人的整体性，社会文化环境与人的整体性，人体五脏六腑与生命的整体性，人体各部位、各器官、各局部、各系统、各层次之间的整体性，人体情志、欲念、心理、个性、气质、体质、生理等等之间的整体性。人体的各个方面、部分和层次都是互动的、协同的、全息的。所以头疼可以医脚，脚疼可以医头。异病可以同治，同病也可以异治。局部和整体的关系，系统和子系统的关系，全息理论等等都可以从不同角度很好地印证中医的整体医学特色。

2. 中医是自立医学

中医作为整体医学，其核心目标和核心功能就在于提高人的自愈能力。中医是以人体自愈力为基础，求得生命自立自存的医学。在此意义上，我们可以称之为自立医学。也就是说，中医的全部努力都在于，最终提高人的自我抗病能力、自我修复能力、自我保健能力、自我生存能力。中医反对药物依赖，更从来不主张“终身服药”。因为生命原本是自足的，而不是靠药物支撑的。所以，中医的第一条治疗原则就是“扶正驱邪”。正盛则邪衰。扶正就是提高机体脏腑等整个生命系统的自我生存能力，提高生命系统的自我护卫能力。结果就是人不会生病，“邪不可干”。即使偶尔生病，经中医调治，人体自愈力会很快得以提升，疾病也会很快痊愈。在这个意义上，中医还可以理解为是以“自立”为基础的“扶正医学”。

3. 中医是循根医学

“治病求本”是中医的基本治则。在医学思路上，中医崇尚治本，急则治标、缓则治本。“治本为主、标本兼治”始终是中医最为执着的方向和目标。在人体认知上，脏腑是人体显形系统的本，隐形的经络－精气神系统又是脏腑的本。在治疗过程上，中医始终注重在两个层次上对人体进行调治，一是对脏腑系统的调理平衡，二是对经络－精气神系统的疏通调养。其中，经络－精气神是中医临证的根本。对经络－精气神的调理乃是对人体的根本治疗。可见，中医是治本的医学，确切地说是治本为主、标本兼治的医学。与西方的循证医学、治疗医学、症状医学等相对应，有中医学者指出，中医学是“循根医学”。应当说，这是很准确的。

4. 中医是生态医学

中医把人看作自然的一部分。人体就是自然。中医就是运用源于自然的思路和方法调理人体自然。它把养生保健的过程，看作是一个人体自然生态的调整过程。它用的各种治疗方法，本质上都是仿自然生态的方法。它对疾病的调理过程，与自然界的生态演化和生态竞争过程，本质上是同一的。如中医讲通则不痛、通则无病。这与大地上河流水系的情形是完全一致的。中医讲春季治病事半功倍。春季为生发之季，田地要耕耘，万物要复苏，人体也要复苏。这时对身体进行调理，无论保健还是治病都会事半功倍。人体与四时季节是完全对应的。中医主张养生、治病都要法阴阳、应四时，是一种人体生态医学。

此外，中医还把一切自然物都当作可以选择的“药”。无论有毒的没毒的，只要适当运用都可以祛病健身。中药是自然之物。中医的各种外治方法，如针灸、拔罐、按摩、刮痧等等，也都是自然手段。疾病就是人体自然生态失衡。祛除疾病就是仿照自然法则，用培植正气、疏导引流、祛邪排毒等思路和方法，恢复人体生态平衡。恢复健康，就是重建人体的良性动态平衡。在治疗思路上，中医讲“化解”，讲在医者协助下人体的自然恢复和自我恢复。而不像常规医学那样，一味讲“对抗”、“消灭”，只管祛症、祛病不管扶正，除了增加营养、打激素之外，基本不知扶正为何物。

说中医是人体生态医学，重点在于揭示中医的一个重要特征：

中医把人体当作天地自然的生态全息体，并且用自然和生态的思路与方法，去解决人体生命的护卫问题。

5. 中医是养生医学

从《黄帝内经》开始，“治未病”就始终成为中医的基本特色与主要传统。中国传统医学的各家各派几乎都无一例外地主讲养生之道，而不是主讲临床治疗。中医学如此，道家医学、易家医学、佛家医学，以及其它民族医学也都大体如此。直到今天，在几乎已经西医化的中医教材中，也仍然保留着养生的章节。把养生列入常规教材，这种情形在西医临床医学中是根本看不到的。不仅医学各家各派讲养生，儒释道等主流和非主流的传统文化各家各派也是特别重视养生的。中华民族根本上就是一个养生民族。

养生不仅是祛病，不仅是保命，不仅是养身，不仅是健身，不仅是延年益寿。养生是涵养生命，是扩展生命，是提升生命，是完美生命。养生是个极为重要的人文命题。

中医主要通过养生和调理来治未病。养生涉及到生活起居的各个方面，如起居有常、劳逸有度、应合四时、调节阴阳、保精护肾、形神兼养、外防六淫、内防情伤等等。这些都是疾病预防的要素。《内经》提出的养生原则，几乎是永恒的，无人能够出乎其右。所以，当许多人注意到西方近年来也开始重视养生，感觉很先进，很科学的时候，别忘了人家是在学习中国，是在学习和发挥中国传统智慧。养生的祖师和专家是中国人，是中国的传统医学和传统文化。

6. 中医是预防医学

许多人以为，预防医学是西方的新兴医学学科。认为它很高明，很超前，很有道理，敬畏之心由然而升。然而，被我们自己长期嗤之以鼻的中医，不仅是预防医学的先祖，而且是更为完整彻底的预防医学。其理论和操作的广度与深度，远大于上个世纪后期才逐步兴起的西方预防医学。中医从来都主张上医治未病，应当首重治未病、治欲病，最后才是治已病。能治未病、治欲病的医生是最高明的医生。因此中医还是一种“前置医学”，即把病消灭在种子阶段，把威胁消灭在萌芽之中。为此，中医发展起一套超前性的疾病预诊技术。对身体可能产生的疾病，对生命系统可能受到的威胁，在西医诊断认为“正常”的时候，即提前做出隐患预警并提前处置。在预诊方面，除了面诊（望）、味诊（闻）、问诊、脉诊（切），还有舌诊、手诊、耳诊、甲诊、脚诊、行诊（行为诊病）、声诊（声音诊病）、气诊（气功信息诊病），以及本书将要介绍的罐诊等等。这些疾病预报，通常在身体的某些重要因素（如阴阳、虚实、寒热等）刚刚出现一些失衡、失常的状态时，就可以被发现。只需进行提前微调，身体就会快速恢复平衡、恢复正常。这要比等疾病已经在体内生根、扎根、发育成熟之后，再给出明确诊断，再去治疗，不知要优越多少倍！两种诊断导致两种完全不同的后果：前者是防火，人财两全；后者是救火，面目全非。中医诊断学在人类医学领域是一个巨大优势，是绝对领先和超前的。只可惜一百年来被自卑的国人自己丢弃了，被中国的主流医学排斥和湮灭了。

7. 中医是调理医学

“调理”是中医的重要思想，也是体现在中医三治（治未病、治欲病、治已病）全过程的基本思想。

调理，意思是调整、调控、整理、梳理、理顺等。中医的基本治则如“扶正祛邪”、“调整阴阳”、“辨证施治”等，它们的核心思想都是调理。如扶正祛邪，单纯的祛邪不是最好的医疗方法，单纯的扶正也不是最好的医疗方法。将扶正和祛邪有机统一起来，才是最好的医疗方法。扶正和祛邪的统一就是调理。又如辨证施治，中医特别讲究因人而异的治疗，讲究因时而异、因病而异的治疗。不是一刀切，不是标准化，不是单指标，不是流水线。这个过程就是调理，就是梳理整顿，就是升降有序、取舍有度的调理整健。已经习惯于西方机械思维方式和科技操作思路的中国主流治疗医学，对中医的调理理念已经很陌生，并且也已经很不以为然了。然而，只要我们还不能真切地理解调理的思维和思路，不能把握它的伟大和高明之处，那么我们对人体生命的医疗技术，就不可能是安全的、准确的、人本的；同时，它与高度复杂化、高度智能化、高度天人全息对应的人类生命，也不可能是彼此匹配的。

中医作为调理医学，更加符合人类生命的本相和本质。中医学作为调理医学，是专为人的生命而存在的，应当成为维护生命健康的主体方式。

8. 中医是安全医学

与西医物理学的、化学的和生物学的思路相比，与化学药物和许多破坏性手术相比，中医是安全医学，而且是既安全又有效的医学。中医的思路是安全和谐的思路，中医的方法、药物、手段，具有最大的内在安全性。很早以前就有人提出这样的方案：举行一场医学"擂台赛"，例如同样是癌症，一方用西医的方法治疗，另一方用中医的方法治疗，以效果为准。然后对比其成功率和副作用的大小，评估治疗方法对身体的整体影响和长期影响，以及对生活质量的影响。这样的医学比武始终没有搞成。这种医学比武的结果一定是轰动性的，一定会对人类的现代医学认识，产生历史性的震撼和推动。希望有人把这件事以比较和缓的方式做成。对可能出现的结果，现在就可以做出推定。胜出的一方一定是中医。因为中医的所有特性都保证了它的安全有效性。上网查询一下这个话题，特别是当年倍受贬低的中医对艾滋病和 SARS 的治疗情况，治疗的效果，副作用的大小，疾病被控制后的患者生活质量等信息。读者一定会发现，我们对中医必定胜出的预判，是有充分依据的。

9. 中医是文化医学

中医不仅是专治生理之病的生理医学，同时还是一种文化医学，是关于生命、社会、文化、哲学，甚至是关于政治与管理的"祛病智慧学"。原因在于，中医是研究"人"的，研究健康的，而不仅仅是研究"病"的，更不仅仅是研究"症"的。人就是社会，就是政治，就是管理，人就是自然，就是哲学。以调治

“人”、“追求”人的健康和调治“人”的疾病为中心的医学，不可能不是文化的，不可能不带有强烈的文化色彩，不可能不具有丰富的文化内容。也正因为如此，中国历来有“不为良相，即为良医”的说法。这个说法非常有内涵。第一，治理国家之相，与治理疾病之医，在理念、认知上是相通的，甚至在本质上是同一个东西；第二，在职能转换上，在行业技术转换上，不存在本质性的行业障碍。还有一个说法：上医治国，中医治人，下医治病。这里，治病与治人、治国，本质上也被看作一回事，仅是层次、对象和具体操作技术有所不同而已。

有人说中医不是医学而是玄学。这是对中医的深层误解。中医是大医学，是整体医学，是生态医学。它当然要先讲道，先讲生命之理，而不是先讲术。道顺了，理通了，技术问题才是可行的、可靠的。如果道理不通不顺，技术就成为凶险的双刃剑，可以救人，也可以杀人。也许是因为我们已经离道太远了，我们通常只关注那些特定的症，那些微观的技术问题和操作问题，我们更习惯于工具理性，而对于那些关乎“医道”的问题，反而常常视而不见。所以，看起中医来总是怪怪的，以为它基本上不是医学，更不是科学。实际上，不是中医不科学，而是现代人的“道心”有问题。

总之，中医特有的文化特质，使它超越了单纯治病的狭小范围，超越了类似于常规治疗医学那样的职业局限性和技术局限性。中医因其文化内涵而成为文化中医。作为文化中医必定是一种大健康学、大生命学，是以天人合一、天人全息为背景和最终依据的大医学。显然这样一种大医学，是单纯就事论事、以祛除具体症状为诉求的常规治疗医学，所难望其项背的。它们属于两种完全不同的医学系列和医学层次，不可比，亦不可同日而语。

10. 中医是和谐医学

中医就是中和之医，是中道之医，是和谐之医。古代中医的思想是“持中守一而医百病”。中医不主张一味对抗，而是主张人体脏腑与功能的全面和谐，人体与环境的全面和谐，人与人、人与社会、人与自然、人与神灵的全面和谐，强调整体、调理和自立，主张在各种相关因素的互动中解决问题，消除疾病。在处理疾病过程中，理念方面讲究既扶正祛邪、阴阳平衡，用药方面讲究组方配伍，食物方面讲究性味归经，治法方面讲究辨证论治。例如，西医讲“消毒”，即“消灭”病毒病菌，中医讲“解毒”，即化解那些对人体有害的东西，而不是单纯地去消除、消灭。与此类似，当人体发生疾病时，中医讲化解和调理，西医讲抗菌、灭菌，讲改变单项指标。化解意味着从整体上解决问题，以正祛邪，甚至为我所用，化敌为友。消灭则意味着完全对抗，是双方的角力，甚至是同归于尽。究竟哪个代价更小？哪个更有利于生命的整体康复？哪个更有利于生命资源的综合开发利用？哪个更符合生命的有机本质？结论是明确的。当然，这里说的只是一般情况，必要情况下也是必须采取对抗性治疗的。我们说中医是和谐医学，绝不意味着中医一味拒绝对抗性治疗，更不是说中医没有对抗性治疗，或没有对抗性治疗手段（相反，中医的对抗性治疗手段是非常有效的），而仅仅是说，中医主要是从人的整体生态出发并以和谐为目的来调理人体疾病的。和谐防治的精神，是中医的基本主导精神之一。

11. 中医是民本医学

十九世纪后期以来，在官方和精英阶层的推动下，在西医的强势自我推销过程中，西医逐步成为我国的主流医学，甚至在内容和体制两方面，成为某种“贵族医学”。只有“官方”，没有“民间”，只有精英和专家，没有大众和民间参与。“医疗行为”成为一种远离民间的少数人的高端行为和高端职业，土里土气的中医当然只能成为可有可无的陪衬。于是出现两个结果，第一，看病成为一种支出昂贵的隆重行为，对一些人来说甚至成为一种特权。看病成为家庭和社会的沉重负担，许多人甚至越来越看不起病。第二，深受大众欢迎的民间传统疗法和民间中医，大多被排斥在主流医疗体系之外。无论医术多高明、方法多灵验、经济多实惠，大众多欢迎，只要不属于主流医学体系，只要不符合西医的理念和规范，就是旁门左道，就是江湖骗术，就是非法行医，就没有存在的理由。

曾经的情况是：一个普通的感冒发烧，通常只需家人、邻居或乡医，扎几针、拔几罐、刮几下，喝碗姜汤睡一觉，病就好了。严重一些的，请当地名医或专门的“执业医师”开几副药。许多人在生活中都有一些医学常识，都可以实际参与对小病小灾的治疗。那时的中医是个大众与专家相结合的“防 + 治”体系，是一种以民众为主体的“民本医学”，是简、便、验、廉的生活医学。正是传统中医在内容和体制上的这种特性，使之能够为中华民族五千年的创造发展和健康繁衍，提供可靠的医学保障。面对这样一个巨大的医学财富、卫生体制和文化智慧，我们今天的主流医学，不应当从中学习一些什么吗？

我国“看病难、看病贵”的问题，从根本上讲，就在于具有巨大民本医学优势的中医学，特别是民间医学，长时期地处于被排斥、被压制、被否定的状态，在于没有建立突出中国传统医学特色的中国式医疗已生新体制。近几十年来，西式医疗卫生保障体制已使富裕的西方国家越来越不堪重负。对有近 14 亿人口，人均收入还很低的中国来说，在任何意义上都不能采取西式医疗保障之路，因为我们既没有充分的理由，也没有足够的人均经济实力。作为一种民本医学，中医应当在为全体公民提供安全有效的医疗保障方面，发挥更根本的作用。

四、中医为本，西医为用

自从西医传入中国以后，西医与中医孰优孰劣的斗争就始终没有停止过。一百多年里，中医被西医用资本的力量、市场的谋略和速效的感召，以科学和真理的名义驱逐出中国的主流医学；同时中医更被中国自己的精英人群用文化、制度和权力的力量，用对“普适价值”的崇拜，排挤出中国的主流社会和主流认知体系。中医几乎成了落后、迷信、愚昧、荒诞、甚至民族文化自卑的代名词。这个曾经养育中国人五千年的人类生命智慧，在二十一世纪之初已经沦为中国的“濒危物种”。这还不够，更有一些人在互联网上挑起一场彻底“废除中医”，铲除中医“伪科学”的签名运动。虽然这场新世纪的中国文化自残闹剧以失败告终，但它却在我们近代以来文化自残的累累伤口上，又撒了一把盐。

然而与此同时，日本、韩国却将中医变为“东洋医学”和“韩医”，向全世界推广，并向联合国积极申请非物质文化遗产。迄今，全世界已有一半以上的国家，在积极学习中医、引进中医、研发中医。2006 年世界 100 多亿美元的中药产值中，中国境外产值占 95%。西方国家正在把中医看作是人类医学的新疆域，把进入中医市场看作是世界的下一轮淘金之战。无怪乎有识之士痛心疾首地呼吁国人要“挽救中医”！否则二十年后，中国人就要不得不花大价钱去向外国人学习中医，也不得不花大价钱去向外国购买中医的知识产权了！

在如何正确对待我们的民族遗产，如何正确对待我们的文化传统，如何正确对待我们的民族个性，如何正确对待我们的民族智慧，以及在国际视野和国际生活秩序中，如何正确认识现代化与西方化，国际化与西方化等问题上，我们基本没有表现出我们本应具有的天人合一的中华大智慧和现代战略眼光。许多人都是以西方的真理为真理，以西方的是非为是非，以西方的善恶为善恶、以西方的美丑为美丑、以西方的眼光为眼光、以西方的标准为标准。当我们陷入这些巨大误区的时候，我们就必然陷入深深的民族自卑与文化自虐。于是在许多时候我们失去了最起码的自尊和自信。既失去了对他人的客观评价——只见人长不见人短，更失去了对自己的客观评价——只见己短不见己长。或许有许多人不同意这种说法，然而中医在中国人手里被我们自己搞成今天这副样子，我们还有什么理由为自己辩解呢？

要保卫中医、传承中医、弘扬中医，要让中医成为中国人新世纪的骄傲，必须明确两个基本问题。

第一，是要中医的现代化，还是要现代中医？换个说法，是把数千年的中医嫁接到西医的本体上，还是把三百年的现代化嫁接到数千年的中医本体上？再换个说法，在中国的地理人文环境中，是以“外来物种”西医为根本，吸收中医之长？还是以“本地物种”中医为根本，吸收西医之长？继续换个说法，中医是整体医学，关注生命健康，关注生命的全过程以及生命的各个方面。西医是局部医学，是临床治疗性的实验医学。它主要关注已有疾病的诊治，更多地热衷于祛症。显然，无论外延和内涵中医都是大概念，西医是小概念。那么，是应当用西医切割肢解中医呢，还是用中医包容涵盖西医？结论不证自明。中医需要与时俱进，但许多人忽略了以谁为本的问题。在“中医现代化”的定位中，现代化是本体，是根本，而所谓现代化实际上就是西医化。虽然主观上是希望中医与时俱进，希望中医运用现代表达方式，但一百多年的实践表明，我们这样做的客观结果，必定事与愿违。中医现代化只能有一个前途，即中医的全面西医化；而中医西医化只能有一个结局，那就是促使中医在中医的故乡加速度地衰败和消亡。我们认为，正确的定位应当是“现代化中医”。在这个定位中，中医是根本，是本体，是本相，是灵魂，而“现代化”则是中医的变相，是形式的改变，是中医的与时俱进。

第二，中医究竟适用什么样的标准体系？中医是一种以人为根，以健康为本，以社会文化和自然宇宙环境为前提的整体调治医学。西医则是建立在物理学、化学、生物学基础上，主要以疾病和症状为中心的临床治疗医学。双方不是同一个性质的东西，也不是同一个层次上的东西，二者是不可比的。它们走着两条完全不同的路，各有各的特色和优势，是两套完全不同的哲学体系、价值体系、思维体系、认知体系、技术体系和操作体系。中医和西医只能而且必须使用两套彼此独立的标准体系和价值评估体系。起码在西医达到中医的高度和宽度之前，应该如此。如果用中医标准衡量西医，西医就是横冲直撞、心智浮浅、见木不见林、惹祸生非的“愣头青”；用西医的标准衡量中医，中医就是模糊得不能再模糊，迂腐得不能再迂腐，可笑得不能再可笑的“老糊涂”。因此，不要用中医的标准体系要求西医，也不要用西医的标准体系要求中医。中医和西医并不适用同一标准体系。长期以来，我们总是强行用西医的标准体系对中医削足适履。结果中医被搞得骨折筋断、脉弱游丝。无论出于怎样的良好动机，只要强行使用西医的标准，中医在它的故乡就只有一个命运：衰亡。

传承和弘扬中医既是振兴民族文化的需要，更是科学发展的需要。必须确立两条基本思路，首先是中医与西医并立而行，实行两套彼此独立的标准体系。其次，建立现代中医。以中医为母体，以中医为主体，大量运用现代科技，充分吸收西医的合理理念与技术。现代中医应当最大限度地应用和吸收科技力量。但那种只要应用科技就认为是中西医结合，甚至把科技等同于西医的认识，既是对西医的误解，也是对科技的误解。同时还是民族自卑、文化自卑的表现，是完全错误的。西医更多地只是一种思维方式和认知逻辑。科技则是中性的，是智化工具和现代表达形式。科技在任何意义上都并非天然地归属于西医。我们将上述思想概括为“中医为本，西医为用”。在西医已经成为医学权利最高体现的今天，我们最大的期盼，就是让中医包括民间中医拥有自主的生存空间，让中医这个本地物种依据其自身规律，在自然的山川大地上正常生存下去，并展现其原本的生命活力与应有价值。

“中医为本、西医为用”的提法使我们想起一百多年前的那个著名思想：“中体西用”——这是当时实现国家现代化的官方思想方案，我们曾把它痛批了一百多年。然而，对照中医以及民族文化认同感在日本、韩国的发展状况，以及西方国家对中华文化包括中医的日益关注、大力研究和努力学习的趋势，我们不难发现，这个思想的合理内核及其所包含的逻辑深刻性、生命精神、哲学智慧和远见卓识，即使在今天看来也仍然是堪称深刻的。遗憾的是，当初的中国人没有能力和条件很好地实施它；更遗憾的是，一百多年来我们始终没能真正读懂它的真义。然而要传承和弘扬中医，今天我们应当做的，就是首先以恭敬之态和空怀之心重新倾听这个一百多年前的民族智慧。

中医为本，西医为用。就是以我为主以人为辅，以自助为主以他助为辅，而不是本末倒置；就是现代科技与中医智慧、中医文化的充分结合，而不是改宗和皈依西医模式和思维方式；就是中医为道、西医为术，而不是相反，西医为道、中医为术。从文化中国的角度看，中医更加适合中国人，更加适合中国人的心智文化环境，更加适合中国人传承五千年的灵性慧根。只有从中医那里，中国人才会得到真正的帮助和收益，不仅是健康，不仅是心智，不仅是文化道统，也不仅是经济和市场，还有许许多多其他的东西。

讲座之三：倡导经络健康

一、生命的根系

人体是一棵大树。树是有根的，人也是有根的。心性是命运之根，经络则是生命之根。我们倡导经络健康，就是要强调经络健康的根本性，就是要从“根”的层面上解决健康问题。随着健康意识的增强，人们越来越注重某个脏腑的保健，如心肺的保健、脾胃的保健、肝胆的保健、大脑的保健、皮肤的保健、手的保健、头发的保健，甚至某项生理指标的保健等等，但很少有人关注经络保健，最多是把经络仅仅看作保健康复的手段，而非保健的对象本身。这是健康认知和健康理念的巨大缺失，是现代人在健康问题上的巨大误区。

我们一般只看到脏腑、肢体的保健与康复，无视经络的保健与康复，当然也就更加无视心性的保健与康复了。根本原因在于脏腑肢体是显形的，而经络、心性是隐形的。

就脏腑和经络而言，脏腑健康，经络未必健康；但经络健康，脏腑一定健康。另一方面，脏腑有病，经络一定有病；经络不健康，脏腑一定不健康。经络健康是人体健康的充分必要条件。经络可以“决生死、处百病、调虚实”。这意味着，经络健康乃人体健康之大本。正因为如此，古往今来的中国生命修炼者们、养生家们，都把修炼的着眼点放在经络和精气神上。无论是修性修命，还是性命双修，对经络的修炼都是实现其他一切修炼目标的基础和主要内容。即使是专门修炼力量、体能、搏击的中国修炼者们、武术家们，也是讲究外炼筋骨皮、内炼一口气，对经络的修炼始终都是基本前提。换言之，打通经络，让气循经而行，激发经络系统的力量，提升精气神的控制能力是一切修炼的前提，是达成全部修炼目标的起点和依托。

经络系统，这个从解剖学角度看似荒诞不经的东西，其实潜存着巨大的生命秘密。它是人体生命的内在依据，是人体生命的根系统。就如同大树的根系，潜隐地下不见其表象，但却是阳光、水分、营养得以发挥作用、实现其价值的前提。又仿佛人的精神和意志，看似无形无象，但却决定着人的行为和命运。因此，经络-精气神是生命的隐形根系，解剖学各系统则是生命的躯体和枝叶。在这个意义上，经络既是生的根，也是死的根；既是健康的根，也是病患的根；既是养生保健的根，也是调理康复的根；既是尽享天年的根，也是病残殒命的根；既是长生不老的根，也是早衰、早病、早亡的根。这么说，或许有一点极端。但现代人只知解剖学不知非解剖学，只知显形疾病不知隐形疾病，只知显形的生命健康，不知隐形的生命健康，因此更多地强调经络健康的重要性是不过分的。而且事实上，经络系统对人体生命的实际作用，很可能还远远不止这种程度。正如俗话所说，树枯根先竭，人老脚先衰。这个类比，或许能够帮助我们更好的理解经络系统对人体生命的极端重要性。

二、经络是生命的安保系统

关于经络以及与经络相关的知识体系和技术体系，是中国先人对人类最伟大的贡献之一，堪称整个人类的无价之宝。

现代科学研究发现，宇宙存在彼此互根的两大部分，实体世界和虚体世界，如物质和暗物质，能量和暗能量，信息和暗信息等。科学家还发现，实体世界可能只占整个世界的一小部分，而虚体世界可能占有更大的部分。人类对虚体世界的认识还少得可怜。这两个世界可以近似地理解为阴和阳。

实体世界就是显形系统，虚体世界就是隐形系统。生活观察也可以发现，地球上有显形系统如江河湖泊，也有隐形系统如地下水系。人体是自然宇宙世界的全息体。人与自然世界本质上是同质、同构的。中国先哲始终认为“天人感应”、“天人合一”、“天人一体”。因此，人体也有两个彼此对应的系统，显形系统和隐形系统。解剖学发现的是显形系统——解剖学系统——神经、感觉、循环、呼吸、消化、泌尿、内分泌、生殖、运动九大系统。人体显形系统的物质能量是七大营养素，网路系统则是神经、血管、淋巴。非解剖学系统是人体的另一个重要系统，即隐形系统，主要是“经络-精气神系统”。这个人体隐形系统的存在，对生命和健康具有极为特殊的意义和价值。但为了将问题简约化，我们主要涉及经络。关于精气神，虽略有涉及但暂不具体讨论，大家可以更多地关注一下道医学、佛医学及其相关的养生学传统论述。

经络系统对人体的作用是多方面的，其重要性远远超出一般人的理解。这些作用主要体现在四个方面。

1. 联络脏腑，连接内外

人体的五脏六腑、四肢百骸、五官九窍、皮肉筋骨等组织器官，之所以能保持相对的平衡统一，完成正常的生理活动，除了要有神经、血管、肌肉、筋腱的彼此联络之外，同时还要依靠经络系统的特殊联络和特殊沟通。经络系统在人体中纵横交错、沟通内外、联络上下，以自己特殊的网络形式，立体覆盖人体的每个角落和组织，使人体成为一个有机的整体。

2. 行气通道，运通周身

人体生命活动的深层物质基础是隐形的“精气神”，即微观和超微观层次上的物质、能量和信息，其中的核心物质形式是“气(气、氣、炁)”。气的基本作用是濡养和支撑全身脏腑组织器官，使人体完成各种正常的生理功能。经络系统是气的运行通道。在气的层次上，那些超微观物质、能量和信息借助经络网路，输送周身完成其职能。同时，隐形的气，与经络系统是相生相伴无法分离的，是一个整体的两个方面。所以当我们说经络系统的作用时，也一定是在某个意义上同时说“气”的作用。

3. 抵御外邪，保卫机体

经络系统的作用是“行气血而营阴阳”。除了气推血行之外，营卫之气密布周身。营卫之气是具有保卫作用的精微物质。它们以经络为依托并与经络共同构成抵御外邪、保卫机体的屏障系统。

4. 调节控制，统摄身心

人体的物质、能量、信息的传递、传导、积聚、爆发、传变、疏散，人体五脏六腑、气血阴阳的互动与平衡，人体气机的升降出入等等，主要是由经络系统与神经、循环等解剖学系统协作完成的，其中起核心作用的是经络系统。现实中的佛道修行者、气功修炼者、武术修炼者、特异功能者等等，身体都可以产生许多超常能量和超常功能。有些得道大德还有天眼通、天耳通、他心通、宿命通等“六大神通”。在某些特定情况下，普通人甚至也会发生许多不可思议的超常生理现象。例如在情急之中，可以跳过超宽的壕沟，举起超重的物体等等。“病由心生”、“心生万相”，以及佛学“境随心转”的说法，都表明一个事实：意念、气及其所负载的能量和信息与经络的特定机制，或者说是人体的隐形系统，对人体的整体功能发挥着极为深刻的调节调控作用，对人的身与心，发挥着内在统摄作用。

经络系统的基本性质与核心功能可以简单地概括为：经络是人体的非解剖学系统，是隐形系统，是解剖学九系统之外的第十大系统；这个隐形系统是人体解剖学九系统的功能整合平台和功能支撑平台，是人体上的“生理互联网”。

经络系统对身心健康的重要作用，主要有三个方面。

1. 经络是生命的安保与预警系统

主要有几个意思：第一，经络是人体第一生理防御系统。当这个系统的局部不能正常工作时，才会形成我们现在所说的常规性疾病。第二，经络会在第一时间向人体发出预警。第三，经络对生命的保护遍及人体的每一角落。第四，当经络无力继续工作的时候，也就是生命结束的时候。

在一定意义上，如果神经、血管和淋巴系统，可以分别被看作人体的行为反应系统、能量输送系统和免疫抵抗系统的话，那么经络系统就是人体的安保系统。这个隐形的安保系统非常敏感。只要人体受到轻微的健康威胁，在感受外邪和内邪，经络系统就会率先做出相应反应，而后人体的显形系统才会参与进来，与经络一起工作。当外感内伤、内外两邪危害人体时，当体内已经生成经络垃圾，或已经形成经络疾病时，人体相应部位就会发生酸、麻、胀、痛等病理反应。这是经络系统向人体发出的疾病预警。在过去相信中医的时代，人们会及时采取措施，把疾病消灭在种子、萌芽和初起阶段。但现代人只相信西医的“已病”常规检查。于是，偶然的疾病种子被不断“观察”和拖延，一直等到它们生长发育到成熟阶段，有了“指标”之后再治疗。结果是，小毛病长成了大毛病，大毛病则发育成了顽疾和疑难病。人们为此付出高昂代价，包括金钱、机会、体质、生活质量，甚至生命。这一切都源于我们自己以及我们的常规医疗体系，对人体安保系统不断发出的疾病预警，无法判读、无法显示，甚至认作荒谬，于是视而不见、听而不闻，任由疾病的种子自由生长。这是件多么可悲可怕的事！

2. 经络是人体的应急反应平台和功能整合系统

当人们遇到某些特殊情况时，如意外的紧张、愤怒、激动、恐惧等情形时，以及当人体产生强烈的渴望、坚定的信念时，人体会发生应急反应，产生超乎寻常的反应和能量。如情绪冲动时，人们会力大过人；信念坚定专一时，人们也会产生超强的抗挫折、抗痛苦能力等等。在这个过程中，神经系统、内分泌系统固然会发生应急反应，但纯粹的解剖学系统，不可能产生那样超常的反应能力和反应能量。真正发挥核心作用和平台支撑作用的是经络-精气神系统。换句话说，经络的平台作用、协同作用和整合作用，应当是更为根本的。

3. 经络是生命的潜能系统

人有巨大潜能，这是我们公认的。一个普通人可以成就令无数聪明人难以置信的事业，掌握看似不可能掌握的高难度技能等等。如没有手的人可以用脚做普通人连手都做不来的事。没上过学的人可以背诵长篇经典经文。具有强烈求生欲望的人，即使得了癌症也常常能够延长生命、长期存活，甚至治愈疾病。人的这种潜能从何而来？支撑这种潜能的生理基础是什么呢？我们认为，人体潜能赖以发挥的生理基础正是人的隐形系统，主要是经络-精气神系统。这种情形在心理学、气功学、人体生命科学，以及许多传统的神秘功法与技能中，在传统的道家和佛家修炼技术中，都有较多的体现和说明。在潜能问题上，人体经络系统，隐藏着巨大的生命秘密。因此具有顽强意志的人，具有坚定信念的人，情绪安静且有定力的人，意念专一而乐观的人，他们的生命力通常都比较顽强和旺盛。即使遇到突如其来的危险和困境，生命处于似乎毫无希望的危难之中，他们也是最有希望生存下去或最终有望得救的人。这里，信念、念力、定力、希望、单一性、专一性、静心和净心等因素所产生的特殊能量，根本无法用解剖学来说明，也无法简单地用心理学来说明。唯一能够合理解释的，只能是人体经络-精气神系统的奇特作用。在经络系统的基础上，人的意念，导引着精气神所负载的物质、能量和信息的运动，并把这些物质、能量和信息集中于某个方向或某个局部点位，从而动员、激发、组织、整合了解剖学九系统的全部能量，进而保持了最大的生命活力，创造出惊世骇俗的奇迹。

经络-精气神系统的生命根性作用，是每个热爱生命、注重保健、乐于提升生命质量和价值的人们，都应当特别理解和把握的。古圣先贤主张“君子务本”。追求健康生命也需要高层次，也需要务本，也需要从根本上做起。

三、大多数疾病都源于同一个原发疾病——经络疾病

人体的疾病是多种多样的。绝大多数疾病，从本质层面上看，都是人体经络系统功能受损、功能失调的具体表现，或者说都是由隐形系统的疾病引起的。除了遗传性疾病、传染性疾病、创伤性疾病，以及医源性疾病、药源性疾病以外，多数常见疾病的起因，一般遵循以下发病规律。

我们把用现代医学手段可以检测得到的疾病，称为常规性疾病，检测不到的称为非常规性疾病。同理，把现代医学意义上的致病因素称为常规性致病因素，反之称为非常规性致病因素；把现代医学意义上的病因称为常规性病因，反之称为非常规性病因。其它以常规性和非常规性来区分的概念，都以此类推。同时，凡在未加特别说明的情况下所涉及的概念，如疾病、病因、致病因素、病理物质等，都是在常规性意义上使用的。

1. 根本病因（体质病因）：邪盛正衰

我们所说的“体质”有两层含义，一是人体的不同类型。中医学特别重视人的不同体质问题。由先天禀赋和后天调养共同形成的“形神合一”的不同个体体质类型，对人体的发病倾向和养生治病方向，有重要指导意义。二是人体的生命质量，即个体身心活动质量。

体质是生病的总依据，也是特定疾病赖以生成的人体基本素质或内在土壤。我们称之为体质病因。

人体的自我防御与自我调节系统共同构成人体适应、抵抗内外负面刺激的力量，中医称之为“正气”。它是护卫人体内在平衡的主导因素。只有正气充足，人体才能在各种复杂的内外因素影响下始终保持健康状态。中医学称这种现象为“正气存内，邪不可干

(侵犯)”。

然而，人体时刻都要受到内外环境的影响，受到生活方式的影响。例如：饮食不合理、环境不适宜、起居不规律、生活习性不健康、体力活动过少、性能透支消耗、精神刺激过度、病毒病菌感染、遭受意外伤害等等。当内、外影响超过人体正气所能抵御和调控的程度时，人体内环境和内平衡就会受到破坏，从而导致疾病。中医学把这种能够造成机体内平衡和内环境失衡、造成人体内在失序的力量称为“邪”或“病邪”。健康或病患，主要是由正邪之间力量对比关系的变化造成的。如果正气胜过邪气，人就健康；反之，如果邪气胜过正气就会生病。邪盛正衰，有两种情况：一是邪气过盛，超过正气所能抵御和调节的程度。二是正气不足，无法正常抵御“邪气”。邪盛正衰直接导致人体阴阳失调、气血失调，津液失调。这些失调、失衡、失序反过来又进一步加剧了邪盛正衰。这种恶性循环，共同营造出人体疾病生成和发育的内在依据、土壤和环境。

所以，中医治病首先强调“扶正祛邪”。扶正是祛邪的前提，祛邪是扶正的保障，二者相辅相成。现代人面对太多的人性诱惑和生活诱惑。如果缺乏基本的人生定力，自己不能自律，不能扶正，肆意放纵、为所欲为，必然造成邪盛正衰，早病、早衰、早亡就是必然的事了。自正才能自救，自救才能他救。任何病患，首先源于自身之正衰。自身正衰实际上无人能帮，帮也极为有限。邪盛正衰是一切病患的根源。这一点告诉我们，自觉地扶正祛邪乃是根本的健康之道。如果做不到，那就不要奢望拥有真正的健康了。

正邪关系的总态势，形成人体生命能量的不同层级、状态和基本的生命之“势”。因此，人的体质本质上是一种“能势”。可以把“体质病因”同时称为“能势病因”。能势强弱，表明人体体质的强弱及生命能量的强弱。能势越高人体越健康，越不易患病，患病后越易于康复；反之，能势越低，人体越不健康，越易于患病，患病后越不易康复。

一切疾病都首先源于邪盛正衰，源于人体体质或能势的低下。体质病因是一切疾病的内生环境和内生土壤，而无论这些疾病是常规性疾病，还是非常规性疾病。

2. 原发病因之一：非常规性致病因素

在致病的多种因素中，中医强调内因和外因两类因素。外因主要是外感六淫，即风、寒、湿、火等“外邪”对人体的侵害。内因主要是“内邪”对人体的致病作用。生成内邪的原因，又有两个方面，一是七情内伤，即喜、怒、忧、思、悲、恐、惊在人体内生成内邪。现代人主要是过度的和长时期的思虑、焦虑、紧张和心理压力等。二是不良生活方式生成内邪，如饮食结构不合理，食物、水、居室、服装、环境、空气的各类污染，起居无常，不良嗜好，体力活动过少，性能透支消耗，滥用药物等等多种因素均在体内产生内邪。这些内邪包括内风、内寒、内湿、内火、内毒等等。内外两邪是现代人各类常规性疾病的第一原发病因，是第一层次的非常规性致病因素，也是一切疾病的种子。这些种子在体内蓄积越多，潜伏时间越长，就越易于在体内发芽和生根。

3. 原发病因之二：非常规性病理产物

非常规性致病因素，会在人体内形成许多非常规性病理产物。后者构成常规性疾病的第二个非常规性原发病因。这些病理产物是：滞气、瘀血、痰饮、毒邪等。它们存在于经络的不同层次和不同部位。滞气，就是经络中的那些浊气、惰气、病气。瘀血，是人体局部微循环系统中的污血、惰血、病血。痰饮，是存在于局部组织中浓度不同的病理物质。毒邪，包括但不限于上述各种病理产物的各类有毒有害的病理物质。

滞气、瘀血、痰饮、毒邪等都是非常规性病理物质，可以理解为是一种经络垃圾。

4. 原发病因之三：非常规性疾病

非常规性病理物质（经络垃圾）在体内的不断蓄积，逐步形成多种非常规性病理状态，构成疾病第三个层次的非常规性原发病因。主要表现为气滞、血瘀、堵闭、痹痛。气滞是人体气机升降出入阻滞不通的病理状态。血瘀，指人体不同层次，特别是人体深层和四肢末端微循环滞障不通的病理状态。堵闭，即因各种经络垃圾、各类代谢物、内毒等多种有害病理产物淤积阻滞，致使经络堵塞不通的病理状态。痹痛，即因气滞、血瘀、堵闭而形成的酸、麻、胀、痛等病理状态。我们将气滞、血瘀、堵闭、痹痛等非常规性病理状态，称为“经络疾病”。经络疾病的继续发育和蓄积，将进一步衍生出更多样、更严重和更深层次的常规性疾病。非常规性致病因素（内外诸邪）、非常规性病理产物（经络垃圾）和非常规性病理状态（经络疾病），统称为狭义的非常规性疾病。经络疾病是非常规性疾病的集中体现，也是各类常规性疾病的直接原发病因。

由于非常规性疾病与常规性疾病的检测手段是不对称的，因而非常规性疾病用西医常规性检测手段是无法检出的。这就是许多人为什么确实有病但又确实检不出，以及许多所谓疑难杂症找不到病因的基本原因。

非常规性疾病是多种常规性疾病的原发病因。

人体疾病生成图Ⅰ：邪盛正衰→非常规性致病因素（内外诸邪）→非常规性病理产物（经络垃圾）→非常规性病理状态（经络疾病）→功能性常规性疾病→器质性常规性疾病。这个过程又可以概括为：非常规性疾病→常规性疾病。

人体疾病生成图Ⅱ：体质病因（土壤和环境）→原发病因Ⅰ（疾病之种籽）→原发病因Ⅱ（疾病之萌芽）→原发病因Ⅲ（疾病之初根）→功能性常规性疾病（初生、成长中的疾病植株）→器质性常规性疾病（成熟的疾病植株）

人体疾病生成图Ⅲ：原发性疾病（经络疾病或非常规性疾病）→继发性疾病（各类常规性疾病）。

人体疾病的各个环节和各个层面之间是依次递进的因果链条。每个环节和层面都具有因果双重性，既是前因的果，又是后果的因。但同时，因果的生成所以成为现实，在因果环节之间又都存在特定的“疾病缘起”条件。任何特定疾病都是因缘之果。

5. 关于经络疾病

人体经络系统是经常生病的，甚至大部分情况下都是带病工作。因为它最敏感，反应最迅速，同时也最先受到伤害。经络疾病是现代人的健康意识盲区。经络疾病会损害人体的生理功能，一方面给人体带来各种不适和痛苦，另一方面降低经络系统对人体的安保、调控能力，致使各种常规性疾病滋生、成长、成熟、传变、恶变。

在疾病的生成过程中，邪盛正衰是疾病的内土壤和内环境，风、寒、湿、火、毒等内外诸邪是疾病的种子，经络垃圾是疾病的萌芽，经络疾病是疾病初生的根。

狭义的经络疾病指瘀、滞、堵、痹等非常规性病理状态。广义的经络疾病，除包含非常规性病理状态之外，还包括非常规性的致病因素及其病理产物。不过应当特别注意，经络疾病是非常规性疾病，但非常规性疾病并不等同于经络疾病。因为非常规性疾病的内涵和外延都大于经络疾病。非常规性疾病决不限于和等于经络疾病。同样，非常规性致病因素、非常规性病理产物，也并不局限于和等同于风寒湿火及经络垃圾。经络疾病是最常见、最普遍的非常规性疾病。把风寒湿火、经络垃圾都广义地看作经络疾病，只是便于理解和把握。

经络疾病的典型症候是经络不通，常表现为各种类型的酸、麻、胀、痛等。其特点，一是形成于常规性疾病之前，二是导致多数常规性疾病的直接病因，三是生成和持续潜伏的时间特别长，四是始终与常规疾病相伴相生、恶性互动。

从疾病的显隐形态上看，经络疾病本身是一种非常规性疾病，是“隐形疾病”，而由经络疾病进一步引发的疾病则是“显形疾病”。隐形疾病是人体大部分显形疾病的原发性疾病，显形疾病则大多属于隐形疾病的继发性疾病。隐形疾病通常在人们的视野之外，也在常规医学的视野之外。

经络疾病是人体的第一疾病。

经络疾病是显形疾病的红色警报。

经络疾病如不及时祛除，就会在体内逐步扎根，并衍生和转化为各类常规性疾病。经络疾病在体内的长期蓄存，会导致下面三种情形的不断加剧。第一，经络垃圾在体内持续蓄积，数量不断扩大。第二，经络不通、经络功能受损，甚至局部丧失的情况不断恶化。第三，促成常规性疾病赖以生成、扎根、发育和成熟的生理条件与内环境。常规性疾病和非常规性疾病，彼此恶性互动与恶性循环，加速常规性疾病的发育与成熟，人体走向病弱和衰亡。

归纳起来，疾病的生长发育一般要经过两大形式和五个阶段。两大形式是：隐形疾病和显形疾病。五个阶段是：一是非常规性致病因素阶段，二是非常规性病理产物阶段，三是非常规性病理状态阶段，四是常规功能性疾病阶段，五是常规器质性疾病阶段。这两大形式和五个阶段，先是依次递进而后又彼此恶性互动并生。

从疾病发育的程度来看，第一、二个阶段是疾病在“表”，是疾病的萌生阶段，即种子落地和种子萌芽阶段。第三个阶段是疾病入“里”，是疾病种子初生根系的阶段。但总体上疾病仍处于表里之间，根系初生，尚未扎牢。第四个阶段则是疾病真正扎根、生长的阶段。第五个阶段是疾病盘根错节、开花结果的阶段。

从疾病治疗的难度来看，第一、二阶段是“表层”的经络疾病，是最易于清除的。第三阶段则是较为“里层”的经络疾病。这个阶段的经络疾病会不断蓄积，并与后来继发的显形疾病恶性互动，形成更“深层”的经络疾病。祛除深层次的经络疾病，是困难和缓慢的。第四、五个阶段是显形疾病，由于与经络疾病始终处于恶性互动之中，要真正治愈更是有相当难度的。特别是第五阶段，疾病治疗不仅难度大、时间长、速度慢、效果差，而且常规治疗方法对身体的伤害也是深刻而巨大的。这个阶段如医治不当，疾病不仅会成为顽疾，甚至还会要人的命。

经络疾病，用常规检查手段无法检出，但用中医学的方法、道家医学的方法，不仅可以准确发现，而且还可以有效祛除。例如，中医可以及时发现和调治人体的多种病邪、瘀滞、失衡等病理变化。技术上，中药方面有各类化解内邪、祛除瘀滞、平衡阴阳的方剂，外治法方面则有针疗、罐疗、按摩、刮痧、灸疗、敷贴等多种疗法和手段。中医技术是祛除经络疾病的最好途径。

中医主张三治，治未病、治欲病、治已病。其中治未病、治欲病主要是祛除经络疾病。不仅如此，只要祛除经络疾病，就可以在"根基"层面上整体实现中医三治的目标。一方面缓解和消除大部分功能性疾病，同时有效缓解和控制器质性疾病的继续发展，其中包括控制和治疗许多疑难病。

中医所以主张治未病、治欲病，从单纯治病的角度看，其立足点和出发点，就是为了阻止疾病的最终生成，阻止疾病入里，阻止疾病在脏腑生根，就是为了将疾病消灭在萌芽状态和初起阶段。率先祛除经络疾病即是实现这一切的关键环节。这正是中医护卫生命健康的高明之处。

四、祛除经络疾病乃防病治病之本

现代人的疾病越来越多，越来越复杂，却找不到有效简便的解决之道。我们的方案是：首先祛除经络疾病——从祛除经络疾病入手，乃是预防和解决大部分常规性疾病的根本解决之道。

例如酸痛症，打针吃药会暂时减轻症状，但难以根治。许多疾病、许多机体功能障碍，许多所谓疑难病，除了长期服药和局部临时控制之外，实际上都是无药可医、无法可用、无可奈何，更无法根治。面对这种用常规医疗方法不好治、治不好、治不了的局面，自我开脱的办法就是，把这些疾病统统归为慢性病、老年病、疑难病、综合征。

常规医学所以处于这种窘境的原因在于，常规医学对许多疾病的诊断或者对许多病因的认识，与实际情况存在很大距离，有些甚至根本就是风马牛不相及。因为常规医学对人体最重要的系统——经络系统，存在认知盲区，自然不可能提供寻根治本的治疗手段了。

从中医经络学的角度看，许多所谓疑难病、慢性病，都是在不当用药、不当治疗的过程中，人为转化而成的。其实一般地说，许多看似疑难的疾病实际上并不疑难，或者它们原本就没有那么严重。甚至还可以说，人类的大多数疾病本质上很可能都是比较简单的。因为许多慢性病、疑难病的病根就在经络和经络疾病，就在经络蓄毒、气血瘀滞、经络不通。因此，只要我们紧紧抓住经络，抓住祛除经络疾病，抓住经络健康，许多所谓疑难病、慢性病都是可以缓解、控制甚至是可以治愈的。中医经络学，特别是以调理经络为主要内容的中医外治技术，在治疗多种疑难病、慢性病方面，具有特殊优势。

这给我们一个重要启示：近代以来的西医学是关于人体显形系统的医学，针对的是显形疾病。数千年的中医学则是以人体隐形系统为基础，涵盖显隐两大系统的整体医学。经络疾病等隐形系统的疾病，现阶段只能用中医的方法去解决，常规医疗手段更多地属于盲目试错，不但无益反而有害。经络疾病以及其他许多所谓疑难病、慢性病、综合征，包括多数疼痛症，本质上大都源于人体隐形系统的疾病——首先是经络疾病。因此，率先解决经络疾病，或者从解决经络疾病入手，应当是有效预防、控制和治疗各种常规性疾病的根本法门。

那么，怎样才能祛除经络疾病呢？或者祛除经络疾病的基本思路是什么呢？我们的答案是“疏通经络”。

疏通经络有四层含义。

第一，及时清除引发经络疾病的风、寒、湿、火等非常规性致病因素。

第二，及时清除引发经络疾病的滞气、瘀血、痰饮、毒邪等非常规性病理物质。

第三，及时改变经络系统瘀、滞、堵、痹等非常规性病理状态。

第四，及时调理气机，改变其逆、乱、陷、滞、闭的病理状态，使之循经而行、和顺有序。

当经络畅通的时候，经络疾病问题就基本解决了，经络功能得到恢复，经络回复到健康状态。经络健康，意味着经络系统对人体全面的调节调控，意味着人体正气的增强和邪气的削弱，意味着人体阴阳的平衡与协调。经络健康的恢复与保持，意味着人体获得了健康的根本条件。

用什么途径和手段来疏通经络呢？或者，疏通经络的最佳方式是什么呢？我们的答案是“罐疗学”或“负压疗法”。

中医的各种外治方法，比如针灸、按摩、点穴、拔罐、刮痧、足疗、敷贴、熏洗等方法，都具有疏经活络的作用，但其中的拔罐疗法具有先天优势。主要原因在于，系统的高层次的拔罐疗法实质上是一种“负压医学”，其基本原理具有特殊医学价值，是可以系统运用的医学工具。系统科学的罐疗负压技术在排除经络垃圾、疏通经络气血方面具有独特功效，具备成为祛除经络疾病、保持经络健康最有效技术途径的天然优势。只是目前人们对这种中医手段的价值，还缺少足够的认识和把握；在技术应用方面，常见罐疗技术也还停留在比较初级的层次。好在以《全净通疏经罐疗学》为代表的新罐疗技术在理念和技术层面，都远远超越了这个初级层次，是可以较好地体现罐疗学的基本原理，实现罐疗学基本效能的。

五、从四个方面入手实施经络保健

经络健康就是经络系统畅通、畅达，功能完整、运转良好。正如我们在前面指出的，经络是人体的安保系统、预警系统、自我调节系统、自我康复系统。只有经络系统健康了，人体各项生理活动才能有序进行，解剖学九系统才能功能协调，形成整体健康态势。同时，人体潜能才有可能得到发挥，生命的长寿与高品质也才有可能成为现实。在这个意义上，经络健康当然是身心健康的根本。

经络健康，经络保健，必须落实以下四大要素。

1. 经络健康的第一要素：情志健康

民间一直就有“百病气中生”的说法，反映了情志因素对人体健康巨大而深刻的影响。在很大程度上，人体健康与否，首先决定于人的情志因素。狭义的情志因素，是人对内外环境变化进行认知和评价而产生的复杂心理、生理反应过程，具体包括喜、怒、忧、思、悲、恐、惊七种表现。我们可以更多地将它理解为一种非生理因素，或笼统地理解为一种精神因素、心理因素。广义的情志因素，还应包括情志因素的行为表现与价值评价——人们的行为品德。情志因素与生理因素是互动的。在一定意义上，情志因素对人体的生理健康发挥着决定性作用。健康的情志活动，极大地促进和保持生理健康。那些具有乐观心态的人，那些心胸宽广的人，如果不是过度劳碌并承受多种风险，他们通常都会比较健康长寿。相反，消极的情志活动，不仅极大损害生理健康，甚至还可以成为人类健康的第一杀手。原因在于，不健康的、病患的情志活动，如过度的愤怒、怨恨、忧郁、焦虑、紧张等等，不健康的品行如狭隘、自私、刻薄、贪婪、恶言、妄语、损人利己等等，都会在脏腑和经络中产生毒素，深层次地损害我们的脏腑和机体。首先生成经络疾病，而后导致各种常规性疾病的生成和进一步恶化。正因为如此，中国传统文化始终主张正念、正信、正业，强调修心、修行、修身，并且认为这是获得康宁长寿、专业成就和人生幸福的基本前提。中华传统文化几乎就是一种道德文化、品性文化、人格文化。中国传统文化关于德性与健康、修身与人生成功的认识，远比现代人关于心理健康的认识水平，要高明得多、深刻得多、正确得多、有益得多、人本得多。对此，我们应当全面传承和发扬，把情志健康看作是健康人生的第一件大事。当然，同时也是保持经络健康的第一件大事。

2. 经络健康的第二要素：防止外邪

外邪主要包括六淫、疠气、外伤、虫兽所伤等，其中主要是六淫。正如我们已经知道的，风、寒、暑、湿、燥、火是自然界六种不同的气候现象，是万物生、长、化、收、藏的自然现象，称为"六气"，一般情况下不会成为致病因素。但当这些自然现象异常变化，超过了人体的适应能力，或人体的正气不足，抵抗力下降，不能适应上述自然现象的变化时，六气就会转化为六淫，成为致病的病因。

俗话说"四十岁之前人找病，四十岁以后病找人"。人在阳气足、活力壮的年龄，不注意外邪的侵袭，暂时还抗得住，但这些外邪会"客于人体"，成为疾病的种子，慢慢孕育，转化为经络毒素，形成经络病理状态。等到体质降低、或年龄增长阳气衰弱，正气不足的时候，寓于人体的经络疾病就会发育为常规性疾病。正如《黄帝内经》所说："邪客于皮则腠理开，开则邪客于络脉，络脉满则注入经脉，经脉满则入舍于脏腑也。"这就是说，病邪刚开始是从皮肤侵入的，皮肤的纹理松开，病邪便由纹理进入到络脉，病邪在络脉聚集多了，便深入到经脉，再由经脉入侵到各相关的脏腑器官，并停留在这些器官里，导致脏腑的病变。这是一个比较缓慢、比较不易觉察的过程，太容易被人们所忽视。因此，生活中应当随时注意防止外邪对人体的伤害。一旦受邪，应当及时祛除，使之不得存留、不得潜伏、不得落种、不得孕育。否则，姑息养奸必受其害。外邪是损害经络健康进而损害整个人体健康，最经常、最普遍、最基本、最易长期蛰伏的致病因素。必须随时预防，及时祛除。

3. 经络健康的第三要素：避免内邪

所谓内邪，指人体之内生诸邪。如果发生情志失调、饮食不当、劳逸失度、房事过劳等情形时，便会造成人体脏腑精气虚弱，形成内邪即内风、内寒、内湿、内燥、内火、内毒等非常规性致病因素。这些内邪通过经络系统向相关脏腑逐步传变，影响人体气机的正常升降出入，并在在体内产生多种经络垃圾，进而形成酸麻胀痛等经络疾病。内邪干扰机体的正常功能，或者加重已有病情，或者引发新的常规性病变。避免内邪是保持经络健康的根本前提之一，也是保证人体健康的根本前提之一。

避免内邪的途径，主要是确立正念正信，自戒自律，自觉修行，控制自己的欲望，调整自己的心态，遵循正确的生活方式，养成良好的生活习惯。应当说，在西方生活方式的背景下，再加上我们自己原有的一些不良生活习气，中国人的现代生活方式存在深刻而巨大的健康危机。因此，要从根本上避免内邪伤害，必须重建我们的生命观、生活观、人生观，必须在新的高度上回归天人合一的传统价值，把握生命之常。这说起来像大话和空话，但绝对是实话和真话。如果健康是一棵根深叶茂的参天大树的话，它的根只能深植于人的内心。换言之，健康长寿、专业成就和幸福人生是从“人心”里生长起来的参天大树。同样，生命绿洲的荒漠化也根源于人的“心贼”和“心病”，正所谓“康患福祸皆由心生”。没有正念正信、正心诚意，其它各种保健因素，都只能是一些暂时和表面的浮象，不可能从根本上避免内邪的生成。

4. 经络健康的第四要素：经络保健

这里所讲的经络保健，主要指设法解决经络系统的蓄毒和瘀滞问题，祛除经络疾病，使经络处于洁净、通畅的状态。人体各个解剖学系统都需要保健，经络系统当然也必须保健。但是我们特别倡导经络健康和经络保健。作为人体第十大系统，作为解剖学系统的功能整合平台与调控平台，经络系统不仅需要保健，而且需要首先进行保健。经络保健是保健解剖学各系统的基础。同时，经络保健其实就是对人体全部脏腑肢体的保健，经络保健具有全局意义和整体价值。为此，应当注意学习人体经络知识，有规律地疏理经络，及时发现经络疾病，祛除经络疾病，保持经络健康，以便及早阻断常规性疾病的发育和生成过程，及时遏制常规性疾病的恶性发展与演变。

六、绿色健康的口号是：少吃药、更健康

健康也有真假之别，健康也要打假。

健康本质上是绿色的，而那些灰色的健康是不真实的健康，应当引起我们的深刻反省。

当西方医学模式成为我们的主导医学模式以后，物质条件越好，医疗条件越好，我们就越热衷于滥用药物和过度治疗。我们被药物维持的假象所蒙蔽，荒谬地认为"健康"就等同于某些常规指标正常。于是，健康变成了用化学药物调配出来的某些正常指标。健康失去了原本的自然形态。生命的绿色渐渐变成了灰色，少数人甚至变成了灰白色。我们的认知是：依靠药物维持的健康，是不真实的、虚假的。常规指标正常，只能表明生命活动的某个方面暂时处于某种能够暂时正常维持的状态，但绝不意味着健康，更不等同于健康。

靠药物维持的健康是灰色的。滥用药物导致人本身的生命活力与自然体质大大降低，使生命力处于极其脆弱的状态。药物吃得越多，疾病常常就越多、越重、越复杂、越深化。一旦失去药物的支撑，生命之树很快就会枯萎。最近有报道说，中国人体的抗药性，世界排名第一。这意味着什么呢？如果有人对我国发动生物战争，如果爆发任何原因的大瘟疫，常规药物将失去作用，我们的民族将面临生存危机！可悲的是，现代社会一方面把大量财富和资源用于医疗卫生保健，另一方面人道的医疗保障制度又变成了虚假健康的催化剂——"药，不吃白不吃"。结果，医药报销越方便、越充分，虚假健康的人数就越多。医药投入与虚假健康成为一种恶性循环。这里不仅存在深刻的观念误区，也存在医疗模式的制度误区。这个误区的改变也许需要很长时间。我们在此只想提请大家关注一个基本事实：可以报销的药是别人的，但生命是自己的！

我们的信念和口号是：少吃药、更健康；不吃药，也健康。

这个理念源于中医自然疗法，也源于西方近几十年兴起的远离

化学药物的“无药疗法”、“替代疗法”、“自然疗法”运动。中医自然疗法是自然疗法的最成熟形式。在人类健康领域，非药物疗法、中医自然疗法必将大彰其道，必将成为一种人类医学发展的大趋势。

健康是有颜色的。我们把建立在正气旺盛和自愈力强劲基础上的健康称作真实健康。真实健康是绿色的。绿色是生命和健康的本色。绿色是自然的颜色。越远离自然，生命就越远离它的本色；越接近人工，生命的自主性就越低。前面我们曾区分了生命的五种基本状态和五种生命护卫形式，假如我们可以用绿色、蓝色、淡蓝色、灰色、白色五种颜色，近似地分别与之对应的话，那么人类的健康状态、人类的不同年龄段、生命的不同护卫形式，也可以近似地用这五种颜色来表示。越靠近绿色，越接近自然，健康的程度越高，健康的状态越真实；越靠近白色，越远离自然，健康的程度越低，健康的状态越虚假。当然，我们这种说法也许有些机械，或不够准确，但我们的诉求是确定不移的：生命来自于自然，也必须以最贴近自然的方式去维护；健康是生命的渴望，但它只能是自身生命的自然展现。生命的本质是绿色的，护卫生命的方式和手段，也应当是绿色的。

真实健康、绿色健康并不排斥药物，但药物的使用应当降到最低限度，只能是偶尔使用、少量使用和安全使用，绝不能滥用和依赖。这意味着，日常养生保健的方式应当是非药物性的，生病以后祛病康复的方法和手段，也应尽量是非药物的、安全的。这还意味着，无论养生保健或是祛病康复，都应当首先采用并且最大量地采用自然的手段和方法。做到这些并不难。事实上，我们身边许多真正健康的人和那些追求真正健康的人，已经或正在实践着这个重要的健康原则——少吃药，更健康。

关键是，让自己站在绿色葱茏的山野，重新审视那些似乎理所当然的医学模式和生命观念，改变和提升我们的健康认知与生存智慧。学习自然、认识自然、仿效自然、重归自然。健康如此，生命如此，价值和文化亦复如此。

讲座之四：罐疗学背后的生命哲学智慧

一、中医以哲学为根

中医，以道为始、以理为先。道正则术正、理顺则术善。以道和理为前提的医术，才是真正护卫人类的仁术。否则，医术就很可能异化为危害人类的邪术。在一定意义上，中医就是哲学。不是因为它"说不清"，所以才用哲学表达，而是只有以哲学思维为根基，才能真正把它关心的问题说清楚。

"中医"一词，最早出现在距今二千多年前的西汉时代。《汉书·艺文志》有"有病不治，常得中医"之句。原本意义上的中医之"中"是指"中和"、"中庸"之意。故中医者，位当也。中医乃"中道之医"、"中和之医"、"位当之医"。基本意思是，治病火候不能太过也不能不及，过和不及都不能治好病。中医和哲学是天然一体的。中国历代医圣，在很大程度上都是医学思想家或医学哲学家。

中医以哲学为前提，以及与哲学的交融，正是中医真正伟大、高层次和难以被超越的根本所在。中医对疾病和健康的研究，是以人与生命、人与环境、人与社会、人与文化、人与神灵的关系为基础的。这些问题本质上都是哲学问题，而不仅仅是医疗技术问题。中医设法解决的是整个人类生命现象、生命过程和生命系统中的健康问题，而不是单纯的疾病问题。离开哲学的思考，离开哲学的高度，上述问题根本不可能有正确答案。离开哲学思维，中医也就不再是中医了。因此，中医的伟大不仅在其术，更在其道；不仅在其法，更在其理。中医是讲道理的医学，是以理为本、以术为用的医学，是技术服从道理的医学，是从天人合一的高度处理健康和疾病问题的医学。

二、全净通疏经罐疗的三大哲理

罐疗学就是中医罐疗医学，就是中医负压医学。作为中医学的一种具体技术形式，罐疗学当然蕴含着普遍而基本的中医文化哲学智慧。《全净通疏经罐疗学》的中医哲理大体可以分为两个层面。首先是哲学理念的层面，其次是技术原则的层面。

罐疗学内含三大医学哲理或三大健康哲学。

1. 整体理念

这是中医学的基本哲学理念，也是罐疗学的基本哲学理念。高级罐疗技术一定是一种整体罐疗，必须体现整体理念。首先要把人看作是一个具有综合属性、多元属性、多重人格的社会人，而不是仅仅就事论事地单纯关注患者的病症。应当整体考虑与患者、与疾病相关的各种因素，如自然与社会环境、家居环境、家庭关系、人际互动、五脏六腑之间的相互关系，各类致病因素和症状的互动关系、祛病思路、手法技法、医患互动等等。只有整体地考虑和处理上述各种问题，才有可能借助系统罐疗技术更好地解决人体疾病问题和健康问题。

系统科学地运用强力负压、透皮拔除、深度引动三大罐疗学原理，足以对人体形成整体调节、整体干预和全面整健。这意味着高层次罐疗技术对人体的调治，内含整体性。既体现了中医的基本精神，也体现了罐疗医学本身所内含的医学价值。

全净通疏经罐疗的整体精神，主要体现为“五全”，即全身、全经、全息、全医、全法。

全身，就是要从整体意义上着眼于人体疾病调治，要整体解决健康问题。任何疾病都是身心整体的一部分，都与整体机能的病变相关，本质上都是整体性疾病。

全经，就是要关注整个经络系统，要系统解决经络疾病问题。每个疾病都有其本经、表里经、同名经，有上位经和下位经，必须考虑整个经络系统。

全息，就是充分开发和运用人体上的各个全息部位和全息对应点区。人体所有相对完整的肢体部分，与人体五脏六腑之间都存在全息对应关系，应当深入研发，使之服务于治疗和保健。

全医，就是将中医学和道医学、易医学、气功导引、饮食疗法、运动疗法、心理疗法以及药物疗法等尽可能地结合运用、灵活运用。健康问题、疾病问题从来都不是纯粹的技术问题或单项技术问题，因此必须全医结合、全医运用。

全法，就是在罐疗过程中充分整合、吸收、改造和取用各种已有的罐疗手法、技法、罐法，去粗取精，整合改造，为我所用。

2. 调理理念

“调理”也是中医学的一个基本哲学理念。

应当说这是个常用的中医概念，但这个概念在中医学中的巨大价值与哲学普遍性，还远没有被充分认识。全净通疏经罐疗把自己的临证过程称为调理，是希望借助整体罐疗技术，体现中医学的调理理念。

中医对待疾病的各种原则、理论、方法和技术，都体现了调理的思想。比如在对发病机理的认识方面，讲的是正与邪的盛衰失调、阴阳失调、气血失调；在中药的使用方面，讲的是性味配伍、君臣佐使；在中医的基本治则方面，讲的是调整阴阳、调和气血、调整脏腑、调摄精神。因此，当中医用这样的观念去观察人体和疾病，用这样的观念去处理健康问题和治疗疾病的时候，就是在“调理”。同时，中医特别强调“辨证施治”。为什么要辨证呢？为什么不能“一刀切”呢？因为人体需要的是综合调理，而不是机械处置。中医不讲矛盾双方的机械对抗，不主张单纯地处置某个特定症状，或孤立地治疗某个脏器，而是主张在全局视野中，在整体掌控中，有轻重缓急地，有条有理地，促进各相关方的彼此互动，在互动过程中提升正气、削弱邪气，最后达到治疗疾病恢复健康的目的。显然，这个调理的过程，与西医直截了当地处置特定症状，用对抗性强力手段单方面解决问题的思路和做法，是大不相同的。

以调理为基础，中医才能成为以人为中心的“三治医学”，即未病医学、欲病医学、已病医学三位一体的医学，成为迄今无人能望其项背的人类医学高峰。正是以调理为基础，中医才能实现防治一体：既不是单纯的治疗医学，也不是单纯的保健医学；既是治疗医学也是保健医学。这一点显示了中医学与那种以病症为中心的“已病医学”完全不同的思维方式与医学模式。同时，也正是以调理为基础，罐疗以及中医的各种技术手段，特别是各种中医外治技术，才能具有如此广泛的民众性和实用性。就此而言，罐疗学实质上就是调理学，是经络气血调理学。

整体罐疗学主要有五调，即调皮肤、调气血、调经络、调脏腑、调阴阳。这五调是个系列，存在从表层到内层再到全体的系统调理关系。

归纳和扩展一下关于调理理念的基本思考。

第一，调理是整体解决问题，是把握全局，把握全体。

第二，调理是系统思维、永续思维，不是机械思维，不是线性思维，也不是暂时思维。

第三，调理注重多元因素的协调关系，是多边，不是单边。

第四，调理是阴阳有统的和谐，以阳气为主、以正气为主，有区别有层次，不是平均化、不是机械对等。

第五，调理是协调互动中的化解，是化敌为友、化害为利，而不是极端对抗或一味消灭。

第六，调理是改良、渐进与化生，而不是颠覆和毁灭。

第七，调理是积极的协调与平衡，是主次有别的和谐秩序。

第八，调理是积极理顺关系、修正秩序和改良秩序，而不是废弃一切秩序。

第九，调理是智慧，是艺术，是高层次，而不是蛮力，不是机械化，不是流水线；是活体操作、活体保持和生命的延续，不是尸体解剖，也不是准尸体解剖。

第十，调理是未来，是大目标、大远景，而不是急功近利，不是提前透支，不是快乐一时痛苦一生，更不是杀鸡取卵、竭泽而渔。

十一，调理是一个过程和周期，是若干个周期，甚至是生命全过程，而不是一蹴而就，也不是单项速效。

十二，调理是自主性，是自我保健，是提高自愈力。

十三，调理是主动性、前置性，是治未病和治欲病，是将病患消灭于未然、铲除于初起。

十四，调理是积极干预，用行动改变一切，不是坐而论道，不是知而不行，不是空谈误事，不是空谈误命，更不是空谈误国。

十五，调理是成本最小化和效益最大化。

十六，调理也需要并且必须执行“破坏性打击”，但只能是少量的、全局之中的、不得以而为之的，既非目的也非主要手段，更非经常性手段。等等。

“调理学”应当成为一个专门学科。它既是一种堪称伟大和深刻的哲学理念，同时也是一个应用广泛的综合学科。天下的人和事，几乎没有一样是不需要调理的。

调理学，是门大学问，也是个大学科。

3. 自立理念

自立乃是最根本的人类生命哲学。在复杂的生态环境与生存系统中，每一个体生命都必须是能够独立自存的。这种个体人的独立自存性就是生命的自立性。人类是地球上的“万物之灵”，虽有社会、集体、家族、团队、朋友的生存协助，但作为单独的生命个体，每个人都必须具有高度的自立性。自立自存是人的生命本性，是个体人的存在前提，是生命和价值的根基。

中医学的根本功能在于恢复和提升人体自身的自愈能力，借助人体的自愈能力来驱除病邪，恢复健康和保持健康。这个过程就是提升与增强人体自立能力的过程。西医主要是靠药物、手术等外力和外因来祛除症状，用直接为人体增减某种物质的思路（如增加某种激素、增加某种营养素，手术割除特定病灶等），来恢复人体的某些正常指标和功能。因此在这个意义上，西医是给人体输血的医学，中医则是提高人体造血能力的医学。这表明，西医主要依靠外力替代或部分替代人体自身力量，大体上是一种主要依赖外力的外力医学。中医则主要依靠人体自身的力量，是动员、激发、唤起人的内在力量以实施自救、自助、自立、自强。它借助外力但依靠自力，“外因是条件，内因是根据”，是一种内外兼顾但立足于内力的自立医学或自愈医学。

这种说法或许有些不够全面，但从生命和健康的立足点——自立自存的角度，我们可以更清晰地发现和把握中医关于生命必须立足于“自力更生”的生命觉悟和医哲智慧。

就罐疗学的临证实践而言，全净通疏经罐疗其实并不直接祛除疾病，而是改变疾病赖以产生的条件和环境，依据一定规则对人体经络气血进行积极扰动和唤起，让身体自我行动、自我康复。这个过程典型地体现了中医自立自新的基本精神。

关于生命自立的中医哲学理念，包括三个基本内涵：自力、自愈和自强。

以此为基础，我们可以继续做一些基本的思维分析与梳理。

第一，自立是生命的底线，是生命的正常状态，也是生存权利的象征。不能自立，意味着生存权利的衰败。相对而言，不自立的程度越高，生存权利丧失得越多。

第二，自立是健康的基本内容。越自立越健康，越不自立，越远离健康。所以我们强调，靠药物维持的健康常常是虚假的、不真实的、暂时的，有时甚至是自欺欺人的。

第三，自立依赖人的内力，依赖人自身的力量。自立是自力、自愈、自强，借助外力但不依赖外力。

第四，自立源于人的自身，以自我为根据，以自我为依托。

第五，自立根于人的自我生命力，是人精气神的展现，是人完整的生存能力。

第六，自立能力是一种“正气”，是以阳为统、以阳为根的正气。

第七，自立意味着人的自适应力，是在不同环境中始终保持生命活力的能力。

第八，自立意味着人体的自我抗病能力。

第九，自立意味着人体的自我调节能力。

第十，自立意味着人体的自我再生能力。

十一，自立意味着人体的自我修复能力。

十二，自立意味着人体的整体自愈能力。

十三、自立的过程是生命自强的过程，是抗击挫折、抵御打击、坚韧生长、顽强扩展、完成使命的过程。

十四，自立是生命的天赋本能和内在潜能，但同时也必须是自觉的、主动的、自我规划的，是奋斗争取和以业绩证明的。

十五，自立的程度和状态是可以改变的，既可以逐步提升，也可以迅速降低。个体生命自立能力的衰减乃是生命的自然趋势，但可以减速，特定阶段和特定程度上也可以逆转，并以自我修炼的方式提升自立的品质和能级。

十六，在惰性文化环境中，自立、自愈、自强是需要被激发、被唤起的。

生命自立的精神是中医的普遍精神，体现在中医学的各种理论和原则之中。

“扶正祛邪”是中医的重要治则。扶正就是提高人体自立自愈能力。祛邪就是削弱、控制和清除破坏人体自立的负面因素，使“正气存内，邪不可干”。“治病求本”是中医的另一个重要治则。中医不仅追求祛症、祛病，更要追求治本。为什么要治本呢？因为治本才能斩草除根；治本，才能实现人体的自立自强。“辨证论治”同样是中医的一个根本治则，更是中医的一个巨大特色。为什么要辨证？因为人是有机整体，处于“恒动”之中，是处于多层多重多元人文与自然环境中的有机整体和差异化整体，只能对人体进行综合调理与差异化调理。辨证论治的目的，就是为了促进人体的逐步自治自愈、自立自强。此外，像“调整阴阳”、“调和气血”、“调整脏腑”、“调摄精神”等等，也都是中医的基本治疗理念和思路。所谓调整、调和、调摄的总依据、总目标，本质上讲都是人体的自治自愈、自立自强。

我们曾说，中医首先是个讲“道理”的认知体系和技术体系。只有道通理顺，才有技术的合理性。道理就是宇宙秩序，就是人体与宇宙秩序的全息对应关系。如果不能首先把道理讲通，在道理上站住脚，那么我们自诩科学的医学和治疗，究竟具有多大的合理性与科学性，是很值得怀疑的。我们关于整体、调理和自立的理念解说，看似空泛，但却是罐疗过程所必须体现的，也是高级罐疗技术体系所必然内涵的。其中，整体理念是框架和起点，调理理念是过程和技术，自立理念是结果和终点。罐疗学的各个方面，罐疗学的各种临证过程，都是对这三大哲理的展开、说明与应用。

我们举个病例。有一位青年男子，主诉年前受轻微外伤后，右膝关节疼、肿胀、下蹲不便。西医诊断为膝关节滑囊炎，治疗以消炎为主，抽吸膝部积液，用激素维持。但一年来始终疼痛不能痊愈。因担心消炎药与激素的副作用以及不能根治，故请求罐疗调理。经观察和罐诊，我们认为这个年轻人的问题有两方面：一是气机不畅，使瘀血、津液、痰饮等物质流注关节；二是脾胃气滞、气虚、寒凉。我们的调治方案，一是局部清瘀，拔除局部瘀血、湿邪、以及其它病理物质；二是疏理胃经、脾经，祛湿寒，清淤滞、通经络、养关节，并嘱其注意养脾胃，不吃寒凉之物，适当功能锻炼。一个疗程后症状得到显著改善，病者很满意。这里，罐疗并没有把这个病仅仅当作一个局部膝关节炎症来处理，而是关注病人的整体状况，如整体气机失调的问题，脾胃内湿的问题，局部瘀滞湿邪的问题，以及合理饮食、适当锻炼的问题等等。在处理方法上，不是单纯处置膝关节疾病，而是同时处理与膝关节相关的经络疏通、气机疏理问题，同时要求病人做生活方式等方面的积极配合，体现罐疗调理的性质。对膝部炎症、积液、疼痛，不是人为地用药物和技术手段替代膝部自身功能，而是在罐疗协助局部排除积液的情况下，激发和强化相关经络的自我调节功能，使膝部实现自我消炎止痛、自我抑制积液、自我恢复正常功能的目的，从而体现机体自立的理念。在上述罐疗过程中，整体、调理、自立的理念得到完整体现。但这种体现没有任何刻意和做作，而是自然而然的过程、自然成就的过程，是中医医学精神的本能体现，也是中医技术家族的天然生存方式。

另一中年女性，半年前开始便秘，3～4天一次，腹满腰疼，白带多，尿频，失眠疲倦、情绪烦躁。吃通便药可以缓解便秘症状，但药停即犯，无法根治，痛苦不堪。经人介绍来做罐疗调理。我们的诊断是，病者便秘的原因在于脾虚积滞、大肠失润。罐疗调治方案为：疏理脾经、大肠经；脾经以补为主，大肠经以泻为主；配合其它辅助经络调整；嘱其注意相关生活事项。调理第四天开始，便秘现象消失，大便基本恢复正常，腹满腰疼的症状基本消失，妇科毛病也大大减轻，心情喜悦，精神状态明显改变。在这个病例中，便秘问题是患者强烈要求调理的症状，但罐疗师并没有单独处理这个症状，而是把这个症状放到该患者的整体身体状况中去考察，重点解决脾虚积滞、大肠失润的问题，辅助调理相关经络，使整个相关经络系统功能在互动协调的状态中都有所改善，促使患者自身调节功能的全面改善。同时要求患者在生活方式和情志方面予以积极配合。在这个罐疗调理的过程中，既没有孤立地处理单项症状，也没有采取简单对抗的治疗方法，更没有用任何医疗手段替代患者自身的生理功能，很好地体现了中医整体、调理和自立的基本哲理，体现了中医的精神气质。

总之，中医罐疗，应以人为本，以正气为根，全面疏理、强化自立，综合促进和提升生命的自我调整能力。

三、全净通疏经罐疗的四大技术原则

在临证实践中，全净通疏经罐疗不仅要体现整体、调理、自立

三大哲学理念，而且还要遵循四个基本技术宗旨。罐疗学在医学性质上是调治一体，无论是调还是治，都应当体现这四个基本原则。

1. 扶正祛邪

正邪交争时刻进行，人体处于恒动之中。健康就是正盛邪衰的状态，亚健康是正降邪升但邪尚未突破正邪平衡点的状态，亚疾病是邪刚刚突破正邪平衡点的状况，疾病则完全是邪盛正衰的状态。对身体的调治，无论是保健养生，还是祛病康复，首先要立足于扶正，以扶正为根本。“扶正”有三个基本含义，一是以正为核心，立足于正。二是必须始终扶助正气，增强正面的力量。三是把已经衰弱、动荡、弱势的正气扶助起来、增强起来。广义的扶正指这三个方面，狭义的扶正仅指第三个含义。人有性命之分。命最终是由正决定的。扶正是保命、变命、强命的根本之道。扶正的本质，就是提升人体自力、自愈、自强的能力，最终实现生命的完整自立。

什么是“祛邪”呢？祛邪即清除身上的各类病邪。它包括两层含义，一是“驱邪”，即经由扶正改变体内环境，从而以正驱邪；二是“祛病”，即在改变内环境的基础上，采取针对性清除措施，消除、铲除、消灭病邪。驱邪本质上属于化解、驱逐，是一种以自力除病的和缓方式；祛邪则更多地是对抗和打击，是借助一定手段与外力克制和杀伤疾病，表现为调治疾病过程中的强力因素。

然而，即便是强力祛病，中医也会特别注意全程把握祛病与扶正的内在关系。不会把祛病推向极端，不会因祛病而忽略扶正，更不会因祛病而损伤扶正。中医时时关注正邪之间的消长关系，把握扶正与祛邪之间的互动关系，使扶正成为祛邪的基础和出发点，用祛邪为扶正清扫障碍。基本目标是增强自立，恢复和保持健康。

扶正与祛邪的关系是对立统一的。扶正与驱邪是一体两面，是个不可分割的整体。具体表现为：第一，以正为根，互为依据。第二，以正为本，互为目的，但扶正具有更根本的目的性。第三，扶正与祛邪的最终目的是自立自强、健康长寿。严格地说，扶正也不是目的本身。扶正是强壮自己，祛邪是消除威胁。只有当它们统摄于自立自强、健康长寿的终极目标时，才真正有意义。离开这个目标，扶正和祛邪就很可能是盲目的和自损的，扶正与祛邪都可能走向反面。

一般来说，增加营养和减轻劳顿属于扶正，但过度了就变成对人的危害。如过度美食，过度营养，过度安逸，过度非体力化，对机器工具的过度依赖等等，都属于扶正过度，都会对人类产生巨大危害。同样，祛邪是自卫，是治疗，是消除威胁，但过度了也会走向反面，如过度治疗，过度用药，过度手术，过度疗养，过度清洁，过度防疫等等。这些过度扶正和过度祛邪，对人类都意味着巨大而深远的危害。但总体上讲，目前对健康危害最大的，是过度治疗或治病的极端化。主要表现是，把“治病”片面地强调到不适当的程度，用药和手术太多、太滥、太直接（如输液），以致产生大量毒副作用和各类后遗症。治病的极端化给人们带来了大量新的医源性、药源性和心源性疾病，但更为严重的是大量化学药物的替代性和毒性，造成了人体机能快速且全面地退化，造成某些机能的局部丧失甚至完全丧失。显然，无论对个体而言还是对民族而言，这种情形都是一场深刻而久远的医学灾难。站在中医哲学和生命哲学的高度，发生这种情形的根本原因在于，上述医学思路——治病的片面化、机械化、过度化、极端化，实在缺乏扶正祛邪的辩证智慧，实在缺少足够的生命合理性。讲求扶正与祛邪的协调，才是真正科学合理的绿色医学思路，也才真正是中医学的思路。

这意味着，我们在整体罐疗过程中必须把扶正和祛邪做整体考虑，使之协同，使之相辅相成，使之实现最佳平衡。最基本和最普遍的工作是用各种罐法提升正气，对身体进行维护性调整，以消除那些尚未形成或正在形成之中的疾病。提升正气总体上解决的是生命力保持和增强的问题。提升正气还可以直接解决亚健康问题。但对疾患即起的亚疾病状态和疾患既成的疾病状态，仅仅扶正就不够了，还要特别采取有效祛除病邪的各种技术手段。祛邪是疾病的治疗问题。要运用有力度但又不过度的方法，有针对性的处理那些给人体带来痛苦的症状；要运用各种配套的罐疗技术手段，综合应对人体的不同病理现象与病理反应。过于简单的罐疗认知和罐疗技术手段，不足以解决人体的整体问题和全身问题。

罐疗过程要始终坚持扶正与祛邪的相辅相成，偏废任何一方都是不可取的。

2. 圆阳和阴

中医主张“调整阴阳”。我们把这个原则具体理解为“圆阳和阴”，并把它看作罐疗学的基本宗旨之一。

阴阳是我们生命全过程中的既对立又统一的两类因素，这两类因素应该是物质因素、能量因素和信息因素的综合体。当然也可以把这两类因素理解为两种既对立又统一的生命趋向，如生发与收藏、有序与失序、健康与疾病、维生与衰亡。“圆阳和阴”即让阳变得很圆满、很充实、很旺盛，同时又与阴很和谐、很协调、很匹配。主要包括以下几层基本含义。

第一，高层次的阴阳平衡，才是健康的平衡。

通常的看法是，要健康就要实现“阴阳平衡”，或者说只要“阴阳平衡”了，就健康了。本质上这个说法只具有抽象的合理性。抽象的阴阳平衡，看似公允合理，但实际上却是个认识误区和实践误区。首先，阴阳平衡在任何意义上都不意味着阴阳双方的平均化、对等化、等量化，因为对等、平均、等量的平衡从来就不是现实，也不具有生命的合理性。如果维生与衰亡的力量在人体内是等量的，人就不可能正常生存。生命就不可能存在。人体生命正常存在与展示的前提是维生的力量必须大于衰亡的力量，而且这个“大于”还必须是足够大、足够充分的。就个体而言，阴阳平衡是以生命的存在为主体和前提的，而个体生命作为物质、能量和信息的高级聚合体，其存在本身就是一个巨大的不平衡。因而我们通常说的人体阴阳平衡，本质上只能是个体生命中的一种内部的次级平衡。这意味着，健康只能是以不平衡为前提的相对平衡。其次，低水平的阴阳平衡，并不等于健康，当然也难以使人体病后很快康复。在一定意义上，亚健康就是一种低水平的阴阳平衡，亚疾病则是一种初起阶段的阴阳失衡，它们只能维持低水平的生命质量，以及低水平的生活和工作。如果我们要保持真正的健康，保持生命、生活和工作的高质量，或者让生病的身体尽快康复，就必须提高人体阴阳平衡的层次，达到一个足够高的水平。高水平、高层次的阴阳平衡，才是真正健康的平衡。再次，关于人体虚与实、寒与热、表与里等因素的平衡，以及脏腑五行之间的生克平衡，乃是生命自我调节功能在特定环境中的次级层面、次级指标和次级表现，并不等同于阴阳平衡本身，更不等同于健康本身。

第二，以阳为统、阴阳有序，才是健康的生命秩序。

阴阳必须有序。阴阳失序标示着生命秩序的混乱。生命一旦失去良好秩序，即预示着疾病和衰亡；以阳为统意味着健康向上的阴阳秩序，亦即意味着健康的生命秩序与健康的生命活力。阳气是正气的主体。阳一旦失去主导地位，生命就会邪盛正衰、乱象丛生、疾患不断、生命羸弱，直至死亡。

总体上以阳为主、以阳为统，次级层面或局部则是阴阳平衡的。因为人体首先是个阳性存在物，或者说是个以阳为主的生物。人生活在“阳界”，生活在阳光下，生活在有形世界。人是三维有形物质世界的智能生物。阳气是人生存的根本。阳气是否充足，是人生命力强弱的根本依据。阳气充足的程度，就是生命健康的程度，同时也决定了生命持续的长度。相反，阳气减弱的程度，就是健康失去的程度，就是疾病和衰败增长的程度。阳气是生命的根基，是健康的主体，是长寿的命脉。阳气之盛，乃生命之盛；阳气之衰，乃生命之衰。阳气衰弱，即失去健康；阳衰过度，即失去生命。可以说，阳气与健康、与生命是等值等价的。

当然这是生命个体之整体性和全局意义上的。

在局部和次级意义上，阴阳是必须平衡的，不能阳亢，必要的时候还必须潜阳和滋阴，以求阴阳和谐。

第三，圆阳乃扶正之本。

正乃维生的力量、向上的力量、积极的力量，是健康生命的根基。扶正乃根本的生命之道和健康之道。扶正的根本在于扶助阳气、增强阳气，使之圆满。正气旺盛，首先是阳气旺盛。阳气的衰弱、衰败，就是正气的衰弱和衰败。阳衰必然阴盛，阴盛必然正衰，正衰必然邪盛，而邪盛必然心衰、身衰、命衰、多病、早亡。因而，益阳、助阳、扶阳、厚阳乃是最大的全生保命，全阳、壮阳、强阳、圆阳亦是最根本的健康之道。这意味着，圆阳是扶正的根本途径，也是走向健康长生的根本途径。

归纳上面几点，圆阳和阴的原则主要体现三个思想：一是培元固本，以一贯之地扶助阳气，强壮阳气。二是必须以阳为统，才能正气强劲，以正压邪、以正祛邪。三是扶阳益阳、阳为主导，在局部和次级意义上不是极端化，而是以阳携阴、以阳和阴，实现高质量的阴阳动态平衡，即实现阴平阳秘的阴阳和谐与圆融状态。生命原本就是和谐的。越是自然的生命，越是和谐的。罐疗学作为辅助生命、护卫健康的中医学工具，也必须体现和谐生命的精神，具体而言就是体现圆阳和阴的精神。这意味着，整个罐疗过程中都要有一条主线，即始终注意运用不同罐法、技法来补益阳气，扶助正气，同时注意保持阴阳平衡，并提升阴阳平衡的层次。所以全净通疏经罐疗，大量应用了多种益阳扶阳的技法，如提气法、补气法、顺气法以及多种图符罐法中的益阳法等等，由这些具体罐法技术获得的助阳效果，以及在助阳基础上取得的层次渐升的阴阳和谐，构成获得良好罐疗调理效果的内在生理基础。

3. 疏经为本

关于经络及其在人体生命活动中的重要地位和作用，我们曾在前面的讲座中做过说明。

经络系统对人体的作用极为巨大，但现代科学迄今难以正确说明。经络系统连接人体脏腑官窍、肢体百骸，承担着解剖学九系统所没有的重要生理功能。它不仅是生命精微物质内外表里的沟通渠道，更是各种能量和信息的互递通道。同时，它还为整个人体生命活动的自我适应、自我调控、自我平衡、自我康复，提供了全方位和全天候的功能整合平台与调控平台。人体整个生命系统的正常运转，无论在三维时空层次上，还是在超三维时空层次上，都是以经络系统的支撑为基础的。人的各种智慧行为、超常功能，人的各种潜能的激发与运用，主要都是在经络平台上完成和实现的。在这个意义上，经络这个人体最细密的隐形网络系统，对生命、健康、智能、潜能、超能、长寿，以及对疾病和康复，发挥着深层次的决定性作用。

经络系统经常性地发生病患。经络疾病的标志性病理特征是“瘀滞不通”。经络疾病进一步引发其它各种常规性疾病。

保健和祛病有多种思路，但优先疏通经络，解决“不通”的问题是根本思路。经络瘀滞不通对人体健康的危害是根本性危害。不仅是亚健康问题、亚疾病问题，也不仅是疾病康复问题，经络是否畅通直接关乎人的生死。因此，它始终都是中医学设法解决的关于健康、关于疾病、关于生命的人体基本问题之一。经络通则气血通、能量通、信息通，经络通则脏腑通、官窍通、全身通。经络畅通是健康的基本条件，是生命的基本前提，是中医的基本目标，更是罐疗学的基本任务。因此我们把借助系统科学的罐疗负压技术对经络系统实施积极有效的疏理疏通，看作是人体健康干预的根本途径。

根据临床经验，只要把握疏通经络这个根本，绝大多数常规性疾病，都会获得显著地调治效果。例如有的妇女产后会感觉腿疼、怕惊、食凉即泻。这种情形主要是产后血虚受寒、脾脉不通引起的产后风湿。罐疗调理思路以健脾和祛湿为主，注意脾胃气血的补益。一般经过一两个疗程的系统经络调理，症状就会消失。

我们说疏经为本，主要是要表达这样的意思：经络是人体的根本。经络畅通是健康的根本。经络不通是致病的根本。无论人体处于何种健康状态，从疏通经络入手是保持健康的根本，也是祛病康复的根本。罐疗学负压、拔除、引动三大原理使之在疏通经络方面具有先天优势。运用各种手法技法体现这种优势，是罐疗学的根本技术使命。

关于“疏通经络”的思想，就是关于人体要“通”的理念。“通则不痛、通则无病、通则康宁、通则长生”的思想，是中医对于人体、健康、疾病和生命的重要认识，也是中医学之医学价值的重要内容。

中医对其价值的认知程度和把握程度，不仅远在常规治疗医学之上，而且是超医学的，是文化的、社会的、历史的和哲学的。

文化通则天下平，政治通则世人和。

经络通则疾病去，气血通则天寿得。

立足于疏通经络，从疏通经络下手，系统运用和科学运用各种罐疗手法、技法祛除经络疾病，是我们有效解决保健问题、祛病问题和长寿问题的基础，也是罐疗学的根本调治宗旨之一。

4. 辨证施治

中医强调“辨证论治”，其本质含义是在人的不同体质、不同气质类型的基础上，强调治疗过程和方法要因时因地因人因环境而异，强调个性化调治、个性化服务和一对一地解决问题，凸显了中医对人、人体、健康、疾病、康复等个体差异性的充分尊重。这与西医模式化、标准化和装配线式的思维是根本不同的。西医的对症治疗是单纯对症，甚至是孤立对症，一般是统计学意义上的对症，而中医的辨证是系统中和过程中的对症，是充分考虑整体互动等综合因素的对症，是类型基础上的个体对症。尽管如此，在罐疗调治过程中，我们还是更乐于使用“辩证施治”的提法和原则，因为这个表述能够更好地体现中医“辨证论治”的内在精神，能够更好地体现罐疗学在临证过程中的调治原则与指导思路。

罐疗学的辨证施治原则主要体现在三个方面。

第一，上医至简

现代医学越来越复杂，越来越昂贵。于是人们形成一种认知误区，似乎只有复杂才是科学，只有仪器才是医学，只有复杂和仪器才能显示先进和高技术。像中医诊断、方剂、针灸、推拿、罐疗等等，形式上似乎不太复杂也没有仪器，好像与科学与高技术与先进，完全不沾边。其实这是一种荒谬之极的错误认识。形成这种误区的主要原因大体有三个方面，一是商业利益驱动，因为只有弃简就繁才能收取高昂费用。二是现代医学认识有限，只能执着于局部问题、有形问题和形式逻辑问题。三是对机械化和工具理性的偏执与迷信。我们主张简单性，因为大道至简，天理至简，上医至简，精诚至简。越复杂的东西常常越易于远离大道本身。我们主张用最简单的方法祛除疾病，让人体恢复健康并保持健康。在这个过程中，紧紧抓住经络系统就是抓住了人体的简单性；紧紧抓住经络疾病，就是抓住了疾病的简单性；紧紧抓住疏通经络，就是抓住了祛病康复的简单性；紧紧抓住负压疗法，就是抓住了干预手段的简单性。抓住这四个简单性，就做到了提纲挈领，就把许多繁复的问题变得简单清晰了，就能做到以简驭繁、以静制动，达成以一求多。站在这个角度看人体、看疾病、看健康、看生命、看长寿，原本貌似繁复疑难的问题，其实都是简单的、明了的，易于把握的，既没有那么复杂，也没有那么疑难。

全净通疏经罐疗就是一种“上医至简”。用罐疗技术体系祛除经络疾病，进而解决常规性疾病问题，解决保健和长寿问题，是一种高明而智慧的中医简单性。

第二，异病同治

世界上虽然没有完全相同的两片树叶，但树叶毕竟还是树叶。虽然没有完全相同的疾病，但都是人的病，都有共同的因缘；虽然个体差异千差万别，疾病种类数以千计，但这些疾病大都起于经络疾病。因此我们主张利用人的各个层面的共同性和普遍性，以经络为最终归结点，实施“异病同治”。异病同治的生理依据就是经络。正如我们上面所表达的，只要抓住经络就抓住了人体的根本，只要抓住经络疾病，就抓住了疾病的根本，只有抓住疏通经络，就抓住了康复的根本，只要抓住了经络保健，就抓住了保健养生的根本。从经络这个根本出发，就抓住了主要矛盾，其它矛盾就会迎刃而解，就会“纲举目张”。

罐疗技术作为一种大众型养生祛病方法，仅用阿是罐法原本就可以调治许多疾病。如果再使用系统、规范、科学的高级罐疗技术，能够调理的疾病当然就更多了。对人体的干预也会更全面、更整体、更彻底。因此，只要抓住经络，异病就完全可以同治，而且在很大程度上异病必须同治。异病不能同治才是不正常的。经络病则百病生，病病相联；经络通则百病消，一通百通。祛除经络疾病就是从根基层面上解决疾病问题。根基上的问题解决了，枝节问题就会自然解决，至少会比较容易解决。这是中医的思路，是异病同治的思路。西医的思路是，一药治一病，一法治一病。千万种病只能用千万种药物和千万种方法去解决。药物、手术和治疗思路，彼此分割、各自为政、自说自话。然而人体的各个部分、各个层面，却是一个高度组织、高度自控、高度智慧的整体生命。显然，西医的思路不是最人本、最便捷、最经济的方法，更不是最智慧的方法。

异病同治，更能体现大道至简、上医至简的精神，更能体现宇宙秩序的本质简单性原理。

异病同治，是真正的医学高效能，真正的医学低成本，真正的医学安全性，是真正的生命医学精神。

以罐疗之学行异病同治之道，乃是护卫生命的方便法门。

第三，同病异治

千差万别的个体差异又要求我们必须“同病异治”。同样的病，但不同的人，不同的自然环境，不同的季节，不同的气候，不同的时间，不同的情绪，不同的文化背景，不同的家庭背景，不同的性格特征，不同的生活方式，不同的体质类型，以及不同的虚实寒热等等，就必须采用不同的调治方法。在简单性和异病同治的基础上，中医同时又强调“辨证”，强调调治的个性化与差异性。同一个人的同一种病，吃同一个中医师的药，其药方是随时处于调整之中的，无论是药的用量还是组方配伍本身。西医则更多地强调以症状为依据的标准化——“同病同治”。西医的同病同治与中医的同病异治都有局限性。彻底的同病异治使中医难以产业化，这使它天生就是医学中的贵族。同病同治的标准化与产业化，使西医无论如何都难以避免对几乎每一位个性化患者的巨大伤害。但就任何一个特定个体而言，同病异治，要比标准化和流水线式的治疗，优越得多、人性化得多、安全有效得多，服务品质高级得多。

在罐疗临证中，无论以经络为基础的异病同治，还是以个性化为依据的同病异治，本质上都代表了一种医学高境界，是真正的高级医学，是真正地道的高级中医医术，是真正具有大众价值和全人类性的健康技术。

讲座之五：健康生命的五项修炼

一、让自己健康是一种社会责任

个体生命是人类生命的基本单位。就生命的完整性而言，个体生命也是最高的生命单位。但生命同时也是群体的，是家庭的、团队的、社会的和全人类的，是互动的、共生的、文化的和价值的。因而就生命的环境共生性而言，个体生命又绝不是生命的最高单位。小生命要服从大生命。个体生命要适应群体生命。生命具有个体性，同时又具有群体性。这表明，我们自己的生命是个人的也是社会的，人类的生命是人类的也是地球的，地球的生命是地球的也是宇宙的。任何一个单方面，都不能说明我们生命的真实属性。

必须从生命的个体完整性和环境共生性这样两个角度，才能真正理解生命的健康问题。这意味着，我们自己健康了，社会才能健康；社会健康了，我们自己才能健康。还意味着，个人健康是一种责任和义务，不仅是对自己的，也是对家庭的、对社会的、对人类的、对地球生命的。当我们努力尽到这种责任的时候，生命便拥有了一种美德。健康是一种美德，是一种个人的生命之美，一种惠及家人、惠及社会和人类的生命健康之德。

然而，许多人为子女、为爱人、为家庭、为社会、为事业、为理想，以牺牲健康、缩短寿命甚至舍弃生命为代价，承受各种风险和磨难，超负荷工作、殚精竭虑、无休无眠。这些人是人类生活资源的主要创造者，是家庭和社会的栋梁，是人类生命的骄傲。健康是一种美德，但与奉献他人的大美德相比，追求个人健康只能属于一种小美德。应当特别指出，对于那些忠勇奉献和自我牺牲的人们，他们的家人、同事、组织和社会体制，都应当给予他们最崇高的尊敬，应当为他们提供最好的健康呵护。为那些在质和量上奉献更多的人们提供健康保护，是所有我们这些更多享用他人牺牲的人，应当担负的当然道德义务。同时，我们也真诚地希望那些自我奉献的人们，最大限度地为个人健康支付必要的时间和精力。因为生命是唯一的。健康是生命和价值的资本。健康在任何时间地点都只能是自己的事。况且，那些超级奉献的人们，他们的生命和健康，在很大程度上已经不属于他们自己，而是属于社会。珍爱自己的生命和健康，是一种人生义务，任何人都责无旁贷。

二、把握健康生命的三个支点

健康基于三个支点——自立、和谐、高能级。对健康生命的追求，就是对这三个支点的充分运用和不断提升。

健康的生命必须首先是自立自足的，只有自立自足的生命才是健康的，所以才有自利之说，才有自力之理。健康自立的生命富于活力，有生产力、有创造力，才有“后”、有未来。生命自立的能力和水准，是健康的基石，也是健康的标度。不能自立者，一定不健康，一定面临生存危机。这是个必然律，无论是个人、家庭、企业、民族、国家、人类，也无论是生理上、精神上、人格上、文化上、政治上、经济上、军事上，抑或是心理上，无不如此。例如当我们的生命依赖某种药物来维持的时候，尽管某些指标看起来是正常的，但我们的生命实际上已经远离了健康，而且一定会危机四伏。因为靠药物维持的生命已经背离了自然之道，远离了生命自立的本相。当然，生命的自立并非孤立于自然和社会，而是与自然、社会互动共生的，是天人合一之中个体生命的完整性、独立性与自足性。

健康的生命还必须是和谐的。包括人与天的和谐、人与神的和谐、人与人的和谐、个人与集体的和谐、男人与女人的和谐、人体之阴与阳的和谐、五脏六腑的和谐、解剖学系统与非解剖学系统的和谐、内环境与外环境的和谐、认知与行动的和谐、心灵与物质的和谐，以及显形世界与隐形世界的和谐等等。这些都是影响甚至决定健康的基础层面和重要因素。

和谐不等于平衡，和谐高于平衡、涵盖平衡，但和谐的基础是平衡。生命能量的消耗和补充要平衡，生命过程的使用和保养要平衡，人体的阴和阳要平衡、气和血要平衡、内外环境要平衡等等。生命可以承受非常之“重”，也可以享受非常之“轻”，但只有二者保持平衡的时候，生命才会健康。同时，只有承载负荷，生命才是强有力的，但生命的负荷是有限度的。因为，人的潜能尽管巨大，但也是有限的。平衡是和谐的基础，而以平衡为基础的和谐则是生命的基础、健康的基础。

健康生命还有第三个支点，那就是高能级。生命是一种特殊能量，是一种特殊能量体。人类生命过程是这种特殊能量生成、凝聚、成长、消耗、补充、持续，直至最后耗散的过程。只有生命的能量达到一定层级的时候，生命才是有力的、强劲的、健康的。追求高能级是人类生命的本能趋向，是健康的根基，也是养生家们追求的基本目标。生命能级的高低，代表了生命的不同能量，代表了生命的不同层次，也标示着生命的健康程度。因此，对任何一个注重养生、保健和生命修炼的人来说，努力提高生命能级，是个根本——是保健的根本、养生的根本、长寿的根本，也是让有限的生命跃升到更高层次和更高境界的根本。

显然，不能自立的生命是不健康的，不能和谐的生命是不健康的，能级不够高的生命也是不健康的。这既是普遍的生命现象，也是必然的生命规律，当然更是人类追求生命健康所应有的基本觉悟，以及所应遵循的生活准则。让我们保持健康，是人类生命的根本大事，也是每个人的根本大事。它需要我们每个人亲力亲为，生命不息修炼不止。

三、获得健康生命的五项修炼

生命是需要修炼的。修炼生命的过程首先是获得健康的过程。我们也从健康的意义上，强调对生命的修炼。修炼意味着学习、改变、自律和提升，意味着对生命、健康、价值的重新认识，自律和控制放纵的人性，校正观念和行为的偏差，也意味着提升自己的生命能级，让自己更健康、更愉悦、更有价值。生命修炼的目标是，在生理上提升到更高的状态，在文化上提高到更高的层次，在价值上跨越到更高的境界，甚至体验、认知和转化为更高的生命形式。

生命修炼要从五个方面入手。

1. 情志修炼

许多人说二十一世纪是心理学的世纪。直接原因在于，有越来越多的现代人患上心理疾病、精神疾病。各类心因性疾病已经成为普遍现象。同时人们也越来越深刻地认识到，心理因素、精神因素、情绪因素、观念因素、人格因素、德性因素等情志因素对人类健康的影响是极为巨大深刻的。因此，应当注重情志修炼，这是我们获得健康的第一要务。

第一、要修炼自己做人做事的正念正信。

第二、要修炼自己做人做事的积极心态。

第三、要修炼自己做人做事的乐观情绪。

第四、要修炼自己做人做事的恰当言辞。

第五、要修炼自己做人做事的正确方式。

第六、要修炼自己做人做事的涵养与德行。等等。

情志修炼，就是要修炼自己的心性和品行，正信、正念、自戒、自律；平和、同理、包容、理性；仁爱、忠勇、乐观、助人；存好心、说好话、行好事、做好人。以心养身，以德养生。中国诸子百家，历代人文精英，特别是儒、道、佛三家，无一不以心性品德的修养作为获得长寿康宁的根本途径。修身为本、以德治国、德至康宁。以品德和修身作为民族文化的主体精神，这在全世界的文明史上，不但独一无二，而且是高层次、高能级、至圣至贤的。中华民族是名符其实的神圣民族。“仁者寿”绝非偶然，更不是单纯的道德理想。德高体健的现象，不仅是个基本事实，也是个意义深远的根本健康法则，更是个极为深刻的健康科学规律。

2. 三宝修炼

人体的隐形系统主要由两部分组成，一是经络，二是精气神。前者是网路和载体，是功能整合平台；后者是特殊的物质、能量和信息。人类生命的深层次活动内容是“精气神”，被称为人的“生命三宝”。根据传统医学理论，在深层次或者在隐形层次上，生命的起源和根本以及生命的基础物质是“精”，维持生命的动力和能量是“气”，而生命的体现形式和高级层次是“神”。精气神的活动过程，主要是以经络系统为基础来完成的。而显形系统（解剖学九系统）的多种功能也是在经络－精气神等隐形系统的基础上互动实现的。对经络－精气神的修炼，是根本的健康修炼。其中对精气神的修炼，又是经络修炼的根本途径和方法。因而可以借助对精气神的修炼，统括对人体经络－精气神及整个隐形系统与功能的修炼。

对精气神的修炼，可以通过对“气（气－氣－炁）”的修炼来带动和统括。传统养生、修炼的理论与方法也大都以“气”的修炼为基础，连孟子也说，“吾善养浩然正气”。所谓“三宝修炼”，就是借助气功修炼方式，对人体的精气神进行修炼，从而达到祛病强身、延年益寿的目的。其中包括对经络系统的疏通，对精气神的涵养、能级的提升，以及对精气神的开发利用等等。原则是炼精化气，炼气化神，炼神还虚。方法是调身、调息、调心。

“道”是宇宙生命的根本规律，也是健康的根本规律，例如法天地、应四时、合阴阳等都是生命健康之道的基本内容。在此意义上，修道就是修健康之道、修生命之道。怎样修道呢？古人说“学道先明精气神”。这是古人对修道途径的精辟概括。它表明，只有先行修炼精气神，并达到一定的能级，才有可能懂得“道”。它还意味着，只有借助修炼精气神的途径，才能悟道、知道、得道，才能真正懂得健康并拥有健康（现代人大多忽视对精气神的修炼，因而也就必然地离道越来越远了）。怎样修炼精气神呢，基本方法就是修炼中华气功技术。华夏民族从来都是个倚天通灵的民族，其天赋智慧，在世界各主要民族之中，是独一无二的。在这个只要知识不要智慧，只知感性、知性和理性不知悟性和灵性的时代，唯有重拾对精气神的修炼，才能恢复我们民族的灵性智慧与高能心智，在更高的层次上回归天人合一的生命秩序，并长享康乐与繁盛。这既是我们的宿命，也是我们应有的文化自觉。

健康是“天道”的自然体现。修道就是修炼生命之真健康以及修炼健康之真生命。生命健康是体现在各个方面的，而非仅仅是人体健康。家庭、企业、社会、国家、人类等等都有生命的健康问题，都必须遵循天道，都需要修炼生命三宝。三宝修炼具有普遍性。只是对象不同，修炼的具体内容也各自不同而已。

3. 体能修炼

运动能够锻炼我们的各解剖学系统，也能激发和促进非解剖学系统的正常功能，因此应当特别倡导合理运动。文明其精神，野蛮其体魄。每人都应有自己的运动爱好和技能，都应有适合自己的体能修炼计划，如跑步、游泳、登山、打球、武术、瑜伽、气功、器械锻炼等等。

运动对人体的积极作用，主要是通过人体综合体能的保持、改善和提高来实现的。合理的运动锻炼，可以改善和提高人体各解剖学系统的功能，如神经、感觉、循环、呼吸、消化、泌尿、内分泌、生殖，以及骨骼、关节、筋腱、肌肉、皮肤等各系统、各机体组织的功能。运动锻炼可以改善和提高五脏六腑的整体协调能力，特别是可以直接增强力量与耐力，提高心肺功能，燃烧多余脂肪，清除体内毒素，促进内分泌平衡，促进发育和代谢，提高免疫能力，提高自愈能力，延缓衰老，延年益寿。

在我们中国人的性格和文化习惯中，“好静不好动”是个很大的特点。在一定意义上也是个不小的弱点。这一点应当合理改变。人类既需要智慧，也需要朝气和活力。动静之间需要保持平衡与和谐。我们可以发现，许多喜好运动的民族，通常是有活力的、热情的、强健的、甚至是强悍的，而这正是在今天这个世界上成为强大国家的民族气质条件之一。就健康而言，对大多数中老年人来说，如能加强合理的体能运动，可以保持良好的心肺功能和精神状态，特别是保持良好的骨密度和钙含量、保持关节的灵活性，延缓肌肉的脂肪化、降低血压，防治腰腿疾病和各种慢性病，从而保持整体健康状态。相反，如果不能保持必要和足够的体能锻炼，体能将会快速下降，肌肉过早分化，各系统功能也会随年龄增长而加速退化和老化。体能修炼，应当从青年时代就开始，并坚持一生。

4. 食道修炼

饮食是生命和健康的第一件大事。古人说“饮食者，人之命脉也”。“安身之本，必资于食。”显然，饮食这样一件直接决定生命和健康的大事，必定是有道、有术的，我们应当守之、行之。若饮食无道，则必然生命无道、健康无道，必然多病多灾。今天的疾病大多与饮食相关，因饮食无道而起。饮食之道表现在几个方面。

第一，饮食之道的最高准则是天人合一。也就是说，饮食方面的任何特点、内容、方式、习惯，以及任何饮食理论和技术都应当遵循天人合一的最高准则。换言之，饮食要合乎自然，顺应自然，即合乎天地之自然，顺应人体之自然。否则饮食就会失道、无道。失道无道的饮食，必然致病，必然进一步导致生命、品性、智慧的失德、失误、失道和灾难。今天的许多疾病，实际上都是饮食无道而生成的恶果。

第二，饮食之道包括全方位的内容。现在一说饮食，似乎就仅指营养学，实在是太过狭隘。营养学是饮食学，但饮食学绝不等同于营养学。饮食学是个大概念、大逻辑、大文化，是生命的大内容、大形式、大目标。饮食学涵盖营养学。营养学在任何时候都不是饮食学最高和唯一的内容。在内容和形式上，它包括饮食的各个方面。譬如除了饮食营养成分及其组合之外，饮食学还包括饮食种类、饮食制作、饮食形式、饮食习惯、饮食改良、饮食文化、饮食礼仪、饮食管理、饮食养生、饮食医学、饮食的能量层次、饮食的价值选择，等等。

中国古代把饮食区分为“食养”、“食疗”、“食节”、“食忌”等几个方面。“食养”，泛指利用饮食来达到营养机体，保持健康或增进健康的过程和方法。“食疗”，泛指利用饮食来治疗或辅助治疗疾病的过程和方法。“食节”，泛指饮食的方式方法，包括饮食的合理习俗、饮食卫生等内容。“食忌”，指常人与病人的饮食内容应遵循不同的模式，应因人、因地、因时、因病而有所不同。可见，中国传统饮食学，从来就富于整体性、综合性，而不仅仅限于饮食营养。

第三，饮食之道不仅与生命健康相关，更与人格品性、生命能量层次相关。古人说“圣人少食”。现代人说，“你吃什么你就是什么”。或者反过来，“你是什么你就吃什么”。对此可以做出许多不同角度、不同层次的解读。但有一点是可以肯定的：一个道德高尚、品味高雅、心智高能、身体健康的人，是绝不会大吃大喝、胡吃海塞、脑满肠肥的，更不会把自己的身体当成食品垃圾桶。今天已经很少有人关注饮食与品德的关系了，但事实上，饮食与品德不但有关系而且关系还极为密切深刻。五千年来，中国一切生命的修行者、德性的修行者、智慧的修行者、超能的修行者，大都是从饮食修行开始并始终以饮食修行为基础的。他们大都主张素食和少食。

饮食之道的修炼，就是要从饮食之道、饮食之德、饮食之术等多元多层的角度，全面修习和体现饮食过程对健康、生命、品性、智慧的价值。饮食之道术，乃生命之道术、健康之道术、品性之道术、智慧之道术。不仅应当修炼，而且应当用心去修炼。

5. 习性修炼

中国蒙学《三字经》开篇就说“人之初、性本善，性相近、习相远。”习性，是一个人的生命常态，更多地表现为生活常态、性格常态、行为常态、语言常态、情绪常态、思维常态、心理常态等等，可以笼统地理解为“习惯”和“习性”。习性是定型的稳定长久的习惯，习惯是阶段性的尚未定型的习性。因此，健康是一种习惯和习性，疾病也是一种习惯和习性，人的品性、生命的能级最终都是一种习惯和习性，更确切地说，是习惯和习性的结果。有人说，性格决定命运。这句话只是说对了一小部分。其实，真正决定命运的，包括决定我们生命品质、生命能级的，是意义更为广大、作用更为深刻的习性。习性是人的文化结晶，是结晶化的文化自我或文化人格。健康、疾病、品性、荣辱、成败、命运等等，都最终取决于这个文化人格。

仅就健康而言，根据世界卫生组织的报告，影响人类健康、引发疾病和导致死亡的诸多因素中，不健康的生活方式占60%。也就是说，不良生活习惯，不良生活嗜好，是导致疾病和死亡的主要因素。原因很简单，不良习性一旦养成，就会对健康产生日复一日的反复损害，反复损害的累加必然导致疾病和死亡。相反，好的习性也会日复一日地对人的身心和整个人生形成随时随地保护、滋养、扶助。可见，要祛除疾病、保持健康、追求长寿，就必须努力纠正坏习惯，修习和养成好习性。这一点是具有决定意义的。健康如此，人生的各个方面无不如此。

四、自塑五福圆满的幸福人生

在中国传统文化背景下，如果说，“修齐治平”主要是中国士大夫阶层的人格追求与社会理想的话，那么，可以说“五福临门”就是中国普通民众的一种生活愿景和人生理想。在个体生命的独立性意义上，应当说后者是更具普遍性和实在性的。今天，尽管人们已不太了解“五福”的具体内容，但它蕴含的思想精华，依然具有普适价值，应当成为大众日常生活和人生追求的价值基础。在追求生命健康的层面上，尤其如此。

1. 好德——修蓄功德。以德求福，以德求健康。懂得修德、养德、积德，乃是五福之首。因为德是福的原因，福是德的结果。德与福之间存在必然的因果关系。好德表现在许多方面，但基础是善良、仁爱，有同情心，有同理心。在这个基础上，多存好心，多说好话，多做好事。无论是在生活中，在人际交往中，还是在工作岗位上，不断积累自己的德行，积累自己的贡献和业绩，积累各种善缘、善根、善因。这些努力终将结出善报果实。这种善果可能是直接的，也可能是间接的，可能体现在自己身上，也可能体现在子女身上或亲属身上。好德，是人的第一福相，是一个人最好的福相，也是所有福相、福报的根源。

2. 康宁——健康安宁。健康的身心和安稳的生活。“康宁”是人的基本需求，是人的生理需要与安全需要的集中表述。它意味着无病无痛、刚健有力的健康身心，安定的居所，稳定的工作，安全的生存环境等等。要营造这样一幅健康安乐的生活情景，是件很不容易的事，需要付出很大努力，需要心力和体力的巨大支出，需要坚忍奋斗很多很多年，也需要社会环境和社会体制的必要保证，比如安定的社会环境和基本的生活保障与医疗保障等等。拥有康宁是人的第二福相，也是一个人的基础福相。

3. 富贵——富裕尊贵。有良好的经济基础，有能力过上比较富裕的生活；有被人尊敬的社会地位，能够拥有一定的社会影响力、群体权利和高层利益。显然，“富贵”代表了人们更高层次的需求，体现着人们对权利、地位、功业、名望、尊严和高端利益的追求。富贵是人们追求的高端目标，更多地体现着人的社会需求、人格需求和心理需求。富贵是相对的、分层次的。每个人都可以在不同层次上找到属于自己的富贵。但能够大富大贵者常常只有少数人，其中存在着深刻的社会因缘和生命因缘。拥有富贵是人的第三福相，是多数人心目中现世和现实的最高福相。

4. 长寿——乐活天寿。理论上讲，人的寿命应在120岁以上，但很少有人能够享尽天年。过八十岁已经是高龄和长寿了。现世生命是一次性的。尽管价值标准不同，但高质长寿，是大多数中老年人的内心渴望。只要一过了“知天命”的年龄，长寿问题便迅速上升为最有意义的生命价值。欲望的曲线从富贵的人生高点开始下行。这意味着，随着年龄增长，人们的价值追求从种种社会欲望、名利欲望以及权欲、物欲、情欲中超脱出来，开始向生命本身回归。从年龄段上讲，追求富贵主要集中在中青年阶段，追求长寿则主要集中在中老年阶段。生命在前一个阶段是向外扩张的，在后一个阶段是向内收敛的。这一点具有深刻的多元意义。

我们的传统文化背景是以老为尊的，所以长寿者常常会受到特别的关注和尊敬。享有长寿是人的第四福相，是人们超脱社会名利和文化身份之后的最高福相。

5. 善终——无疾而终。它包含五个意思：无痴而终、无病而终、无痛而终、无难而终、无怨而终。有愚痴、有疾病、有痛苦、有灾祸、有怨悔，都属于没能尽享天年、安乐归西，都不能称为善终。现实生活中，大多数人都不关心善终问题，所以大多数人都不能善终。他们只能在忍受长期病痛折磨、受尽无数身心煎熬之后，带着痛苦、烦恼、屈侮和怨恨离开这个世界。受尽病痛苦难，似乎是多数人的最后宿命。因而，如果能够善终，自知大限、无病无痛、安祥自在地走完生命的最后里程，那实在是生命的一种终极完满和终极幸福。善终是人的最后一个福相，也是生命的终极福相。

“五福”缺一不可。人生的各种不幸，本质上都源于五福不全。比如好德的人可能不康宁，康宁的人可能不富贵，富贵的人可能不长寿，长寿的人可能不善终，等等。五福俱全才是完美幸福的人生。但“五福圆满”不易做到，不易获得，不易享用。原因在于，五福圆满不是天赐的，是终生修炼的结果。许多人只是把五福圆满看作一种愿望，并不能真正修炼，更不能终生修炼，所以能够五福都圆满的人并不多。

五福圆满是真正健康的人生，是以身心健康为基础的幸福人生和圆满人生。在放下各种社会面具与文化身份之后，在复归到一个比较纯粹的人之后，我们会发现，五福圆满绝不仅仅是一种美好愿望，而是人生的根本所在，是人类最基本的健康生活准则。这一点无论对现代“士大夫”，还是对平民百姓，都是共同的真理。

全净通疏经年周法

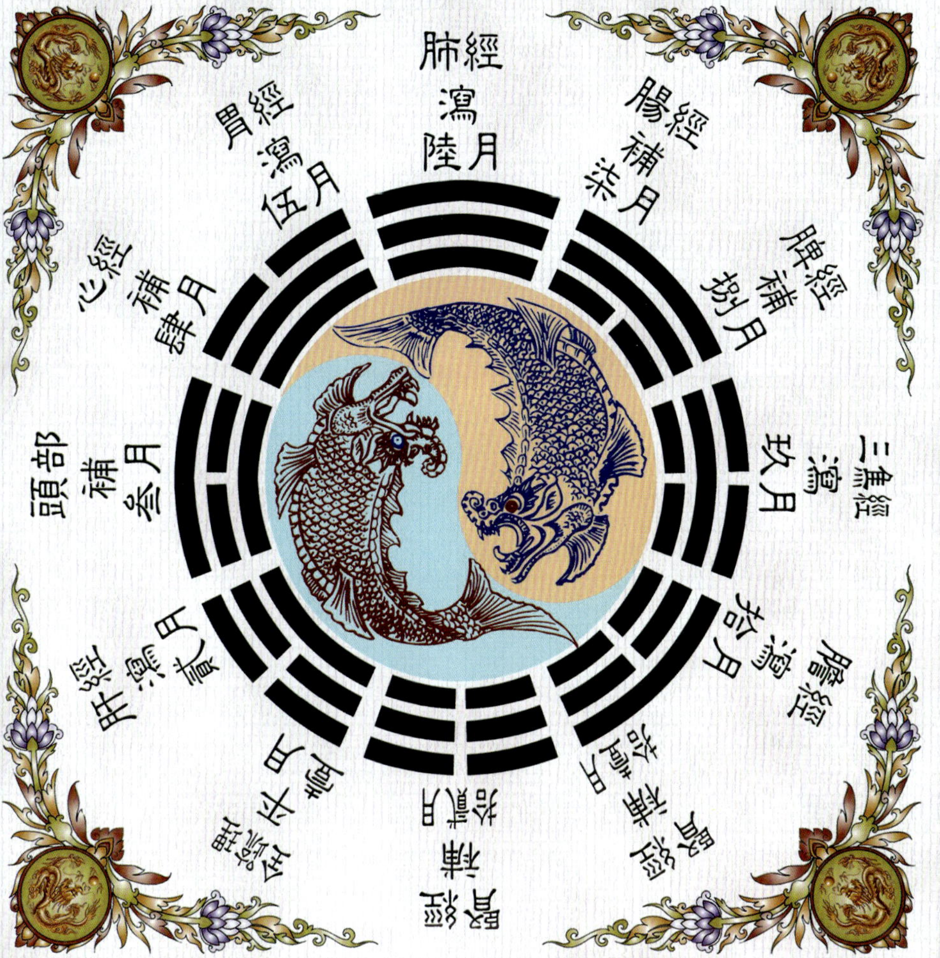

壹月平。 全調理。主調膀胱經。對排毒、利尿、通便及調理泌尿系統疾病效果最佳。
平時注意：早睡晚起、清淡飲食、節制房事、減少戶外活動。
自我保健：經常按揉背俞穴、委中、涌泉。

貳月瀉。 主調肝經。調理肝膽病、生殖類疾病效果最佳。如：頭痛、目眩、眼澀、月經不調等癥狀。
平時注意：晚睡早起、飲食選用辛甘溫之品，適當進行戶外活動。
自我保健：經常按揉太衝、曲泉、期門。

叁月補。 主調頭部。調理腦血管、腦神經類疾病效果最佳。如：高血壓、偏頭痛，腦中風輕度後遺癥等。
平時注意：晚睡早起、清淡飲食、適當戶外活動。
自我保健：經常按揉百會、四神聰、角孫、頭維。

肆月補。 主調心經。調理心臟疾病效果最佳。如：冠心病、心肌供血不足、心絞痛等。
平時注意：晚睡早起、飲食偏酸性、赤色（如赤小豆、肉類、韭菜等）、增加戶外活動。
自我保健：經常按揉神門、少海。

伍月瀉。 主調胃經。調理各類胃病效果最佳。如：慢性胃炎、胃痛等。
平時注意：晚睡早起、少吃或不吃辛辣、刺激性食物、多參加戶外活動。
自我保健：經常按揉足三裏、天樞、中脘、內庭。

陸月瀉。 主調肺經。調理呼吸系統、五官類疾病效果最佳。如：鼻炎、氣管炎、支氣管炎、哮喘、咽炎等。
平時注意：晚睡早起、少吃辛辣及煎炸類食品、多參加戶外活動。
自我保健：經常按揉魚際、孔最、尺澤。

柒月補。 主調腸經。調理消化系統、頭面疾病效果最佳。如：腸炎、痔瘡、痤瘡、牙痛、頭痛等。
平時注意：晚睡早起、勿食冷飲、減少刺激性食物攝入、多參加戶外活動。
自我保健：經常按揉合谷、曲池、迎香、小海。

捌月補。 主調脾經。調理免疫系統、男科、婦科疾病效果最佳。
平時注意：早睡早起、少吃甜膩食物、宜靜功鍛煉。
自我保健：經常按揉三陰交、陰陵泉、血海、大包。

玖月瀉。 主調三焦經。調理五官疾病、神經系統疾病效果最佳。如：鼻炎、肋間神經痛、中風後遺癥、便秘、肝火大等。
平時注意：早睡早起、少吃油膩及刺激性食物、宜保持室內溫度、減少戶外活動。
自我保健：經常按揉支溝、外關、翳風。

拾月瀉。 主調膽經。調理肝膽疾病、頭面五官疾病效果最佳。如：急慢性膽囊炎、肝炎、視物模糊、頭昏、脅下痛、口苦等。
平時注意：早睡早起、少吃肉類、油膩及刺激性食物、少量戶外活動。
自我保健：經常按揉風市、陽陵泉、光明。

拾壹月補。 主調腎經。補腎氣為主。調理泌尿生殖系統及由腎虛引起的疾病效果最佳。如：夜尿多、耳鳴、遺精、滑精、陽痿、早泄、月經不調等。
平時注意：早睡晚起、進食以溫補為主、不宜過咸、減少戶外活動。
自我保健：經常按揉腎俞、氣海、關元。

拾貳月補。 主調腎經。補腎氣為主。調理與腎虧相關的疾病效果最佳。
平時注意：早睡晚起、飲食溫補為主、不宜過咸、減少戶外活動。
自我保健：經常按揉涌泉、太溪、命門、陰谷。

北京全净通拔罐醫療技術研究院

全淨通皮部·經絡·罐療掛圖

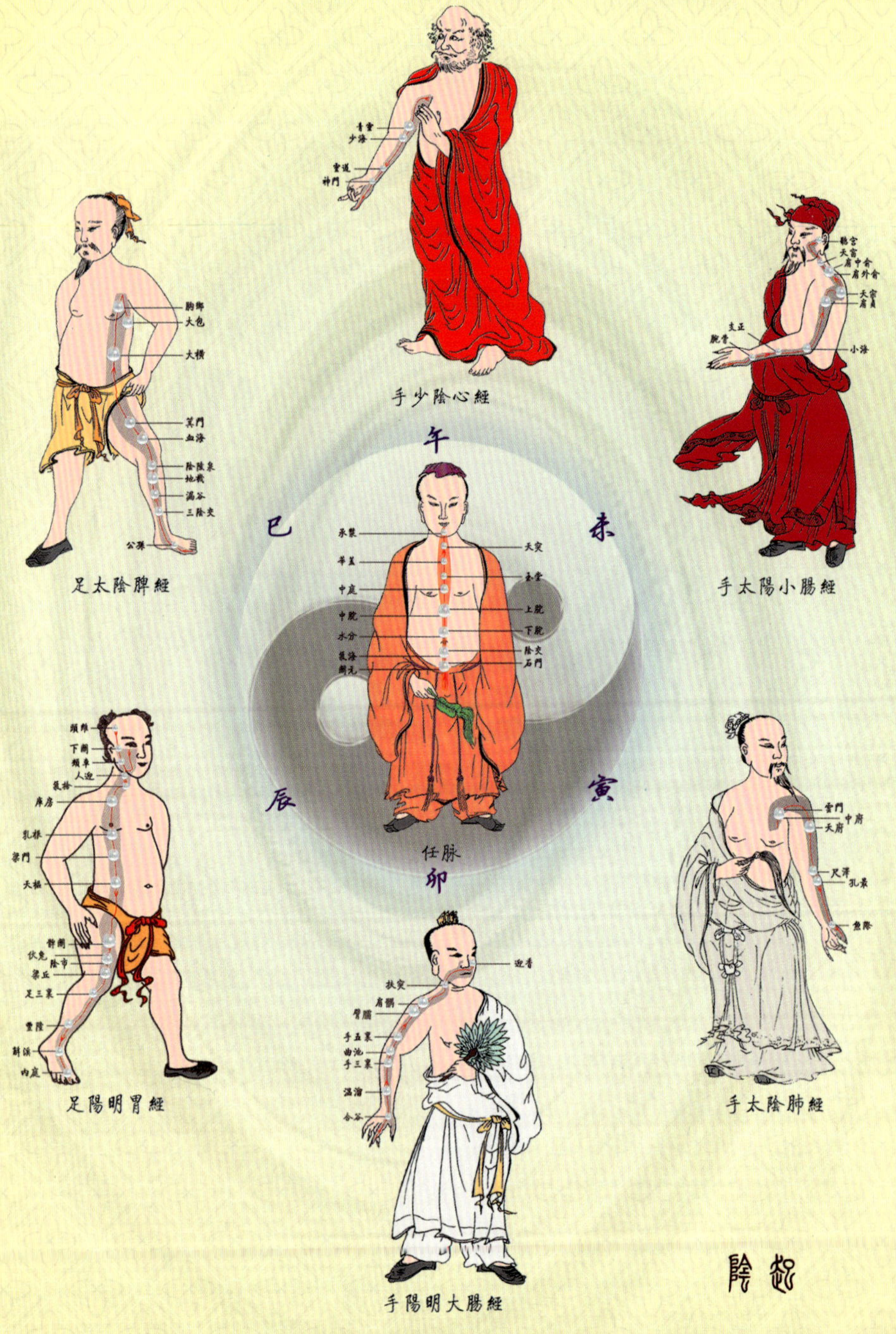